ECN 18.2 FAV 2020

ECNi

Etienne Faucher

Déjouez les pièges en dossiers progressifs

Vuibert

Remerciements

Merci à ma famille, et plus particulièrement à mes parents et ma sœur, de m'avoir soutenu tout au long de ce projet.

Merci à Gabriel pour ses précieux conseils ; dommage qu'on ne l'ait pas écrit ensemble.

Merci à Thomas, qui a contribué à faire germer cette idée de bouquin lors de l'été 2019.

Merci à mes amis d'Agen, qui m'ont nourri lorsque je n'étais pas disponible pour aider à la préparation des repas de l'Internat, trop occupé à écrire.

Et enfin, merci aux personnes ayant contribué à la recherche d'iconographies (notamment Virgile, à suivre sur instagram pour se perfectionner en radiologie à l'ECN : le_radiologue)

Couverture : Primo & Primo

Création de la maquette et mise en pages : CB Defretin

Illustrations : © Magnard

ISBN : 978-2-311-66192-7

www.vuibert.fr

Préface

Après la fin de mes ECNi en 2019, Etienne m'avait proposé de me joindre à lui pour l'écriture de ce livre, ce qui n'a pas été possible par manque de temps. Après avoir longuement discuté du projet avec Etienne et avoir lu ce livre, je suis convaincu qu'il m'aurait bien aidé pour le concours.

Pendant mon externat, j'avais pris, pour ma part, le parti de fonder mon apprentissage sur un unique support de cours par spécialité. J'ai travaillé quasi exclusivement sur les référentiels officiels que j'ai annotés scrupuleusement. En complément, j'ai également réalisé une multitude de dossiers progressifs. Ce fut, comme pour Étienne, ma principale – et presque unique – activité lors de ma 6e année.

Plus vous faites de dossiers progressifs, plus vous maximisez vos chances de connaître les pièges les plus fourbes et imaginables des PU-PH. En ce sens, *Déjouer les pièges aux ECNI* est l'outil indispensable pour un gain de temps fructueux, notamment pour ceux qui n'ont pas le temps de s'entraîner aux dossiers progressifs. Ce très bon outil m'a manqué et manquait pour les révisions des ECNi.

Ce livre est un condensé de pièges, d'astuces et de conseils qui vous seront utiles pour gagner et surtout ne pas perdre de points le jour J. Il souligne également des informations pertinentes que vous n'auriez peut-être pas relevées lors de votre apprentissage. Il a les vertus d'un carnet d'erreurs, complété au fur et à mesure des dossiers progressifs.

Il est à lire et à relire au cours de votre apprentissage, et surtout dans les dernières semaines avant le concours.

Gabriel Fontant,
73e aux ECNi 2019

Sommaire

Introduction

Actuellement interne en 1re année, j'ai passé les ECNi en 2019. Puis, j'ai décidé de partager mon expérience avec vous en rédigeant ce livre.

Ce concours, je le sais, requiert l'apprentissage d'une montagne de connaissances. Il est en outre crucial, puisqu'il détermine votre carrière médicale, autant qu'il est délicat : en trois jours se jouent plusieurs années de formation.

Si de nombreux ouvrages aident à la préparation des ECNi, celui-ci analyse pour la première fois les pièges et astuces pour réussir l'épreuve des dossiers progressifs et vous aider à atteindre le meilleur classement possible.

Au cours de mon cursus médical, et plus particulièrement de mon externat, je suis resté, comme bien d'autres étudiants, très scolaire en apprenant minutieusement mon cours. Durant mes 4e et 5e années de médecine, j'ai réalisé quelques dossiers progressifs pour me familiariser avec l'esprit QCM et y être un minimum habitué pour passer mes partiels. J'ignorais si c'était nécessaire ou rentable ; je m'en sortais et cela me convenait : le concours me paraissait encore bien loin.

Arrivé en 6e année, le programme des 4e et 5e années m'est retombé dessus… Je n'avais pas mesuré à quel point la quantité de connaissances à maîtriser était énorme. Après avoir passé la moitié de ma 6e année à revoir et revoir le cours, je me suis attaqué aux dossiers progressifs. Je n'étais pas mécontent de mes précédents mois d'apprentissage et je me sentais prêt. J'avais besoin de me tester.

C'est avec stupeur et déception que je me suis rendu compte que bien maîtriser son cours ne suffisait pas. Je me faisais piéger, encore et encore, alors que j'avais toute confiance en mon apprentissage du cours. Les rédacteurs de dossiers sont plus malins qu'on ne le pense : ils redoublent d'ingéniosité pour piéger les candidats. La médecine est plus exigeante qu'on ne le croit : pour bien soigner un patient, la connaissance théorique doit nécessairement être complétée par de la pratique et de l'expérience.

Dès lors, je me suis exercé uniquement sur des dossiers progressifs jusqu'au jour J. D'une part, pour acquérir l'esprit QCM et anticiper les pièges des PU-PH ; d'autre part, pour engranger de l'expérience virtuelle (qui ne vaut certes pas l'expérience de stage, mais qui permet de commencer à acquérir des réflexes en pratique médicale).

J'ai scrupuleusement continué de noter les pièges et les erreurs que je faisais au cours des dossiers progressifs. Avec un peu de recul, je me suis rendu compte que certains pièges tombaient à l'identique ou presque, beaucoup d'entre eux étant construits sur le même schéma. J'ai continué jusqu'au jour du concours, en ne négligeant aucune matière, aucun item. Et je n'ai pas eu à le regretter : je me suis senti bien plus à l'aise face aux QCM le jour J. J'avais appris à anticiper, à réagir, à m'adapter, et ce, même lorsque je n'avais pas la réponse. L'exercice des ECNi est devenu moins impressionnant.

Il est indispensable pour un candidat se présentant aux ECNi de s'être entraîné à l'exercice des dossiers progressifs. Vous vous rendrez compte que toute ligne de cours ne peut pas faire l'objet d'une question au concours (tout simplement parce que la forme QCM ne le permet pas), ce qui vous aidera à cibler vos révisions. En maîtrisant l'art du dossier progressif, vous deviendrez bien plus fort que si vous n'aviez nagé que dans l'océan du cours.

J'ai conscience que la préparation de ce concours est un travail long et laborieux. Les dossiers progressifs sont souvent négligés par les candidats par manque de temps, l'apprentissage du cours étant chronophage.

Le but de ce livre est de vous faire gagner du temps, de vous permettre, à vous, étudiants d'acquérir très vite une expérience dans ce domaine. À votre place il n'y a pas si longtemps, j'ai balisé pour vous le (vaste) terrain des dossiers progressifs avec quelques clés. Cette « formation accélérée » en dossiers progressifs vous fera gagner des points plus rapidement, en tout cas plus rapidement que si vous aviez des centaines de dossiers progressifs à faire.

Ce livre recense la majorité des pièges des ECNi, pour vous éviter de tomber dedans le jour J. Tous les pièges de votre édition des ECNi n'y sont peut-être pas présents, mais une majorité d'entre eux, ou des pièges similaires, s'y trouvent à coup sûr.

Je vous souhaite une agréable lecture, en espérant que ce partage d'expérience vous apportera une aide significative à la réussite du concours.

Etienne Faucher

Méthodologie

Mes conseils méthodologiques pour réussir aux ECNi, et plus particulièrement en dossiers progressifs, sont bien évidemment personnels. Ils découlent de l'expérience que j'ai acquise tout au long de mon externat. S'ils ne constituent en rien une recette miracle pour être major au concours, ils peuvent vous aider pour vous organiser, pour cocher de façon astucieuse et maximiser vos chances de gagner des points. Ils peuvent vous aider soit à parfaire votre note, soit à « survivre » dans les dossiers progressifs lorsque vous ne savez plus où vous allez, que vous sentez que le dossier vous échappe.

Organiser son brouillon

Est-il nécessaire de réaliser un brouillon avant de commencer un dossier progressif ? Il n'y a pas de réponse absolue à cette question. Toutefois, sachez qu'aux ECNi, vous disposez en moyenne de 30 minutes par dossier progressif. Pour la majorité des candidats, ce temps est amplement suffisant pour terminer l'épreuve sans avoir l'impression de courir après un train. Si vous êtes rapide et efficace dans le délai imparti, réaliser un brouillon n'est pas délétère (à condition d'en avoir l'habitude !).

Pour ma part, je vous invite à noter les informations principales sur votre brouillon, à les organiser toujours de la même façon : âge et sexe, antécédents personnels, signes fonctionnels/physiques, examens déjà réalisés, etc. Commencer à formuler des hypothèses diagnostiques me semble pertinent, sans aller trop loin (voir ci-dessous).

Vous entendrez peut-être des conférenciers/professeurs vous dire : « Dès que vous lisez une information dans l'énoncé, écrivez à côté toutes les pathologies et réflexes à ne pas oublier ». Par exemple, si l'on vous présente une femme jeune présentant des signes neurologiques, vous devriez écrire sur votre brouillon « sclérose en plaques ; attention au risque de grossesse chez la femme en âge de procréer ; etc. ».

Ces séries de réflexes étaient particulièrement adaptées au format rédactionnel des ECN, mais elles représentent plutôt une perte de temps, voire elles sont sources d'erreur pour les ECNi reposant sur des questions à choix multiples (QCM). Commencer à formuler des hypothèses diagnostiques sur un simple « terrain » (ici femme jeune à symptômes neurologiques) et par argument de fréquence est très pertinent en pratique, mais aux ECNi tout est possible et ces arguments sont moins judicieux qu'en réalité.

Bien sûr, il est indispensable de prendre en compte ces informations qui contribuent à vous mener au diagnostic, mais je vous conseille de ne pas les prendre pour argent comptant et de garder de la distance (attention à ne pas biaiser votre raisonnement diagnostique avec ces hypothèses trop anticipées). De plus, les QCM restreignent vos hypothèses diagnostiques par rapport au format rédactionnel, ce qui vous conduit donc à mettre chaque proposition diagnostique dans une balance « arguments pour/arguments contre ». Il est alors plus facile de trancher après relecture de l'énoncé et des questions précédentes, sans avoir perdu de temps à deviner sur peu d'arguments le diagnostic final du dossier. Vous l'aurez compris, je vous conseille de réaliser un brouillon simple reprenant les informations importantes sans tenter d'anticiper les différents scénarios possibles. Cela ne vous empêche pas de formuler **quelques** hypothèses diagnostiques à la fin de la lecture de l'énoncé, afin de revenir à l'énoncé au moment voulu, lorsque vous aurez davantage d'arguments.

Identifier les types de pièges en dossier progressif

Un des conseils que j'ai reçu pendant mon externat est de se mettre à la place du rédacteur du dossier. Ce conseil a modifié ma façon d'appréhender les dossiers progressifs. Il n'est pas si évident de piéger un étudiant en médecine qui passe ses journées dans les référentiels, dans les recommandations, sur les bancs de sa faculté... sans que cela paraisse évident ou grossier. Si vous avez le temps, je vous invite à rédiger un dossier progressif, vous comprendrez la difficulté de trouver des pièges pertinents *(voir page XV* où je recense les différents types de pièges présents aux ECNi). Identifier le type de pièges que l'on vous présente est déjà une première étape qui vous aide à répondre avec justesse.

Bien que certains pièges visent seulement à discriminer les candidats, je vous l'accorde, ne perdez pas de vue l'objectif pédagogique général d'un dossier progressif : le but principal reste de vous apprendre la médecine. Enfin, lorsque vous répondez aux questions, essayer d'inverser les rôles et de vous demander « si j'avais moi-même rédigé ce dossier progressif, quel piège aurait été plausible ? », ou encore « en quoi le rédacteur du dossier me tendrait un piège sur cette proposition ? ».

En pratique courante, il est fréquent de faire fausse route et de remettre en cause le diagnostic posé initialement. C'est aussi le cas parfois en dossier progressif : ne paniquez pas si l'orientation diagnostique imposée par le rédacteur change en cours de dossier, cela ne veut pas forcément dire que vous vous êtes trompés !

L'art de cocher

« Cocher vite et bien », tel est le rêve de tout étudiant se présentant aux ECNi. La rapidité n'apportant pas de points bonus le jour du concours, je vous invite plutôt à savoir « cocher dans le temps imparti et bien ». Voici mes astuces pour cocher les bonnes réponses le jour du concours :

- **Mettez-vous à la place du rédacteur du dossier**.

- **Tentez de répondre à la question que l'on vous pose avant de lire les propositions de réponse**. Le but d'un rédacteur de QCM est de vous embrouiller, de parasiter votre cerveau avec de fausses pistes. Une fois « ces propositions-leurres » lues, votre cerveau risque de perdre (une partie de) sa capacité à affirmer/infirmer une proposition de façon objective. Le fait de lire la question et de tenter d'y répondre au préalable vous permettra de faire un point sur la situation sans vous faire happer par un PU-PH vicieux, qui saura vous mettre le doute.

- **Distinguez la précision scientifique d'un piège.** Certaines (longues) propositions comprennent deux parties dont la deuxième semble très spécialisée. Cette deuxième partie est souvent un complément d'informations que le rédacteur souhaite partager avec « ses lecteurs » par plaisir scientifique, sans qu'aucun piège se glisse dans cette partie de la proposition (le piège se situant [ou non] dans la première partie de la proposition). Le réflexe naturel d'un candidat serait de se dire : « Je suis sûr que la première partie de la proposition est juste, mais je ne sais absolument pas si la deuxième partie l'est aussi, je n'ai pas appris ce détail ; dans le doute, je préfère ne pas cocher ». Et sa méfiance est justifiée. Or, le plus souvent, vous gagneriez à cocher ce genre de proposition. Un exemple pour illustrer ce propos : « La toxocarose est une pathologie liée à un nématode qui se transmet notamment *via* les déjections canines, et représente une impasse parasitaire chez l'homme ». Ici, la proposition est vraie : la première partie concerne la connaissance testée par le rédacteur, tandis que la deuxième partie est un détail anecdotique qu'il souhaite apporter (si vous saviez qu'il s'agissait d'une impasse parasitaire chez l'homme, alors vous êtes forts mais on ne vous aurait pas piégé là-dessus).

- **Cochez plutôt peu que trop.** Mathématiquement, sur l'ensemble du concours, vous perdrez plus de points à cocher une proposition fausse qu'à ne pas cocher une proposition juste. Ainsi, lorsque vous hésitez à cocher (et que vous êtes à « 50 %/50 % » de cocher ou de ne pas cocher), préférez l'attitude conservatrice en ne cochant pas la proposition. Par exemple, sur un QCM à 5 propositions : si vous êtes sûr que la proposition A est juste, vous la cochez ; que les propositions D et E sont fausses, vous ne les cochez pas ; mais si vous hésitez terriblement entre les propositions C et D (qui sont des propositions exclusives), alors je vous invite à ne cocher aucune des deux… pour vous assurer de marquer 0,5 point plutôt que de prendre le risque de ne marquer que 0,2 point.

- **Lorsque vous n'avez jamais entendu parler d'une proposition, il s'agit très probablement d'un piège.** Le jour du concours, peu d'informations vous auront échappé : le plus probable est qu'il s'agisse d'une proposition inventée par le rédacteur du dossier pour vous faire douter. Je n'ai pas cité ce type de pièges dans l'ouvrage, car il existe un nombre considérable de propositions inventées dans les dossiers progressifs, celles-ci n'étant pas reproductibles d'un dossier à l'autre.

- **Prenez l'habitude, de vous référer à l'énoncé (ou à votre brouillon) avant de prescrire le moindre traitement ou examen complémentaire.** Cela vous évitera de tomber dans les pièges de contexte ( ) et vous permettra de sauver des points que vous auriez pu perdre. Chaque situation est différente et ce que vous apprenez dans votre cours ne constitue pas une vérité générale. De plus, se plonger dans chaque dossier progressif comme s'il s'agissait de votre patient et s'imaginer faire face à cette situation dans la vie réelle vous aideront à éviter ce type de pièges.

- Lorsque l'on vous interroge sur la prescription d'examens complémentaires, **n'oubliez pas que les examens complémentaires ne sont pas réservés à la recherche diagnostique.** Un examen complémentaire est aussi justifié pour rechercher une étiologie, une complication, une pathologie associée (exemple : bilan auto-immun lors de la découverte d'une myasthénie, à la recherche des autres pathologies auto-immunes) ou encore pour éliminer une contre-indication à la mise en place d'un traitement (examen pré-thérapeutique). Demandez-vous si l'examen complémentaire proposé permettrait de répondre à l'une de ces questions avant de l'infirmer.

- **Méfiez-vous du sens du mot « priorité ».** Lorsque l'on vous demande « lequel de ces diagnostics évoquez-vous en priorité ? », naturellement, vous seriez tenté de cocher le plus plausible, mais parfois, on attend de vous que cochiez le plus grave/urgent (lorsqu'il y a un caractère d'urgence) pour limiter les pertes de chances pour le patient, même si ce n'est pas le plus plausible. Attention donc à ce piège, évaluez le degré de gravité avant de cocher.

- **Attention à l'item « Aucune de ces propositions n'est exacte ».** Il est rare au sein des QCM, mais lorsqu'il est présent, il est souvent correct. Un rédacteur de dossier n'a en principe aucun mal à proposer 5 items. Le recours à la proposition : « aucune de ces propositions n'est exacte » en raison d'un manque d'inspiration du rédacteur est peu plausible… Ne vous précipitez pas sur cet item si vous le voyez, mais considérez-le avec plus d'attention, en essayant d'infirmer les autres propositions.

- **De même, l'item « VIH » proposé comme étiologie d'une pathologie est rarement faux.** Le VIH étant à l'origine de nombreuses complications, peu de rédacteurs de dossiers se risqueraient à le proposer comme réponse fausse.

Interpréter les imageries/iconographies

- **Lorsque l'on vous interroge à propos d'une imagerie ou d'une iconographie, ne vous contentez pas d'analyser l'image de façon isolée.** Gardez en tête que celle-ci s'intègre dans un contexte. Parfois, vous avez à peine besoin de l'iconographie pour trouver la bonne réponse en présence d'un contexte clinique et biologique suffisamment évocateur de la pathologie. Ainsi, avant de cocher une interprétation d'iconographie, demandez-vous si la proposition que vous cochez est en accord avec le contexte.

- **Pour repérer le niveau de coupe d'un scanner, n'hésitez pas à vous servir des structures adjacentes pour vous orienter** : voit-on les reins ? le cœur ? l'estomac ? etc. Cela vous permettra d'éliminer facilement des propositions qui ne se situent pas sur le même niveau de coupe d'un point de vue anatomique.

- **Attention au piège classique en radiologie :** cocher l'injection de gadolinium pour un scanner, ou inversement, cocher l'injection de produit de contraste iodé pour une IRM. Restez vigilants !

- **Lorsque vous interprétez une iconographie, évitez la « microsémiologie ».** Aux ECNi, vous n'aurez probablement qu'à poser des diagnostics « évidents » à partir des iconographies. Or, les rédacteurs de dossiers vont profiter des micro-détails visibles sur une iconographie pour vous induire en erreur et vous la proposer en tant que diagnostic principal. N. B. : *Par exemple, un moyen simple de vous piéger est de vous proposer un diagnostic se rapportant au parenchyme pulmonaire sur un scanner thoracique en fenêtre médiastinale (ou inversement) : contentez-vous d'interpréter uniquement les anomalies visibles sur la fenêtre présentée (sauf autre anomalie évidente, bien que la fenêtre ne soit pas adaptée…).*

Les 4 types de pièges

Piège de contexte
Le rédacteur du dossier pose une question classique afin de déclencher un réflexe de réponse chez l'étudiant, mais un piège se cache derrière cette question : l'étudiant oublie un élément du contexte qui rend ce « réflexe » inadapté entraînant une réponse fausse (attention au « coché zéro »). Afin d'éviter ce type de pièges, vous pouvez visualiser mentalement le patient avant de répondre pour bien cerner les enjeux du contexte auquel le médecin est confronté. N'hésitez à revenir à l'énoncé avant chaque question menant à une prescription d'examen complémentaire ou de traitement.

Piège de connaissances
Le programme des ECNi est tellement vaste qu'il est impossible de connaître par cœur l'ensemble du cours. Parfois, certaines notions évoquées dans les référentiels de cours apparaissent comme des détails qu'il ne semble pas judicieux d'apprendre. Pourtant, beaucoup de rédacteurs de cas cliniques en sont friands et font régulièrement appel à certains détails de cours dans les dossiers progressifs. Nous allons passer en revue les détails qui tombent le plus souvent.

Piège de confusion
Le rédacteur du dossier tente de faire douter l'étudiant en choisissant deux notions proches en concept ou en sonorité, ou bien en nourrissant une confusion entre des informations vues dans deux items différents. Il compte sur l'inattention et le stress du candidat pour le mener à l'erreur.

Réflexe énoncé
Lors de la lecture de l'énoncé des dossiers progressifs, il est important de bien le décrypter afin de pouvoir anticiper les questions à venir. Certains rédacteurs de dossiers progressifs n'hésitent pas à disséminer dans l'énoncé des indices aidant à l'orientation diagnostique. Certains sont très connus des étudiants, d'autres un peu moins (alors qu'ils sont tout aussi utiles).

Partie 1

ANESTHÉSIE – RÉANIMATION – URGENCES

Cette spécialité est particulière puisqu'elle est transversale et fait appel à beaucoup d'items relatifs à plusieurs disciplines. Elle est systématiquement présente aux ECNi, à différents degrés : de la simple prise en charge d'une infection sévère avec début d'état de choc, à la prise en charge d'un patient polytraumatisé en défaillance multiviscérale. Un dossier d'anesthésie-réanimation-urgences commence, le plus souvent, par une prise en charge et des questions non réanimatoires. Il s'en suit une dégradation progressive ou brutale de l'état du patient, avec des questions plus poussées sur les connaissances requises de cette spécialité.

Être passé en stage d'urgences/réanimation (les questions d'anesthésie étant plus anecdotiques aux ECNi) est un avantage certain, car cela permet le développement du bon sens lors d'une prise en charge aiguë et urgente d'un patient, un atout indispensable dans cette spécialité. Chaque situation est différente et l'adaptation du réanimateur/urgentiste est une de ses qualités premières ; vous vous devez de faire de même en dossier progressif. N'hésitez pas à vous imaginer face au patient, et à acquérir une vision globale du malade et de sa prise en charge.

La physiopathologie y est très importante car elle vous permettra non seulement de comprendre pourquoi le patient décompense brutalement, mais aussi de le prendre en charge de façon adaptée. Le traitement de la cause est primordial en réanimation, car il est parfois le seul élément pouvant sauver le patient. Il est, par exemple, primordial d'exsuffler un pneumothorax compressif causant un arrêt cardiaque (l'application d'un protocole de réanimation d'arrêt cardiaque, sans préjuger de sa cause, ne permet pas au patient de récupérer un état hémodynamique stable dans ce contexte). Attention également aux contre-indications dans cette spécialité. Le pronostic vital étant en jeu, la moindre erreur peut vous mener vers un « coché zéro » qui vous fera perdre des places par rapport aux étudiants ayant coché juste.

Item 133 Anesthésie locale, locorégionale et générale

Une consultation préanesthésique doit avoir lieu plus de 48 heures avant l'anesthésie. Cela n'exempte pas de la visite préanesthésique, quelques heures avant l'intervention.

Le score de Mallampati, évalué **lors de la consultation préanesthésique,** est un score prédictif de la difficulté (ou non) à intuber. Attention à ne pas confondre ce dernier avec le score de Cormack qui évalue la difficulté (ou non) à apercevoir la trachée et donc à intuber, **au moment de l'intubation**.

Un patient jeune sans antécédent ne nécessite pas systématiquement de bilan biologique préanesthésique.

Avant une anesthésie générale, l'ingestion de solides doit être arrêtée 6 heures avant la chirurgie ; l'ingestion de liquides claires et la consommation tabagique, 2 heures avant. Le matin de l'opération, le jeûne ne doit pas entraver la prise de médicaments *per os* (avec un verre d'eau).

Il n'est pas nécessaire de suspendre les bêtabloquants avant une anesthésie générale pour une chirurgie, contrairement aux inhibiteurs de l'enzyme de conversion et les antagonistes des récepteurs de l'angiotensine II.

En cas de nécessité d'intubation en séquence rapide (anesthésie générale rapide réalisée en urgence), on utilise un hypnotique d'action rapide (étomidate ou kétamine, le plus souvent) associé à un curare d'action rapide (suxaméthonium, le plus souvent).

Item 227 Surveillance et complications des abords veineux

En cas de détresse respiratoire brutale succédant à la pose d'un cathéter veineux central, les étiologies à évoquer sont le pneumothorax iatrogène et l'embolie gazeuse.

Une radiographie thoracique de contrôle doit être réalisée après la pose d'un cathéter veineux central. Ne vous étonnez pas qu'on vous propose de la cocher bien que celle-ci n'ait rien à voir avec la pathologie du patient.

En cas de nécessité d'une voie veineuse au long cours sur une durée inférieure à 3 mois, on peut poser un PICC Line (cathéter central implanté par voie périphérique). Si l'abord veineux est nécessaire pendant plus de 3 mois, on privilégie la pose d'une chambre à cathéter implantée en sous-cutané.

Item 327 Arrêt cardiocirculatoire

En cas d'état de « pré-arrêt cardiorespiratoire », il faut privilégier une position en décubitus dorsal avec oxygénation, en se préparant à la survenue d'un arrêt cardiaque, plutôt que la position latérale de sécurité (celle-ci est à privilégier en cas de troubles de la conscience avec une ventilation spontanée en air ambiant, associés à un état hémodynamique stable).

Lors de la réanimation d'un patient en arrêt cardiorespiratoire, il faut s'assurer de la récupération d'un pouls et non pas se contenter de l'obtention d'un rythme sinusal (il peut y avoir un rythme sinusal sans pouls en cas de dissociation électromécanique, ce qui ne signifie pas une récupération de l'arrêt cardiorespiratoire).

En cas d'arrêt cardiorespiratoire lié à une cause réversible (par exemple, une embolie pulmonaire, une hypothermie, etc.), il faut poursuivre la réanimation un certain temps pour maximiser les chances que le traitement de la cause fasse effet (par exemple, une fibrinolyse, un réchauffement, etc.) et permette de récupérer l'arrêt cardiorespiratoire.

En cas d'hypothermie, on peut observer des ondes J d'Osborn à l'électrocardiogramme (il s'agit d'une déflexion positive suivant le QRS dans la majorité des dérivations).

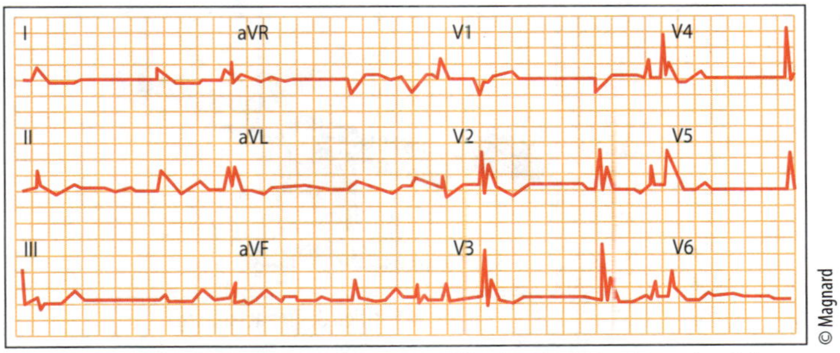

Figure 1. Ondes J d'Osborn, particulièrement visibles dans les dérivations précordiales.

Dans les premières heures/jours suivant un arrêt cardiorespiratoire, il ne faut pas viser un objectif de SpO_2 de 100 %, car l'hyperoxie est délétère.

Les 48 premières heures suivant la survenue d'un arrêt cardiorespiratoire récupéré sont déterminantes pour le pronostic (il est difficile de se prononcer avant).

Le dosage plasmatique de l'énolase neurospécifique (NSE) est un marqueur pronostique neurologique utile dans les suites d'un arrêt cardiorespiratoire récupéré.

Item 328 État de choc (hypovolémique, septique, cardiogénique, anaphylactique)

L'état de choc est un diagnostic clinique.

Sachez calculer la pression artérielle moyenne (PAM) qui traduit la perfusion des organes (équivaut à la pression artérielle qu'on obtiendrait si celle-ci n'était pas pulsatile), marqueur particulièrement surveillé en réanimation.
Sa formule est la suivante : **PAM = (⅓ × PAS) + (⅔ × PAD)**.
PAS = pression artérielle systolique ; PAD = pression artérielle diastolique.

Une cyanose peut être masquée par une anémie (car la cyanose est le reflet de la carboxyhémoglobine).

Un faciès vultueux (= visage rouge) n'est pas un signe de mauvaise tolérance hémodynamique.

La disparition d'un pouls radial indique que la PAM est < 50 mmHg.

Les indications de la **position de Trendelenburg** (qui consiste en une inclinaison du corps de façon à avoir les jambes surélevées et la tête en bas) sont le malaise vagal, la prise en charge initiale d'un choc vasoplégique ainsi que le choc septique sous catécholamines de façon à évaluer la réserve de remplissage (si la pression artérielle remonte après la mise en position de Trendelenburg, c'est qu'un remplissage vasculaire sera efficace pour la faire remonter également).

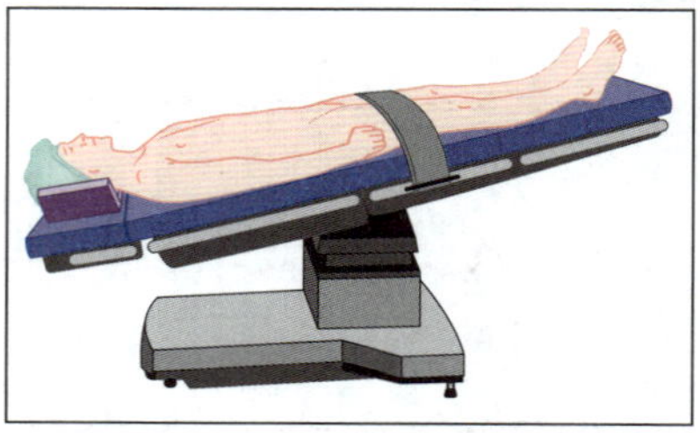

© Magnard

Figure 2. Position de Trendelenburg.

L'état de choc peut engendrer une thrombopénie par baisse du débit de perfusion de la mœlle osseuse.

Lors d'un état de choc, une pression artérielle différentielle (= pression artérielle pulsée) élevée (c'est-à-dire un écart important entre la pression artérielle systolique et la pression artérielle diastolique qui est effondrée) est le reflet d'un choc distributif avec vasoplégie (choc septique, choc anaphylactique, etc.) ou d'une insuffisance aortique massive (avec choc cardiogénique). En revanche, une pression artérielle pulsée faible (pression artérielle diastolique peu effondrée) témoigne d'une bonne adaptation vasculaire périphérique et donc plutôt d'un choc cardiogénique ou obstructif.

Les œdèmes des membres inférieurs témoignent d'une surcharge cardiaque chronique et non d'une insuffisance cardiaque aiguë (sur un choc cardiogénique d'installation brutale, par exemple). En revanche, la turgescence jugulaire, le reflux hépatojugulaire, l'hépatalgie et l'ascite peuvent témoigner d'une décompensation cardiaque brutale (infarctus du ventricule droit, par exemple).

Un choc obstructif consiste en un obstacle au remplissage du ventricule droit (précharge basse), *via* une tamponnade péricardique ou une dissection aortique, ou bien consiste en un obstacle à l'éjection du ventricule droit (postcharge élevée), *via* une embolie pulmonaire massive ou encore un pneumothorax compressif [tamponnade gazeuse]. Un choc obstructif gêne les contractions cardiaques mais n'est pas un choc cardiogénique pour autant. Un choc cardiogénique consiste en une diminution primitive des contractions cardiaques sur un infarctus du myocarde, par exemple.

En cas d'état de choc associé à un bloc de branche droit nouvellement apparu ainsi qu'un « SI-QIII » (témoin d'une insuffisance ventriculaire droite), les deux principales étiologies à évoquer sont l'embolie pulmonaire et la tamponnade péricardique.

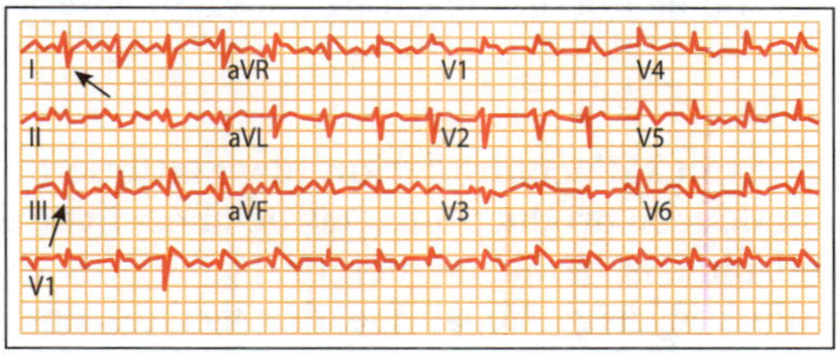

Figure 3. SI – QIII (flèches rouges) dans un contexte d'embolie pulmonaire massive.

En cas d'embolie pulmonaire massive avec une contre-indication à la thrombolyse, une embolectomie chirurgicale doit être réalisée.

Tout choc hémorragique n'est pas hypovolémique. En effet, l'état de choc en cas d'hémorragie peut être dû à la simple baisse du transporteur d'oxygène aux tissus (l'hémoglobine), la pression artérielle pouvant alors, tout de même, rester dans les normes.

Un choc hémorragique entraîne une coagulopathie de consommation (diminution du taux de prothrombine et des plaquettes). Il est utile pour s'orienter vers une évolution aiguë ou chronique d'une anémie ferriprive sur une hémorragie ; il explique aussi pourquoi l'on transfuse, en principe, un culot de globules rouges pour un culot de plaquettes dans un choc hémorragique.

Il est utile de perfuser du chlorure de calcium en cas de choc hémorragique, d'une part car il existe des chélateurs du calcium dans les culots de globules rouges (ceci pouvant induire une hypocalcémie) et d'autre part, car une hypocalcémie peut entretenir l'hémorragie. Les autres facteurs favorisant l'hémorragie à corriger impérativement sont l'acidose, l'hypothermie et l'hémodilution qui diminuent la concentration en facteurs de la coagulation (tenter de minimiser autant que possible l'hydratation par solutés de remplissage).

Voici un petit rappel sur les différents degrés d'urgence de transfusion de culots globulaires :

- **urgence vitale immédiate** : culots globulaires incompatibles vis-à-vis du groupage ABO ni de la RAI (recherche d'agglutinines irrégulières) sauf s'ils sont connus ; transfusion de culots globulaires O négatifs (ou O positifs dans certains cas particuliers) ; délivrance sans délai ;

- **urgence vitale** : culots globulaires ABO compatibles mais RAI non compatibles (sauf RAI récente réalisée) ; délivrance en moins de 30 minutes ;
- **urgence relative** : culots globulaires RAI et ABO compatibles ; délivrance en 2 à 3 heures.

En cas de choc anaphylactique sur un médicament introduit par voie intraveineuse, il ne faut plus utiliser cette voie veineuse car le risque est de réintroduire l'allergène dans les veines (le traitement par adrénaline se fait donc par voie intramusculaire, voire sublinguale, et par voie intraveineuse sur une autre voie en dernier recours).

Si la pression artérielle chute brutalement après une intubation orotrachéale, il faut évoquer un collapsus de reventilation (il résulte de la diminution du retour veineux par augmentation de la pression de l'oreillette droite par augmentation de la postcharge du ventricule droit).

Il existe **deux mécanismes d'accumulation plasmatique de lactates** (= acide lactique) :
- une augmentation de leur production : état de choc, hypoxie tissulaire directe (rhabdomyolyse, crush-syndrome, ischémie de membre) ;
- une diminution du recyclage hépatique des lactates en glucose (= néoglucogénèse) : insuffisance hépatique, surdosage en metformine (volontiers provoqué par une insuffisance rénale aiguë)

Les colloïdes ne doivent pas être utilisés comme solutés de remplissage en cas de choc septique.

Le dosage des lactates est inutile s'il existe une détresse respiratoire aiguë sans état de choc associé.

Le taux plasmatique de lactates n'est pas interprétable sous adrénaline (elle augmente « faussement » les lactates puisqu'elle augmente la consommation tissulaire en O_2). Ainsi, il n'est pas judicieux de se servir des lactates pour suivre l'évolution d'un choc anaphylactique, par exemple.

L'emploi de bêta-2-agonistes (par exemple, du salbutamol) fait faussement augmenter le taux de lactates plasmatiques.

La $PaCO_2$ n'est pas un indicateur de la présence d'un état de choc, mais aide plutôt à comprendre l'état acido-basique du patient, ce qui représente un indice étiologique (par exemple, une hyperventilation pour faire chuter la $PaCO_2$ et compenser une acidose métabolique lactique).

Il est important de poser une sonde urinaire chez tout patient en état de choc et/ou en insuffisance rénale aiguë afin de contrôler la fonction rénale indirectement *via* la production d'urines. L'objectif thérapeutique est la reprise d'une diurèse > 0,5 mL/kg/heure classiquement.

Attention à ne pas confondre l'aspect radiologique du matériel d'un patient en défaillance hémodynamique (sonde urinaire, sonde naso-gastrique, sonde d'intubation, etc.) avec des lésions pathologiques (calcifications, calcul, etc.).

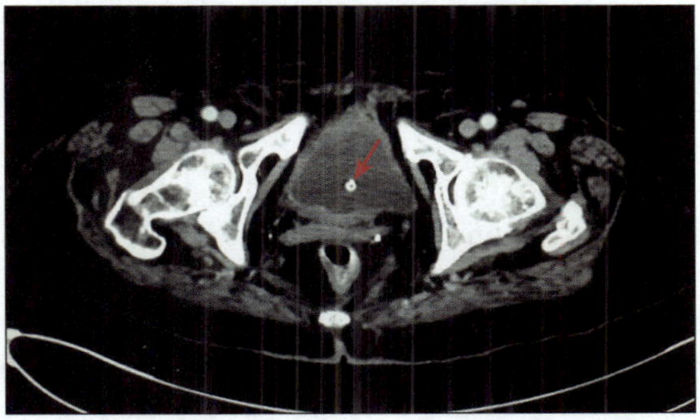

Figure 4. Coupe axiale scanographique à l'étage pelvien (service de radiologie de l'hôpital d'Agen)
Ici, on visualise une sonde urinaire en place dans la vessie (flèche rouge) ; ne pas prendre cela pour un calcul intravésical.

En cas de mouvement/mobilisation, l'intubation peut devenir sélective : on constate alors une disparition unilatérale du murmure vésiculaire liée à une atélectasie (il est alors nécessaire de ressortir un peu la sonde). Attention, ceci peut rapidement provoquer une désaturation.

En réanimation, il existe un risque de survenue d'ulcère gastrique de stress, pouvant nécessiter la prescription d'inhibiteurs de la pompe à protons.

La pose d'un cathéter veineux central sous-clavier est contre-indiquée en cas de troubles de l'hémostase sévères.

L'ECMO *(extracorporeal membrane oxygenation)* veino-veineuse permet de shunter le poumon (utilisé en cas de syndrome de détresse respiratoire aiguë [SDRA], par exemple), tandis que l'ECMO veino-artérielle permet de shunter le cœur (utilisé en cas de choc cardiogénique réfractaire aux catécholamines, par exemple).

Item 329 Prise en charge immédiate préhospitalière et à l'arrivée à l'hôpital, évaluation des complications du brûlé et du polytraumatisé

Un patient polytraumatisé doit avoir un collier cervical **rigide** et non pas un collier cervical en mousse qui est insuffisant (ne pas lire trop vite les propositions).

En cas de section médullaire au-dessus du niveau C4, il existe un risque de paralysie diaphragmatique (pouvant entraîner une décompensation respiratoire).

En cas de fracture grave du fémur chez un polytraumatisé, on place une attelle de Donway qui permet l'immobilisation et la traction du fémur (attention, celle-ci est contre-indiquée en cas de fracture du bassin).

Chez un patient polytraumatisé, on place des **attelles à dépression** sur les zones fracturées, et non des attelles gonflables (induisant un risque d'ischémie).

Les premières complications à prévenir en cas de brûlures graves sont l'hypothermie (recouvrir les brûlures avec un linge humide et propre ou au mieux avec un champ stérile) et l'hypovolémie (effectuer un remplissage à base de cristalloïdes).

La liste des agressions cérébrales secondaires d'origine systémique (ACSOS), paramètres biologiques devant être corrigés chez un patient traumatisé crânien de façon à limiter les lésions cérébrales, doit être connue par cœur : hypoxémie (PaO_2 < 60 mmHg), hypo/hypertension artérielle, hypo/hypercapnie, hypo/hyperglycémie, hyperthermie, anémie et hyponatrémie.

Les critères de Vittel sont les critères imposant le transfert d'un patient polytraumatisé en centre spécialisé *(trauma center)*. Ils sont fondés sur les signes vitaux, la cinétique et la violence de l'accident, les lésions anatomiques, les soins de réanimation nécessaires ainsi que le terrain du patient.

En cas d'état de mort encéphalique, les réflexes médullaires (sympathique et parasympathique notamment) peuvent persister (réflexes ostéotendineux, signe de Babinski, réflexes cutané-abdominaux, etc.).

Les conditions nécessaires avant de pouvoir conclure à un état de mort encéphalique lors d'une épreuve d'hypercapnie ou d'un électroencéphalogramme sont les suivantes : normothermie (absence d'hypothermie) et absence de sédation.

Item 332 Principales intoxications aiguës

Il n'est pas nécessaire de doser les toxiques dans un contexte d'intoxication médicale volontaire s'il n'y a pas de doute sur les substances prises (témoin, aveu du patient, etc.).

Ne pas confondre l'antidote et le traitement d'une intoxication (par exemple, le labétolol est le traitement de l'intoxication à la cocaïne, mais il n'y a pas d'antidote pour la cocaïne). Attention, le charbon activé et le lavage gastrique ne sont pas non plus des antidotes.

Certains toxiques induisent un effet stabilisateur de membrane, visible à l'électrocardiogramme (bradycardie, arythmie ventriculaire [à type d'extrasystoles ventriculaire, de tachycardie ventriculaire ou de fibrillation ventriculaire], allongement du QT, torsades de pointes, élargissement du QRS) : les antiarythmiques de classe I, la chloroquine, les antidépresseurs tricycliques ou encore certains bêtabloquants.

L'interprétation du dosage plasmatique de paracétamol ne s'interprète **qu'à partir de 4 heures après l'ingestion** (à l'aide du nomogramme de Rumack-Matthew ou de Prescott). On arrête l'administration de N-acétyl-cystéine dès que le taux de paracétamol est inférieur au seuil toxique.

La gravité biologique d'une intoxication au paracétamol se juge sur le taux de prothrombine, le taux de facteur V et la bilirubinémie (et non sur les transaminases, ni la cholestase).

On administre du flumazénil dans un contexte d'intoxication aux benzodiazépines, uniquement en cas de troubles de la vigilance ou de détresse respiratoire (pas en cas de simple agitation paradoxale post-benzodiazépine, par exemple).

On n'administre pas de flumazénil en cas de poly-intoxication médicamenteuse (ou en cas de doute) comprenant entre autres des benzodiazépines. Le risque, en antagonisant les benzodiazépines, est d'abaisser le seuil épileptogène et de déclencher une crise, surtout en cas de prise concomitante de traitement pourvoyeur d'épilepsie (par exemple, du tramadol). D'autre part, les antécédents d'épilepsie sont aussi une contre-indication au flumazénil.

Le but principal de la naloxone est d'éviter le recours à l'intubation dans un contexte d'intoxication aux opioïdes, en diminuant les signes de détresse respiratoire du fait de son rôle antagoniste. C'est pourquoi, on l'administre en intraveineux à la seringue électrique (IVSE).

Le traitement de choix d'une défaillance hémodynamique sur intoxication aux bêtabloquants est l'adrénaline (plus ou moins associée au glucagon).

L'antidote de l'intoxication au monoxyde de carbone (CO) est l'oxygénothérapie (oxygénothérapie hyperbare en cas de forme grave [perte de connaissance, coma, arrêt cardiaque, femme enceinte].

Voici un ordre d'idée de la conduite à tenir en cas de sevrage alcoolique :
- score de Cushman < 7 : retour à domicile après une prise en charge et une surveillance de quelques heures aux urgences ;
- score de Cushman entre 7 et 14 : hospitalisation dans un service de médecine conventionnelle ;
- score de Cushman > 14 : hospitalisation en unité de soins continus ou en réanimation.

L'administration de calcium et d'antiarythmiques est contre-indiquée en cas d'intoxication aux digitaliques.

Item 355 Insuffisance respiratoire aiguë

Ne confondez pas l'insuffisance respiratoire aiguë (définition gazométrique) et la détresse respiratoire aiguë (définition clinique).

La lymphangite carcinomateuse induit une dyspnée sur plusieurs semaines plutôt qu'une détresse respiratoire aiguë.

L'hypercapnie induit une hypercrinie (= hausse des sécrétions cutanéomuqueuses : hypersudation, hypersialorrhée, encombrement bronchique, etc.).

Il faut éviter l'emploi de ventilation mécanique en cas de pneumothorax car elle induit un risque de tamponnade gazeuse. La priorité est plutôt à l'évacuation du pneumothorax pour améliorer l'état respiratoire. Dans la même idée, il faut évoquer un pneumothorax devant une détresse respiratoire consécutive à la mise en place d'une ventilation mécanique.

Il existe un risque d'inhalation en cas de vomissements sous ventilation non invasive (ce risque est bien plus modéré en cas de masque à oxygène simple).

Chez le patient immunodéprimé, on peut recourir à la ventilation non invasive en cas de détresse respiratoire aiguë (sans trouble de la conscience), dans le but d'éviter au maximum une intubation orotrachéale, particulièrement pourvoyeuse de complications chez ces patients.

La réalisation d'une fibroscopie avec lavage bronchoalvéolaire (LBA) n'est pas contre-indiquée en cas d'hypoxémie chez un patient non intubé, mais cela risque de précipiter l'indication de l'intubation orotrachéale. Il peut être utile de réaliser une séance de ventilation non invasive avant/pendant/après le LBA.

En cas de pneumocystose, l'emploi de corticoïdes est indiqué en cas d'hypoxémie (PaO_2 < 70 mmHg en air ambiant), mais ce traitement n'est validé que chez le sujet atteint de VIH.

En cas d'asthme aigu grave, la polypnée n'est pas un signe de gravité, contrairement à la normopnée, voire la bradypnée qui traduisent un épuisement respiratoire.

L'« œdème pulmonaire *a vacuo* » est un œdème pulmonaire aiguë de réexpansion faisant le plus souvent suite au drainage d'un pneumothorax (la physiopathologie est peu connue). Il se présente radiologiquement comme une opacité alvéolaire unilatérale. Le traitement comprend l'oxygénothérapie et la baisse des pressions d'aspiration.

En cas de détresse respiratoire succédant à l'extubation, il faut évoquer l'œdème laryngé comme cause.

L'idée du traitement du syndrome de détresse respiratoire aiguë (SDRA) est de ventiler les poumons sans trop les agresser, dans le but de laisser au parenchyme le temps de cicatriser (pas de traitement miracle permettant de traiter immédiatement les lésions pulmonaires). En voici les grands principes thérapeutiques :

- ventilation mécanique avec volume courant peu élevé (pas plus de 6 mL/kg) pour limiter le volotraumatisme alvéolaire ;

- pression expiratoire positive (PEP) limitée également, pour réduire le risque de barotraumatisme ;
- curarisation possible si le patient coopère peu et a du mal à s'adapter à la machine, et pour diminuer la pression intrathoracique liée au diaphragme (facilite la ventilation) ;
- décubitus ventral possible pendant 24 heures, pour gagner du temps de cicatrisation supplémentaire (permet un recrutement alvéolaire) ;
- ECMO veino-veineuse en dernier recours…

Une pneumonie iatrogène survenant dans les 48 heures suivant l'admission à l'hôpital (par exemple, inhalation de contenu gastrique pendant l'intubation orotrachéale en séquence rapide en réanimation) n'est pas nosocomiale car le délai n'est pas suffisant. Par ailleurs, on ne parle de pneumonie acquise sous ventilation mécanique (PAVM) qu'après 48 heures de ventilation au minimum.

Lors de l'extubation (avec levée de sédation par benzodiazépines), il existe un risque de syndrome de sevrage chez les patients prenant des benzodiazépines habituellement.

Divers

Une hypertriglycéridémie importante peut rendre le sérum lactescent, ceci pouvant perturber certains dosages (le dosage plasmatique de la créatinine, par exemple). On peut imaginer cette question dans un dossier de pancréatite aiguë sur hypertriglycéridémie.

En cas de pancréatite aiguë grave sur hypertriglycéridémie, on peut envisager de réaliser des échanges plasmatiques pour faire baisser la triglycéridémie.

Les vomissements provoquent une perte d'acide chlorhydrique et non pas de bicarbonates. Le risque est donc l'alcalose métabolique.

On parle d'une acidose ou d'une alcalose « compensée » quand le pH est normal mais que les taux de $PaCO_2$ et de bicarbonate ne sont pas dans les normes.

Les deux principales indications de l'administration de bicarbonates à retenir sont l'acidose métabolique par perte de bicarbonates (trou anionique normal) et l'hyperkaliémie menaçante (> 6 mmol/L) associée à une acidose.

Partie 2

CARDIOLOGIE

Bien que la cardiologie ne soit pas présente tous les ans aux ECNi sous la forme d'un dossier progressif consacré à cette matière, je vous conseille quand même de bien la maîtriser. En effet, celle-ci peut s'intégrer facilement au sein d'un dossier progressif d'une autre spécialité (quelle qu'elle soit, même si la pneumologie et la réanimation semblent y être plus propices). En outre, les pathologies cardiaques étant fréquentes dans la population générale, vous seriez bien embêtés au cours de votre carrière médicale si vous n'en maîtrisiez pas les bases.

Le degré de difficulté des dossiers progressifs de cardiologie peut être très variable, rendant cette spécialité plus ou moins discriminante en fonction de la complexité du cas présenté. Avec un minimum de connaissances physiopathologiques caractérisant le fonctionnement cardiovasculaire, il n'est pas si difficile de raisonner simplement face aux questions posées pour retrouver les propositions justes. Par ailleurs, la variété des cas cliniques n'est pas si grande, menant globalement à un dossier type par item, qu'il convient de maîtriser. Ainsi, une fois les principaux pièges connus, vous ne serez plus tellement mis en difficulté en cardiologie. En outre, c'est une spécialité contenant peu d'items en comparaison d'autres matières des ECNi mais où la plupart d'entre eux pourraient avoir facilement leur place le jour J (insuffisance cardiaque, fibrillation atriale, valvulopathie, syndrome coronarien aigu, syncope cardiaque, endocardite infectieuse, etc.).

Une bonne maîtrise de l'interprétation de l'électrocardiogramme est requise pour réussir en cardiologie car il s'agit parfois de la clé menant au bon diagnostic, conditionnant l'enchaînement de bonnes réponses dans la suite du dossier progressif (une mauvaise interprétation d'un électrocardiogramme peut vous mener à une fausse piste diagnostique et à une série de mauvaises réponses).

Enfin, il me semble que la difficulté de cette spécialité réside plutôt dans l'aspect thérapeutique que diagnostique. Il existe de nombreux médicaments et interventions thérapeutiques, ce qui peut être source de confusion. Je vous conseille donc d'être irréprochables sur les indications, contre-indications et effets indésirables des traitements qui seraient probablement la partie la plus discriminante d'un dossier progressif de cardiologie.

Item 149 Endocardite infectieuse

Voir partie 15 – Maladies infectieuses

Item 150 Surveillance des porteurs de valves et prothèses vasculaires

Voici la liste des facteurs de risque de dégénérescence de bioprothèse faisant souvent l'objet de questions : âge jeune (< 30 ans), anomalie du métabolisme phosphocalcique (insuffisance rénale, hyperparathyroïdie, etc.), grossesse, diabète, position mitrale de la valve prothétique.

La resténose intra-stent est à l'origine de symptômes d'apparition progressive, à plusieurs mois de la pose du stent. À l'inverse, la thrombose de stent se manifeste brutalement, à quelques semaines de la pose du stent. Ceci est utile à savoir en dossier progressif pour pouvoir s'orienter sur les diagnostics à évoquer en fonction du contexte présenté dans l'énoncé.

Un stent **actif** limite le risque de resténose intra-stent mais pas le risque de thrombose de stent.

En cas de signes d'accident vasculaire cérébral (AVC) chez un porteur de valve mécanique, il faut évoquer l'AVC hémorragique du fait du traitement anticoagulant et l'AVC ischémique sur emboles de thrombus de prothèse valvulaire. Cela peut constituer un dossier intéressant de vous faire réfléchir sur ces deux pistes.

Item 197 Transplantation d'organes

La transplantation cardiaque est orthotopique (le greffon est mis à la place habituelle du cœur).

Un patient transplanté cardiaque n'aura jamais de douleurs angineuses puisque le greffon est dénervé. C'est pourquoi on réalise des coronarographies de contrôle fréquemment.

Item 217 Amylose

En cas de microvoltage et pseudo-ondes Q de nécrose à l'électrocardiogramme : ne pensez pas uniquement à l'amylose mais aussi aux autres cardiopathies infiltratives telles que l'hémochromatose.

Item 218 Athérome

Le phénomène d'athérome débute **dès l'enfance.**

La localisation la plus fréquente de l'athérome est l'aorte abdominale.

Une sténose athéromateuse devient en général symptomatique lorsque la sténose représente environ 70 % de la lumière artérielle.

Ce sont les plaques athéromateuses les plus jeunes (donc les plus fragiles) qui entraînent le plus de complications (emboliques ++).

Item 219 Facteurs de risques cardiovasculaires et prévention

Le régime pauvre en sel nécessite davantage de contrôler les aliments que le retrait de la salière de la table.

Bien que la consommation quotidienne minime de vin soit un facteur cardiovasculaire protecteur (chez l'homme, pas chez la femme), une consommation excessive entraîne un risque d'hypertriglycéridémie, facteur de risque cardiovasculaire.

Item 220 Dyslipidémies

La formule de Friedewald (qui vise à calculer le taux de LDL-c par la formule suivante : LDL-C = CT – HDL-C – TG/5 (en g/L) ou TG/2, 2 (en mmol/L)) n'est utilisable que si le taux de triglycéridémie est inférieur à 3,4 g/L. Si le taux est supérieur, il faut réaliser un dosage direct du LDL-c.

Les hypercholestérolémies familiales les plus fréquentes sont polygéniques.

Les statines augmentent légèrement le risque de diabète mais on les instaure quand même pour leurs bénéfices cardiovasculaires en cas de dyslipidémie.

Item 221 Hypertension artérielle de l'adulte

L'arrêt du tabac ne fait pas diminuer la pression artérielle. Ne le cochez pas lorsque l'on vous demande « quels conseils donnez-vous au patient pour réduire sa tension artérielle ? », mais cochez-le si l'on vous demande « quels conseils donnez-vous au patient pour limiter ses facteurs de risque cardiovasculaires ? ». *Attention à bien lire les questions.*

Une « hypertension artérielle masquée » est une pression artérielle normale en consultation alors que celle-ci est élevée en automesure tensionnelle à domicile ou en mesure ambulatoire de pression artérielle (MAPA). Ne pas confondre avec l'« hypertension artérielle blouse blanche », qui est une pression artérielle élevée devant le médecin mais normale en dehors.

Après un traitement chirurgical de coarctation de l'aorte, il peut y avoir une récidive de la coarctation à distance : il faut y penser devant une hypertension artérielle du sujet jeune présentant un antécédent de coarctation de l'aorte dans l'enfance.

Attention de ne pas cocher l'automesure de la pression artérielle **la nuit** (se réfère à la mesure ambulatoire de la pression artérielle sur 24 heures).

Item 228 Douleur thoracique aiguë et chronique

Si les pressions artérielles aux deux bras sont équivalentes, cela va à l'encontre d'une dissection aortique.

Le meilleur moyen de distinguer le vrai du faux chenal d'une dissection aortique est de se fier à la densité du produit de contraste de l'angioscanner thoracique, et non à la taille des chenaux. En effet, le faux chenal étant constitué à partir du vrai chenal, ce dernier présente une densité plus importante.

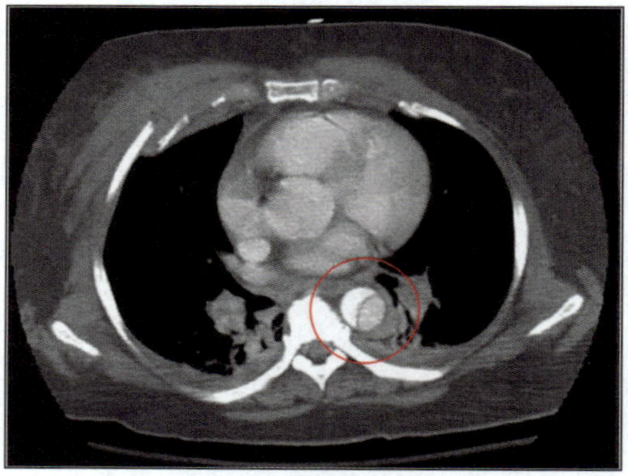

Figure 1 • Faux chenal.
Sur la figure, le faux chenal est sur la moitié gauche de l'aorte, tandis que le vrai chenal est sur la moitié droite.

La dissection aortique peut entraîner des signes d'ischémie sur divers sites anatomiques si la dissection s'étend aux artères coronaires (syndrome coronarien aigu), aux troncs supra-aortiques (AVC), aux artères rénales (ischémie rénale), iliaques et fémorales (ischémie de membres). Il existe également un risque d'hémopéricarde (en cas de rupture) et d'insuffisance aortique si la dissection s'étend à la valve aortique.

Item 229 Électrocardiogramme : indications et interprétations

Ne pas confondre tachycardie ventriculaire (à QRS **larges**) et tachycardie jonctionnelles (à QRS **fins**). Attention, il n'y a pas de dissociation auriculoventriculaire dans une tachycardie jonctionnelle alors qu'elle est présente en cas de tachycardie ventriculaire.

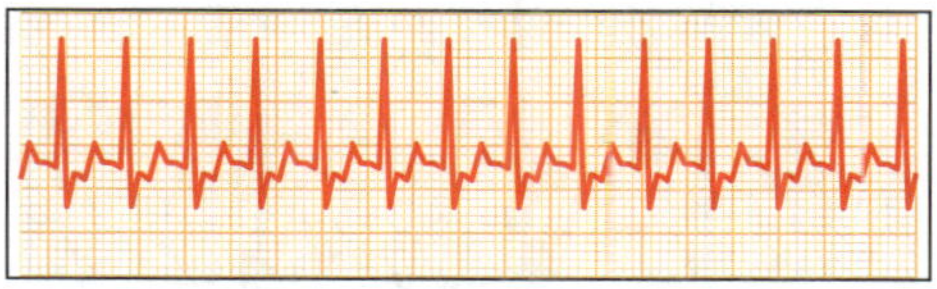

© Magnard

Figure 2. Tachycardie jonctionnelle.

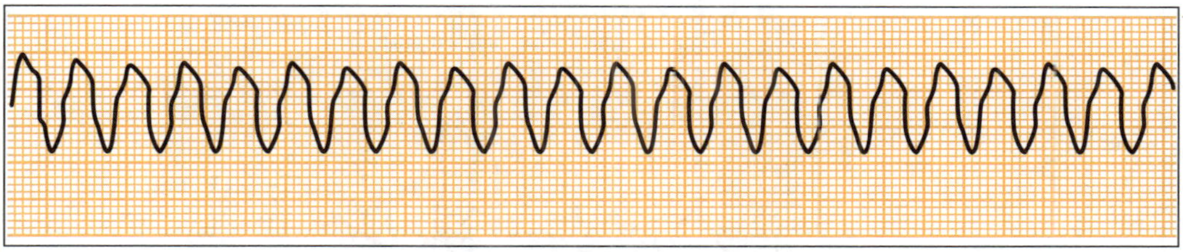

© Magnard

Figure 3. Tachycardie ventriculaire.

Il existe une entité appelée « arythmie respiratoire » qui correspond à une arythmie cardiaque décelable à l'électrocardiogramme, bénigne, provoquée par la respiration chez le sujet jeune. Elle consiste en une accélération de la fréquence cardiaque à l'inspiration et en une diminution à l'expiration, à l'origine d'un rythme non sinusal. On ne vous embêtera probablement pas avec cette notion aux ECNi mais il me semble utile d'en avoir entendu parler au moins une fois.

Le microvoltage est lié à l'interposition d'une substance pathologique entre le cœur et les électrodes (par exemple, épanchement péricardique, obésité, emphysème pulmonaire, myxœdème d'hypothyroïdie, etc.).

Item 230 Fibrillation atriale

C'est la **surcharge de pression** dans l'oreillette qui engendre de la fibrillation atriale dans un contexte d'insuffisance aortique, pas la surcharge de volume. En effet, la valve mitrale reste compétente dans ce contexte.

La première cause de fibrillation atriale est l'hypertension artérielle.

Pour évaluer une hypertrophie auriculaire à l'électrocardiogramme (ECG), il faut que ce dernier présente un rythme sinusal (car il faut des ondes P pour évaluer cela). À noter qu'une hypertrophie auriculaire électrique ne traduit qu'une dilatation de l'auricule, celle-ci ne pouvant se muscler comme un ventricule.

Une hypertrophie auriculaire gauche se présente à l'ECG comme une onde P allongée, tandis qu'une hypertrophie auriculaire droite à l'ECG se présente comme une onde P ample et pointue.

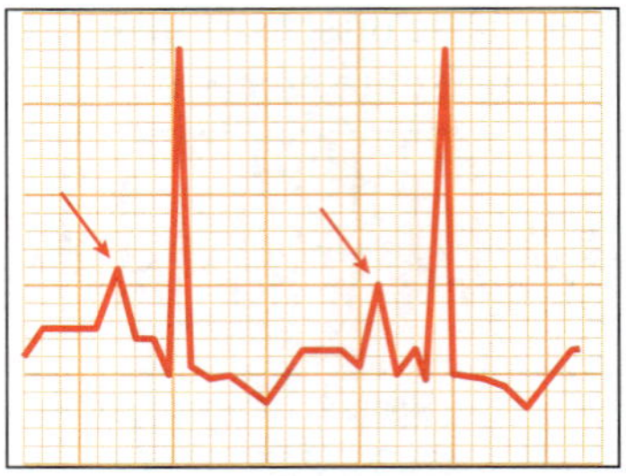

Figure 4. Hypertrophie auriculaire droite.

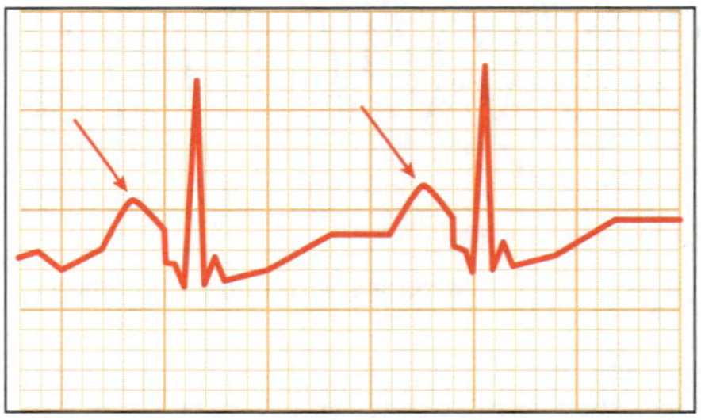

Figure 5. Hypertrophie auriculaire gauche.

En cas de rythme sinusal irrégulier à l'ECG, ne pas se dire qu'il s'agit d'une fibrillation atriale car il n'y a pas d'onde P dans la fibrillation atriale. Cherchez plutôt la présence d'extrasystoles auriculaires par exemple (*voir figure ci-dessous*).

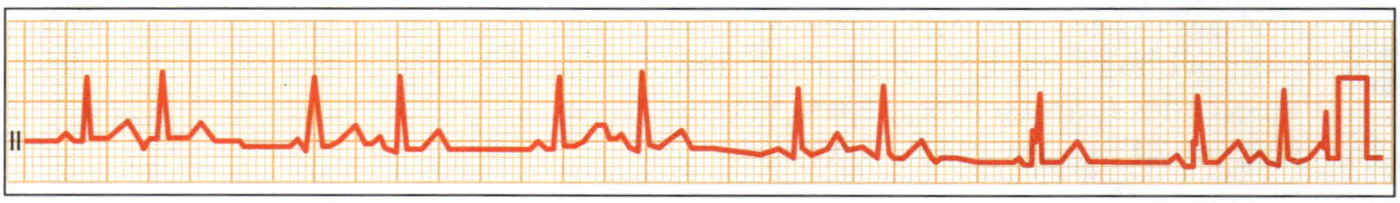

Figure 6. Extrasystoles atriales.

Ne vous précipitez pas sur la cardioversion en urgence au moindre œdème aigu pulmonaire (OAP) compliquant une fibrillation atriale. Si cet OAP est bien toléré, il n'y a pas lieu de réaliser une cardioversion en urgence. On réalisera cette dernière en cas d'état d'OAP **massif**, d'état de choc ou encore d'angor.

Si un patient sous anticoagulation curative au long cours présente une fibrillation atriale, on peut réaliser une cardioversion d'emblée sans échographie transœsophagienne et sans attendre les 3 semaines d'anticoagulation. La seule précaution à prendre est de réaliser un INR *(International normalised ratio)* pour s'assurer de l'efficacité de l'anticoagulation.

Si l'on veut cardioverser une fibrillation atriale précédée d'une échographie transœsophagienne (« protocole rapide ») mais qu'un thrombus est retrouvé lors de cet examen, alors on passe au « protocole long » avec 3 semaines d'anticoagulation (le temps que le thrombus se dissolve), puis on réalise la cardioversion.

Dans le score CHA2D2-VASc, un antécédent de syndrome coronarien aigu/angor compte comme 1 point (V de vasculaire). Une insuffisance cardiaque clinique ou une dysfonction du ventricule gauche compte comme 1 point (C pour cardiaque). En cas d'insuffisance cardiaque à fonction du ventricule gauche préservée du fait d'une pathologie coronarienne, on compte 1 point pour V (pathologie coronarienne) mais pas 1 point pour C (car la fonction du ventricule gauche est préservée).

Lorsque l'on vous demande les « facteurs de risque embolique », comprenez que l'on vous demande de cocher les éléments du score CHA2D2-VASc que présente le patient. Même raisonnement pour les « facteurs de risque d'hémorragie » et pour le score HAS-BLED. Attention, avoir un score CHA2D2-VASc à 0 ne sous-entend pas que le risque d'accident vasculaire cérébral est nul (il est juste faible, et permet de se passer d'anticoagulation qui induira un risque hémorragique trop important par rapport au faible risque d'accident vasculaire cérébral).

Une fibrillation atriale « valvulaire » est une fibrillation atriale qui survient dans un contexte de prothèse mécanique ou de rétrécissement mitral (et pas de bioprothèse ni de TAVI [implantation d'une valve aortique par voie percutanée]).

En cas de fibrillation atriale rapide et mal tolérée (signes d'insuffisance cardiaque, hypotension artérielle), il faut la ralentir avec de la digoxine, pas avec des bêtabloquants en aigu (on pourra mettre des bêtabloquants à distance si l'on décide d'accepter la fibrillation atriale).

En cas de fibrillation atriale lente avec un bloc auriculoventriculaire de type III mal toléré, il faut accélérer le rythme *via* de l'atropine, de l'isoprénaline, voire une sonde d'entraînement électrosystolique (SEES). En effet, c'est la bradycardie qui est à l'origine de la mauvaise tolérance. Attention de ne pas introduire d'antiarythmiques dans ce contexte car ils risqueraient d'aggraver la bradycardie.

Les traitements antiarythmiques ont pour effet indésirable d'induire une bradycardie. C'est pourquoi en cas de maladie rythmique auriculaire (qui se caractérise par une alternance de phases d'hyperexcitabilité auriculaire – type extrasystolie, fibrillation ou *flutter* – et de phases de bradycardie – type bradycardie sinusale ou bloc sino-auriculaire), on ne peut maintenir/introduire le traitement antiarythmique du fait du risque majoré de bradycardie. On attendra la pose du pacemaker avant de pouvoir les réintroduire.

Item 231 Valvulopathies

Le syndrome de Heyde associe un rétrécissement aortique serré et une hémorragie digestive.

La maladie de Barlow est une insuffisance mitrale « dégénérative » (= dystrophique) bien qu'elle touche le sujet jeune.

Un souffle « frémissant » est un souffle que l'on sent à la palpation : il entre dans une cotation de 4 à 6/6 selon son intensité.

Un souffle « continu » (toujours présent, dans le cadre d'une fistule artérioveineuse ou d'un canal artériel persistant) est différent d'un souffle systolodiastolique (pendant la systole puis la diastole, dans le cadre d'une insuffisance aortique par exemple).

Voici un tableau récapitulatif des différents symptômes que l'on retrouve dans les valvulopathies au programme des ECNi :

	Insuffisance mitrale	Insuffisance aortique	Rétrécissement aortique
Dyspnée	✓	✓	✓
Angor	×	✓	✓
Syncope d'effort	×	×	✓

× : symptôme absent ; ✓ : symptôme présent

Un rétrécissement aortique non serré n'entraîne pas de symptôme, donc la présence de symptômes traduit le caractère serré du rétrécissement aortique. Toutefois, un rétrécissement aortique serré peut également être asymptomatique. Les symptômes apparaissent d'abord uniquement à l'effort, puis à l'effort **et** au repos.

Le meilleur moyen pour savoir si une valvulopathie a une évolution aiguë ou chronique est d'évaluer le retentissement sur le ventricule gauche (un ventricule gauche remodelé évoque une évolution chronique).

Le caractère serré du rétrécissement aortique peut être surestimé en cas de bas débit cardiaque et/ou de dysfonction du ventricule gauche (le débit cardiaque étant insuffisant, il ne permet pas une ouverture totale de la valve alors que celle-ci pourrait s'ouvrir davantage en cas de débit cardiaque plus important). Ainsi, la surface d'ouverture de la valve, la vitesse transvalvulaire ainsi que le gradient de pression moyen entre le ventricule gauche et l'aorte sont sous-estimées. Pour corriger ce biais, on peut recourir à une échographie dobutamine (l'inotropisme positif permet de restituer une meilleure contractilité du ventricule gauche) avec une nouvelle mesure des paramètres (surface aortique, vitesse et gradient moyen de pression ventricule gauche - aorte).

La chirurgie valvulaire est contre-indiquée en cas de volume expiratoire maximale par seconde (VEMS) < 1 L, d'où la nécessité de réaliser des épreuves fonctionnelles respiratoires avant cette chirurgie.

Lorsque l'on vous propose des examens complémentaires ORL en bilan préopératoire d'une chirurgie valvulaire, il est juste de cocher les examens suivants : panoramique dentaire, scanner des sinus et incidence de Blondeau.

En cas de coronarographie préopératoire d'une valvulopathie (N. B. : *Celle-ci est quasiment systématique, je vous conseille de la cocher systématiquement plutôt que d'apprendre les rares cas où on ne la fait pas*), on réalisera la dilatation de toutes les sténoses coronaires retrouvées, y compris celles étant asymptomatiques.

L'implantation d'une valve aortique par voie percutanée (TAVI) est effectuée *via* l'artère fémorale, l'artère radiale étant de trop petit calibre pour faire passer la prothèse. On réalise d'ailleurs un scanner panaortique avant un TAVI pour s'assurer que la prothèse puisse passer dans le réseau artériel jusqu'au cœur.

Le TAVI est réservé aux cas de rétrécissements aortiques, et n'est pas indiqué en cas d'insuffisance aortique.

Une des complications classiques d'une chirurgie de la valve aortique est le trouble de conduction car les fibres conductrices passant dans le septum inter-auriculoventriculaire peuvent être lésées.

Item 232 Insuffisance cardiaque de l'adulte

La première cause d'insuffisance cardiaque est la cause ischémique (athérome coronarien). C'est pourquoi, toute insuffisance cardiaque systolique doit bénéficier d'une exploration coronarienne.

Le pouls jugulaire est un signe d'insuffisance cardiaque droite.

Le peptide natriurétique de type B (BNP) a une bonne valeur prédictive négative pour éliminer l'insuffisance cardiaque, mais une mauvaise valeur prédictive positive pour la confirmer. En quelque sorte, le BNP est à l'insuffisance cardiaque ce que les D-dimères sont à l'embolie pulmonaire.

Il est important de savoir différencier la coupe échographique parasternale grand axe (= coupe longitudinale) de la coupe parasternale petit axe (coupe axiale), cette question étant récurrente.

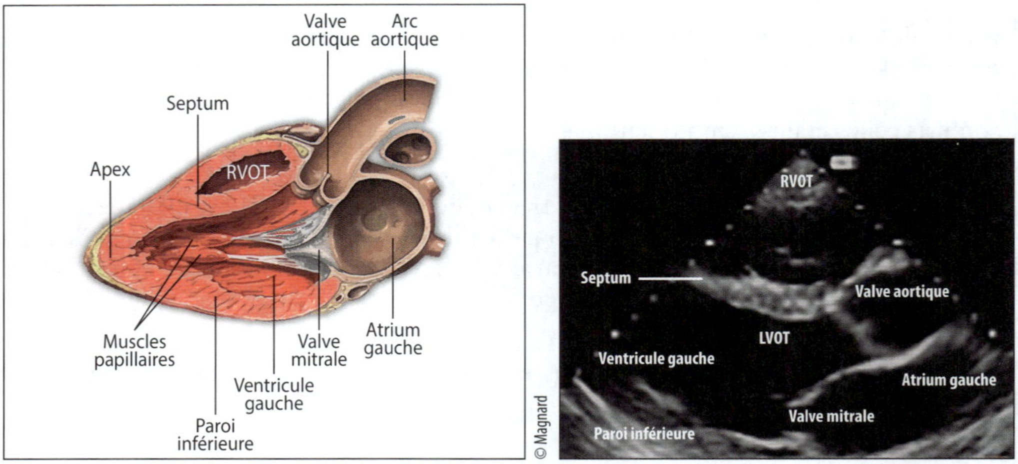

Figure 7. Coupe échographique parasternale (grand axe).

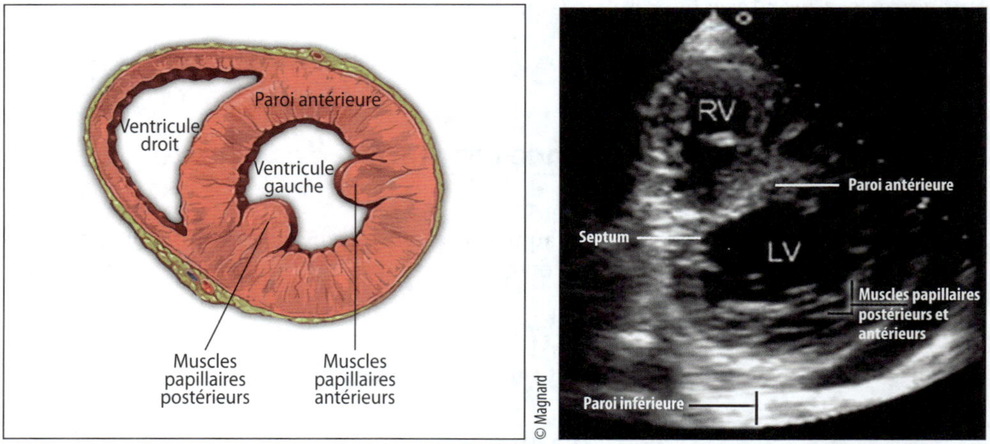

Figure 8. Coupe échographique parasternale (petit axe).

Il n'y a pas de traitement au long cours de l'insuffisance cardiaque à fraction d'éjection du ventricule gauche **préservée**, en dehors des diurétiques de l'anse en cas de signes de congestion et des règles hygiéno-diététiques.

En cas de mise en place d'un traitement par LCZ696, il faut arrêter le traitement par inhibiteur de l'enzyme de conversion/antagoniste des récepteurs de l'angiotensine II, mais maintenir le traitement par antialdostérone.

En cas d'insuffisance cardiaque droite seule, le traitement symptomatique consiste en un remplissage (pas de risque d'œdème aigu pulmonaire puisque le cœur gauche est fonctionnel), associé à une administration de dobutamine en cas d'état de choc. Attention de ne pas prescrire de vasodilatateurs comme les dérivés nitrés (risque de désamorçage de la pompe cardiaque), ni de diurétiques de l'anse. Bien sûr, il ne faut pas oublier le traitement de la cause.

On ne fait pas d'ordonnance pour des diurétiques de l'anse en cas d'insuffisance cardiaque tant qu'elle est asymptomatique (stade 1 de la classification de la NYHA).

En cas d'insuffisance cardiaque avec FEVG basse, il faut éviter la prescription d'anti-inflammatoires non stéroïdiens, qui risquerait d'aggraver une potentielle insuffisance rénale fonctionnelle liée au bas débit.

Item 233 Péricardite aiguë

La douleur thoracique de péricardite aiguë est exacerbée par la toux, par l'inspiration profonde et par le décubitus. Elle est calmée par l'antéflexion.

En cas de péricardite aiguë, le frottement péricardique (systolodiastolique, en « crissement de cuir neuf ») augmente à l'inspiration profonde et persiste en apnée. Ne confondez pas avec le frottement pleural qui cesse en apnée.

L'électrocardiogramme peut être normal en cas de péricardite. D'autre part, on ne retrouvera pas de microvoltage en cas de péricardite sans épanchement (= péricardite sèche), qui est le cas le plus fréquent, car les ondes perçues par l'électrocardiographe ne seront pas atténuées par le liquide péricardique.

La chirurgie cardiaque est une cause classique de péricardite constrictive : y penser devant une insuffisance cardiaque post-chirurgie cardiaque.

Je vous conseille de connaître les critères d'hospitalisation d'une péricardite. On notera que ces critères ne concernent que les péricardites d'origine virale ou idiopathique, puisqu'on hospitalisera toujours une péricardite dont on suspecte une autre origine (cancer, tuberculose, etc.). En voici la liste : tamponnade, épanchement péricardique abondant > 2 cm, fièvre > 38 °C, absence de réponse aux anti-inflammatoires non stéroïdiens (AINS) ou à l'aspirine après 7 jours de traitement, existence d'une myocardite associée, présence d'une immunosuppression, cause traumatique, patient sous anticoagulation au long cours.

On introduira des corticoïdes si les AINS sont contre-indiqués.

Item 234 Troubles de conduction intracardiaque

Bloc auriculoventriculaire complet est un synonyme de bloc auriculoventriculaire de type III.

En cas de bloc de branche droit associé à un axe gauche, je vous invite à cocher la présence associée d'un hémibloc antérieur gauche aux ECNi, même si vous ne parvenez pas à le mettre directement en évidence sur l'ECG.

La maladie de Lenègre consiste en un bloc auriculoventriculaire de type I (c'est la première cause) lié à l'âge par calcifications des voies de conduction.

En cas de bloc auriculoventriculaire de type III, on ne parle plus de bloc de branche droit ou gauche (cela n'a pas de sens puisque que ces 2 voies de conduction sont bloquées).

On ne voit pas toujours l'aspect en « RSR' » lors d'un bloc de branche gauche à l'ECG, tandis qu'il y sera pour un bloc de branche droit (*voir figure 9 ci-dessous avec un aspect de bloc de branche gauche en V5-V6 sans RSR'*).

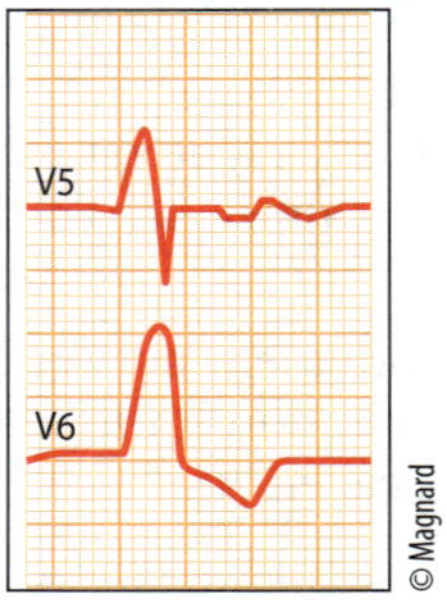

Figure 9. Bloc de branche gauche.

Tableau opposant bloc nodal et infranodal pour ne plus les confondre :

	Bloc nodal	Bloc infranodal
À l'effort	S'améliore	S'aggrave
Aux manœuvres vagales	S'aggrave	S'améliore
Types	• Bloc auriculoventriculaire de type I • Bloc auriculoventriculaire de type II Mobitz 1	• Bloc auriculoventriculaire de type II Mobitz 2 • Bloc auriculoventriculaire de type III

Une pose de pacemaker peut se compliquer d'un hémopneumothorax par brèche du dôme pleural et plaie de l'artère pulmonaire associée.

En cas de troubles de conduction de haut degré (bloc sinoatrial ou bloc auriculoventriculaire), on implante :
- un pacemaker **double** chambre, si absence de fibrillation atriale ;
- un pacemaker **simple** chambre, si fibrillation atriale permanente (la stimulation atriale est inutile dans ce cas).

Item 235 Palpitations

Tout trouble du rythme mal toléré (fibrillation atriale, tachycardie ventriculaire, tachycardie jonctionnelle, etc.) doit être choqué en urgence sous anesthésie.

Le choc électrique externe est contre-indiqué en cas d'hyper ou d'hypokaliémie, car cela risque d'engendrer une fibrillation ventriculaire. L'exception à cette contre-indication est l'arrêt cardio-respiratoire sur hypokaliémie, puisque le choc électrique externe est une des seules chances de réanimer l'arrêt cardio-respiratoire

Item 327 Arrêt cardiorespiratoire

En cas d'hypokaliémie, il faut injecter le chlorure de potassium en IVSE, pas en IVD car cela engendre un risque d'arrêt cardiorespiratoire.

Item 328 État de choc

La tachycardie fait partie des prémices d'un choc cardiogénique et doit faire redouter son apparition, avant la survenue de l'hypotension artérielle.

Item 329 Traumatismes thoraciques

Les chocs à glotte ouverte provoquent surtout des lésions pariétales (fractures et volets costaux) tandis que les chocs à glotte fermée entraînent plutôt des lésions viscérales du fait de la surpression (par exemple, rupture trachéobronchique).

Item 334 Syndromes coronariens aigus

Angor chronique stable

L'angor de poitrine est caractérisé par une douleur non rythmée par la respiration (qui ferait plutôt évoquer une douleur d'origine pleurale ou une péricardite). Elle peut par ailleurs être déclenchée par le froid.

Un « angor de novo » est un premier épisode de douleur thoracique d'origine coronarienne. Un « angor crescendo » est un angor qui survient pour des degrés d'efforts de moins en moins importants.

En cas d'angor chronique stable, la trinitrine doit faire céder la douleur thoracique **en quelques secondes**. Il faut évoquer un syndrome coronarien aigu dans le cas contraire !

L'électrocardiogramme d'effort, l'échographie d'effort et la scintigraphie d'effort existent mais pas l'IRM d'effort ! En revanche, l'IRM de stress existe (« stress » par injection de dobutamine ou d'adénosine).

Lors d'une scintigraphie et d'une IRM de stress, il ne faut pas confondre le « traceur » qui se fixe sur les zones bien perfusées (thallium ou MIBI pour la scintigraphie, gadolinium pour l'IRM) et l'agent stressant (dipyridamole et dobutamine pour la scintigraphie, adénosine et dobutamine pour l'IRM). Un piège classique est de vous proposer de cocher un agent traceur comme agent stressant. *Attention à rester attentif.*

L'électrocardiogramme d'effort n'est pas localisateur de la zone en ischémie contrairement aux autres épreuves d'effort.

Le coroscanner est un examen morphologique des artères coronaires, mais son but n'est pas d'évaluer l'ischémie myocardique.

Syndrome coronarien aigu

Lors d'un syndrome coronarien aigu (SCA), il peut exister une irradiation de la douleur dans la mâchoire inférieure mais jamais dans la mâchoire supérieure. On retrouve même dans certains cas une irradiation sans douleur thoracique.

L'angor de Prinzmetal (= spasme coronaire) est soulagé par la prise de trinitrine.

Il est inutile d'administrer des dérivés nitrés en cas de SCA ST- en aigu si le patient ne présente pas de douleur thoracique (les dérivés nitrés ont un but antalgique !).

Dans un contexte de SCA, en cas d'ECG présentant un sous-décalage du segment ST sans image en miroir, il faut réaliser un ECG 18 dérivations pour rechercher le miroir en sus-décalage en région postérieure. On ne peut conclure à un SCA ST - sans un ECG 18 dérivations.

Un dosage de troponine est inutile en cas de SCA ST+ à l'ECG, puisque le diagnostic est posé par le tracé de l'ECG. Il n'est utile qu'en cas de symptômes évocateurs de SCA sans sus-décalage du segment ST (cela permettra de trancher entre SCA ST- et angor instable).

Le délai de 120 min, orientant vers une coronarographie et non une thrombolyse, fait référence au délai séparant le premier contact médical et le début de la coronarographie, et non le délai séparant le début de la douleur thoracique et le début de la coronarographie.

Attention à ne pas s'embrouiller sur l'indication de la coronarographie en fonction du délai de début de la douleur :

- en cas de SCA ST+ (ou bloc de branche gauche présumé nouveau) avec disparition d'une douleur ayant débuté il y a moins de 12 heures, une coronarographie est indiquée d'emblée ;

- en cas de SCA ST+ avec une douleur ayant commencé depuis plus de 12 heures mais toujours présente, une coronarographie est indiquée d'emblée. Si la douleur persiste, c'est qu'il reste du tissu cardiaque en cours/à risque de nécrose ;
- si la douleur, présente depuis plus de 12 heures, a disparu (avec éventuellement présence d'ondes Q de nécrose à l'ECG), il faut transférer le patient en soins intensifs de cardiologie et réaliser un test de viabilité cardiaque (IRM ou échographie à la dobutamine). La coronarographie sera alors indiquée au décours s'il reste des territoires à revasculariser.

Après un arrêt cardiorespiratoire sur une tachycardie ventriculaire ou une fibrillation ventriculaire sans cause évidente retrouvée, il faut réaliser une coronarographie en urgence (avant l'admission en réanimation et ce, quel que soit l'ECG post-ressuscitation) car le syndrome coronarien aigu est la première étiologie d'arrêt cardiorespiratoire

Les questions d'anatomie coronarienne sont fréquentes, notamment sur des iconographies de coronarographie. La principale difficulté consiste à différencier l'artère interventriculaire antérieure et l'artère circonflexe, toutes deux issues du tronc commun de l'artère coronaire gauche. Pour cela, je vous conseille de retenir que l'artère interventriculaire antérieure possède plus de ramifications que l'artère circonflexe, et non pas d'essayer de vous fier à la position de l'une par rapport à l'autre dans l'espace (car l'orientation varie en coronarographie, donc chaque artère n'est pas toujours positionnée au même endroit sur l'image). Ainsi, après avoir repéré le tronc commun de l'artère coronaire gauche et les deux artères issues de celui-ci, vous n'avez plus qu'à déterminer l'artère ayant le plus de collatérales (qui sera donc l'artère interventriculaire antérieure).

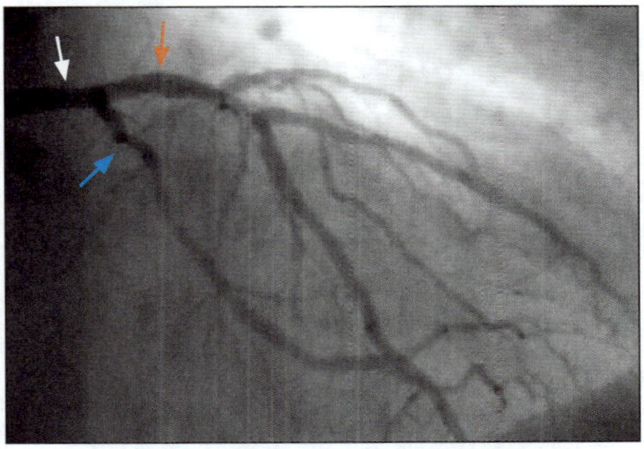

Figure 10. Image de l'artère coronaire gauche.
flèche blanche : tronc commun ; flèche bleue : artère circonflexe ; flèche orange : artère interventriculaire antérieure

Le territoire inférieur du cœur (dérivations DII – DII – AVF à l'électrocardiogramme) est vascularisé par l'artère coronaire droite dans la majorité des cas, mais il existe des variantes anatomiques dans lesquelles l'artère coronaire gauche (*via* l'artère interventriculaire antérieure ou l'artère circonflexe) assure la vascularisation du territoire inférieur du cœur.

Une coronarographie est efficace si la douleur disparaît au décours et/ou si le sus-décalage du segment ST diminue de plus de 50 %.

Les dérivés nitrés sont contre-indiqués en cas de pression artérielle systolique < 120 mmHg et de cardiomyopathie obstructive.

En cas de fibrinolyse, comme en cas de coronarographie, on introduit une anticoagulation. Ne pas douter en se disant que la fibrinolyse fluidifiera suffisamment le sang. À noter que l'injection intramusculaire (d'une façon générale) est contre-indiquée après une fibrinolyse, contrairement aux injections intraveineuses et sous-cutanées qui sont autorisées.

La réalisation d'une fibrinolyse (si un centre de coronarographie n'est pas accessible immédiatement par exemple) n'exclut pas la réalisation d'une coronarographie dans la foulée si la douleur thoracique et les anomalies de l'ECG persistent (attention, on n'injecte pas une deuxième fois un agent fibrinolytique dans ce cas).

On ne met pas d'anticoagulation préventive après une revascularisation de coronaire dans un contexte de SCA.

Si un patient possédant un traitement antihypertenseur (par exemple, inhibiteur calcique) présente un syndrome coronarien aigu, il faut arrêter son traitement antihypertenseur préexistant, puisqu'il recevra pour cet épisode aigu des traitements qui feront également offices de traitements antihypertenseurs (inhibiteur de l'enzyme de conversion, bêtabloquant, etc.).

Attention aux contre-indications aiguës des bêtabloquants en cas de SCA, qui sont justement des complications du SCA : œdème aigu pulmonaire massif et choc cardiogénique.

Complications et prise en charge du post-infarctus

En cas d'anévrisme du ventricule gauche, on retrouve à l'électrocardiogramme un sus-décalage en DII - DIII avec ondes Q, **sans miroir**. Ne pas prendre cela pour des signes de syndrome coronarien aigu inférieur.

En cas de bloc auriculoventriculaire de type III suivant un SCA, deux possibilités :

Localisation de l'infarctus	Inférieur	Antérieur
Mécanisme	Vagal	Nécrose du faisceau de His
Traitement	Remplissage ± atropine	Sonde d'entraînement électrosystolique souvent d'emblée

Item 337 Malaise, perte de connaissance chez l'adulte

Une syncope peut entraîner des mouvements myocloniques de courte durée (quelques secondes) du fait de la privation temporaire d'oxygénation cérébrale, débutant après la perte de connaissance. En revanche, contrairement à l'épilepsie, ces myoclonies seront associées à une pâleur sans déficit post-critique. Ainsi, les myoclonies ne sont pas pathognomoniques d'une crise d'épilepsie.

Une syncope peut entraîner une crise convulsive secondaire à l'anoxie cérébrale.

Une stimulation digestive (défécation, douleur abdominale, déglutition, etc.), la toux ou encore l'éternuement peuvent provoquer une syncope.

L'hypersensibilité du sinus carotidien (pouvant induire une bradycardie ou une hypotension réflexe à la stimulation de cette zone) se rencontre le plus souvent chez les sujets âgés.

Avant de réaliser un massage sinocarotidien (dans le but de provoquer un malaise, à visée diagnostique), il faut éliminer la présence d'une plaque coronarienne au préalable (par l'auscultation et/ou l'échographie des vaisseaux du cou) afin d'éviter d'envoyer un embole athéromateux dans l'encéphale.

En cas de syncope associée à un bloc auriculoventriculaire de type I ou un bloc de branche simple à l'ECG, il faut réaliser des explorations électrophysiologiques à visée étiologique, car ces anomalies ECG ne suffisent pas à expliquer cette syncope.

En cas de syncope d'effort, il faut réaliser un test d'effort. *Attention, ce dernier est contre-indiqué en cas de rétrécissement aortique serré et de cardiomyopathie hypertrophique obstructive.*

Partie 3

CHIRURGIE DIGESTIVE

Matière très rattachée à l'hépato-gastro-entérologie (HGE), la chirurgie digestive peut paraître très simple comme très difficile. Je vous conseille de bien maîtriser les items que l'on retrouve en HGE, car il est plus probable d'avoir un dossier progressif liant les deux qu'un dossier de chirurgie digestive seule. Attention, certains items dans cet ouvrage sont abordés en chirurgie digestive ET en hépato-gastro-entérologie. N'hésitez pas à rechercher des schémas illustrant les différentes techniques chirurgicales, pas toujours simples à comprendre avec des mots. Nous balaierons quelques grands principes de chirurgie digestive qui vous permettront de déduire les bonnes réponses lorsque vous ne connaissez pas la réponse *via* vos connaissances.

Item 197 Transplantation d'organes

Avant une transplantation hépatique, la négativité de la charge virale est obligatoire en cas d'hépatite B alors qu'elle est conseillée mais pas obligatoire en cas d'hépatite C.

Il n'y a pas d'obligation de respecter la compatibilité ABO (voire la compatibilité HLA non plus) pour transplanter un foie.

Item 251 Obésité de l'enfant et de l'adulte

Après une chirurgie bariatrique utilisant la méthode du bypass gastrique en Y, le pancréas est court-circuité. Il en résulte une malabsorption liée au défaut d'action des enzymes pancréatiques d'où la nécessité de supplémenter ces patients en pancréatine.

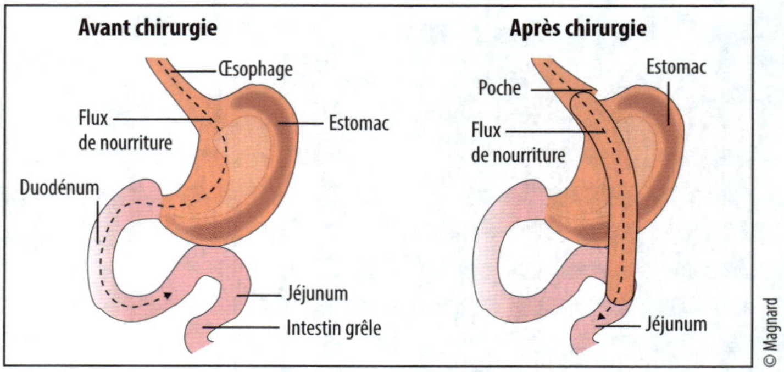

Figure 1 • Avant chirurgie (gauche) et après chirurgie (droite).

Item 284 Diverticulose colique et diverticulite aiguë du sigmoïde

Lors de la résection sigmoïdienne prophylactique, on ne réalise pas de stomie de protection (on rétablit la continuité en un temps) contrairement aux résections réalisées en urgence où l'on réalise une stomie de protection le plus souvent.

Lors de la chirurgie prophylactique dans un contexte de diverticulite, on ne retire que le sigmoïde (charnière rectosigmoïdienne comprise) et ce, même s'il y a des diverticules dans le reste du côlon.

En cas d'état de choc, on préfère la laparotomie à la cœlioscopie. De même, en état de choc, on évite de réaliser des anastomoses digestives du fait du risque de mauvaise cicatrisation liée au bas débit sanguin (elle est provoquée par l'état de choc et souvent amplifiée par les drogues vasopressives administrées, ce qui entraîne une redistribution du sang vers les organes « nobles » et non vers le tube digestif). C'est pourquoi, on privilégie dans ce cas la technique de Hartmann (technique chirurgicale qui consiste à réaliser l'exérèse de la partie de côlon pathologique et d'obturer et laisser le segment distal dans le ventre, sans rétablissement de continuité en phase aiguë – celui-ci aura lieu dans un second temps).

Item 285 Pathologie hémorroïdaire

On n'opère pas une pathologie hémorroïdaire sur le degré de procidence mais sur l'importante des symptômes.

Il ne faut pas confondre l'excision d'hémorroïdes externes (coup de bistouri et extraction du caillot qui expose aux récidives) et l'incision d'hémorroïdes externes (exérèse chirurgicale, sans récidive).

On ne suture pas la cicatrice en postopératoire. On réalise une cicatrisation dirigée pour limiter le risque d'abcédation.

Item 286 Hernie pariétale chez l'enfant et l'adulte

On opère systématiquement une hernie crurale, même si elle est asymptomatique, devant le haut risque d'étranglement herniaire (le collet étant petit) tandis qu'on peut simplement surveiller une hernie inguinale si celle-ci est asymptomatique (le collet étant plus large).

Item 300 Tumeurs de l'estomac

Une gastrectomie des 4/5e est plus confortable pour le patient qu'une gastrectomie totale. Cela s'explique par la réserve gastrique restante (le dernier 5e) qui diminue notamment le risque de dumping syndrome.

Il existe deux types de dumping syndrome (malaises post-prandiaux chez des patients ayant eu une chirurgie de l'estomac), qu'il ne faut pas confondre :

- **le dumping syndrome précoce** : malaise vagal consécutif à l'afflux d'eau dans le tube digestif, après l'arrivée brutale dans l'intestin du bol alimentaire à fort pouvoir osmotique. Il survient quelques minutes après le repas ;
- **le dumping syndrome tardif** : malaise hypoglycémique à la suite de la survenue d'un pic d'insuline exagéré, réactionnel à l'arrivée brutale du bol alimentaire dans le tube digestif provoquant une hyperglycémie. Il survient quelques heures après le repas.

Item 302 Tumeurs de l'œsophage

Les contre-indications générales absolues à la chirurgie de l'œsophage sont assez consensuelles pour les connaître :

- une insuffisance respiratoire sévère (VEMS < 1 L) ;
- une cirrhose décompensée ou avec la présence de varices œsophagiennes ;
- une insuffisance rénale chronique (créatininémie > 1,25 fois la normale) ;
- un infarctus du myocarde datant de moins de 6 mois ou une cardiopathie évolutive ;

- un état général altéré avec un score OMS > 2 ;
- une perte de poids > 20 % non récupérée après une renutrition.

Il faut encore et toujours se reporter à l'énoncé avant de mettre en place un traitement. Il existe également des contre-indications locales, plus techniques et moins enclines à tomber en dossier progressif.

Item 305 Tumeurs du pancréas

La chirurgie du pancréas est réalisée par voie intrapéritonéale, bien que le pancréas soit un organe rétropéritonéal. Par conséquent, cette chirurgie expose au risque d'occlusion sur brides.

Item 329 Traumatisme abdominal et plaie de l'abdomen

En cas d'hématome rétropéritonéal, on préfèrera un traitement médical voire une embolisation plutôt qu'un traitement chirurgical. En effet, le risque de l'opération est la rupture de l'hématome puisque le péritoine a un rôle hémostatique en le comprimant.

Item 349 Syndrome occlusif de l'enfant et de l'adulte

Dans un contexte de syndrome occlusif, un cæcum distendu avec un calibre supérieur à 10 cm, impose une intervention chirurgicale en urgence pour éviter la perforation intestinale.

En cas de traumatisme diaphragmatique, il y a un risque de décompensation cardio-pulmonaire et d'occlusion digestive par strangulation, d'où la nécessité d'un traitement chirurgical en urgence relative.

Item 351 Appendicite de l'enfant et de l'adulte

On réalise l'appendicectomie **à distance** (2 à 4 mois après l'épisode aigu) dans les situations suivantes :

- lorsqu'il y a un abcès appendiculaire d'une taille supérieure à 5 cm (mais on réalise un drainage percutané en aigu) ;
- lorsqu'il y a un plastron appendiculaire (mais on introduit une antibiothérapie en aigu).

Dans les autres cas, on réalisera une appendicectomie à chaud.

Item 352 Péritonite aiguë chez l'enfant et l'adulte

Une péritonite stercorale se traite toujours par laparotomie, de façon à réaliser un nettoyage efficace de la cavité péritonéale.

On ne réalise pas d'anastomose dans un milieu « sale » (exemple : péritonite stercorale) car on s'exposerait à un risque trop élevé de fistule et/ou d'une rupture de suture. On réalise parfois une stomie « de protection » en amont afin de dériver les selles pour diminuer la charge bactérienne d'aval.

Si du pus sort d'une cicatrice de chirurgie abdominale, il s'agit d'une infection superficielle (au-dessus de l'aponévrose) et non profonde (en dessous de l'aponévrose).

En cas de dysurie (rétention aiguë d'urine) à la suite d'une opération abdominale pour péritonite, il faut évoquer un abcès du cul-de-sac de Douglas.

Partie 4

CHIRURGIE MAXILLO-FACIALE

La chirurgie maxillo-faciale est une spécialité tombant relativement peu au concours. Si un dossier de chirurgie maxillo-faciale venait à paraître le jour J, il y a fort à parier que celui-ci porterait sur l'item 330 – Traumatisme cranio-facial. Les dossiers progressifs sont assez stéréotypés, avec des questions souvent récurrentes. Peu de pièges dans cet item une fois que l'on connaît l'anatomie ainsi que les signes physiques et fonctionnels constatés pour chaque type de fracture.

Les autres items sont plus marginaux mais peuvent facilement faire l'objet de questions isolées. Le deuxième item phare est l'item 88 sur les pathologies des glandes salivaires. Les pathologies bucco-dentaires relevant, pour la plupart, du domaine de la surspécialité (voire de l'activité des dentistes), des questions à ce sujet semblent peu probables. Enfin, des dossiers à la frontière de l'ORL sont envisageables, n'hésitez pas à travailler ces deux matières conjointement.

Item 46 Développement bucco-dentaire et anomalies

La prise d'acide folique par la mère, en préconceptionnel et pendant le premier trimestre de la grossesse, diminue le risque que son enfant développe une fente labio/vélopalatine.

Une fente labio/vélopalatine se forme lors du premier trimestre de la grossesse, mais ne se visualise qu'à l'échographie du deuxième trimestre.

Les enfants d'un couple ayant déjà eu un enfant avec une fente labio/vélopalatine sont plus à risque de présenter cette pathologie, mais l'hérédité n'est pas mendélienne pour autant.

Une dent retenue (ou dent incluse) est une dent « enfoncée », qui n'est pas alignée sur les autres (comme une dent de sagesse faisant sa croissance de biais, par exemple).

Item 88 Pathologie des glandes salivaires

! Ne confondez pas le canal de Wharton (canal d'évacuation salivaire de la glande submandibulaire) et la tumeur de Warthin (aussi appelée cystadénolymphome) qui est une tumeur bénigne des glandes salivaires.

! Lorsque l'infection concerne la glande, on parle de sialadénite ; lorsqu'elle concerne le canal excréteur, on parle de sialodochite ; lorsqu'elle concerne la zone périglandulaire (plancher buccal pour la glande submandibulaire, par exemple), on parle de périsialodochite.

La glande parotide est la glande salivaire la plus sujette aux tumeurs, tandis que la glande submandibulaire est la glande salivaire la plus sujette aux pathologies lithiasiques.

Une infection virale de glande salivaire (par exemple, une parotidite ourlienne) est le plus souvent bilatérale (puisqu'il s'agit d'une cause générale).

! Une tumeur bénigne de la parotide peut être souple ou ferme à la palpation, mais n'est ni dure ni pierreuse (signe en faveur de sa malignité).

Les signes cliniques évocateurs de malignité en cas de tumeur d'une glande salivaire sont les suivants : douleurs, paralysie faciale, trismus, adénopathie satellite, caractère fixe et/ou dur, caractère hémorragique.

L'adénome pléomorphe est la tumeur parotidienne de loin la plus fréquente ; si vous avez un doute quant au type de tumeur, vous aurez moins de risques de vous tromper en cochant l'adénome pléomorphe.

L'adénome pléomorphe est plus fréquent chez la femme.

En cas de tumeur de la région parotidienne, la cytoponction est autorisée mais pas la biopsie (qui expose à un risque de dissémination des cellules tumorales et de lésion du nerf facial).

En cas de tumeur de la parotide d'indication chirurgicale, on réalise une parotidectomie superficielle en cas de tumeur superficielle et on réalise une parotidectomie totale en cas de tumeur profonde (la parotidectomie profonde n'existe pas). Si la tumeur est maligne, une parotidectomie totale est réalisée, peu importe sa localisation.

Après une chirurgie de la parotide, une paralysie faciale peut résulter du fait de l'inflammation locale irritant le nerf facial. Celle-ci est le plus souvent spontanément résolutive et ne traduit pas une lésion directe du nerf facial dans la majorité des cas (une nouvelle chirurgie n'est donc pas nécessaire dans ce contexte).

Item 152 Infections cutanéomuqueuses et des phanères, bactériennes et mycosiques (+ hors items : pathologie non tumorale de la muqueuse buccale)

Une carence martiale peut causer des érosions/ulcérations buccales.

Les principales causes d'hypertrophie gingivale sont la carence en vitamine C (scorbut), les causes hormonales (puberté, pilule œstroprogestative, grossesse), la ciclosporine ou encore la leucémie.

La langue noire villeuse est un terrain à risque de candidose buccale (elle est liée à un défaut d'hygiène bucco-dentaire, au tabagisme, à la prolifération microbienne, à de l'iatrogénie).

Les facteurs favorisants de la candidose buccale sont l'immunodépression, la sécheresse buccale, la langue noire villeuse (même terrain), le défaut d'hygiène buccale.

Item 295 Tumeurs de la cavité buccale, nasosinusiennes et du cavum, et des voies aérodigestives supérieures

Voici la liste des lésions buccales précancéreuses à connaître. Certaines sont « facultatives » (transformation maligne potentielle) et d'autres sont « obligatoires/inéluctables » (transformation maligne certaine). Celles-ci sont classées en lésions rouges et blanches :
- **lésions précancéreuses facultatives** : leucoplasie ou leucokératose (blanche), lichen atrophique ou bien érosif (blanche), candidose chronique (blanche), chéilite actinique (ni blanche ni rouge)
- **lésions précancéreuses obligatoires** : papillomatose orale floride ou kératose villeuse maligne (blanche), érythroplasie de Queyrat (rouge).

Item 330 Orientation diagnostique et conduite à tenir devant un traumatisme cranio-facial

L'os malaire est un synonyme de l'os zygomatique.

Le corps mandibulaire correspond à la portion dentée de la mandibule.

Tous les muscles masticateurs (muscle temporal, masséter et ptérygoïdien) sont innervés par le nerf mandibulaire V3 (rameau nerveux issu du nerf trijumeau).

L'angle mandibulaire (aussi appelé encoche massétérine) n'est pas innervé par le nerf trijumeau sur le plan sensitif mais par la racine C2 du plexus brachial, contrairement au reste de la mandibule.

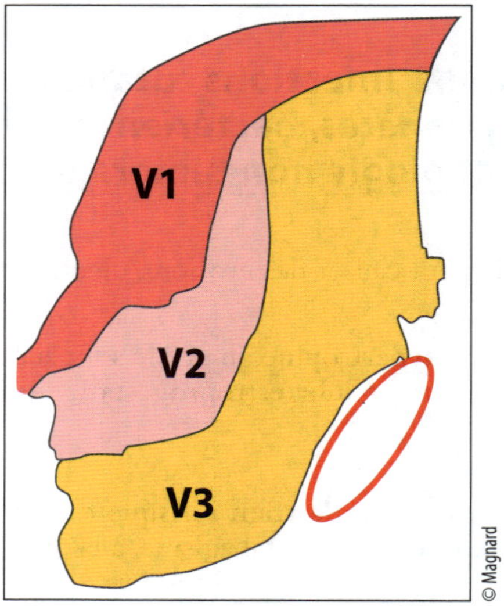

Figure 1. Angle mandibulaire (ellipse rouge) innervé par la racine C2 du plexus brachial.

Une fracture occlusofaciale est synonyme d'une fracture de Lefort.

La manœuvre de Dandy permet de rechercher une rhinorrhée de liquide céphalorachidien (elle consiste à réaliser une antéflexion de la tête pendant une à deux minutes, plus ou moins associée à des efforts à glotte fermée, et de toux, ceci équivalant à une manœuvre de Vasalva). Une manœuvre positive traduit une fracture de la base antérieure du crâne.

Une épistaxis déglutie peut ensuite induire une hématémèse. Attention à ce piège diagnostique où un distracteur tel qu'un ulcère gastrique hémorragique serait un leurre grossier.

On parle de trismus fonctionnel si celui-ci cède (c'est-à-dire qu'une ouverture buccale est constatée) au déclenchement du réflexe nauséeux. Dans le cas contraire, le trismus est dit organique.

Le syndrome algodysfonctionnel de l'appareil manducateur (SADAM) provoque les signes suivants : un ressaut et un claquement de la mâchoire, des acouphènes, un trismus, une palpation douloureuse des muscles masséters et temporaux, une douleur à la propulsion/diduction. Ses causes sont les suivantes : occlusale (anomalie de l'articulé dentaire), musculaire, articulaire et post-traumatique, essentiellement.

Les fractures pouvant causer une brèche méningée sont les suivantes : les fractures de Lefort II et III, les fractures du complexe naso-ethmoïdo-maxillo-fronto-orbitaire (CNEMFO) et les fractures de la paroi postérieure du sinus frontal.

Une fracture-disjonction du zygoma peut provoquer une épistaxis par drainage d'un hémosinus. *N.B. : On parle de fracture* « disjonction » même si la fracture n'*est pas déplacée.*

Un hématome en lunette (ou hématome périorbitaire) dans un contexte de traumatisme cranio-facial doit faire rechercher une fracture de Lefort de type II ou III.

Une fracture de Lefort III n'induit pas d'otorragie.

Une fracture du condyle peut provoquer une otorragie *via* la fracture de l'os tympanal associée.

Les fractures à l'origine d'un télécanthus sont les fractures de Lefort II et III ainsi que les fractures du complexe naso-ethmoïdo-maxillo-fronto-orbitaire (CNEMFO).

Un diastème interdentaire est considéré comme un trouble de l'occlusion.

En cas de fracture de la portion dentée de la mandibule, il existe un risque de nécrose/mortification de la dent, si le trait de fracture vient léser les vaisseaux vascularisant les dents. Une surveillance par un dentiste de la vitalité dentaire à distance est nécessaire.

Le signe de Vincent correspond à une hypoesthésie ou une anesthésie du territoire du nerf alvéolaire inférieur (branche nerveuse issue du nerf mandibulaire V3). Ce déficit n'est possible qu'en cas de fracture mandibulaire se situant entre l'épine de Spix et le foramen alvéolaire (se situant en regard des dents 34-35 à gauche et 44-45 à droite).

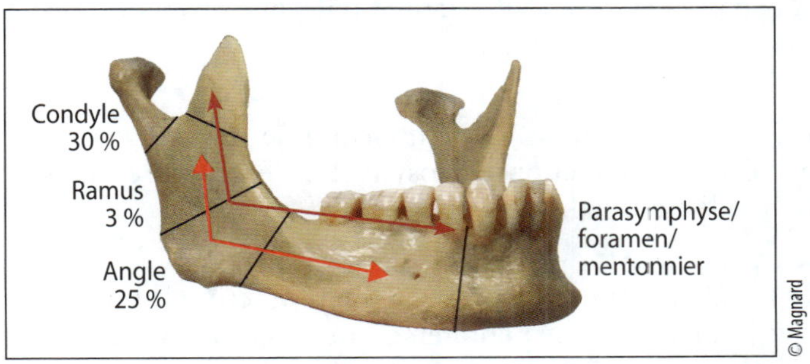

Les flèches rouges délimitent la portion mandibulaire le long de laquelle chemine le nerf alvéolaire inférieur, pouvant donc être lésé en cas de fracture de cette zone. En cas de fracture (para)symphysaire ou de fracture du condyle ou du processus coronoïde, il n'y a pas de risque de signe de Vincent.

Figure 2. Anatomie de la mandibule et fractures à risque d'atteinte du nerf alvéolaire inférieur.

Une fracture bicondylienne engendre une béance antérieure et un contact molaire prématuré bilatéral.

Le panoramique dentaire n'est pas un examen réalisable en urgence chez un sujet polytraumatisé car il se fait en position debout.

La tomographie volumique à faisceau numérisé (ou *Cone-Beam*) est un excellent examen pour visualiser les traumatismes osseux (peu d'artefacts, une bonne résolution, une dose d'irradiation plus faible). En revanche, cet examen est peu performant pour visualiser les parties molles.

Lors de l'analyse d'un scanner en fenêtre osseuse (et ce, surtout en reconstruction 3D), attention à ne pas prendre les sutures osseuses physiologiques comme des traits de fracture (voir l'illustration ci-dessous).

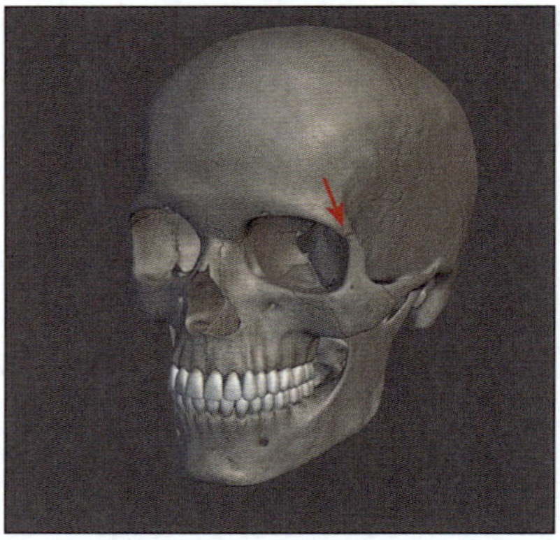

Figure 3. Représentation 3D d'un crâne, avec mise en évidence par la flèche rouge de la suture séparant l'os frontal de l'os zygomatique.

On parle de fracture-luxation de la mandibule si le condyle ne se trouve plus dans sa glène. Attention à ne pas prendre une fracture de la mandibule très déplacée pour une fracture luxée (ce n'est pas le cas si le condyle est toujours en place dans la glène).

En cas de luxation bilatérale des condyles mandibulaires, la bouche reste bloquée **en position ouverte**. On réalise, dans ce cas, une radiographie puis, une réduction orthopédique par manœuvre externe sans anesthésie générale.

En chirurgie maxillo-faciale (contrairement à l'orthopédie), le plus souvent, on referme les plaies en urgence et on réalise la réduction-ostéosynthèse des fractures dans un second temps, après régression de l'œdème facial.

En cas de fracture cranio-faciale complexe comprenant une fracture du nez, l'intubation nasale et buccale est parfois impossible (elle peut gêner la réalisation du geste chirurgical). On peut réaliser, dans ce contexte, une intubation sous-mentale, voire une trachéotomie de façon à pouvoir réaliser l'anesthésie générale.

En cas de fracture avec incarcération d'un muscle oculomoteur, le test de duction est indispensable avant la chirurgie, pour des raisons médico-légales. En revanche, le test de Lancaster ne l'est pas.

En cas de fracture condylienne, le traitement est uniquement fonctionnel chez l'enfant (risque d'ankylose trop important en cas de traitement orthopédique ou chirurgical), alors qu'il peut être fonctionnel, orthopédique ou chirurgical en fonction de la fracture chez l'adulte.

Une dent luxée doit être conservée dans du sérum physiologique, de la salive, du liquide de conservation dentaire, voire dans du lait (mais pas dans de la glace). Une tentative de réimplantation doit ensuite être réalisée par le dentiste.

Une dent traumatisée avec une exposition pulpaire doit être traitée en urgence (il faut dévitaliser la dent et la combler sans l'extraire). En cas de fracture amélaire (= touchant l'émail) simple sans exposition pulpaire, le traitement n'est pas urgent.

Il y a peu d'indications au parage d'une plaie chez l'enfant.

En cas de morsure par un chien, un examen vétérinaire s'impose à trois reprises dans les quinze premiers jours, et **ce même si le chien est vacciné**.

Une plaie de la joue peut provoquer une lésion d'une branche du nerf facial et/ou du canal de Sténon.

Item 344 Infection aiguë des parties molles (abcès, panaris, phlegmon des gaines)

Les cellulites dentaires à point de départ mandibulaire exposent au risque de médiastinite, tandis que les cellulites dentaires à point de départ maxillaire exposent au risque de thrombose de la veine faciale (qui se présente comme un œdème palpébral associé à un cordon induré le long du trajet de la veine). Ainsi, les « dents du haut » induisent des complications « vers le haut » et les « dents du bas » des complications « vers le bas ».

Les sinusites maxillaires ne peuvent être d'origine dentaire qu'en cas d'atteinte conjointe d'une ou plusieurs dents sinusiennes (soit les dents numéros 14, 15, 16, 17 à droite, et 24, 25, 26, 27, à gauche). Par exemple, n'évoquez pas une sinusite maxillaire d'origine dentaire en cas d'infection isolée de la dent numéro 12.

Partie 5

CHIRURGIE ET MÉDECINE VASCULAIRE

Matière marginale des ECNi, la chirurgie/médecine vasculaire se concentre principalement sur deux pathologies (la thrombose veineuse profonde et l'embolie pulmonaire ainsi que l'artériopathie oblitérante des membres inférieurs). Les dossiers concernant ces sujets sont assez typiques et reproductibles.

Je doute que l'on vous propose un dossier progressif de pathologie vasculaire intra-abdominale, mais je vous ai quand même cité quelques éléments clés à ce propos.

Enfin, certains aspects de médecine vasculaire sont abordés dans le chapitre de médecine interne (l'item se rapportant aux acrosyndromes essentiellement).

Item 218 Athérome

On ne peut pas voir les calcifications vasculaires sur un scanner injecté.

Item 223 Artériopathie oblitérante de l'aorte, des artères viscérales et des membres ; anévrismes

La définition de l'artériopathie oblitérante des membres inférieurs (AOMI) repose sur la mesure de l'indice de pression systolique (= pression artérielle systolique de cheville/pression artérielle systolique humérale) qui doit être inférieure à 0,9. En cas de médiacalcose (calcification de la paroi artérielle, faisant faussement augmenter l'IPS, que l'on rencontre en cas de diabète ou d'insuffisance rénale chronique, par exemple), la pression artérielle de cheville est remplacée par la pression artérielle d'orteil et on parle d'AOMI en cas d'IPS < 0,7.
N. B. 1 : *On prend la pression artérielle du côté où elle est la plus élevée.*
N. B. 2 : *L'AOMI chez les diabétiques donne des lésions plus sévères et plus distales que chez le sujet non diabétique. Celle-ci est souvent de découverte tardive car les douleurs sont masquées par la neuropathie diabétique.*

En cas de suspicion d'AOMI avec une mesure d'IPS et une échographie doppler des artères des membres inférieurs normales, on peut sensibiliser ces deux examens par leur réalisation pendant/au décours d'un test de marche.

En cas d'AOMI, on arrête le traitement par bêtabloquant (la vasoconstriction périphérique aggravant les symptômes) dans la mesure du possible (on le continue si ce traitement a un bénéfice cardiaque majeur, par exemple, car l'atteinte cardiaque engage davantage le pronostic vital que l'atteinte des membres).

En cas de mal perforant plantaire chez un patient diabétique et souffrant d'une AOMI, cette dernière n'est pas nécessairement au stade 3 (troubles trophiques) puisque l'origine principale de la lésion cutanée provient du diabète (bien que l'AOMI ne favorise pas la cicatrisation de la lésion).

Une des complications classiques de l'angioplastie de l'artère iliaque pour AOMI est l'hématome du psoas. Il faut y penser devant une douleur à la cuisse/région inguinale associée à une déglobulisation. Attention aux distracteurs, qui semblent presque plausibles, proposés par les rédacteurs des dossiers progressifs.

Les paresthésies ne sont pas un signe de gravité d'une ischémie aiguë de membre (il s'agit d'un symptôme classique), contrairement à l'anesthésie qui en est un. Les autres signes de gravité à connaître sont la parésie des orteils et les douleurs musculaires des mollets (ceci signant une rhabdomyolyse, survenant tardivement dans l'histoire de la maladie).

Lors d'une ischémie aiguë de membre, il faut rapidement protéger la peau pour limiter la survenue de troubles trophiques.

L'ischémie mésentérique touche plutôt les femmes âgées. Elle se présente comme une douleur abdominale survenant 15 à 30 minutes après le repas (surtout les repas abondants, riches en calories et en lipides) et dure plusieurs heures. Les patients en souffrant diminuent volontairement leur alimentation de peur de provoquer ces douleurs abdominales.

En cas d'infarctus mésentérique, il faut revasculariser l'artère mésentérique supérieure qui vascularise l'intestin grêle (et non l'artère mésentérique inférieure qui vascularise le côlon).

Un infarctus mésentérique peut entraîner une aéroportie et non une aérobilie (voir partie hépato-gastro-entérologie pour le rappel).

Le diabète n'est pas un facteur de risque d'anévrisme de l'aorte abdominale.

Plus un anévrisme de l'aorte abdominale est volumineux, plus il se dilate rapidement (sa croissance n'est pas linéaire).

L'anévrisme poplité se rompt peu et comprime rarement les tissus voisins. Il a plutôt tendance à se compliquer d'ischémie critique ou d'ischémie aiguë de membre sur embole (le thrombus se constituant dans l'anévrisme).

Item 224 Thrombose veineuse profonde et embolie pulmonaire

La thrombose veineuse profonde crée des douleurs au repos s'accentuant à la marche.

Une « embolie paradoxale » est une embolie artérielle dont l'origine est veineuse (par exemple, un accident ischémique cérébral où un embole veineux passe par un foramen ovale perméable au niveau du cœur pour terminer son parcours dans l'encéphale).

Item 225 Insuffisance veineuse chronique. Varices

La claudication veineuse entraîne plutôt des douleurs à type de pesanteur qu'à type de crampes intolérables (cela caractérise plutôt l'AOMI).

En cas d'insuffisance veineuse, il faut éviter les stations prolongées en position debout mais aussi en position assise.

L'hypodermite de stase peut induire une ankylose de la cheville.

La compression veineuse est caractérisée par un tissu élastique qui augmente le retour veineux à la marche **et au repos** (celle-ci est contre-indiquée en cas d'AOMI avec IPS < 0,7). La contention veineuse est caractérisée par un tissu pas/peu élastique qui ne serre pas, qui augmente le retour veineux uniquement à la marche.

Partie 6

DERMATOLOGIE

La dermatologie n'est pas systématiquement présente aux ECNi, mais reste toutefois une matière potentiellement (très) discriminante. La sémiologie dermatologique est difficile à appréhender et ce, d'autant plus sur des photographies (d'où l'avantage majeur d'y passer en stage, pour savoir décrire les lésions et surtout les reconnaître). Ainsi, un rédacteur de dossiers fourbe pourrait vous proposer une photographie de lésion et vous laisser le choix d'une piste diagnostique jusqu'à la fin du dossier progressif. Je vous invite donc à voir UN MAXIMUM d'iconographies (stages, dossiers progressifs, atlas de dermatologie, sites internet vérifiés, etc.), de façon à moins douter face à une photographie de lésion.

Par ailleurs, n'oubliez pas qu'un diagnostic dermatologique ne se pose pas seulement avec l'aspect de la lésion. D'autres informations sont aussi très utiles et vous devez les connaître pour chaque pathologie : évolution aiguë ou chronique, cinétique d'apparition, localisation, caractère symétrique ou non, prurit ou non, terrain du patient, signes d'accompagnements, etc.

Enfin, n'oubliez pas que la dermatologie ne se limite pas au diagnostic, et que l'on vous interrogera également sur le plan thérapeutique, aspect à bien maîtriser également. Notamment, faites attention de ne pas confondre les différents traitements des affections dermatologiques, car certains traitent plusieurs pathologies.

Item 109 Dermatoses faciales : acné, rosacée, dermatite séborrhéique

Acné

Bien que la bactérie *Propionibacterium acnes* soit impliquée dans le développement de l'acné, cela reste une pathologie inflammatoire et non infectieuse.

Toutes les formes d'acné présentent des lésions rétentionnelles (comédons fermés ou ouverts). En l'absence de lésion rétentionnelle, il s'agit d'un diagnostic différentiel de l'acné.

L'acné fulminante ne touche que le garçon.

Il faut 2-3 mois avant de juger l'efficacité du traitement de l'acné.

L'isotrétinoïne étant un traitement tératogène, son utilisation nécessite une couverture contraceptive à partir de 1 mois précédent la première prise jusqu'à 5 semaines suivant la dernière prise.

Un traitement local doit toujours accompagner un traitement systémique de l'acné.

Rosacée

Le diagnostic de rosacée est clinique mais une biopsie cutanée peut être utile pour confirmer le diagnostic en cas de doute.

Les lésions cutanées de la rosacée épargnent les zones péribuccale et péri-oculaire, sauf en cas de rosacée stéroïdienne (induite par la corticothérapie locale).

Le rhinophyma touche très majoritairement (> 95 % des cas) le sujet masculin.

La dermatose mixte du visage combine des lésions de rosacée et de dermatite séborrhéique.

Dermatite séborrhéique

Bien que l'implication du champignon *Malassezia spp.* soit suspecté dans l'induction de la dermatite séborrhéique, il ne s'agit pas d'une maladie infectieuse et encore moins d'une maladie contagieuse.

La dermatite séborrhéique est aggravée par le stress et s'améliore l'été.

Le but du traitement de la dermatite séborrhéique est l'obtention de rémission et non pas la guérison définitive.

Item 110 Dermatoses bulleuses auto-immunes

L'immunofluorescence directe a pour but de visualiser les dépôts d'immunglobulines directement sur les prélèvements cutanés, tandis que l'immunofluorescence vise à détecter les immunoglobulines plasmatiques circulantes.

Les lésions cutanées de pemphigoïde bulleuse sont volontiers symétriques.

En cas de pemphigoïde bulleuse, on peut ne voir que les plaques urticariennes ou eczémateuses plus ou moins accompagnées d'érosions post-bulleuses ; l'absence de visualisation de bulles ne doit pas vous faire éliminer le diagnostic.

Il existe souvent une hyperéosinophilie sanguine associée à la pemphigoïde bulleuse. Cette information, dans l'énoncé, doit immédiatement vous faire évoquer cette pathologie en cas de contexte évocateur.

La pemphigoïde cicatricielle peut atteindre toutes les muqueuses (buccale, oculaire, génitale, digestive, etc.).

La dermatite herpétiforme n'est pas liée à des anticorps dirigés contre la jonction dermo-épidermique bien qu'elle soit classée dans les dermatoses bulleuses auto-immunes sous-épidermiques.

La découverte d'une dermatite herpétiforme impose la réalisation d'une fibroscopie digestive haute à la recherche d'une maladie cœliaque.

Dans le pemphigus vulgaire, l'atteinte des muqueuses précède souvent l'atteinte cutanée de plusieurs semaines ou mois.

Contrairement à la pemphigoïde bulleuse, le taux d'anticorps détectés en immunofluorescence indirecte est corrélé à l'activité du pemphigus vulgaire.

Item 111 Hémangiomes et malformations vasculaires cutanées

Un hémangiome est une lésion absente à la naissance et qui apparaît puis disparaît ensuite ; une malformation vasculaire (par exemple, un angiome) est une lésion présente à la naissance, qui peut évoluer au fil des années mais qui persiste à vie.

L'hémangiome orbitopalpébral expose à des complications ophtalmologiques (amblyopie, astigmatisme, strabisme).

Le syndrome de Sturge-Weber-Krabbe associe un angiome plan cutané du visage, un angiome méningé de la pie-mère, ainsi qu'un glaucome congénital.

Le syndrome de Klippel-Trenaunay associe un angiome plan, des varices, ainsi qu'une hypertrophie acquise des os et des tissus sous-jacents (risque d'inégalité de longueur des membres inférieurs).

Item 112 Exanthème et érythrodermie

Il est important de savoir estimer la surface de peau atteinte par une affection cutanée. Voici le pourcentage de surface cutanée pour chaque partie du corps chez un sujet adulte :

- dos, thorax + abdomen, membres inférieurs entiers = 18 % ;
- membres supérieurs entiers, tête = 9 % ;
- organes génitaux externes, paume de main = 1 %.

La biopsie cutanée d'un exanthème est peu utile car l'analyse histologique est, le plus souvent, aspécifique.

Une érythrodermie impose l'hospitalisation.

La prise d'amoxicilline peut induire un exanthème cutané dans un contexte de **primo-infection** à Epstein-Barr virus (cela ne concerne pas les réactivations virales à ce virus).

Item 113 Prurit

Les lésions suivantes sont des lésions de grattage pouvant survenir dans (presque) n'importe quel prurit subaigu ou chronique : prurigo, lichénifications, excoriations, stries linéaires, ulcérations. Ces lésions peuvent masquer les lésions élémentaires sous-jacentes de la pathologie causale.

Les dermocorticoïdes peuvent être utiles pour le traitement des lésions de grattage mais ne sont pas pertinentes en cas de prurit isolé.

Item 114 Psoriasis

L'infection par le VIH, les bêtabloquants, ainsi que les traumatismes affectifs et le stress favorisent les poussées de psoriasis. Par ailleurs, l'alcool, le tabac et la surcharge pondérale sont des facteurs de résistance au traitement du psoriasis.

Le psoriasis est, le plus souvent, prurigineux.

La balanite psoriasique n'est pas squameuse.

Les traumatismes cutanés (griffure, dermabrasion, coup de soleil, piqûre, etc.) peuvent aggraver les lésions psoriasiques (il s'agit du phénomène de Koebner).

L'âge de début de la maladie jeune est de moins bon pronostic.

Les formes les plus graves sont les suivantes : le psoriasis érythrodermique, le psoriasis pustuleux (localisation palmoplantaire ou généralisée) et le psoriasis associé au VIH (atteinte plus grave et résistance thérapeutique).

Item 152 Infections cutanéomuqueuses bactériennes et mycosiques

Voir partie 15 – Maladies infectieuses

Item 158 Infections sexuellement transmissibles

Voir partie 15 – Maladies infectieuses

Item 160 Exanthèmes fébriles de l'enfant

Voir partie 26 – Pédiatrie

Item 164 Infections à herpès virus du sujet immunocompétent

Les infections à herpès virus du nouveau-né concernent plutôt HSV2 *(Herpès virus 2)*, car il passe par la filière génitale de sa mère.

Environ 80 % de la population générale ont le virus HSV latent, mais seulement 20 % ont des récurrences symptomatiques.

Les réactivations asymptomatiques d'infection à HSV, tout comme les réactivations symptomatiques, sont à risque de transmission.

La réactivation virale symptomatique à HSV atteint la même zone que lors de la primo-infection.

Une primo-infection génitale à HSV est à risque de rétention urinaire car les mictions sont douloureuses.

Le diagnostic d'infection à HSV est clinique. Toutefois, les examens complémentaires à visée diagnostique sont nécessaires dans les situations suivantes : forme atypique ou compliquée, au moins une fois au cours de la vie chez la femme en âge de procréer, le nouveau-né, en cas de méningo-encéphalite, ou chez le patient immunodéprimé

L'aspirine et les anti-inflammatoires non stéroïdiens sont contre-indiqués chez l'enfant en cas de varicelle (risque de syndrome de Reye, gravissime). *N.B. : Cette contre-indication est également valable en cas d'oreillons et de grippe.*

En cas de varicelle ou de zona, un érythème précède l'apparition des vésicules de quelques heures.

Les algies post-zostériennes sont des douleurs de désafférentation neurologique suivant l'éruption cutanée du zona ; elles peuvent durer des années. Celles-ci sont à distinguer des douleurs pouvant précéder l'éruption cutanée.

Item 165 Infection à VIH

Un exanthème est présent dans environ 65 % des primo-infections VIH.

Je vous conseille de connaître les affections dermatologiques devant conduire à une sérologie VIH : dermatite séborrhéique, psoriasis, porphyrie cutanée tardive, infections sexuellement transmissibles, zona de l'adulte jeune, candidose et dermatophytoses importantes/multirécidivantes, maladie de Kaposi.

Item 167 Ectoparasitoses cutanées : gale et pédiculose

La gale est considérée comme une infection sexuellement transmissible.

Classiquement, le prurit de la gale épargne le visage (sauf chez le nourrisson) et s'intensifie la nuit.

Le prurit est discret, voire absent dans la gale hyperkératosique.

Après le traitement d'une gale, un prurit résiduel peut exister du fait de nodules post-scabieux (lésions de mécanisme immunoallergique sans sarcopte).

En cas de gale, il faut traiter, en même temps, les personnes de l'entourage proche et ce, même si elles sont asymptomatiques.

L'ivermectine est inefficace sur la pédiculose corporelle.

L'éviction scolaire n'est pas recommandée en cas de pédiculose du cuir chevelu.

Item 183 Hypersensibilités et allergies cutanéomuqueuses chez l'enfant et l'adulte

Il n'existe jamais d'excoriation ni de lichénification dans l'urticaire (même si celui-ci est chronique).

La dermatite atopique s'améliore l'été et s'aggrave l'hiver.

La dermatite atopique débute très souvent avant l'âge de 1 an.

En cas de dermatite atopique ne répondant pas au traitement local, il faut évoquer un eczéma de contact aux traitements locaux. En effet, ces deux pathologies sont souvent associées et il est difficile de faire la différence cliniquement.

Le suintement est caractéristique de l'eczéma en général (dermatite atopique, dermite de contact, eczéma variqueux, etc.). Notez d'ailleurs, que l'aspect histologique de l'eczéma est toujours le même quelle que soit sa cause.

! La dermite d'irritation (liée à une agression locale par des agents physiques ou chimiques, sans réaction immunologique) se limite à la zone de contact avec l'agent en cause, tandis que l'eczéma de contact (réaction immunologique locale à un allergène) peut s'étendre au-delà de la zone de contact avec l'allergène, avec une possibilité de lésions à distance. De même, l'eczéma de photo-allergie débute sur les zones photo-exposées mais peut s'étendre aux zones couvertes.

Attention à ne pas confondre le syndrome de Kaposi-Juliusberg ou eczéma herpeticum (qui correspond à une surinfection de lésions de dermatite atopique par le virus de l'herpès (HSV1 ++), avec la présence de vésicules ombiliquées) et la maladie de Kaposi ou sarcome de Kaposi (qui correspond à une prolifération de cellules endothéliales liée au virus herpès HHV8 à l'origine de nodules ou de plaques cutanées infiltrées bleutées favorisées par l'immunodépression).

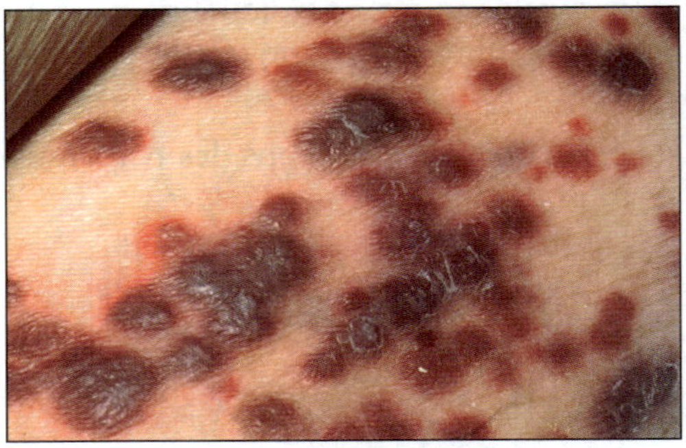

Figure 1. Maladie de Kaposi.

Item 190 Lupus érythémateux disséminé. Syndrome des antiphospholipides

Les lésions cutanées du lupus varient en fonction du stade de la maladie, et ceci est une source fréquente de confusion. Voici ce qu'il faut savoir pour ne plus les confondre :

Type de lupus	Lésions cutanées
Lupus érythémateux aigu	• Érythème en verspertillo, en « masque de loup ». • Érosions muqueuses. • Photosensibilité.
Lupus érythémateux subaigu	• Papules érythémateuses arciformes/annulaires • Lésions psoriasiformes • Photosensibilité importante
Lupus érythémateux discoïde	• Lésions érythématosquameuses avec une atrophie centrale, une dyschromie, une kératose puis, une cicatrice. • Photosensibilité rare

Item 197 Transplantation d'organes

Environ 90 % des cancers compliquant une transplantation d'organes sont cutanés (le carcinome épidermoïde, le plus souvent).

Item 207 Sarcoïdose

Voir partie 16 – Médecine interne

Item 211 Purpura chez l'enfant et chez l'adulte

Le purpura fulminans est ecchymotique et/ou nécrotique (un élément de ce type de diamètre ≥ 3 mm impose l'injection d'une dose de ceftriaxone), et peut parfois présenter des pustules.

Item 226 Ulcère de jambe

Veillez à ne pas confondre « ecthyma gangrenosum » (= infection à **pyo**cianique térébrante sur peau d'immunodéprimé) de « **pyo**derma gangrenosum » (= pathologie inflammatoire à l'origine d'un ulcère de jambe très douloureux à extension rapide, entouré d'un bourrelet périphérique).

La multiplicité des ulcères est en faveur de l'origine artérielle de ceux-ci.

En cas d'ulcère de jambe lié à une angiodermite nécrotique, l'index de pression systolique est normal car il s'agit d'une atteinte artériolaire.

Les antibiotiques ne sont pas indiqués devant un ulcère non surinfecté.

Item 237 Acrosyndromes

Voir partie 16 – Médecine interne

Item 299 Tumeurs cutanées épithéliales et mélaniques

L'éphélide (ou tâche de rousseur) est une lésion caractérisée par un dépôt de mélanine épidermique, tandis que la lentigine (lésion liée à l'exposition solaire favorisée par l'âge élevé) est une lésion constituée de mélanocytes épidermiques.

Un carcinome basocellulaire tatoué est un carcinome basocellulaire pigmenté ; il résulte d'un dépôt de mélanine sur le carcinome.

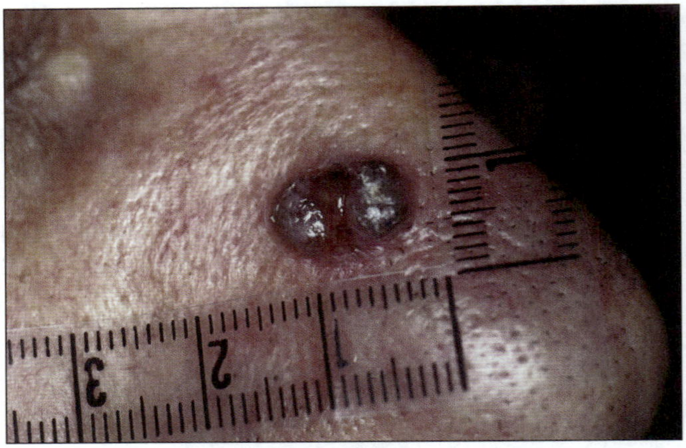

Figure 2. Carcinome basocellulaire tatoué.

La maladie de Bowen (ou carcinome *in situ* ou carcinome intraépithélial), qui est la première étape non invasive du carcinome épidermoïde, est prurigineuse.

Un mélanome naît la plupart du temps « de novo ». En effet, la transformation de petits nævus « communs » en mélanome est rarissime. En revanche, les nævus congénitaux ont un risque de transformation maligne élevé s'ils sont de grande taille (> 20 cm à l'âge adulte).

En cas de lésion cutanée suspecte de mélanome, il ne faut pas en réaliser une biopsie simple mais une exérèse totale d'emblée. En effet, il existe un risque de sous-estimation de l'indice de Breslow en cas de biopsie simple. L'exérèse initiale s'étend en profondeur jusqu'à l'hypoderme. Lors de la reprise chirurgicale, il faut réaliser l'exérèse jusqu'au fascia musculaire.

Item 316 Lymphomes malins

Le mycosis fongoïde est de bon pronostic.

Le syndrome de Sézary induit une érythrodermie et non des plaques cutanées ; le mycosis fongoïde induit des plaques fixes initialement non infiltrées, qui peuvent ensuite s'infiltrer avant éventuellement d'induire une érythrodermie (qui évolue sur plusieurs années).

Item 322 Identification et gestion des risques liés aux médicaments et aux biomatériaux, risque iatrogène, erreur médicamenteuse

Le syndrome DRESS (*Drug Reaction with Eosinophilia and Systemic Symptoms*) est aussi appelé syndrome d'hypersensibilité médicamenteuse.

Les trois toxidermies les plus graves sont le syndrome DRESS, la pustulose exanthématique aiguë généralisée (PEAG) et le syndrome de Stevens-Johnson et de Lyell (réunies sous le nom de nécrolyse épidermique toxique ou NET).

Le syndrome DRESS est quasiment toujours accompagné de fièvre ; l'absence de fièvre doit faire remettre en cause le diagnostic.

Le syndrome DRESS expose aux complications suivantes : une hépatite, une néphropathie interstitielle, une myocardite, un syndrome d'activation macrophagique, des réactivations virales (Epstein-Barr virus et virus HHV6 essentiellement). Par ailleurs, il peut induire un syndrome mononucléosique au frottis sanguin.

Plusieurs poussées successives de syndrome DRESS peuvent survenir même lorsque le médicament causal a été arrêté (il existe une sorte d'autonomisation du syndrome).

Je vous conseille de connaître les signes de gravité d'une érythrodermie, question fréquente en dossier progressif : un exanthème généralisé sans intervalle de peau saine avec une extension très rapide, une infiltration et un œdème du visage, une fièvre élevée, une polyadénopathie, des douleurs cutanées ou muqueuses intenses, des érosions de muqueuses, le signe de Nikolsky, un purpura infiltré ou une nécrose de l'épiderme. Attention, le prurit n'en fait pas partie. Ces critères mènent à l'hospitalisation.
N. B. : *Le signe de Nikolsky, qui consiste en un décollement cutané provoqué par le frottement cutané de la peau* ***saine****, témoigne d'une nécrose de l'épiderme.*

Item 326 Prescription et surveillance des anti-inflammatoires stéroïdiens et non stéroïdiens

L'usage de dermocorticoïdes peut favoriser l'apparition d'un purpura de Bateman ainsi que d'infections cutanées superficielles.

Item 345 Grosse jambe rouge aiguë

L'insuffisance veineuse peut provoquer des poussées inflammatoires (appelées dermite de stase) simulant un érysipèle lorsqu'elle est unilatérale. Les signes d'insuffisance veineuse (télangiectasies, varicosités, varices, dermite ocre, atrophie blanche, etc.) sont en faveur de ce diagnostic, d'autant plus en cas de « grosse jambe rouge aiguë » bilatérale, dans ce contexte.

Partie 7

DIABÉTOLOGIE

Cette spécialité, résumée sous un seul et même item, est un grand classique des ECNi. Chaque candidat bien préparé maîtrise en principe cette matière. Vous vous devez de bien la connaître également pour être compétitif.

Un dossier progressif de diabétologie peut commencer de multiples façons : découverte fortuite d'un diabète, découverte d'un diabète sur acidocétose, découverte d'un diabète pendant la grossesse, complication d'un diabète préexistant connu et suivi, hypoglycémie, etc. Ainsi, je vous conseille de n'épargner aucun aspect du diabète lors de votre apprentissage et d'être incollable à ce sujet, tant toutes les notions abordées dans cette spécialité peuvent faire facilement l'objet de questions le jour du concours.

J'attire votre attention sur un point qui met souvent les étudiants en difficulté : la gestion thérapeutique du diabète. Il n'est pas évident de maîtriser les différentes lignes de traitement d'un patient diabétique sous antidiabétiques oraux, tout comme il n'est pas évident de doser l'insulinothérapie d'un patient insulinodépendant. S'exercer à faire des dossiers progressifs (ou bien passer en stage de diabétologie) vous permettra d'acquérir des réflexes dans ce domaine. Je vais tenter de vous en apporter les éléments clés dans les quelques lignes qui suivent.

Item 245 Diabète sucré de types 1 et 2 de l'enfant et de l'adulte. Complications

L'*Acanthosis nigricans* est une plaque cutanée brunâtre pouvant se loger au niveau du cou, des creux axillaires, voire aux plis inguinaux. Cela traduit une insulinorésistance.

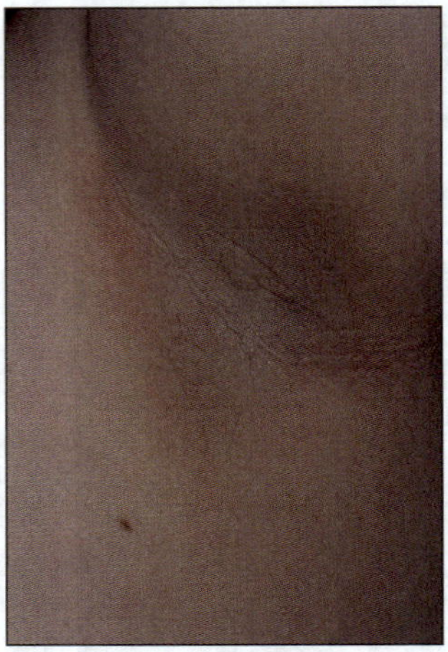

Figure 1. *Acanthosis nigricans* du creux axillaire.

Les thérapeutiques suivantes peuvent induire un diabète : corticoïdes, stéroïdes sexuels, neuroleptiques atypiques, statines, tacrolimus, inhibiteurs de protéase.

L'obésité n'est pas un argument suffisant pour évoquer un diabète de type 2, car elle est fréquente dans la population générale. Par exemple, une femme jeune obèse sans autre facteur de risque cardiovasculaire présentant un diabète doit avoir un dosage des anticorps du diabète de type 1.

En cas de tableau d'acidocétose typique chez un sujet jeune révélant la présence d'un diabète, il faut tout de même réaliser le dosage des auto-anticorps. En effet, il est utile pour conseiller la famille et parce que certains diabètes de type 2 peuvent aussi induire de l'acidocétose (par exemple, le diabète de type 2 cétosique du sujet noir).

Le typage HLA DR3-DR4 est un argument en faveur du diabète de type 1, mais n'en signe pas le diagnostic.

Les anticorps caractéristiques du diabète de type 1 disparaissent après 10-15 ans dans 50 % des cas. Il est donc important de les doser au moindre doute au moment du diagnostic, pour ne pas étiqueter à tort ce diabète de type 2 (le diagnostic de diabète de type 1 *a posteriori* ne sera peut-être plus possible). La positivité de ces anticorps est indispensable pour poser formellement le diagnostic de diabète de type 1.

L'hyperglycémie favorise les infections génitales à *Candida albicans.*

La neuropathie végétative du diabétique peut induire des diarrhées motrices comme une constipation chronique.

En cas de diabète avec une neuropathie végétative, les intervalles entre les mictions augmentent car le stimulus de vidange urinaire est de plus en plus faiblement perçu (cela entraîne alors une distension vésicale).

La resténose intra-stent coronarien est plus fréquente chez le sujet diabétique.

En cas de carence martiale ou d'anémie ferriprive chez un sujet diabétique de type 1, il faut évoquer les comorbidités auto-immunes suivantes, fréquemment associées : maladie cœliaque (malabsorption de fer par atrophie villositaire duodénale) et gastrite auto-immune (par baisse de production d'acide chlorhydrique, nécessaire à l'absorption de fer).

En cas de bandelette urinaire positive pour les cétones mais négative pour la glycosurie, il s'agit probablement d'une cétonurie de jeûne et non pas d'une acidocétose diabétique (il existerait une glycosurie et surtout une hyperglycémie dans ce cas). Ce cas est fréquemment rencontré, le matin, lorsque la dose de l'insuline basale administrée la veille au soir est trop importante : la glycémie matinale est basse et il existe une cétonurie/cétonémie de jeûne. N. B. : *Attention, il peut tout de même exister une glycosurie dans ce contexte si une hyperglycémie a eu lieu la veille et que le patient n'a pas vidé sa vessie depuis… Je vous conseille donc de vous fier au taux de glycémie plutôt qu'au taux de glycosurie.*

Il est possible d'avoir une cétonémie par déficit en insuline sans acidose. Ce n'est que lorsque la production de bicarbonates n'est plus suffisante pour tamponner les cétoses que l'acidose s'installe.

Le coma acidocétosique ne s'installe pas brutalement mais progressivement (il existe des prodromes les jours précédents). Par ailleurs, il n'existe pas de signe de localisation neurologique dans ce contexte.

Il n'existe pas souvent de fièvre en cas d'infection dans un contexte d'acidocétose diabétique. Attention à ne pas éliminer une infection trop rapidement dans ce contexte.

En cas d'acidose diabétique, il existe fréquemment une polypnée secondaire à l'acidose (dyspnée de Kussmaul). Attention à ne pas confondre cela avec une détresse respiratoire d'origine pulmonaire (bien que ce tableau puisse exister, notamment si une infection pulmonaire déséquilibre le diabète au point d'entraîner une acidocétose conjointement). J'en profite pour attirer votre attention sur la nécessité de faire la part des choses entre les symptômes liés à l'acidocétose et les symptômes du facteur déclenchant (par exemple, une infection pulmonaire).

L'acidocétose diabétique peut entraîner une fausse hyponatrémie *via* l'hyperglycémie, voire l'hypertriglycéridémie (pouvant être induite par la carence en insuline) ; bien souvent, il existe même une déshydratation intracellulaire.

La priorité thérapeutique d'une acidocétose diabétique est la réhydratation intraveineuse par sérum salé, pour limiter le risque de collapsus vasculaire. Il est ensuite nécessaire d'administrer de l'insuline pour faire diminuer la cétonémie. On réalise souvent, dans un second temps, un apport de sérum glucosé pour maintenir une glycémie correcte (la correction de l'hyperglycémie n'est pas une priorité en aigu).

L'acidocétose est une cause d'effondrement du pool potassique, et ce, même si la kaliémie est normale ou augmentée lors du diagnostic ; l'hypokaliémie arrive tôt ou tard dans l'histoire de la maladie. C'est en partie pour cette raison qu'on administre l'insuline en intraveineux à la seringue électrique et non en bolus (risque majoré d'hypokaliémie). Ainsi, il faut supplémenter les patients en potassium (sauf en cas d'hyperkaliémie, auquel cas, on administre du potassium lorsque son taux plasmatique est revenu dans les normes).

L'acidocétose est une cause de démargination des polynucléaires neutrophiles (*via* les catécholamines). Ce signe biologique ne traduit donc pas toujours une infection.

Attention à ne pas cocher les examens de bilan de complications du diabète (ophtalmologiques, néphrologiques, cardiologiques, etc.) trop tôt dans l'histoire de la maladie. Par exemple, il est inutile de les réaliser dans les trois mois suivant la découverte d'un diabète bien équilibré.

L'évolution de la rétinopathie diabétique n'a pas d'influence sur l'évolution de la néphropathie et inversement.

En cas de mal perforant plantaire, associé à un contact osseux, une ostéite est fortement suspectée ; toutefois, le diagnostic sera porté sur l'aspect osseux à la radiographie.

Le pied cubique de Charcot est une déformation du pied témoignant de la neuro-ostéoarthropathie du patient diabétique. Il se présente comme une tuméfaction œdémateuse, érythémateuse et chaude du pied, parfois indolore du fait de la neuropathie. Dans ce cas, l'immobilisation et la décharge s'imposent en urgence pour prévenir les lésions ostéoarticulaires pouvant mener à l'amputation.

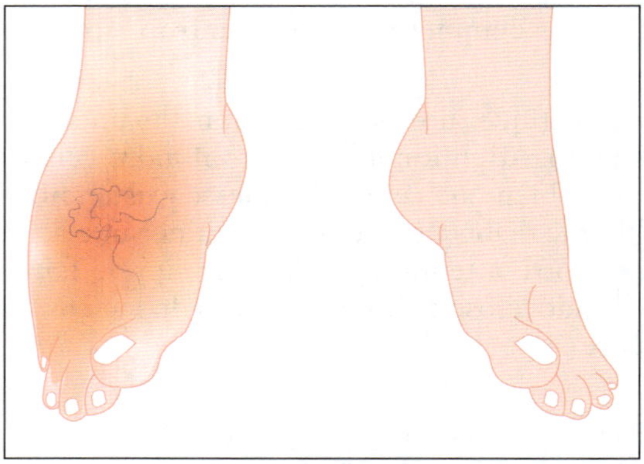

Figure 2. Pied de Charcot (pied droit).

Voici une petite astuce pour retenir l'équivalence entre l'hémoglobine glyquée et les glycémies moyennes sur les trois derniers mois : une HbA1c à 8 % équivaut à des glycémies moyennes à 1,8 g/L (retenir le chiffre 8).

Lors de la découverte d'un diabète de type 1, si l'HbA1c est spontanément dans les objectifs, il n'y a pas lieu d'introduire une insulinothérapie. En effet, celle-ci risque d'induire des hypoglycémies sans bénéfice sur le contrôle du diabète. En revanche, il est nécessaire de suivre l'HbA1c, car ce type de patients aura besoin d'insulinothérapie tôt ou tard.

En cas d'HbA1C trop basse (par exemple, un taux à 6 %), il est nécessaire de réduire l'intensité thérapeutique du diabète (réduire les doses ou arrêter un des traitements) car il existe un risque important d'hypoglycémie.

En cas d'hypoglycémie au moment des repas, il faut se resucrer et adapter la dose d'insuline au contenu glycémique du repas. De même en cas d'activité physique prévue, il faut augmenter les apports glycémiques avant et pendant l'effort physique et diminuer la dose d'insuline du prochain repas, l'effort sportif étant hypoglycémiant. Il ne faut jamais arrêter l'insuline chez un diabétique insulinodépendant (risque d'acidocétose), mais plutôt jouer sur les doses d'insuline et/ou de glucides. Si un patient présente des difficultés à s'alimenter (par exemple lors d'une gastro-entérite aiguë avec vomissements), celui-ci doit tenter de maintenir une glycémie correcte en se resucrant au mieux, tout en conservant les injections d'insuline. Si cela ne suffit pas et qu'il s'expose à des hypoglycémies, une hospitalisation s'impose pour recourir à une régulation glycémique par voie intraveineuse.

Lors d'une affection aiguë (par exemple, une gastro-entérite aiguë), le besoin en insuline augmente, d'où la nécessité d'en augmenter les doses administrées.

Il existe un risque d'hypoglycémie sous sulfamides hypoglycémiants en cas d'usage conjoint d'autres sulfamides, d'anti-inflammatoires non stéroïdiens, de diurétiques, d'antivitamines K ou encore de myconazole.

La metformine et les sulfamides hypoglycémiants sont contre-indiqués en cas de débit de filtration glomérulaire inférieur à 30 mL/min/$1{,}73^2$. Il faut penser à arrêter ces traitements lorsque la néphropathie diabétique progresse jusqu'à ce stade (l'insuline est alors souvent introduite en relais).

Il est inutile d'associer un inhibiteur de DPP4 à un analogue de GLP1 dans le traitement du diabète, car ces deux molécules ont un mécanisme d'action similaire.

Partie 8

ENDOCRINOLOGIE

L'endocrinologie ne tombe pas tous les ans au concours, mais lorsque c'est le cas, elle est souvent discriminante. En effet, cette spécialité nécessite un bon raisonnement physiopathologique, pas toujours évident à acquérir. Ceci peut amener certains candidats à se perdre au fur et à mesure du dossier sans réussir à tenir une ligne de conduite unique et cohérente.

Vous l'aurez compris, il est nécessaire d'avoir des algorithmes diagnostiques et thérapeutiques de façon à ne jamais se perdre et à toujours savoir où aller, malgré les pièges proposés par les rédacteurs de dossier pour tenter de vous faire changer de piste à tout moment. La démarche est bien codifiée : on part, le plus souvent, de signes cliniques menant à une suspicion de syndrome endocrinologique. Ensuite, on confirme ce syndrome par la biologie, puis on cherche à connaître la pathologie glandulaire en cause (on cherche notamment à savoir si la cause est centrale ou périphérique) souvent grâce à la biologie de nouveau, avant de réaliser l'imagerie de la glande que l'on suspecte être en cause. Réaliser une imagerie trop précocement peut vous induire en erreur si vous retrouvez une lésion qui n'est autre qu'une découverte fortuite (incidentalome) qui n'a rien à voir avec la pathologie du patient (par exemple, si vous réalisez une imagerie hypophysaire et surrénalienne devant un syndrome de Cushing et que vous retrouvez une lésion sur chaque imagerie, sans savoir si l'origine est centrale ou périphérique biologiquement, vous ne saurez plus quelle est la lésion causale).

Par ailleurs, les tests dynamiques mettent souvent en difficulté les candidats : à quelle heure faire le dosage ? Dois-je m'attendre à un résultat élevé ou effondré ?
Pour répondre juste à ces questions, vous vous devez de bien comprendre les interactions glandes-hormones et le principe de chaque test, qui en découle. Prendre un peu de temps pour bien les comprendre plutôt que d'apprendre par cœur me semble rentable pour ne plus jamais faire d'erreur.

Item 221 Hypertension artérielle de l'adulte

Les diurétiques épargneurs de potassium sont indiqués dans le traitement de l'hypertension artérielle (HTA) sur hyperaldostéronisme primaire (par adénome de Conn, par exemple). En effet, cela permet de limiter le risque d'hypokaliémie.

En cas d'HTA sur hyperaldostéronisme primaire, il n'y a pas d'œdèmes des membres inférieurs associés car il existe un phénomène d'échappement.

Le phéochromocytome est caractérisé par la triade de Ménard (céphalées, palpitations, sueurs). Connaissez bien ces 3 signes, car on vous proposera souvent des distracteurs. Attention toutefois, un phéochromocytome peut être totalement asymptomatique.

Le phéochromocytome peut induire une hypertension artérielle paroxystique et importante ou bien permanente et modérée.

Le phéochromocytome peut être à l'origine d'un diabète (les catécholamines sont hyperglycémiantes).

Les pathologies induisant un phéochromocytome sont les suivantes : néoplasie endocrinienne multiple de type 2 (NEM2), neurofibromatose de type 1, maladie de von Hippel-Lindau, mutations de SDHB/SDHD.

Item 238 Hypoglycémie chez l'enfant et l'adulte

Les signes neuroglucopéniques d'une hypoglycémie peuvent manquer en cas de prise de bêtabloquants, en cas d'hypoglycémies à répétition (il y a un phénomène d'accoutumance à ces signes qui finissent par s'atténuer voire disparaître) ou encore en cas de neuropathie végétative diabétique.

Le coma hypoglycémique peut survenir progressivement ou brutalement (sans signe neurovégétatif, ni neuroglucopénique au préalable).

On ne réalise pas d'épreuve de jeûne d'office pour éliminer une hypoglycémie organique dans un contexte évocateur d'hypoglycémie fonctionnelle. On commence par fractionner les repas, puis on réévalue.

Le resucrage par glucagon est contre-indiqué en cas d'hypoglycémie sous sulfamides hypoglycémiants ou en cas d'hypoglycémie dans un contexte d'alcoolisme.

Voici un tableau résumant l'interprétation des résultats d'une épreuve de jeûne :

Insulinémie	Peptide C	Dosage des sulfamides hypoglycémiants	Diagnostic
↗	↗	Négatif	Insulinome
↗	↘	Négatif	Prise cachée d'insuline exogène
↗	↗	Positif	Prise cachée de sulfamides hypoglycémiants

Item 239 Goitre, nodule thyroïdien et cancers thyroïdiens

Nodule thyroïdien

L'acromégalie est un facteur de risque de nodule thyroïdien.

Un nodule thyroïdien hypercontrasté à la scintigraphie à l'iode est un nodule « chaud » toujours bénin. En revanche, il est impossible de préjuger de la bénignité/malignité d'un nodule hypocontrasté (ou nodule « froid ») à la scintigraphie à l'iode.

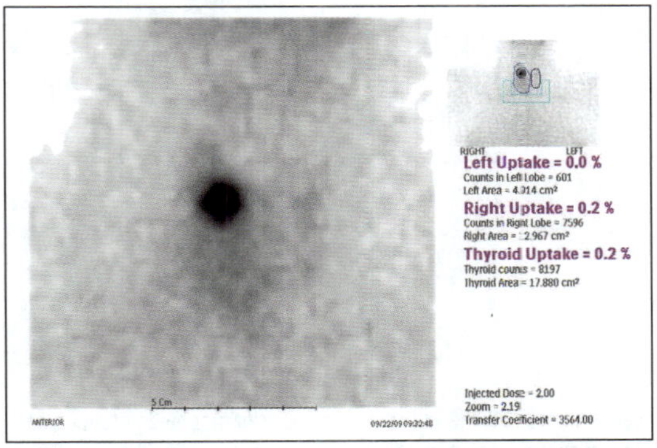

Figure 1. Nodule thyroïdien « chaud » hypercontrasté à la scintigraphie à l'iode.

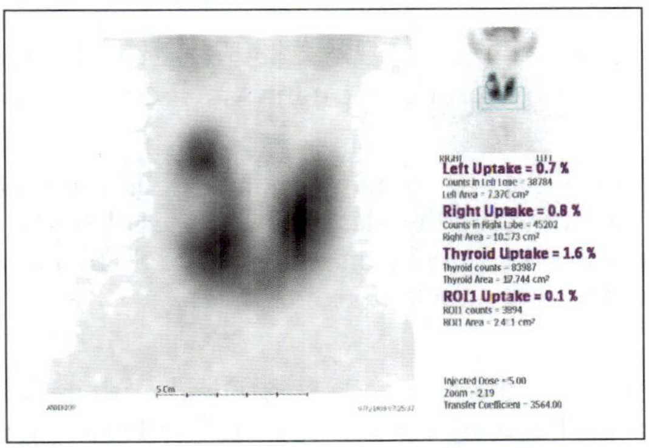

Figure 2. Nodule thyroïdien « froid » hypocontrasté à la scintigraphie à l'iode.

Le syndrome de Marine Lenhart associe une maladie de Basedow à un adénome thyroïdien toxique.

Cancer thyroïdien

Le tabac est trophique pour la thyroïde mais n'est pas un facteur de risque de cancer de celle-ci.

Une lobectomie thyroïdienne n'induit pas d'hypoparathyroïdie ni de paralysie récurrentielle bilatérale (mais une paralysie unilatérale est possible, pouvant donc induire une dysphonie mais pas une dyspnée laryngée). Dans ce contexte, survient une hypothyroïdie dans 50 % des cas.

Sur une radiothérapie métabolique à l'iode 131 (ou irathérapie), examen couplé à une scintigraphie, il existe une fixation physiologique de l'appareil urinaire, de l'estomac, des glandes salivaires, ainsi que du reliquat thyroïdien (laissé en place pendant la chirurgie pour préserver les glandes parathyroïdes, bien que l'intervention soit une thyroïdectomie « totale »). On vous suggère, classiquement, l'existence d'une récidive du cancer thyroïdien sur cet aspect de fixation thyroïdienne. Or, il s'agit simplement d'une fixation résiduelle physiologique. Ne vous laissez pas piéger.

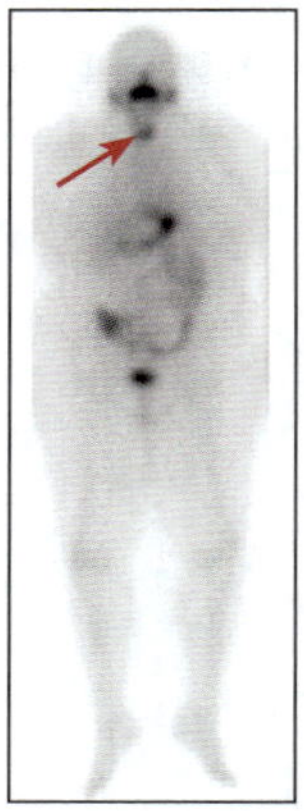

Figure 3. Radiothérapie à l'iode 131 couplée à une scintigraphie mettant en évidence une fixation physiologique des organes suivants : glandes salivaires, reliquat thyroïdien (flèche rouge), estomac et vessie.

L'irathérapie est contre-indiquée en cas de grossesse, d'allaitement et de surcharge iodée (prise d'amiodarone ou de produit de contraste iodé, par exemple).

En cas de découverte de carcinome médullaire de la thyroïde, il faut éliminer la présence d'un phéochromocytome (dosage des [nor]métanéphrines urinaires des 24 heures ou plasmatiques) pouvant y être associé dans un contexte de néoplasie endocrinienne multiple de type 2 (NEM2) avant d'opérer la thyroïde.

En cas de carcinome médullaire de la thyroïde, l'irathérapie et l'hormonothérapie frénatrice sont inutiles car l'iode n'est pas impliqué dans le fonctionnement de ce type de cancer.

Lors du suivi d'un cancer papillaire de la thyroïde, on réalise régulièrement le dosage de la thyroglobuline. Il faut absolument y associer un dosage des anticorps antithyroglobulines ; si ces anticorps sont présents, on ne peut se fier au dosage de thyroglobuline et il faut réaliser une scintigraphie à la place.

Goitre thyroïdien

Le seuil diagnostique de goitre dépend du sexe et de l'âge : on parle de goitre en cas de volume thyroïdien supérieur à 16 mL chez l'adolescent, à 18 mL chez la femme et à 20 mL chez l'homme. On parle d'atrophie lorsque le volume est inférieur à 6 mL chez l'adulte.

Pour qu'un goitre soit qualifié de « simple », il doit combiner toutes les caractéristiques suivantes : indolore, non compressif, sans dysthyroïdie, ni étiologie sous-jacente, sans nodule associé.

Le goitre thyroïdien ne favorise pas le cancer de la thyroïde en soi, mais peut le rendre plus difficile à diagnostiquer s'il existe.

Le goitre d'une maladie de Basedow n'est jamais compressif.

Item 240 Hyperthyroïdie

L'hyperthyroïdie est une cause d'hypogonadisme via l'augmentation de la SHBG (*sex hormone-binding globulin*) diminuant la fraction libre active de testostérone et d'œstradiol.

Le myxœdème prétibial (rare) évoque une maladie de Basedow (contexte d'hyperthyroïdie) ; à ne pas confondre avec le myxœdème d'hypothyroïdie.

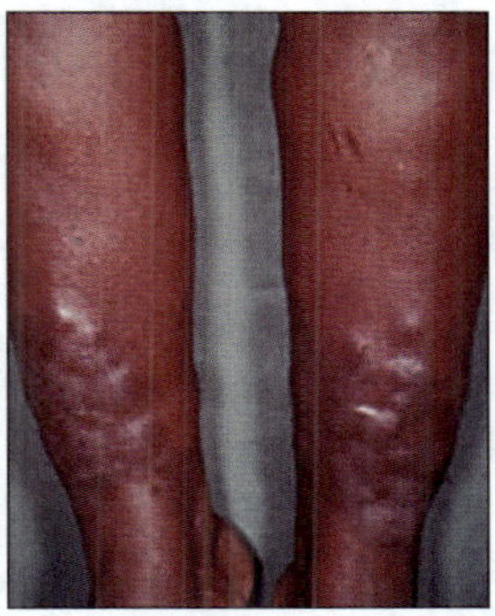

Figure 4. Myxœdème prétibial d'une maladie de Basedow.

L'orbitopathie est fréquemment associée à la maladie de Basedow mais elle en est indépendante (chacune de ces deux pathologies peut exister sans l'autre).

Une maladie de Basedow sans goitre thyroïdien est possible.

Le diagnostic de maladie de Basedow est posé en cas d'hyperthyroïdie chez une femme jeune (< 40 ans), présentant un goitre homogène à l'échographie ainsi qu'une orbitopathie. En l'absence de ces trois signes associés, il est nécessaire de recourir aux autres examens complémentaires pour confirmer le diagnostic (scintigraphie thyroïdienne, dosage des anticorps TRAK, etc.)

Avant la réalisation d'une thyroïdectomie totale, il est nécessaire de doser la calcémie (dans l'optique de réaliser l'ablation des glandes parathyroïdes en cas d'hyperparathyroïdie primaire associée) ainsi qu'une consultation ORL pour évaluer la mobilité des cordes vocales avant la chirurgie (à visée médicolégale, car l'opération peut induire une atteinte du nerf laryngé innervant les cordes vocales).

L'insuffisance rénale n'est pas une contre-indication à la scintigraphie à l'iode, contrairement au scanner avec injection de produit de contraste iodé. Par ailleurs, il n'est pas nécessaire d'être à jeun pour réaliser cet examen.

Il est nécessaire de normaliser un bilan thyroïdien avant de cardioverser une fibrillation atriale par amiodarone (sauf cas d'urgence bien évidemment) ; l'amiodarone jouant sur l'équilibre de la fonction thyroïdienne.

L'amiodarone induit une surcharge iodée pendant 6 mois, tandis que l'injection de produit de contraste induit une surcharge iodée de 21 jours environ.

L'usage d'antithyroïdiens de synthèse est inutile en cas de scintigraphie blanche (car 'hyperthyroïdie n'est, dans ce cas, pas liée à une hyperproduction hormonale).

Les anticorps TRAK (anticorps antirécepteurs de la TSH), les hormones thyroïdiennes, ainsi que les antithyroïdiens de synthèse pris par la mère, passent la barrière placentaire ; ces passages peuvent donc induire respectivement une hyperthyroïdie (pour les deux premiers cas de figure) ainsi qu'une hypothyroïdie fœtale (voire néonatale). En revanche, les anticorps anti-TPO (antithyroperoxydase) n'induisent pas d'effet fœtal.

Item 241 Hypothyroïdie

On ne retrouve pas de myxœdème en cas d'hypothyroïdie centrale.

Il est possible d'avoir une thyroïdite d'Hashimoto (avec l'aspect typique échographique et la présence des anticorps) sans avoir d'hypothyroïdie (qui peut survenir rapidement après, voire quelques années plus tard), car dans ce cas, il existe une réserve en hormones thyroïdiennes. Une surveillance régulière de la TSH s'impose dans ce contexte.

En cas de suspicion d'hypothyroïdie d'origine centrale (par exemple, un bilan d'adénome hypophysaire), il faut réaliser un dosage plasmatique de la TSH **et** de la T4. En effet, la TSH peut être « anormalement normale » en cas d'insuffisance thyréotrope.

La scintigraphie est inutile en cas d'hypothyroïdie, sauf pour rechercher une thyroïde ectopique ou bien une athyréose dans les hypothyroïdies congénitales.

Après une thyroïdectomie totale suivie d'une mise sous levothyroxine à visée substitutive, on dosera la T4 libre (ou T4L) dans le mois suivant son introduction, puis on suivra l'équilibre de la fonction thyroïdienne via les dosages de TSH à partir de 1 à 2 mois suivant l'introduction de ce traitement (la TSH a une latence d'adaptation comparativement à la T4L).

En cas d'amaigrissement et de diarrhées chez un patient en hypothyroïdie substituée par levothyroxine, il faut évoquer un surdosage de ce traitement ainsi qu'une maladie cœliaque (comorbidité auto-immuine fréquemment associée).

Item 242 Adénome hypophysaire

Le syndrome de Cushing est un facteur de risque de maladie thromboembolique veineuse. Le port de bas de contention est judicieux dans ce contexte.

En cas de pseudo-syndrome de Cushing (dont les causes sont l'obésité androïde essentiellement, l'alcoolisme chronique, le syndrome dépressif et la corticothérapie), les tests statiques du cortisol peuvent être anormaux mais les tests dynamiques ne sont jamais pathologiques.

Ne confondez pas le test de freinage minute/freinage faible (qui vise à mettre en évidence un syndrome de Cushing) et le test de freinage fort (qui vise à distinguer une maladie de Cushing d'un syndrome paranéoplasique en cas de syndrome de Cushing ACTH-dépendant).

Dans les premiers jours suivant une ablation d'adénome hypophysaire, dans un contexte de maladie de Cushing, on observe les résultats suivants : cortisol plasmatique bas à 8 heures (insuffisance corticotrope du fait de la chirurgie) mais test au Synacthène® **normal** (les surrénales n'ont pas eu le temps de s'atrophier car l'absence d'ACTH ne dure que depuis quelques jours).

Il n'existe pas de syndrome climatérique en cas d'hypogonadisme central.

Le dosage d'IGF-1 possède une bonne valeur prédictive négative pour le diagnostic d'acromégalie. Ainsi, un taux non augmenté exclut cette pathologie, mais un taux élevé ne la confirme pas. Dans ce dernier cas, pour confirmer l'acromégalie, on réalise un dosage de GH (hormone de croissance) sous HGPO (hyperglycémie provoquée par voie orale). À noter que le taux de GH étant fluctuant sur 24 heures, son dosage unique n'est pas pertinent (un taux unique n'est pas interprétable, mais un cycle de dosages multiples de GH sur 24 heures pour confirmer une acromégalie peut aussi être envisagé) ; à l'opposé, le taux d'IGF-1 étant stable dans le temps, son dosage unique est interprétable.

Le taux plasmatique de chromogranine A est augmenté en cas de tumeur neuroendocrine (possiblement associé à un adénome hypophysaire dans un contexte de néoplasie endocrinienne multiple de type 1 ou NEM1). On s'en sert pour son dépistage ou bien en surveillance post-exérèse de tumeur neuroendocrine (un taux élevé évoquant une récidive).

L'hyperprolactinémie de déconnexion ne dépasse pas 200 µg/L. Les neuroleptiques peuvent induire une hyperprolactinémie majeure (jusqu'à 2 000 µg/L).

Un adénome hypophysaire n'induit pas (ou rarement) de diabète insipide central. En revanche, la chirurgie d'ablation d'adénome hypophysaire peut en induire un (de façon réversible par sidération de la post-hypophyse, ou bien de façon irréversible en cas de lésion peropératoire de cette zone). En cas de contexte évocateur (chirurgie hypophysaire récente, perte nette d'eau, hypernatrémie, nycturie etc.), il n'est pas nécessaire de réaliser une épreuve de restriction hydrique pour poser le diagnostic.
N. B. : *En revanche, les autres masses hypophysaires comme le craniopharyngiome ou la sarcoïdose peuvent induire un diabète insipide central spontanément.*

L'adénome hypophysaire peut provoquer des céphalées sans syndrome d'hypertension intracrânienne.

Un adénome hypophysaire comprimant le chiasma optique induit classiquement une hémianopsie bitemporale, mais aussi parfois, une baisse d'acuité visuelle, voire une cécité.

L'apoplexie hypophysaire (= infarctus ou hémorragie hypophysaire) peut être révélée par une céphalée brutale en coup de tonnerre, une amputation du champ visuel (compression du chiasma optique) ou par une atteinte des nerfs passant dans le sinus caverneux (cette structure étant proche de l'hypophyse) : atteinte du nerf oculomoteur III (ptosis, mydriase, trouble oculomoteur), trochléaire IV (trouble oculomoteur), abducens VI (trouble oculomoteur), nerf ophtalmique V1 (hypoesthésie de la face), nerf maxillaire V2 (hypoesthésie de la face).

Item 243 Insuffisance surrénale de l'adulte et de l'enfant

L'insuffisance surrénale périphérique peut induire une anémie (normocytaire arégénérative) puisque le cortisol stimule la production de la moelle osseuse.

En cas de suspicion d'insuffisance surrénale avec un taux de cortisol plasmatique à 8 heures effondré, le diagnostic est confirmé et il n'y a pas besoin de réaliser un test au Synacthène. Ce dernier n'est justifié que si le taux de cortisol se situe dans les normes (si le cortisol est élevé, le diagnostic est éliminé).

L'insuffisance surrénale aiguë est une cause d'hypoglycémie, car le cortisol est une hormone hyperglycémiante. Dans ce contexte, il est nécessaire de réaliser un remplissage vasculaire au sérum physiologique isotonique (car il existe classiquement une perte hydrosodée par hypoaldostéronisme), voire au sérum glucosé en cas d'hypoglycémie associée.

Le test d'hypoglycémie insulinique, parfois utilisé pour confirmer une insuffisance corticotrope (absence d'augmentation du cortisol après une hypoglycémie induite par insuline), est contre-indiqué en cas de coronaropathie ou d'épilepsie.

Les calcifications bilatérales des surrénales sont pathognomoniques de la tuberculose bilatérale des surrénales, cause d'insuffisance surrénale.

Dans les premiers jours d'une insuffisance surrénale, la supplémentation en hydrocortisone suffit. Ce n'est qu'après quelques jours que l'on ajoute la fludrocortisone dans le traitement substitutif.

Il est nécessaire d'augmenter les doses d'hydrocortisone en cas d'insuffisance surrénale aiguë dans un contexte de grossesse.

Item 244 Gynécomastie

La gynécomastie survient à la suite d'un déséquilibre du rapport testostérone libre/œstrogènes. Ainsi, toute diminution du taux plasmatique de testostérone libre ou toute augmentation du taux d'œstrogènes favorise la gynécomastie.

Lorsque l'on souhaite doser la testostérone plasmatique, il faut réaliser un dosage de la testostérone totale (+/- de son transporteur, la SHBG, en cas d'obésité, maigreur ou de présence d'inducteur/inhibiteur hépatique), et non pas la testostérone libre, qui est un mauvais examen.

L'augmentation de la masse grasse (obésité, sujet âgé, etc.) augmente l'aromatisation de la testostérone en estradiol (l'aromatisation ayant lieu dans le tissu adipeux), ce qui expose au risque de gynécomastie.

En cas de gynécomastie (terme qui est réservé à l'homme, pour rappel), il est nécessaire de réaliser une mammographie pour éliminer un cancer du sein et ce, même s'il existe une cause hormonale évidente.

Item 266 Hypercalcémie

Il existe une fixation physiologique des glandes salivaires ainsi que de la thyroïde (au temps précoce) à la scintigraphie au MIBI, utilisée dans l'exploration d'adénomes parathyroïdiens.

L'hypocalcémie sur *Hungry Bone Syndrome* est une complication classique de la parathyroïdectomie : l'os ostéoporotique se reforme en consommant le calcium ; le stimulus induit par la parathormone (ou PTH) et visant à résorber l'os pour maintenir un taux de calcium sanguin étant diminué par l'exérèse des parathyroïdes. Elle est à évoquer systématiquement **en première intention** en postopératoire. Une autre étiologie possible de l'hypocalcémie, dans ce contexte, est la lésion des autres glandes parathyroïdes.

BONUS Scintigraphies en endocrinologie

Il existe plusieurs types de scintigraphie à ne pas confondre en endocrinologie.

But	Examen
Exploration d'un nodule thyroïdien	Scintigraphie à l'iode 123 ou bien au technetium 99 (à préférer en cas de surcharge iodée, d'utilisation récente de produit de contraste iodé ou encore de mauvaise tolérance à l'iode).
Traitement d'un cancer thyroïdien	Radiothérapie à l'iode 131 (couplée à une scintigraphie au même isotope à visée diagnostique, détectant des récidives ou des métastases).
Exploration des parathyroïdes à la recherche d'un adénome	Scintigraphie MIBI au technetium 99
Suspicion de phéochromocytome ou paragangliome	Scintigraphie à la MIBG
Suspicion de tumeur neuroendocrine	Scintigraphie aux analogues de la somatostatine (ou Octréoscan®)
Exploration d'un hypercorticisme périphérique	Scintigraphie au noriodocholestérol

N. B. : *Enfin, ne confondez pas ces examens endocrinologiques avec une hyperfixation fortuite au PET-TDM (réalisée pour l'exploration d'une autre pathologie) d'un nodule thyroïdien, qui représente un facteur de risque de malignité de ce nodule.*

Partie 9

GÉRIATRIE

La gériatrie est très à la mode aux ECNi (eh oui, la population vieillit !). Dans cette partie ne sont traités que les problèmes spécifiques posés par les sujets âgés, mais ce sont les premiers individus à collectionner les complications traitées dans les autres parties.

Le sujet âgé est un individu compliqué et délicat à prendre en charge, chez lequel une complication en entraîne souvent d'autres, comme un effet boule de neige. Ainsi ne vous étonnez pas si un dossier progressif vous présente un patient âgé enchaînant les complications, bien qu'elles ne semblent pas avoir de lien direct entre elles. Vous devez, un peu comme en pédiatrie, sortir du raisonnement que vous auriez face à un sujet plus jeune et tenter de vous mettre dans « l'esprit gériatrie » qui possède ses propres règles (dont les principales seront présentées ci-dessous). Heureusement, les questions spécifiques à la gériatrie étant souvent les mêmes, il n'est pas si difficile de devenir à l'aise sur ces dossiers progressifs.

Item 68 Troubles psychiques du sujet âgé

Il existe une dépression probable en cas de score ⩾ 11/30 sur l'échelle GDS (*Geriatric Depression Scale*).

Item 106 Confusion, démences

Deux caractéristiques sont importantes pour diagnostiquer une confusion : l'installation brutale des symptômes et son caractère fluctuant. Cela est utile pour la différencier d'une démence.

Les troubles cognitifs entrent dans la définition de la démence **et** de la confusion.

Il existe deux modes principaux de présentation d'une confusion : une forme hyperactive avec agitation et une forme hypoactive avec apathie.

L'échelle CAM (*Confusion Assessment Method*) est une échelle diagnostique de la confusion. Les principaux diagnostics différentiels de la confusion sont les suivants : la démence, l'aphasie de Wernicke, l'ictus amnésique et les troubles psychotiques.

La confusion est un facteur de risque de troubles neurocognitifs majeurs. Il est important de réévaluer l'état cognitif de tout patient ayant fait face à une confusion à distance (par exemple, consultation et réalisation d'un MMSE [*Mini Mentale State Examination*] à 6 mois).

Item 119 Vieillissement normal

Le vieillissement engendre un risque de surdosage des médicaments hydrosolubles et un risque d'accumulation des médicaments liposolubes (augmentation de la masse grasse avec l'âge).

Il n'y a pas besoin de symptômes pour diagnostiquer une hypotension orthostatique. La simple réduction de la pression artérielle systolique d'au moins 20 mmHg et/ou de la pression artérielle diastolique d'au moins 10 mmHg après 3 minutes du passage à la position debout suffit à définir l'hypotension orthostatique.

Un test d'hypotension orthostatique négatif n'exclut pas, pour autant, ce diagnostic (meilleure valeur prédictive positive que négative).

Les deux pathologies à connaître à l'origine d'un vieillissement accéléré sont : le syndrome de Werner et la progeria (ou syndrome de Hutchinson-Gilford).

La présence d'un pli cutané chez le sujet âgé n'est pas forcément synonyme de déshydratation, car le sujet âgé présente une perte d'élastine cutanée de façon physiologique.

Item 126 La personne âgée malade

Je vous conseille de bien connaître les **critères de Fried** définissant la fragilité du sujet âgé, tant ils font souvent l'objet de questions aux ECNi :
- **une perte de poids** ≥ 4,5 kg par an ou > 5 % du poids par an ;
- **une fatigue subjective** : épuisé ou fatigué en permanence ou fréquemment ;
- **une sédentarité** : aucune activité physique ou moins de 1 à 2 marches par semaine ;
- **une vitesse de marche** < 0,8 m/sec ou < 20ᵉ percentile sur 4,5 m (pour le sexe et la taille) ;
- **une faiblesse musculaire** : incapacité à se lever 5 fois d'une chaise sans s'aider des bras ou force de préhension < 20ᵉ percentile (pour le sexe et la taille) ;

On compte 1 point par item réalisé.
Score : 0 = non fragile, 1-2 = préfragile, ⩾ 3 = fragile.

Le *Performans Status* de l'OMS et l'échelle de Karnofsky ont été conçus pour évaluer l'état général du patient en oncologie et non pas en gériatrie (sauf s'il est atteint de cancer…).

L'échelle de Norton, l'échelle de Waterlow et l'échelle de Braden sont des échelles d'évaluation du risque d'escarre (dépistage) ; elles sont donc inutiles une fois les escarres déjà constituées.

Les escarres sont favorisées par les forces de cisaillement et la macération. Attention, il ne faut pas masser une escarre, cela risque de l'aggraver.

Les stades d'escarre 0 (érythème cutané blanchissant à la pression), 1 (érythème sans ulcération ne disparaissant pas à la pression cutanée) et 2 (ulcération touchant l'épiderme voire le derme, parfois associée à une phlyctène) sont réversibles en cas de prise en charge rapide.

Les zones anatomiques les plus à risque d'escarres sont les suivantes, par ordre décroissant : talon > sacrum > trochanter. Attention, celles-ci sont le plus souvent multiples.

En cas d'escarre du talon, il s'agit d'une cause vasculaire jusqu'à preuve du contraire ; ainsi, il faut rechercher un pouls pédieux et mesurer l'index de pression systolique.

Il ne faut pas réaliser de détersion mécanique d'escarre de membre inférieur si l'index de pression systolique est inférieur à 0,7, car cela induit un risque d'aggravation de la lésion.

On parle de polymédication en cas de prise de plus de dix médicaments par jour, ou bien de cinq médicaments dont un diurétique, un psychotrope, un anticoagulant ou encore deux antiagrégants plaquettaires.

En cas d'hyponatrémie sur sécrétion inappropriée d'hormone antidiurétique (SIADH) liée à la prise d'inhibiteur sélectif de la recapture de la sérotonine (ISRS), on suspend ce traitement (bien qu'une décroissance soit normalement nécessaire) et on corrige l'hyponatrémie.

Chez le sujet âgé, la masse musculaire étant souvent faible, il peut exister une insuffisance rénale aiguë avec un taux de créatininémie « normale » ou peu augmentée.

Un patient alité a plus de risque de pneumopathie (*via* l'inhalation) et d'infection urinaire (davantage de stase d'urines).

Item 128 Troubles de la marche et de l'équilibre

Sachez différencier les facteurs prédisposants à la chute (aussi appelés facteurs de vulnérabilité), qui sont surtout des éléments chroniques (âge, sexe féminin, polymédication, troubles chroniques de la marche, etc.) et les facteurs précipitants la chute qui sont des éléments aigus surajoutés (hyponatrémie, extrasystoles auriculaires, hypotension orthostatique, etc.).

La prise de médicaments est un facteur de risque **intrinsèque** de chutes et non pas extrinsèque, bien qu'il s'agisse d'une prise de substance exogène.

Le déclin cognitif est un facteur de risque de chute.

Les trois facteurs de risque de chute **grave** sont l'ostéoporose, l'anticoagulation à dose hypocoagulante et l'isolement sociofamilial.

Le *Walking While Talking Test*, aussi appelé en français le « test de la double tâche » évalue le risque de chute.

Le syndrome post-chute (aussi appelé syndrome de désadaptation motrice) est caractérisé en phase aiguë par une hypertonie axiale, associée à une hypertonie oppositionnelle avec une tendance à la rétropulsion, une marche talonnante ainsi qu'un élargissement du polygone de sustentation, le tout dans un contexte d'anxiété. Puis, survient la phase évoluée avec un syndrome de régression psychomotrice et une stasobasophobie (peur d'être debout et de marcher).

En cas de syndrome post-chute, l'urgence est la reprise de la marche le plus tôt possible (le jour même de la chute, si possible) de façon à éviter l'installation d'un syndrome de glissement (plus la prise en charge tarde, plus le traitement sera difficile).

L'alitement prolongé et la sédentarité favorisent l'hypotension orthostatique.

La midodrine et la fludrocortisone ne sont indiqués dans le traitement de l'hypotension orthostatique que si celle-ci est dysautonomique.

Item 129 Troubles cognitifs du sujet âgé

Les cinq grands déficits des fonctions cognitives sont les suivants : les troubles mnésiques, les troubles des fonctions exécutives (planification, exécution, organisation, calcul, etc.), l'aphasie (attention ce n'est pas spécifique de l'accident vasculaire cérébral), l'apraxie et l'agnosie.

Voici les différents degrés de démence en fonction des résultats du **MMSE** :
- **score de 26 à 20/30** : démence débutante ;
- **score de 19 à 10/30** : démence modérée ;
- **score < 9/30** : démence sévère ;

N.B. : *Ce score est toujours à confronter au niveau d'étude, ce dernier pouvant avoir une influence sur le résultat indépendamment de la présence d'une démence.*

Il faut préalablement avoir éliminé une confusion et une dépression avant de poser le diagnostic de démence.

Voici les **différents résultats du test des cinq mots et les déficits qu'il détecte** :
- restitution des mots en rappel immédiat : bon encodage de l'information ;
- restitution des mots en rappel différé : bonne récupération de l'information ;
- si récupération réalisée après indiçage : cela témoigne de lésions des structures préfrontales qui élaborent les stratégies de récupération. Attention tout de même aux diagnostics différentiels réunis sous le nom de « trouble pseudo-amnésique » et pouvant engendrer ce même déficit : dépression, insomnie, usage excessif de psychotropes ;
- si absence de restitution des mots en rappel immédiat et différé, et absence de récupération après indiçage : troubles du stockage par atteinte temporale interne (dans le cadre d'une maladie d'Alzheimer, par exemple). N. B. : *En cas de maladie d'Alzheimer, il peut y avoir des intrusions lors des tests de mémoire.*

La maladie d'Alzheimer n'est pas une cause d'altération de l'état général.

L'échelle de Scheltens évalue l'atrophie hippocampique, visualisée à l'IRM, de la maladie d'Alzheimer. L'absence d'atrophie hippocampique correspond au stade 0 de cette échelle et non au stade 1.

On parle de démence mixte lorsqu'un sujet âgé est touché par deux types de démences. La combinaison la plus fréquente est la maladie d'Alzheimer associée à une démence vasculaire.

La démence vasculaire entraîne plutôt un syndrome cortico-sous-frontal.

La démence à corps de Lewy, tout comme la maladie de Parkinson, peut provoquer des troubles du sommeil paradoxal.

Il faut éviter de prescrire des neuroleptiques chez le parkinsonien ou chez le patient atteint de démence à corps de Lewy (hypersensibilité aux neuroleptiques), car cela aggrave le syndrome extrapyramidal et les dyskinésies. Attention donc à ne pas traiter les hallucinations d'un patient atteint d'une démence à corps de Lewy par des neuroleptiques !

Item 130 Autonomie et dépendance chez le sujet âgé

Dans le score ADL *(Activities of Daily Living)* de Katz, on cote pour chaque item (6 items au total) 1 point en cas d'autonomie, 0 point en cas de dépendance et 0,5 point en cas d'aide partielle.

Dans le score d'autonomie ADL de Katz, il y a un item « continence » (contrôle fécal ou urinaire) ainsi qu'un item « aller aux toilettes » à ne pas confondre.

Dans le score d'autonomie IADL *(Instrumental Activities of Daily Living)* de Lawton, il existe un item « se préparer le repas » à ne pas confondre avec l'item « s'alimenter » de l'ADL.

Item 250 Troubles nutritionnels chez le sujet âgé

Voir partie 21 – Nutrition

Partie 10

GYNÉCOLOGIE OBSTÉTRIQUE

La gynécologie-obstétrique est une matière récurrente aux ECNi : au moins un dossier progressif lui est consacré chaque année. Il s'agit d'une discipline large en matière de degrés de prise en charge (de la prescription de contraception en cabinet de médecine de ville à l'hémorragie de la délivrance en réanimation). Être passé en stage de gynécologie-obstétrique est un avantage pour acquérir le raisonnement et les bons réflexes de cette discipline qui manque, dans certains cas, de protocoles de prise en charge. Ceci est d'autant plus valable en obstétrique et c'est pourquoi « l'expérience de terrain » s'avère bénéfique. Par conséquent, je vous conseille d'insister sur les dossiers progressifs, surtout si vous n'êtes pas passés en stage dans cette discipline car ils vous permettront d'acquérir « l'esprit gynécologie-obstétrique ».

En gynécologie, il s'agit bien souvent de dossiers progressifs mêlant divers items (infertilité + aide médicale à la procréation, anomalies du cycle menstruel, métrorragies) dans lesquels se glissent bien souvent une ou deux questions de contraception. L'aspect oncologique de la spécialité est également très à la mode (veillez à être au point sur les recommandations exigées pour vos ECNi, ces dernières changeant régulièrement). Avec une bonne maîtrise du cours, vous vous en sortirez sans trop de difficultés si le dossier reste « classique ».

En obstétrique, le spectre des complications de la grossesse est le plus gros pourvoyeur de dossiers progressifs, je vous invite donc à bien maîtriser ces items. La prise en charge pouvant varier en fonction de la présentation de la pathologie, l'expérience pratique (ou bien théorique sur les dossiers progressifs) est de mise pour savoir s'adapter et et cocher les bonnes réponses en toutes circonstances. Les erreurs de prise en charge sont fréquentes (apprenez bien les contre-indications), rendant cette matière sélective. Par ailleurs, ce type de dossiers s'accompagne souvent de questions portant sur l'aspect normal de la grossesse, en début ou en fin de dossier (suivi de grossesse, règles hygiéno-diététiques, allaitement, dépistage de diabète, etc.).

En bref, cette spécialité nécessite une bonne connaissance globale du cours car tous les items sont tombables, en insistant particulièrement sur les items classiques pourvoyeurs de dossiers progressifs (tumeurs gynécologiques, métrorragies, infertilité, contraception, complications de la grossesse, etc.).

GYNÉCOLOGIE

Item 34 Anomalies du cycle menstruel. Métrorragies

On parle de polyménorrhée en cas de règles trop abondantes, et d'hyperménorrhée en cas de règles trop longues.

La migraine cataméniale est une migraine survenant pendant les règles (elles sont liées à la chute d'estradiol).

Si un cancer de la vulve ou du vagin est à l'origine de saignements extériorisés à la vulve, on ne parle pas de « métrorragies » qui est un terme consacré aux saignements d'origine utérine.

La première cause de métrorragies post-ménopausiques est l'atrophie endométriale, et non pas le cancer de l'endomètre. En revanche, il faut toujours évoquer et éliminer le cancer devant ce tableau.

En cas de métrorragies post-ménopausiques dans un contexte de prise de traitement hormonal de la ménopause, il faut suspendre celui-ci car il peut s'agir d'un cancer de l'endomètre, dont le développement serait favorisé par ce traitement.

La dysovulation et l'irrégularité des cycles menstruels sont deux aspects du même problème.

Pour affirmer le caractère ovulatoire du cycle menstruel, on réalise un dosage de progestéronémie à J24 du cycle menstruel. Si la progestéronémie est positive, c'est que l'ovulation est présente.

Item 35 Contraception

La réalisation d'un examen gynécologique complet n'est pas obligatoire lors de la première prescription de contraceptif (on ne réalisera pas d'examen au spéculum si la patiente est encore vierge, par exemple).

Le contraceptif le plus efficace (indice de Pearl le plus bas) est l'implant progestatif sous-cutané.

La contraception de type LARC (*long acting reversible contraception*) correspond aux contraceptifs sans prise quotidienne, ni hebdomadaire ni mensuelle. Cela correspond donc au dispositif inta-utérin (au cuivre ou au levonorgestrel) et à l'implant de progestatif sous-cutané. Attention, l'anneau vaginal et le patch n'en font pas partie.

La contraception naturelle par la méthode Ogino Knaus est une contraception par abstinence sexuelle périodique. Il s'agit d'interrompre les rapports sexuels du 10e au 18e jour du cycle (période de fécondabilité). Cette méthode a un mauvais indice de Pearl.

Le risque principal lors de la pose d'un dispositif intra-utérin est la perforation utérine. Il est important de mesurer la cavité utérine au préalable (hystérométrie). Il est également utile de rechercher une infection à *Chlamydia trachomatis* et à *Neisseria gonorrhoeæ* en cas de facteurs de risque (antécédents d'infection sexuellement transmissible, infection génitale haute récente, partenaires multiples, etc.)

Le dispositif intra-utérin au cuivre n'a pas d'impact sur la régularité des cycles mais il peut augmenter l'abondance des règles, tandis que le dispositif intra-utérin au levonorgestrel diminue l'abondance, voire fait disparaître les règles.

Il n'y a pas plus de risque de développer des infections sexuellement transmissibles sous dispositif intra-utérin. En revanche, lorsqu'une infection sexuellement transmissible se développe sous ce type de dispositif, celles-ci sont potentiellement plus graves.

Voici les principales causes de fils de dispositif intra-utérins non vus : grossesse (intra ou extra-utérine), expulsion ou migration intra-abdominale du dispositif. Le bilan à réaliser est donc une échographie pelvienne ainsi qu'un dosage des bêta-hCG.

Chez une femme sans contre-indication à aucune contraception, il est conseillé de prescrire, comme première pilule, une contraception œstroprogestative à base d'éthinyl-estradiol et de progestatif de 2e génération (levonorgestrel ou norgestimate).
N. B. : *Plus on monte en générations de progestatif, plus le risque d'hirsutisme et d'acné diminue, mais plus le risque de maladie thromboembolique veineuse augmente.*

Avant une prescription de pilule œstroprogestative, aucun bilan sanguin préthérapeutique n'est nécessaire (sauf cas particuliers). On réalise un premier bilan à 3 mois comprenant la glycémie veineuse à jeun ainsi qu'un bilan lipidique, puis une fois tous les 5 ans.

La contraception œstroprogestative orale diminue le risque de mastopathie fibrokystique et de fibroadénome du sein mais augmente légèrement le risque de cancer du sein.

Les œstroprogestatifs sont contre-indiqués en cas d'antécédents de thrombose veineuse profonde ou d'embolie pulmonaire **et ce, même si ces dernières ont été provoquées** (par exemple, dans un contexte de chirurgie, d'alitement, de cancer, de décharge d'appui, etc.).

La prise d'œstrogènes est contre-indiquée en cas de mutation du facteur V (hétérozygote ou homozygote).

Différenciez bien les formes de contraceptifs œstroprogestatifs (pilule, anneau vaginal, patch transdermique) et de contraceptifs progestatifs (pilule, DIU, implant).

En cas de présence de mutations des gènes BRCA dans la famille mais sans antécédent personnel de cancer du spectre BRCA (sein et ovaire), aucune contraception n'est contre-indiquée. La contraception œstroprogestative est notamment possible dans ce cas car, bien qu'elle augmente le risque de cancer du sein, elle diminue aussi celui du cancer de l'ovaire qui est le plus mortel des deux.

Toutes les contraceptions sont autorisées en cas de céphalées de tension. En revanche, la contraception œstroprogestative est contre-indiquée en cas de migraine avec aura ou bien en cas de migraine sans aura associée à d'autres facteurs de risques cardiovasculaires.

La présence d'un méningiome contre-indique les contraceptifs à base de progestatifs (ces tumeurs ayant des récepteurs à la progestérone, elles favorisent leur développement).
N. B. : *Avant d'introduire ce type de traitement, il faut réaliser une IRM cérébrale puis, en faire une nouvelle 5 ans après le début de prise du traitement puis tous les 2 ans. L'hémangioblastome, plus rare, en est aussi une contre-indication pour les mêmes raisons.*

La maladie de Wilson contre-indique le dispositif intra-utérin au cuivre.

En cas de nécessité de contraception d'urgence, on peut proposer un dispositif intra-utérin **au cuivre** et non pas au levonorgestrel. Sa pose doit se faire dans les 5 jours suivant le rapport sexuel à risque. En revanche, on peut proposer du levonorgestrel **par voie orale** (prise dans les 72 heures suivant le rapport à risque) ou bien de l'ulipristal d'acétate par voie orale (dans les 5 jours suivant le rapport à risque, uniquement sur ordonnance, contrairement au levonorgestrel).

La pharmacie peut renouveler la délivrance de contraceptif pendant 6 mois si l'ordonnance date de moins de 12 mois.

Presque toutes les contraceptions sont remboursées à 65 % pour les femmes majeures et mineures de plus de 15 ans, et à 100 % pour les jeunes filles mineures de moins de 15 ans.

La contraception définitive par ligature tubaire se fait par cœlioscopie. À noter que cette intervention n'a aucun impact sur les cycles menstruels et n'induit pas de ménopause puisque les ovaires conservent leur effet hormonal sur l'utérus.

Un délai de réflexion de 4 mois minimum doit être respecté entre la demande et la réalisation de la ligature des trompes.

Item 36 Interruption volontaire de grossesse

En cas de volonté d'interruption volontaire de grossesse chez une patiente mineure, celle-ci n'est pas obligée d'obtenir le consentement de ses parents. En effet, le consentement peut être donné par n'importe quelle personne majeure de son choix.

En cas de volonté d'interruption volontaire de grossesse, l'entretien psychosocial n'est obligatoire que chez la jeune femme **mineure**.

Toutes les interruptions volontaires de grossesse doivent être déclarées à l'Agence régionale de santé (ARS).

On suit « l'efficacité thérapeutique » d'une interruption volontaire de grossesse sur l'échographie et la cinétique du taux d'hCG (que l'on réalise en préthérapeutique puis à 15 jours). L'interruption est efficace lorsqu'on constate l'arrêt de la grossesse à l'échographie et la décroissance du taux d'hCG à J15.
N. B. : *En cas de vacuité utérine constatée à l'échographie préthérapeutique lors d'une interruption volontaire de grossesse réalisée avant la 5e semaine d'aménorrhée (SA), on ne peut pas se fier à l'aspect échographique à J15 qui retrouve également une vacuité utérine en cas d'efficacité du traitement mis en place… on se fie, dans ce contexte, uniquement à la décroissance du taux d'hCG.*

En cas de rétention endo-utérine à la suite d'une interruption volontaire de grossesse (métrorragies, masse abdominale, etc.), on réalise une aspiration utérine au bloc opératoire en urgence (on n'utilise pas de médicaments type prostaglandine ou progestérone dans ce cas-là).

Item 37 Stérilité du couple : conduite de la première consultation

Attention de bien savoir employer les termes d'**infertilité primaire et secondaire**. Voici un exemple pour clarifier les choses : dans le cas d'un homme qui ne parvient pas à avoir d'enfant avec une femme sans enfant, mais qui a eu un enfant avec une autre femme, il s'agit :
- d'une infertilité primaire pour la femme ;
- d'une infertilité secondaire pour l'homme ;
- d'une infertilité primaire du couple.

Dans ce contexte, on réalise un bilan d'infertilité chez la femme et chez l'homme (qui peut être infertile même s'il a déjà eu un enfant).

L'infertilité d'un couple est le plus souvent mixte.

La fécondabilité est la probabilité mensuelle d'obtenir une grossesse.

Les principaux facteurs de risque d'infertilité sont le poids, le tabagisme et l'âge, chez la femme. Chez l'homme, ce sont les toxiques environnementaux, le tabagisme et la chaleur.

L'hystérosalpingographie, examen de première intention de l'infertilité de la femme, se fait en première partie de cycle menstruel. En cas d'intégrité de la cavité utérine et de la perméabilité, le cliché tardif à 30 minutes doit montrer une vidange des trompes et une fuite du produit de contraste dans le péritoine (brassage péritonéal) et non une rétention tubo-utérine (qui signerait la présence d'adhérences péri-tubo-ovariennes, cause d'infertilité).
N. B. : *Avant de réaliser cet examen, il faut vérifier l'absence d'allergie à l'iode et d'infection génitale actuelle.*

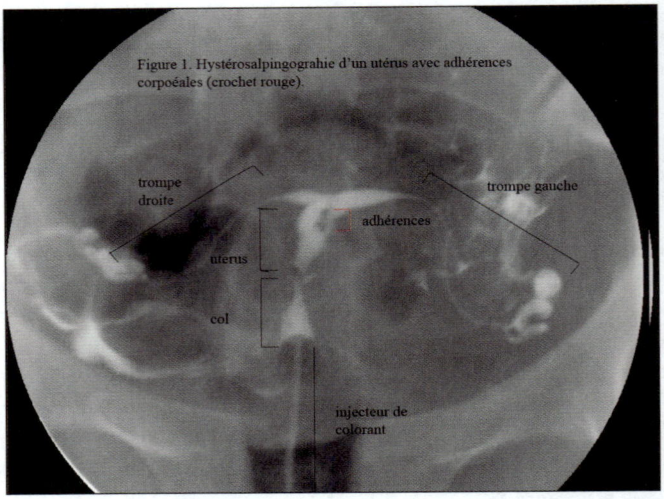

Figure 1. Cliché tardif d'hystérosalpingographie avec mauvais brassage péritonéal et présence d'adhérences.

L'hystérosalpingographie est inutile si une fécondation *in vitro* ou une injection intracytoplasmique de spermatozoïdes est d'emblée indiquée. En effet, il n'est pas nécessaire de connaître la qualité de la perméabilité tubaire dans ce contexte.

Item 38 Assistance médicale à la procréation

Le don d'ovocytes et de spermatozoïdes est possible de 18 à 37 ans pour la femme et de 18 à 45 ans pour l'homme. Ils peuvent être donneurs même s'ils n'ont jamais eu d'enfant. Par ailleurs, l'accord du(de la) conjoint(e) est nécessaire pour donner ses gamètes.

En France, le don unique d'ovocytes ou de spermatozoïdes et l'accueil d'embryon (don anonyme à un couple présentant une double infertilité d'un embryon congelé prélevé à partir d'un autre couple ayant réalisé une démarche d'assistance médicale à la procréation) sont autorisés. En revanche, la gestation pour autrui (GPA) et l'embryon issu d'un double don ovocytes-spermatozoïdes ne sont pas autorisés.
N. B. : *Un consentement au tribunal de grande instance est nécessaire en cas de don de gamètes ou d'accueil d'embryon ; ce n'est pas le cas si c'est une fécondation* in vitro.

L'assistance médicale à la procréation est remboursée à 100 % jusqu'à l'âge de 43 ans pour les femmes et sans limite d'âge pour l'homme, dans la limite de 6 inséminations intra-utérines et de 4 fécondations *in vitro*/injection intracytoplasmique de spermatozoïdes. Attention, ces chiffres sont remis à zéro à chaque nouvelle grossesse.

En cas de fécondation *in vitro*, les 2 membres du couple doivent signer un consentement pour la congélation d'embryons surnuméraires.

En cas d'**insuffisance ovarienne précoce** (hypogonadisme hypergonadotrope), la seule méthode d'assistance médicale à la procréation envisageable est le don d'ovocytes, puisque les ovocytes ne sont pas fécondables dans ce contexte. Au contraire, en cas de cause centrale d'infertilité (hypogonadisme hypogonadotrope), il existe des follicules prêts à être stimulés.

Le syndrome d'hyperstimulation ovarienne est une complication classique en dossier progressif d'infertilité, consécutif à une stimulation ovarienne (induction simple d'ovulation, insémination intra-utérine, fécondation *in vitro* simple ou par injection intracytoplasmique de spermatozoïdes). Ce phénomène survient plusieurs jours après la stimulation, caractérisé par une hypovolémie (due à une fuite liquidienne dans le secteur extracellulaire avec de potentielles pleurésies, ascite, etc.) associée à un risque de thrombose artérielle et veineuse. Le traitement consiste en une prise d'anticoagulants à visée préventive et le port de bas de contention.

Il est possible d'estimer la réserve ovarienne folliculaire à l'échographie, à réaliser à J2-J3 du cycle. Si le nombre de follicules antraux est inférieur à 5, il s'agit d'une mauvaise réserve ovarienne et la stimulation risque de ne pas être efficace. À l'inverse, en cas de plus de 10 follicules antraux, on s'expose à un risque de réponse excessive à la stimulation ovarienne (risque de syndrome d'hyperstimulation).

Les autres moyens d'estimer la réserve ovarienne sont biologiques : FSH en première partie de cycle (en cas de taux augmenté, il s'agit d'un hypogonadisme hypergonadotrope, témoin d'une mauvaise réserve ovarienne) et l'hormone antimüllérienne à n'importe quel moment du cycle (cette hormone étant sécrétée par les follicules en croissance, il existe une mauvaise réserve folliculaire en cas de taux faible). Le dosage de l'inhibine B n'a plus d'intérêt dans cette situation.

La technique de référence de préservation de la fertilité féminine (dans un contexte de chimiothérapie ou de radiothérapie) est la **cryoconservation par vitrification** (par un recueil d'ovocytes matures après une stimulation ovarienne). Attention, cette technique n'est possible que chez la femme **pubère**. En revanche, on peut préserver la fertilité masculine par congélation de pulpe testiculaire chez un garçon non pubère.

Item 39 Algies pelviennes chez la femme

En cas de douleurs pelviennes associées à des ménorragies, il faut évoquer essentiellement les étiologies suivantes : l'endométriose, l'adénomyose et le fibrome utérin (pathologie possible chez la femme jeune). Ces pathologies peuvent aussi engendrer des douleurs sans ménorragies.
N. B. : *On réalise une échographie endovaginale en première intention dans ce contexte.*

L'endométriose induit la présence de tissu endométrial ectopique, essentiellement au niveau du péritoine et des organes de l'abdomen et du pelvis (organes génitaux, appareil urinaire, tube digestif, etc.). Elle est douloureuse essentiellement pendant les périodes de règles.

L'échographie endorectale fait partie du bilan d'endométriose.
N. B. : *En parlant d'échographie endorectale, il est important de savoir que d'une façon générale, on évite l'échographie endovaginale chez une femme vierge ; on peut, dans ce contexte, réaliser une échographie endorectale à la place.*

Les douleurs d'endométriose disparaissent à l'issue de la ménopause puisque les cycles menstruels s'arrêtent.

La torsion d'annexe ne provoque pas de métrorragie.

En cas de suspicion de torsion d'annexe, l'échographie ne peut en affirmer le diagnostic (la torsion en elle-même n'est pas visible) mais peut en fournir un indice : la présence d'un kyste ovarien. En outre, une échographie normale n'élimine pas le diagnostic. Le diagnostic de certitude repose sur la chirurgie.

Même si l'ovaire est nécrosé, on réalise seulement l'exérèse du kyste ovarien et non l'exérèse de l'ovaire (contrairement à la torsion de testicule où on en réalise l'ablation s'il est nécrosé).

L'endométriome ovarien a un risque de torsion plus faible que les autres kystes ovariens (car il possède des adhérences et est souvent trop gros pour se tordre).

Item 40 Aménorrhée

On parle d'aménorrhée primaire en cas d'absence d'apparition de menstruations chez une jeune fille de 16 ans ou plus. On parle d'aménorrhée secondaire en cas d'absence de menstruations pendant plus de 3 mois chez une femme antérieurement réglée.

Le syndrome de Kallmann-De Morsier peut causer une aménorrhée primaire ou secondaire.

Il est inutile de rechercher des antécédents familiaux de syndrome de Turner en cas de suspicion puisqu'il ne s'agit pas d'une pathologie héréditaire mais d'une anomalie chromosomique ponctuelle.

En cas de test aux progestatifs, la prise de progestatifs doit durer 10 jours et pas plus, car cela provoquerait une atrophie endométriale à l'origine d'une absence de saignements, rendant le test ininterprétable.

Il faut réaliser un caryotype en cas d'aménorrhée primaire mais aussi en cas d'aménorrhée **secondaire** d'origine périphérique (un syndrome de Turner pouvant parfois se manifester par une aménorrhée secondaire).

En cas de syndrome des ovaires polykystiques, il y a bien souvent une inversion du rapport LH/FSH avec un taux de LH supérieur au taux de FSH. Ceci est un indice bien utile en dossier progressif lorsque l'on vous demande votre hypothèse diagnostique principale. Par ailleurs, le taux d'hormone antimüllerienne sera élevé dans ce contexte (réserve folliculaire ovarienne importante).

Voici les signes échographiques caractérisant le syndrome des ovaires polykystiques :

- une hypertrophie du stroma ;
- une répartition périphérique des follicules sur l'ovaire (N. B. : *Un ovaire normal a une répartition aléatoire des follicules)* ;
- la présence de plus de 20 follicules par ovaire, et ce, sur les deux ovaires et/ou un volume ovarien ≥ 10 mL ;
- l'absence de corps jaune, de kyste ou de follicule dominant (car il existe une dysovulation).

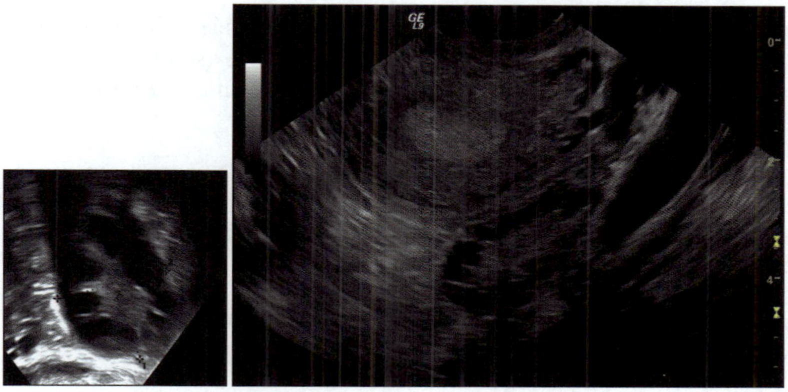

Figure 2. Échographie d'ovaires polykystiques.

Item 41 Hémorragie génitale chez la femme

On ne réalise pas d'examen complémentaire en dehors d'un examen gynécologique en première intention (pas de fibroscopie œsogastroduodénale ni de coloscopie, par exemple) en présence d'une anémie ferriprive (situation très fréquente). On prescrit une supplémentation en fer, puis on réévalue à distance.

Une femme en âge de procréer qui présente une hémorragie génitale intermittente peut prendre ces saignements pour ses règles. Attention donc à ne pas éliminer une grossesse trop rapidement si la patiente dit avoir eu ses règles récemment, ces saignements pouvant être d'origine gestationnelle.

La vaginite sénile (sécheresse vaginale due à une carence en œstrogènes) est une cause d'hémorragie génitale.

L'atrophie endométriale due à une carence œstrogénique chez la femme ménopausée peut engendrer une hémorragie génitale. À l'opposé, l'hypertrophie endométriale en est aussi une cause par sécrétion persistante d'œstrogènes associée à une carence en progestérone (se rencontre surtout chez la femme en périménopause et chez la femme ménopausée sous traitement hormonale substitutif).

Après la ménopause, les fibromes utérins ne sont plus une cause d'hémorragie génitale puisqu'ils involuent.

Item 42 Tuméfaction pelvienne chez la femme

Une tuméfaction pelvienne chez la femme ménopausée doit, en premier lieu, faire évoquer un cancer de l'ovaire ou un cancer de l'endomètre (selon sa consistance et sa localisation). Le toucher vaginal est primordial pour différencier une masse utérine d'une masse annexielle.

Item 120 Ménopause

Le syndrome climatérique n'induit pas de céphalée, contrairement au syndrome prémenstruel.

Le diagnostic de ménopause repose sur un dosage plasmatique de FSH et de LH uniquement en cas d'antécédent d'hystérectomie, en cas de ménopause précoce avant l'âge de 40 ans, de femme sous contraception œstroprogestative ou sous dispositif intra-utérin au levonorgestrel. Dans les autres cas, il s'agit d'un diagnostic clinique (aménorrhée pendant plus de 12 mois).

Les facteurs de risque de développer des bouffées de chaleur pendant la ménopause sont les suivants : le tabagisme, un IMC > 30 kg/m², l'alcoolisme, la consommation de boissons chaudes (thé/café), la température ambiante élevée, la ménopause iatrogène induite par une chirurgie/radiothérapie/chimiothérapie.

En cas de sécheresse vulvovaginale liée à la ménopause, on peut prescrire des œstrogènes (estriol ou promestroène) par voie vaginale en ovules topiques ou en crème.

En cas de contre-indications au traitement hormonal de la ménopause, on peut proposer en alternative des inhibiteurs sélectifs de la recapture de la sérotonine, de la gabapentine ou encore de la clonidine.

Item 297 Tumeurs du col utérin, tumeurs du corps utérin

Tumeurs du col utérin

La contraception orale œstroprogestative est un facteur de risque de cancer du col de l'utérus.

Il n'y a pas de notion d'hérédité dans le cancer du col utérin, donc la présence d'antécédents familiaux de ce type de cancer ne change pas les modalités de suivi.

Le délai entre la contamination à HPV (papillomavirus humain) et le cancer du col de l'utérus est de 10 ans.

Le HPV est également pourvoyeur de cancer de la vulve, du pénis et de l'anus.

Le vaccin nonavalent contre HPV immunise contre 9 types de virus : 7 virus oncogènes (HPV 16, 18, 31, 33, 45, 52, 58) et 2 non oncogènes pourvoyeurs de verrues et condylomes essentiellement (HPV 6 et 11). Je vous conseille de connaître au moins les deux premiers de chaque type (HPV 16 et 18 d'une part et HPV 6 et 11 d'autre part). Il nécessite deux à trois injections selon l'âge (N. B. : *Les 2e et 3e injections ne sont pas des rappels).*

Le vaccin contre HPV peut être réalisé même chez une femme non vierge.

La vaccination contre HPV est possible après l'âge de 19 ans mais ne sera pas remboursée par la Sécurité sociale.

Le dépistage du cancer du col de l'utérus par frottis cervico-utérin est spécifique mais peu sensible (environ 50 % de sensibilité).

La réalisation de frottis cervico-utérin n'est pas recommandée chez la femme vierge et ce, quel que soit son âge (pas de risque d'infection à HPV).

La réalisation de frottis cervico-utérin n'est pas recommandée avant l'âge de 25 ans car on pourrait y retrouver des anomalies de résolution spontanée (risque de surtraitement).

En cas d'immunodépression (VIH, traitement immunosuppresseur, etc.), la réalisation de frottis cervico-utérin est recommandée tous les ans.

Le dépistage du cancer du col de l'utérus est recommandé jusqu'à l'âge de 65 ans, tandis que celui du cancer du sein l'est jusqu'à 75 ans.

Le frottis, réalisé **en phase liquide,** permet de réaliser, dans le même temps, la recherche d'HPV.

En cas de lésion visible au spéculum au niveau du col de l'utérus, on réalise une biopsie de cette lésion et non pas un frottis cervico-utérin (on se trouve alors dans une situation diagnostique et non de dépistage). Aucune anesthésie n'est nécessaire puisque le col utérin n'est pas innervé.

En cas de lésion du col utérin macroscopiquement visible et suspect de cancer, il n'y a pas besoin de colposcopie pour réaliser une biopsie (le colposcope est un examen au microscope de la muqueuse, inutile dans ce contexte si la lésion est visible macroscopiquement).

La conisation a pour effets indésirables l'infertilité (défaut qualitatif de la glaire cervicale), les fausses couches spontanées **tardives**, les chutes d'escarres à l'origine de saignements.

Tumeurs du corps utérin

Un myome ou fibrome utérin correspond à un épaississement myométrial et non pas endométrial.

Un fibrome **sous-séreux** ne saigne pas dans l'utérus.

L'hystérosonographie permet de visualiser des pathologies intracavitaires (fibrome, polype) ou des malformations utérines. Il s'agit d'une sorte d'échographie de contraste à base de sérum physiologique.

La contraception œstroprogestative n'est pas un facteur de risque de cancer de l'endomètre car la présence de progestatifs limite l'hyperplasie endométriale. En revanche, en cas de prise d'œstrogènes sans progestérone, cela induit une hyperplasie endométriale à risque de cancer. Le raisonnement est le même pour le traitement hormonal substitutif de la ménopause (pas d'augmentation du risque du cancer de l'endomètre si prise de progestatifs du 1er au 25e jour du mois, conjointement aux œstrogènes).

L'hypertension artérielle, le diabète et l'obésité sont des facteurs de risque de cancer de l'endomètre bien qu'ils n'aient pas d'action directe sur l'endomètre.
N. B. : *L'obésité est un facteur de risque car l'aromatisation des androgènes et de l'androsténedione en œstrogènes a lieu dans le tissu adipeux.*

Il faut penser au syndrome de Lynch en cas de cancer de l'endomètre chez une femme jeune.

En cas d'épaisseur endométriale supérieure à 4 mm à l'échographie et ce, d'autant plus dans un contexte de ménopause, il faut réaliser une hystéroscopie diagnostique à la recherche d'un cancer de l'endomètre. Inversement, un cancer de l'endomètre est très peu probable en l'absence d'hyperplasie endométriale.

Voici les étapes, par ordre chronologique, de la démarche diagnostique d'un cancer de l'endomètre (qui n'est pas toujours très claire dans les référentiels et qui est source de confusion) :

- une **biopsie endométriale à l'aveugle** à l'aide d'**une pipelle de Cornier ou d'une canule de Novak (en consultation sans anesthésie)**. Si celle-ci retrouve des cellules cancéreuses, cela pose le diagnostic de cancer et il n'y a pas besoin de réaliser plus de prélèvements. En revanche, sa négativité n'élimine pas un cancer de l'endomètre puisque le prélèvement par cette technique est réalisé à l'aveugle et n'est pas orienté vers une lésion ;
- une **hystéroscopie diagnostique (en consultation sans anesthésie)** : elle permet, d'une part, de sensibiliser la cytologie en instillant du sérum physiologique, permettant de décoller de potentielles cellules cancéreuses, et d'autre part, de chercher des lésions macroscopiques. En cas de lésion(s) macroscopique(s) visualisée(s), on programme une hystéroscopie opératoire dans le but de les biopsier ;
- une **hystéroscopie opératoire (au bloc opératoire sous anesthésie)** : elle permet de réaliser une biopsie orientée d'une lésion macroscopique vue en hystéroscopie diagnostique. Si l'utérus est plein de sang et qu'il est impossible de visualiser la lésion, il peut être envisagé de faire un curetage à l'aveugle de l'utérus pour tenter de prélever des cellules cancéreuses.

N. B. : *Au cours de ces 3 étapes, si un prélèvement retrouve des cellules cancéreuses, on annule les étapes d'après puisque le diagnostic de cancer est alors posé.*

Attention de ne pas confondre **les appellations des différentes chirurgies de l'appareil génital féminin** :

- hystérectomie subtotale = exérèse de l'utérus avec conservation du col ;
- hystérectomie conservatrice (ou interannexielle) = exérèse de l'utérus mais conservation des annexes ;
- hystérectomie non conservatrice = exérèse de l'utérus et des annexes de façon bilatérale ;
- hystérectomie radicale ou élargie = exérèse de l'utérus, des annexes de façon bilatérale et des paramètres ;
- colpohystérectomie ou intervention de Wertheim = exérèse de l'utérus, du col utérin et de la collerette vaginale ;
- trachélectomie = exérèse du col de l'utérus, de la collerette vaginale et du bas de l'utérus (on conserve le haut de l'utérus pour pouvoir concevoir des enfants).

Item 303 Tumeurs de l'ovaire

Attention de ne pas confondre le **kyste dermoïde** (tumeur bénigne de l'ovaire) et la **tumeur desmoïde** (tumeur myofibroblastique des tissus mous).

Les microprogestatifs (et non pas les macroprogestatifs) favorisent la survenue de kystes fonctionnels de l'ovaire. En cas de survenue de ces lésions sous microprogestatifs, il faut changer la contraception. Par ailleurs, la contraception œstroprogestative protège des kystes ovariens fonctionnels (mais pas des kystes ovariens organiques).

Le cancer de l'ovaire et le cancer de la trompe utérine sont synonymes : on fait difficilement la différence macroscopiquement et à l'histologie.

Tout ce qui augmente le nombre de cycles menstruels (et donc qui augmente le nombre d'ovulations) augmente le risque de développer un cancer de l'ovaire : une puberté précoce, une ménopause tardive, une infertilité (stimulations ovariennes et absence de grossesse), une nulliparité, une première grossesse tardive (> 30 ans). *A contrario*, toute situation diminuant le nombre d'ovulations protège du cancer de l'ovaire : contraception œstroprogestative, multiparité, allaitement maternel.

Le carcinome séreux de haut grade est le type histologique le plus fréquent des cancers de l'ovaire.

Les tumeurs germinales ovariennes sont de très bon pronostic.

Le cancer de l'ovaire n'entraîne pas de métrorragies le plus souvent (sauf la tumeur de la granulosa).

Les tumeurs ovariennes de la granulosa produisent des œstrogènes et peuvent, par conséquent, provoquer une aménorrhée, une infertilité ou encore des ménométrorragies (par hyperplasie de l'endomètre ; c'est donc aussi un facteur de risque de cancer de l'endomètre). Chez la femme ménopausée, cela peut conduire à l'arrêt des symptômes de la ménopause (arrêt des bouffées de chaleur, augmentation de la trophicité vulvaire, etc.).

Le cancer de l'ovaire est souvent diagnostiqué à un stade avancé car il peut rester longtemps asymptomatique.

La présence d'ascite dans un contexte de tumeur de l'ovaire est en faveur de sa malignité (potentiellement associée à des nodules de carcinose péritonéale, à rechercher).

10 % des cancers de l'ovaire sont des métastases d'un autre cancer primitif néoplasique.

Le cancer de l'ovaire peut provoquer une dermatomyosite (syndrome paranéoplasique). On recherche donc un cancer de l'ovaire en cas de dermatomyosite.

Il est interdit de biopsier une tumeur suspecte de cancer de l'ovaire car il existe un risque de dissémination tumorale important.

La radiothérapie ne fait pas partie des traitements du cancer de l'ovaire car ce dernier n'y est pas sensible.

Le taux de CA-125 est corrélé à la masse tumorale ovarienne, il est donc utile pour le suivi.

Item 309 Tumeurs du sein

Une pathologie bénigne du sein avec des caractéristiques **atypiques** ou de **prolifération** constitue un facteur de risque de cancer du sein.

En cas de masse du sein chez une femme jeune, la mammographie sera peu contributive du fait de la densité des seins ; une échographie sera alors préférable pour explorer cela.

Un kyste du sein à l'échographie est de forme ronde, hypoéchogène avec un renforcement postérieur hyperéchogène (et non pas un cône d'ombre postérieur, plutôt évocateur de malignité).

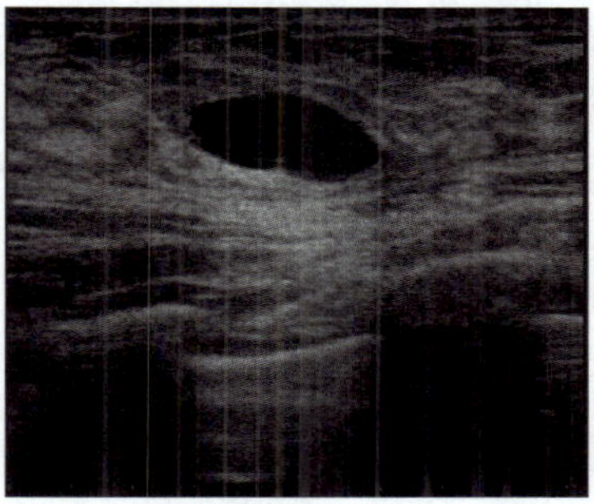

Figure 3. Kyste du sein.

L'allaitement protège du cancer du sein.

En cas de lésion suspecte de cancer palpable et/ou visible à la mammographie et/ou à l'échographie, il faut en réaliser un prélèvement ; toutefois, le type de biopsie dépend du type de lésion. Attention de ne pas s'emmêler les pinceaux :

- on réalise une microbiopsie (échoguidée) pour toute lésion palpable ou repérable à l'échographie mammaire ;
- on réalise une macrobiopsie (sous stéréotaxie) en cas de lésion vue à la mammographie mais non palpable ni visualisable à l'échographie, avec une pose de clip si microcalcifications ou micronodules (qui sera remplacé par un harpon juste avant d'opérer).

Le cancer du sein contre-indique toute prise de traitement hormonal à base d'œstrogènes et/ou de progestatifs.

En cas de tumeur inflammatoire du sein, celle-ci sera classée T4d en classification TNM et ce, peu importe sa taille et son extension.
N. B. : *En cas de tumeur inflammatoire du sein, la chimiothérapie néoadjuvante est systématique avant la chirurgie. Cette chirurgie sera une mastectomie et non une simple tumorectomie.*

En cas de tumeur du sein T1N0 ou T2N0, on ne réalisera un bilan d'extension radiologique qu'en cas de point d'appel clinique. En revanche, il sera systématique en cas de tumeur T3 et/ou T4 et/ou N^+.

On réalise volontiers une échographie pelvienne à la recherche d'un cancer de l'ovaire lorsque l'on suspecte un cancer du sein chez une patiente et ce, d'autant plus qu'elle présente des antécédents familiaux de cancer du sein ou de l'ovaire, ceci pouvant entrer dans le cadre d'un syndrome sein-ovaire avec une mutation des gènes BRCA.

Le choix entre tumorectomie ou mastectomie pour traiter un cancer du sein dépend du rapport taille de la tumeur/taille du sein, et non du stade de la lésion. Par exemple, on réalise plutôt une mastectomie pour une tumeur du sein de 3 cm de grand axe de diamètre dans un sein de taille 80A, alors qu'on réalise plutôt une tumorectomie pour une tumeur du sein de 1 cm de grand axe dans un sein de taille 95D. D'ailleurs, il peut arriver, dans certains cas particuliers, de réaliser une chimiothérapie **néoadjuvante** pour tenter de réduire la taille tumorale dans le but de réaliser une tumorectomie et non une mastectomie.

Dans le cas d'une hormonothérapie pour un cancer du sein, on l'introduit **après** la réalisation d'une potentielle chimiothérapie (et non pas en même temps).

OBSTÉTRIQUE

Item 21 Examen prénuptial

Après la vaccination contre la rougeole-oreillons-rubéole et contre la varicelle, une femme en âge de procréer doit avoir une contraception pendant respectivement 2 mois et 3 mois après l'injection de ces vaccins.

Item 22 Grossesse normale

La déclaration de grossesse, contrairement à la déclaration de naissance, n'est pas obligatoire. Elle doit être envoyée à la Caisse primaire d'assurance maladie (CPAM) ainsi qu'à la Caisse d'allocations familiales (CAF) et permet une prise en charge à 100 % des frais médicaux à partir de la 24e SA. Celle-ci peut être faite par une sage-femme.

La longueur cranio-caudale du fœtus est une mesure réalisée au 1er trimestre permettant de dater la grossesse, et non pas d'estimer le poids fœtal. Les autres moyens permettant de dater une grossesse sont les suivants : la mesure du pôle céphalique au 2e trimestre (périmètre céphalique et/ou diamètre bipariétal), la date des dernières règles, la date de ponction ovocytaire en cas de fécondation *in vitro* (la fécondation au laboratoire a lieu le même jour). Attention, la mesure de la hauteur utérine et le taux d'hCG plasmatiques ne sont pas utilisés pour dater une grossesse.

L'augmentation isolée de l'alphafœtoprotéine (dosée pour le dépistage anténatal de la trisomie 21, par exemple) est associée à des anomalies de fermeture du tube neural.

La rupture des membranes à dilatation complète du col utérin pendant le travail est dite « tempestive » (signifiant « au bon moment ») ; il s'agit donc d'une situation physiologique.

Une rupture des membranes peut être réalisée artificiellement pour déclencher le travail ou bien pour augmenter les contractions alors que le travail a déjà débuté.

Si une femme n'a pas reçu le vaccin contre la coqueluche avant sa grossesse, il vaut mieux la vacciner en post-partum que pendant la grossesse.

La multiparité se réfère au « P » de GxPx. Par exemple, une femme G3P3 est multipare, mais une femme G4P0 n'est pas multipare.

Voici deux manières de calculer la hauteur utérine normale en fonction du terme :
- après 20 SA (semaines d'aménorrhée) : le nombre de cm correspond au nombre de SA-4 cm puis, ajouter 1 cm toutes les deux semaines à partir de 32 SA ;
- après le 4e mois de grossesse : nombre de mois x 4 puis, ajouter 2 cm par mois à partir du 8e mois.

Item 23 Principales complications de la grossesse

Hémorragie génitale

On parle de **grossesse intra-utérine arrêtée** lorsqu'il n'existe pas encore de symptômes traduisant l'expulsion du fœtus non viable mais qu'il existe simplement des métrorragies de faible abondance avec un abdomen indolore et un col utérin fermé au toucher vaginal. Cette situation évolue le plus souvent vers une **fausse couche spontanée précoce**, qui est caractérisée par des symptômes plus marqués (métrorragies plus importantes, douleurs pelviennes à type de crampes, disparition des signes sympathiques de grossesse, col ouvert au toucher vaginal). Attention de ne pas confondre ces deux termes en dossier progressif.

On parle de fausse couche spontanée **précoce** avant 14 semaines d'aménorrhée, et de fausse couche spontanée **tardive** entre 14 et 22 semaines d'aménorrhée. Au 3e trimestre, on parle de **mort fœtale in utero**.

En cas d'hémorragie génitale pendant le 2e ou le 3e trimestre de grossesse, la pose de speculum est permise mais le toucher vaginal est contre-indiqué tant que la présence d'un placenta prævia n'a pas été éliminée par une échographie abdominale et endovaginale (non contre-indiquée dans ce contexte).

Un fibrome utérin n'est pas une cause d'hémorragie génitale pendant la grossesse.

Une menace d'accouchement prématuré peut être associée à une hémorragie du 3e trimestre.

Une bradycardie fœtale (rythme cardiaque fœtal < 90/min) traduit une hypoxie dont les causes peuvent être : un hématome rétroplacentaire, une hémorragie de Benckiser, une procidence du cordon omiblical, une rupture utérine, etc.

Un hématome rétroplacentaire peut être **complet** (induisant une mort fœtale *in utero* ; il faut dans ce cas déclencher le travail pour évacuer le fœtus décédé, la césarienne étant inutile) ou **incomplet** (induisant une bradycardie fœtale ; la césarienne en urgence s'impose).

L'hématome rétroplacentaire expose au risque de coagulation intravasculaire disséminée.

L'emploi de prostaglandines dans le but d'accélérer le début de l'accouchement est contre-indiqué en cas d'utérus cicatriciel (risque de rupture utérine). Toutefois, on peut utiliser l'ocytocine dans ce contexte.

Toutes les femmes rhésus négatif n'auront pas d'administration d'immunoglobuline anti-D, puisque l'injection n'est pas indiquée si le père de l'enfant est aussi rhésus négatif ou bien si le fœtus est lui-même rhésus négatif (recherche faite aux alentours de la 11e SA si la mère est rhésus négatif).

L'injection d'immunoglobuline anti-D est inutile si la recherche d'agglutinines irrégulières (RAI) retrouve la présence d'immunoglobuline anti-D, la mère étant déjà immunisée.

En cas d'anémie fœtale imputable à une allo-immunisation materno-fœtale, on réalise une ponction de sang fœtale pour y doser l'hémoglobine puis, on réalise une transfusion *in utero*.

Un rythme cardiaque fœtal de type sinusoïdal signe une anémie sévère du fœtus.

Fièvre

En cas de fièvre avec douleurs abdominopelviennes chez une femme enceinte, on évoque la chorio-amniotite mais pas l'endométrite, qui n'existe pas pendant la grossesse.

Le diagnostic de chorio-amniotite repose sur la présence d'une fièvre associée à deux signes parmi : une tachycardie fœtale > 160/min, une contraction utérine ou douleur abdominale ou mise en travail, un liquide amniotique purulent.

La présence d'une chorio-amniotite contre-indique la tocolyse (on ne va pas empêcher l'accouchement alors qu'il y a une infection sur les membranes qui entourent le fœtus).

Hypertension artérielle

Attention aux délais d'apparition des pathologies suivantes :
- l'hypertension artérielle chronique préexistante avant la grossesse apparaît avant 20 semaines d'aménorrhée ;
- l'hypertension artérielle gravidique et la prééclampsie apparaissent après 20 semaines d'aménorrhée.

Le diagnostic de prééclampsie repose sur la présence d'une hypertension artérielle gravidique associée à une protéinurie > 2 croix à la bandelette urinaire ou ≥ 0,3 g/24 heures. *Attention, il ne s'agit pas d'un taux de protéinurie par litre !*

Dans un contexte de prééclampsie, l'altération des dopplers **fœtaux** constitue un signe de gravité, signant la souffrance fœtale. L'altération des dopplers utérins permet de dépister la malplacentation (phénomène à l'origine de la prééclampsie) utile dans le bilan étiologique d'un retard de croissance intra-utérin ou de petit poids pour l'âge gestationnel, mais n'est pas un signe de gravité de prééclampsie.
N. B. : *Une femme qui n'est pas enceinte présente des « notchs » au doppler utérin, qui sont censés disparaître pendant la grossesse sauf s'il existe une prééclampsie ; toutefois, la valeur prédictive négative n'est pas parfaite puisqu'on retrouve parfois un doppler utérin normal alors qu'il existe une prééclampsie.*

En cas de prééclampsie, on ne surveille pas les dopplers fœtaux tous les jours, mais plutôt une fois par semaine environ.

Les signes neurologiques marquant la sévérité de la prééclampsie sont les suivants : des phosphènes, des acouphènes, des myodésopsies, des réflexes ostéotendineux diffus et des polycinétiques, des céphalées résistantes au traitement simple, une éclampsie. *Attention de ne pas s'emporter à cocher le moindre signe neurologique (par exemple, des paresthésies), encore un piège facile.*

La survenue d'un HELLP syndrome (hémolyse + cytolyse hépatique + thrombopénie) expose à de nombreuses complications : éclampsie, coagulation intravasculaire disséminée et hématome sous-capsulaire du foie (à suspecter en cas de douleur abdominale) avec un risque de rupture spontanée du foie à l'origine d'un choc hémorragique, d'où la nécessité de réaliser une césarienne en urgence.

Le diagnostic différentiel principal du HELLP syndrome est la stéatose hépatique aiguë gravidique (SHAG) qui est à l'origine d'une cytolyse hépatique mais qui n'est ni liée à une hypertension artérielle ni à une prééclampsie.

Le HELLP syndrome est une indication à accoucher dans les 48 heures : la tocolyse est contre-indiquée.

Un des risques de la prééclampsie est l'hémorragie intracrânienne (du fait de l'hypertension artérielle ainsi que de l'éventuelle thrombopénie en cas de HELLP syndrome associé).

En cas de prééclampsie survenant avant 34 semaines d'aménorrhée, il faut administrer une corticothérapie de maturation fœtale, et ce, même si la mère va bien, car celle-ci risque d'accoucher dans les 15 jours.

Il est important de réaliser une surveillance rapprochée en post-partum des patientes ayant été atteintes d'une prééclampsie pendant la grossesse car un HELLP syndrome et une éclampsie peuvent survenir dans les 7 jours suivant l'accouchement.

La menace d'accouchement prématuré concerne une grossesse sur cinq. Heureusement, toutes n'aboutissent pas à un accouchement prématuré.

La rupture prématurée des membranes expose à de nombreuses complications : une prématurité, une chorio-amniotite, un hématome rétroplacentaire et une procidence du cordon.

Pour confirmer une rupture prématurée des membranes, il existe plusieurs méthodes : la mesure du pH des sécrétions vaginales (ininterprétable en cas de métrorragies), le test à la diamine oxydase ou à l'IGF-BP1, la recherche de perte liquidienne en posant un spéculum, la mesure de la quantité de liquide amniotique à l'échographie.

En cas de rupture prématurée des membranes et de prélèvement vaginal positif pour le streptocoque du groupe B, on déclenche artificiellement la mise en travail. En effet, il existe un risque de chorio-amniotite élevé dans ce contexte.

L'administration de sulfate de magnésium à visée de neuroprotection fœtale est indiquée en cas d'accouchement **imminent** (< 24 heures) d'un fœtus à moins de 32 SA (il s'agit d'une perfusion continue durant 24 heures maximum).

Pour tocolyser, on peut utiliser de la nifédipine *(per os)* mais pas de la nicardipine (qui est un antihypertenseur).

La tocolyse ne dure que 48 heures, temps nécessaire pour introduire la corticothérapie. *Attention, la tocolyse ne se fait qu'à partir de 24 SA et jusqu'à 34 SA.*

Il n'y a pas lieu de recommander un repos **strict** au lit en cas de menace d'accouchement prématuré. Ainsi, on ne prescrit, dans ce contexte, que des bas de contention et pas d'anticoagulation préventive puisqu'une patiente présentant une menace d'accouchement prématuré marche.

En cas d'antécédent de maladie thromboembolique veineuse, il faut introduire de l'héparine de bas poids moléculaire à visée préventive couplée au port de bas de contention veineuse lors des prochaines grossesses.

Item 24 Grossesse extra-utérine

Le traitement d'une grossesse extra-utérine par salpingotomie n'empêche pas les récidives. Le traitement d'une grossesse extra-utérine par salpingectomie ne diminue pas la fertilité (la 2e trompe utérine est tout à fait fonctionnelle dans ce cas-là).

En cas de rupture de trompe utérine au cours d'une grossesse extra-utérine, on réalise une salpingectomie et non une salpingotomie.

En cas de traitement par méthotrexate pour une grossesse extra-utérine, le taux d'hCG peut augmenter dans les premiers jours avant de diminuer. En outre, les premiers jours de traitement par méthotrexate peuvent induire une augmentation des douleurs pelviennes (on réalise, de principe, une échographie pelvienne, dans ce contexte, pour s'assurer de l'absence de rupture de trompe utérine).

Après une grossesse extra-utérine, il faut privilégier une contraception œstroprogestative pour bloquer l'ovulation et mettre les ovaires au repos.

Item 25 Douleur abdominale aiguë chez une femme enceinte

La colique néphrétique et la pyélonéphrite aiguë chez la femme enceinte ont le plus souvent lieu du côté droit, car il existe une dextrorotation de l'utérus physiologique qui peut comprimer les voies urinaires à droite. À noter qu'il existe une dilatation modérée des cavités pyélocalicielles pendant la grossesse, plus importante du côté droit.

Devant une douleur abdominale de la femme enceinte sans cause évidente, il faut réaliser un toucher rectal pour éliminer un fécalome qui n'est pas si rare chez la femme enceinte.

Item 26 Risque fœtaux : infections, médicaments, toxiques, irradiation

Infections

Veillez à bien différencier les mesures de prévention de la toxoplasmose et de la listéria :
- toxoplasmose : éviter la viande peu cuite, les légumes mal lavés, le contact avec les chats (éviter tout contact avec leur litière ; par exemple, laver la litière du chat est une mauvaise idée) ;
- listeria : éviter les fromages à pâte molle, les fruits de mer, le poisson fumé, la charcuterie et la viande peu cuite.

La toxoplasmose congénitale peut provoquer une microcéphalie ainsi qu'une hydrocéphalie chez l'enfant.

Pour confirmer une toxoplasmose congénitale, il faut réaliser une amniocentèse mais pas une biopsie trophoblastique (ne pas confondre avec le prélèvement permettant de réaliser un caryotype).

L'infection à *Listeria* chez la femme enceinte n'est pas en soi une indication à un déclenchement d'accouchement en urgence (mais en cas de chorio-amniotite à *Listeria* par exemple, ce sera le cas).

En cas d'infection par le VIH, on parle de « charge virale sanguine indétectable » si le nombre de copies virales < 50/mL. Toutefois, l'accouchement par voie basse est possible tant que la charge virale est inférieure à 400 copies/mL.

En cas de varicelle, on ne sépare pas l'enfant de sa mère, alors qu'on le fait en cas de tuberculose.
N. B. : *On contre-indique l'allaitement pour la tuberculose, pas pour la varicelle.*

On réalise un accouchement par césarienne si la mère contracte la varicelle dans un délai de 5 jours précédant l'accouchement ou dans les 2 jours suivant l'accouchement.

Médicaments

Pendant la grossesse, les anti-inflammatoires non stéroïdiens sont contre-indiqués dès le 6e mois de grossesse (risque de fermeture du canal artériel et d'insuffisance cardiaque). D'une façon générale, mieux vaut les éviter tout au long de la grossesse.

Les anticoagulants oraux directs sont contre-indiqués pendant la grossesse.

Les inhibiteurs de l'enzyme de conversion sont contre-indiqués pendant la grossesse car ils peuvent engendrer des complications fœtales : insuffisance rénale avec oligoamnios, hypotension artérielle, malformation osseusse.
N. B. : *L'oligoamnios, encore appelé* ***oligohydramnios****, correspond à un volume insuffisant de liquide amniotique ; attention de ne pas le confondre avec l'****hydramnios****, qui est un excès de liquide amniotique.*

Les bêtabloquants utilisés pendant la grossesse exposent le fœtus à la bradycardie, voire à l'insuffisance cardiaque, à l'hypoglycémie et au retard de croissance intra-utérin.

Les diurétiques utilisés pendant la grossesse peuvent induire une hypoperfusion placentaire.

Item 27 Infection urinaire au cours de la grossesse

Le dépistage de colonisation urinaire pendant la grossesse se fait par réalisation d'une bandelette urinaire mensuelle sauf pour les femmes à haut risque d'infections urinaires (uropathie sous-jacente, antécédents de cystites aiguës récidivantes, diabète) chez qui on réalise des examens cytobactériologiques des urines (ECBU) d'emblée.

En cas de bactériurie asymptomatique, de cystite aiguë ou de pyélonéphrite aiguë, on réalise un ECBU à 8-10 jours **de l'arrêt** (et non pas du début) du traitement antibiotique puis, tous les mois jusqu'à l'accouchement. En cas de pyélonéphrite aiguë, on réalise en plus un ECBU à 48 heures **du début** du traitement antibiotique.

Item 28 Risques professionnels pour la maternité, liés au travail de la mère

Voir partie 17 – Médecine du travail

Item 29 Prématurité et retard de croissance intra-utérin : facteurs de risque et prévention

Le retard de croissance intra-utérin disharmonieux est de meilleur pronostic que lorsqu'il est harmonieux (bien que « disharmonieux » soit un terme péjoratif, l'encéphale s'est au moins bien développé).

En cas de **cassure** de la courbe de croissance fœtale pendant la grossesse, il s'agit d'un retard de croissance intra-utérin et non d'un simple petit poids pour l'âge gestationnel (PAG). En effet, il existe alors un processus pathologique sous-jacent et il ne s'agit pas d'un fœtus constitutionnellement petit de façon physiologique.

Voici un tableau récapitulatif des différents types de retard de croissance intra-utérin :

Cause	Vasculaire (prééclampsie ++)	Autres (infection, anomalie chromosomique)
Délai d'apparition	Tardif (3e trimestre)	Précoce (1er ou 2e trimestre)
Biométries	Disharmonieuses	Harmonieuses
Quantité de liquide amniotique	Diminuée	Normale ou augmentée
Malformations	Absentes	Possibles
Dopplers utérins	Souvent anormaux au 2e trimestre	Normaux

Item 30 Accouchement, délivrance et suites de couches normales

Le détroit supérieur du bassin osseux maternel correspond au plan d'engagement du fœtus, tandis que le détroit inférieur correspond au plan de dégagement du fœtus.

La présentation fœtale la plus fréquente lors d'un accouchement est la présentation occipito-iliaque gauche antérieure (OIGA). Ainsi, le dégagement des épaules se fait le plus souvent en occipitopubienne (OP).

Il existe 3 phases lors du travail :

- 1er stade : contractions utérines et modification du col utérin (phase de latence et phase active) ;
- 2e stade : progression du fœtus (avec le col de l'utérus en dilatation complète) et accouchement ;
- 3e stade : délivrance du placenta.

On réalise classiquement une **délivrance dirigée** lors de chaque accouchement (cela correspond à l'administration d'ocytocine à la femme enceinte une fois que les épaules du bébé ont passé la filière génitale). Ne pas confondre ce terme avec la **délivrance artificielle** qu'on réalise dans un contexte d'hémorragie de la délivrance ou en l'absence de délivrance dans les 30 minutes suivant l'accouchement.

En cas d'accouchement entre la 41e et la 42e SA, on parle de grossesse prolongée. En cas d'accouchement après la 42e SA, il s'agit d'un dépassement de terme.

Item 32 Allaitement et complications

En cas de mastite inflammatoire (ou lymphangite), il est nécessaire de **poursuivre l'allaitement** (ou de réaliser une expression manuelle ou avec un tire-lait si le nombre de tétées est insuffisant) afin d'éviter la stase du lait favorisant la mastite infectieuse (ou galactophorite) et l'abcès du sein.

Les contre-indications infantiles à l'allaitement sont la galactosémie, l'intolérance au lactose (déficit en lactase) et les malformations du palais.

L'allaitement est contre-indiqué sous fluindione, corticoïdes, antithyroïdiens de synthèse et inhibiteurs de l'enzyme de conversion notamment.

Item 33 Suites de couches pathologiques

Bien que la définition d'une hémorragie de la délivrance soit une hémorragie d'origine utérine de plus de 500 mL survenant dans les 24 heures suivant l'accouchement, il ne faut pas attendre la perte d'un tel volume sanguin avant de mettre en place les premières thérapeutiques.

En cas d'hémorragie de la délivrance, il ne faut pas oublier de suturer l'épisiotomie.

Dans un contexte d'hémorragie de la délivrance, le sondage urinaire doit être réalisé car il améliore la tonicité utérine, la vessie vide n'empêchant alors plus ses contractions (en outre, une femme sous péridurale ne peut pas uriner spontanément).

Lors d'une hémorragie de la délivrance, on ne réalise pas de révision utérine si le placenta n'a pas encore été expulsé (on réalise, dans ce cas, une délivrance artificielle).

La perfusion d'ocytocine doit être poursuivie encore 2 heures après l'arrêt de l'hémorragie de la délivrance.

La dystocie des épaules est une cause de morbidité néonatale **et** maternelle.

En cas de douleurs utérines à 5-6 jours d'une césarienne, il faut essentiellement évoquer les étiologies suivantes : une endométrite, un abcès pelvien et une thrombophlébite pelvienne.

Item 43 Problèmes posés par les maladies génétiques, à propos

Le dépistage de la trisomie 21 chez la femme enceinte est recommandé mais pas obligatoire.

Le risque de trisomie 21 chez un enfant augmente avec l'âge de la mère **et du père** lors de la grossesse, mais seul l'âge de la mère est pris en compte pour le calcul du risque.

La fécondation *in vitro* avec don d'ovocytes ne biaise pas la mesure des marqueurs de dépistage anténatal de trisomie 21.

Item 67 Troubles psychiques de la grossesse et du post-partum

Voir partie 28 – Psychiatrie

Item 245 Diabète sucré de type 1 et 2 de l'adulte. Complications.

Le dépistage du diabète gestationnel est recommandé mais pas obligatoire dans les situations où il est indiqué.

Il n'existe pas de risque de malformation fœtale en cas de diabète gestationnel car celui-ci survient après la période d'organogénèse. En revanche, ce risque malformatif existe en cas de diabète préexistant méconnu.

Le diabète chez la femme enceinte expose au risque d'hypocalcémie chez le fœtus et d'hydramnios.

Il existe une corrélation entre les taux de glycémie maternelle et les complications materno-fœtales pendant la grossesse.

Voici un tableau résumant les glycémies à connaître dans ce chapitre :

Dépistage au 1er trimestre en cas de facteur de risque	• **Glycémie à jeun** ≥ 1,26 g/L (7 mmol/L) : diabète de type 2, préexistant à la grossesse. • 0,92 g/L (5,1 mmol/L) ≤ **glycémie à jeun** < 1,26 g/L (7 mmol/L) : diabète gestationnel. • **Glycémie à jeun** < 0,92 g/L (5,1 mmol/L) : pas de diabète gestationnel avéré mais un dépistage entre 24 et 28 SA par une épreuve d'hyperglycémie provoquée par voie orale (HGPO) est nécessaire.
Dépistage entre 24 et 28 SA en cas de facteur de risque et de dépistage du 1er trimestre négatif par une épreuve d'HGPO	Le diabète gestationnel est confirmé si l'on retrouve au moins une des valeurs suivantes : • **glycémie à jeun** ≥ 0,92 g/L (5,1 mmol/L) ; • **glycémie à 1 heure** ≥ 1,80 g/L (10 mmol/L) ; • **glycémie à 2 heures** ≥ 1,53 g/L (8,5 mmol/L).
Objectifs thérapeutiques une fois le diabète confirmé	• **Glycémie à jeun** < 0,95 g/L (5,25 mmol/L). • **Glycémie post-prandiale à 1 heure** < 1,40 g/L (7,8 mmol/L). • **Glycémie post-prandiale à 2 heures** < 1,20 g/L (6,6 mmol/L).

L'apprentissage de ces valeurs est fastidieux mais il est primordial si vous avez un dossier progressif de diabète pendant la grossesse.

Le traitement d'un diabète pendant la grossesse commence par des règles hygiéno-diététiques pendant 7 à 10 jours puis par la mise en place d'une insulinothérapie si cela ne suffit pas à contrôler les glycémies maternelles. *Attention, les antidiabétiques oraux sont contre-indiqués pendant la grossesse.*

On réalise un accouchement programmé par césarienne en cas de macrosomie (estimation du poids fœtal > 4 300 g environ).

En cas de diabète gestationnel, il n'y a pas lieu d'évoquer les complications classiques du diabétique (complications ophtalmologiques, néphrologiques, neurologiques, etc.) qui n'apparaissent qu'après plusieurs années d'évolution du diabète.

La présence d'un diabète gestationnel prédispose au développement de diabète gestationnel lors des prochaines grossesses, voire au développement d'un diabète de type 2 au long cours chez la mère.

Item 252 Nutrition et grossesse

Voir partie 21 – Nutrition

Partie 11

MÉDECINE PHYSIQUE ET DE RÉADAPTATION – HANDICAP

Cette spécialité constitue une petite matière du concours. Si des questions de médecine physique et de réadaptation vous sont posées aux ECNi, elles s'intègreront probablement dans un dossier de neurologie, d'orthopédie ou de rhumatologie. Quelques notions clés sont importantes à connaître, mais le volume d'informations à apprendre n'est pas si conséquent. Par ailleurs, quelques questions au sujet du handicap peuvent facilement s'intégrer au sein d'un dossier progressif tout venant, ou bien en tant que questions isolées (connaissez bien les différents organismes et aides financières).

Je vous conseille d'être à l'aise sur les grandes lignes de cette spécialité. Je doute que l'on vous embête sur des détails.

MÉDECINE PHYSIQUE ET DE RÉADAPTATION

Item 92 Rachialgie

Ne confondez pas la scoliose (déformation rachidienne dans les trois plans de l'espace) et l'attitude scoliotique (qui caractérise les sujets ayant une attitude naturellement penchée).

Les drapeaux jaunes représentant les facteurs de risque de chronicisation d'une lombosciatique sont les suivants : état psychologique anxiodépressif, recours précoce à l'imagerie, enjeu financier *via* une autre personne (conflit au travail/déclaration de maladie professionnelle), mauvaise prise en charge de la douleur, mise en alerte exagérée du patient par le médecin.

La rééducation n'est pas utile en phase aiguë d'une lombosciatique.

En cas de lombalgie chronique, le port de charges lourdes n'est pas contre-indiqué, mais l'effort doit être adapté aux capacités de chacun.

Le port d'une ceinture de soutien lombaire ne provoque pas d'amyotrophie des muscles dorsaux, il s'agit d'une fausse croyance (au contraire, le patient marche plus que sans la ceinture et muscle davantage ses muscles dorsaux).

Le but de la rééducation dans la lombalgie chronique est de diminuer les douleurs, pas de les faire disparaître (c'est illusoire).

Le syndrome de déconditionnement à l'effort comprend des signes physiques (diminution des performances musculaires, de la mobilité rachidienne et de la souplesse, et augmentation de la masse grasse) **et** des signes psychiques (augmentation de l'anxiété et de la dépression). Il apparaît en moyenne après 4 mois de lombalgie.

Item 118 Principales techniques de rééducation et de réadaptation

En physiothérapie, l'application de **froid** est utile pour les douleurs articulaires/abarticulaires, tandis que l'application de **chaud** est utile pour le dérouillage articulaire et le relâchement musculaire.

En kinésithérapie :
- **la mobilisation** a pour but d'améliorer les amplitudes des mouvements (notamment *via* la technique du contracté-relâché) ;
- **les postures** ont pour but d'éviter une déformation ou bien de diminuer une douleur ;
- **le renforcement musculaire** a pour but de prévenir/réduire la faiblesse segmentaire et/ou l'instabilité et/ou l'amyotrophie et/ou pour s'opposer à d'éventuelles déformations ;
- **la reprogrammation sensorimotrice** a pour but de réinstaurer la proprioception.

Les seuls éléments devant obligatoirement figurer sur une ordonnance de kinésithérapie sont les régions à traiter ainsi que les objectifs souhaités. Le diagnostic n'est pas à mettre sur l'ordonnance mais plutôt sur un courrier à part. Le nombre de séances sera décidé par le kinésithérapeute.

Lors d'une kinésithérapie de canal lombaire rétréci, on réalise un travail en cyphose lombaire.

En cas d'hémiplégie, les attelles de posture peuvent prévenir la spasticité.

En cas d'hypertonie spastique (séquellaire d'un AVC ou d'une sclérose en plaques, par exemple), il faut recourir à la kinésithérapie passive et non à la kinésithérapie active (qui déclenche la spasticité).

En cas de spasticité dans le cadre d'une sclérose en plaques, on peut réaliser des injections locales de toxine botulique si cette spasticité est localisée ; on peut administrer du baclofène par voie intrathécale en cas de spasticité diffuse.

L'échelle d'évaluation de l'atteinte de la sclérose en plaques la plus répandue est l'échelle EDSS (*Expanded Disability Status Scale*).

Les échelles les plus connues évaluant la spasticité sont l'échelle d'Ashworth et celle de Tardieu.

La thérapie miroir est utile pour la rééducation de l'hémiplégie dans l'AVC mais aussi dans le syndrome douloureux régional complexe.

Le score ASIA (*American Society Injury Association*) est un score évaluant les déficiences d'un blessé médullaire.

Les techniques de massage et de drainage peuvent contribuer à la prévention de la maladie thromboembolique veineuse.

Le kinésithérapeute et l'orthophoniste peuvent tous les deux être utiles dans la rééducation de troubles de la déglutition et de la dysphagie.

En cas de demande de séances d'orthophonie par un médecin, c'est à l'orthophoniste de réaliser la demande d'entente préalable avec l'Assurance maladie.

Le surpoids est un facteur de risque d'escarre (car la pression augmente aux points d'appui) tout comme la maigreur (moins de tissus mous entre les os et le plan dur).

Chez un patient à risque d'escarre, il faut préférer la position allongée à la position assise (qui favorise les contraintes en cisaillement et répartit, de façon moins équilibrée, le poids du corps).

L'ergothérapie n'existe pas en libéral.

L'ergothérapie ne se limite pas aux aides matérielles pouvant aider aux quotidiens. L'ergothérapeute peut également donner des conseils posturaux (par exemple, se baisser en fléchissant les genoux lorsque l'on veut attraper un objet au sol).

Item 324 Thérapeutiques non médicamenteuses et dispositifs médicaux

Les séances de cure thermale sont remboursées à 65 % par la Sécurité sociale ; en revanche, celle-ci ne rembourse pas le coût du voyage ni de l'hôtel, sauf en cas d'affection longue durée (ALD), d'accident du travail, etc.

Les pathologies aiguës et les « grandes insuffisances » (respiratoire, rénale, etc.) non contrôlées sont des contre-indications à la cure thermale.

Le collier cervical n'est utile que pour les cervicalgies aiguës, pas pour les cervicalgies chroniques.

Les orthèses de série peuvent être prescrites par tout médecin, sur une ordonnance simple, et sont remboursées à 60 % par l'Assurance maladie. Les orthèses sur mesure par moulage sont prescrites par un spécialiste (au moins la première fois puis, l'ordonnance peut être renouvelée par tout médecin) sur une ordonnance de grand appareillage, et sont remboursées à 100 % par l'Assurance maladie.

HANDICAP

Item 54 L'enfant handicapé : orientation et prise en charge

Pour la prise en charge à l'école de l'enfant malade/handicapé, veillez à ne pas confondre :
- le plan d'accueil individualisé (PAI) : il concerne les enfants susceptibles d'avoir des soins ou un régime particulier à l'école ; il ne nécessite pas de notification à la maison départementale des personnes handicapées (MDPH) ;
- le projet personnalisé de scolarisation (PPS) : il vise à organiser de façon optimisée la scolarisation des enfants handicapés, en alliant la gestion de l'aspect pédagogique, médical, social et psychologique ; il nécessite une notification à la MDPH.

L'allocation journalière de présence parentale (AJPP) n'est versée aux parents qu'en cas de nécessité de présence parentale au chevet de son enfant (par exemple, elle n'est pas justifiée en cas de simples difficultés scolaires). Elle est versée pendant 3 ans au maximum dans la limite de 22 jours par mois.

L'allocation d'éducation de l'enfant handicapé (AEEH) est versée à la famille d'enfants en situation de handicap âgés de moins de 20 ans (et non pas de moins de 18 ans). Elle est versée par la MDPH et elle est cumulable avec l'AJPP. Elle n'entraîne pas d'exonération du ticket modérateur (ce n'est pas équivalent à une prise en charge en affection de longue durée à 100 %).

Les centres d'action médico-sociale précoce (CAMSP) assurent une prise en charge ambulatoire des enfants handicapés **de 0 à 6 ans seulement**.

Item 115 Vieillissement normal

Les principales échelles évaluant la dépendance/l'autonomie à connaître sont les suivantes : MIF (mesure de l'indépendance fonctionnelle), index de Barthel, échelle de Rankin, score IADL *(Instrumental Activities of Daily Living)*/ADL *(Activities of Daily Living)*, grille AGGIR (autonomie gérontologique groupes isoressources).

Les conditions nécessaires pour pouvoir bénéficier de **l'allocation personnalisée d'autonomie (APA)** sont les suivantes :
- être âgé de 60 ans ou plus ;
- être en situation de perte d'autonomie en étant rattaché à l'un des groupes de 1 à 4 de la grille d'autonomie AGGIR (le groupe 1 définissant l'autonomie minimum) ;
- résider en France de façon stable et régulière (la nationalité française n'est pas indispensable).

⇒ Son montant dépend du revenu du patient, de sa dépendance et de son lieu de résidence. L'APA finance les aides quotidiennes et peut également financer les frais d'Ehpad. Son attribution dépend du conseil général et non pas de la MDPH.
N.B. : Les personnes âgées de plus de 60 ans appartenant aux groupes 5 ou 6 de la grille AGGIR peuvent bénéficier du plan d'action personnalisé (PAP) délivré par l'Assurance maladie.

Divers

La classification internationale du fonctionnement, du handicap et de la santé (CIF) est une approche positive du handicap, qui prend notamment en compte les facteurs contextuels. Elle détaille le handicap en trois niveaux :
- **la déficience** : perte ou altération d'une fonction ou d'une structure physiologique, psychologique ou anatomique ;
- **la limitation d'activité** : difficulté de réalisation d'une tâche ou d'une action élémentaire ;
- **la restriction de participation** : difficulté à réaliser ou à participer à une situation réelle de vie.

⇒ En dossier progressif, on vous raconte l'histoire d'un patient handicapé, et on vous interroge sur ces trois niveaux : est-ce une déficience ? Une limitation d'activité ? Une restriction de participation ?
Exemple 1 : un patient qui a fait un accident vasculaire cérébral souffre d'une paralysie faciale (déficience) qui l'empêche de s'exprimer de façon intelligible (limitation d'activité), ceci l'empêchant de travailler en tant que professeur universitaire (restriction de participation).
Exemple 2 : un patient subit un grave accident de la route et perd la fonction de sa jambe gauche (déficience), ce qui ne lui permet plus de marcher (limitation d'activité), le contraignant à arrêter toute activité sportive (restriction de participation).

La maison départementale des personnes handicapées (MDPH) est réservée aux adultes de moins de 60 ans et aux enfants.

Les conditions nécessaires pour bénéficier de l'**allocation aux adultes handicapés (AAH)** sont les suivantes :
- être âgé de moins de 60 ans et de plus 20 ans ;
- présenter un taux d'incapacité ⩾ 80 % ou bien ⩾ 50 % associé à une restriction d'accès à l'emploi ;
- résider en France ou dans les DOM-TOM.

⇒ Celle-ci est délivrée par la MDPH. Le montant attribué dépend notamment du nombre d'enfants à charge et de la situation maritale. Elle est cumulable avec la prestation de compensation du handicap (PCH), elle aussi délivrée par la MDPH.

L'auxiliaire de vie ne relève pas d'une prescription médicale contrairement à l'infirmièr(e) diplômé(e) d'État à domicile.

La lombalgie chronique est la première cause de handicap dans le monde.

Partie 12

HÉMATOLOGIE – HÉMOSTASE – TRANSFUSION

L'hématologie est souvent considérée comme une matière difficile. Connaître la physiopathologie est un avantage pour comprendre et ancrer les connaissances dans sa mémoire. Cependant, cette physiopathologie est complexe et souvent peu maîtrisée par les étudiants. Cela n'empêche pas de réussir en hématologie si vous connaissez les grandes lignes de cette physiopathologie et que vous avez une base de connaissances très solide (finalement beaucoup de par cœur en hématologie). Attention à ne pas vous emmêler les pinceaux entre les pathologies qui se ressemblent : essayez de mettre du sens dans ce que vous apprenez plutôt que de simplement « recracher » le cours, sinon vous risquez la confusion le jour J.

Les dossiers progressifs sont assez stéréotypés, ce qui permet de reconnaître facilement vers quelle pathologie le rédacteur du dossier veut vous emmener. Quelques détails de cours qui paraissent trop pointus sont pourtant récurrents dans les questions, nous allons en faire le listing.

Par ailleurs, beaucoup de pathologies sont intriquées les unes avec les autres (par exemple, une pathologie qui se complique d'une deuxième, comme dans le syndrome de Richter notamment ; une chimiothérapie mise en place pour traiter une pathologie hématologique qui entraîne l'apparition d'une deuxième pathologie hématologique, etc.). Sachez connaître les passerelles qui mènent de l'une à l'autre, puisque cela permet de constituer des dossiers intéressants en deux parties.

Enfin, je vous conseille de connaître les notions basiques des différents médicaments utilisées en hématologie (classes, modes d'action, indications, effets indésirables). Les PUPH aiment glisser une question de ce type dans leurs dossiers progressifs.

L'hémostase tombe peu aux ECN. Je vous conseille tout de même d'en connaître les principales pathologies (syndrome des antiphospholipides +++, CIVD, maladie de Willebrand) sans trop vous attarder sur les raretés. Cette matière est très logique une fois que vous avez en tête les voies de la coagulation et que vous avez compris le principe des principaux examens complémentaires (taux de prothrombine, temps de céphaline activée, temps de thrombine, etc.). Je vous invite à passer du temps sur ces deux derniers éléments avant d'attaquer la partie « par cœur » (qui n'est alors plus si conséquente).

Les questions de transfusion peuvent se glisser dans beaucoup de dossiers différents (et volontiers lors de l'épreuve des questions isolées), mais vous n'aurez pas un dossier entier de transfusion. Connaissez les indications, les règles de compatibilité et les principaux effets indésirables de ces transfusions et vous vous en sortirez le jour J.

HÉMATOLOGIE

Item 208 Hémogramme chez l'adulte et l'enfant : indications et interprétation

On parle d'anémie pour un taux d'hémoglobine inférieur à 12 g/dL chez la femme et < 13 g/dL chez l'homme. Cela doit vous paraître évident mais je vous conseille de les connaître par cœur et de ne pas retenir une moyenne entre les deux sexes. En effet, certains PUPH vicieux mettent parfois dans leurs dossiers progressifs des taux d'hémoglobine très proches des bornes de normalité, pouvant installer le doute sur la présence ou non d'une anémie.

Devant une basophilie (> 50/mm^3) aux ECNi, les 2 diagnostics à évoquer sont la leucémie myéloïde chronique et l'atopie.

Item 209 Anémie chez l'adulte et l'enfant

La polychromatophilie correspond à la présence d'hématies de couleur bleuté, souvent plus grandes que d'habitude. Elles témoignent d'une régénération intense en cas d'anémie régénérative.

La carence martiale est une cause d'asthénie à elle seule, **même sans anémie associée**.

Une anémie ferriprive est souvent plus profonde qu'une anémie inflammatoire. Ceci peut vous aider à vous orienter lorsque vous doutez entre les deux.

En cas d'anémie par carence martiale, il existe une bonne corrélation entre le volume globulaire moyen (VGM) et le taux d'hémoglobine (par exemple, hémoglobinémie basse à 5 g/dL associée à un VGM bas à 60 fL). En cas d'anémie sur thalassémie, il existe une dissociation entre le VGM et l'hémoglobine (par exemple, hémoglobinémie peu diminuée à 10 g/dL associée à un VGM bas à 60 fL).

En cas d'anémie ferriprive supplémentée, l'hémoglobine augmente d'environ 1 g/dL par mois, mais on donne une supplémentation en fer **pendant 4 mois** afin de reconstituer les stocks de ferritine.

Lorsque l'on suspecte une anémie inflammatoire, il est possible de doser une CRP pour statuer de l'inflammation présente. *Attention de ne pas mesurer de vitesse de sédimentation pour évaluer cette inflammation, car l'anémie fera artificiellement augmenter cette vitesse !*

Lors d'une carence en vitamine B9/B12, l'anémie est bien souvent accompagnée d'une thrombopénie, voire d'une neutropénie puisque la production des plaquettes et des polynucléaires neutrophiles nécessite également la présence de ces vitamines. Ainsi, un patient atteint d'une maladie de Biermer peut présenter une pancytopénie. On notera que l'anémie est dans ce cas-ci très macrocytaire, avec un VGM pouvant atteindre des valeurs supérieures à 120-130 μm^3 (en dossier progressif, si on vous propose un VGM aussi élevé, il faut clairement évoquer une maladie de Biermer).

La maladie de Biermer peut générer une petite hémolyse intramédullaire, induisant ainsi des stigmates d'hémolyse (bilirubinémie totale augmentée, haptoglobine effondrée, taux de LDH augmenté, présence de schizocytes au frottis sanguin, etc.).

L'anémie par carence martiale, l'anémie par carence en vitamine B9/B12 et l'anémie sur syndrome myélodysplasique peuvent engendrer la présence de schizocytes au frottis sanguin.

En cas d'anémie normocytaire arégénérative, il peut s'agir d'une carence mixte (anémie microcytaire et macrocytaire concomitantes, à l'origine de la normalisation du VGM), d'où l'intérêt de faire un bilan d'anémie macrocytaire **et** microcytaire.

Le déficit en G6-PD est à l'origine d'une hémolyse aiguë, voire chronique. Le déficit en pyruvate kinase est à l'origine d'une hémolyse chronique mais jamais aiguë.

L'hémoglobinurie paroxystique nocturne est la seule cause d'anémie corpusculaire **acquise** (par mutation du gène PIG-A).

L'alphathalassémie majeure, tout comme le déficit en G6-PD peuvent entraîner la présence de corps de Heinz au frottis sanguin.

L'anémie du drépanocytaire peut être macrocytaire du fait de la présence des réticulocytes augmentant le volume globulaire moyen.

La drépanocytose hétérozygote AS (ou trait drépanocytaire) n'induit pas de symptôme et est accompagnée d'un frottis sanguin normal (pas de globule rouge en faucilles). Le seul problème de cette pathologie est le risque de transmission à la descendance.

Dans un contexte de drépanocytose, l'anémie est régénérative. Si celle-ci est arégénérative, il faut évoquer une infection au parvovirus B19 provoquant une érythroblastopénie.
N. B. : *En cas d'infection par le parvovirus B19, il y aura toujours une érythroblastopénie ; celle-ci sera symptomatique en cas de dépendance de la régénération médullaire pour maintenir une hémoglobine stable, mais elle sera asymptomatique chez un sujet sain qui aura suffisamment de globules rouges pour assurer une hémoglobinémie stable.*

Une crise vaso-occlusive de drépanocytose peut être fébrile. *Attention aux diagnostics différentiels infectieux.* On introduira une antibiothérapie probabiliste devant toute fièvre > 38,5 °C.

Les corticoïdes sont contre-indiqués dans la drépanocytose car ils sont pourvoyeurs de crises vaso-occlusives.

L'hydroxyurée (ou hydroxycarbamide) est à l'origine d'une macrocytose. Elle provoque aussi des troubles cutanés (carcinomes basocellulaires, ulcères de jambes, etc.).

Aux ECNi, la sphérocytose héréditaire et le déficit en pyruvate-kinase sont évoqués chez des sujets caucasiens. D'autre part, il ne faut pas évoquer une drépanocytose ni un déficit en G6-PD chez un individu caucasien.

Le méthotrexate et le sulfaméthoxazole-triméthoprime induisent une anémie macrocytaire puisqu'ils interfèrent avec le métabolisme de l'acide folique (vitamine B9) qui est une enzyme indispensable à la synthèse d'ADN des précurseurs érythrocytaires (et non des érythrocytes eux-mêmes puisqu'ils n'ont pas d'ADN).

L'anémie hémolytique auto-immune peut entraîner des sphérocytes au frottis sanguin. Ainsi, le plus souvent, on voudra vous faire évoquer une anémie hémolytique auto-immune et non une sphérocytose héréditaire (plus rare) devant une sphérocytose au frottis sanguin. À noter qu'une anémie hémolytique auto-immune ne donne pas de schizocytes au frottis sanguin, qui témoignent du caractère mécanique de l'hémolyse.

L'anémie hémolytique auto-immune peut être légèrement macrocytaire, du fait de la présence des réticulocytes qui font augmenter le volume globulaire moyen.

L'anémie hémolytique auto-immune peut provoquer la présence d'érythroblastes circulants ainsi qu'une petite myélémie.

L'anémie hémolytique auto-immune chronique est une cause de splénomégalie, puisque des globules rouges sont détruits dans la rate.

Le test de Coombs direct affirme le caractère immunologique de l'hémolyse (anémie hémolytique auto-immune, allo-immune ou immunoallergique), mais il faut faire un test d'élution pour affirmer son caractère auto-immun.

Le test de Coombs direct détecte les anticorps fixés sur les globules rouges du patient, tandis que le test de Coombs indirect détecte les anticorps circulants dans le sérum du patient.

Dans une anémie hémolytique, les LDH rendent compte de l'importance de l'hémolyse mais ne sont pas indispensables au diagnostic (car trop aspécifiques). Ainsi, on s'en sert surtout pour le suivi (donc, il n'est pas faux de les cocher dès la suspicion diagnostique).

Dans l'anémie hémolytique à anticorps chauds, le traitement par corticoïdes et/ou splénectomie est efficace, alors qu'il est inefficace en cas d'anémie hémolytique à anticorps froids.

Devant un tableau d'hémolyse associé à de la fièvre, il est important de prescrire des hémocultures car certaines bactéries provoquent l'hémolyse *via* leur toxines (*Clostridium perfringens* ++) et un frottis-goutte épaisse pour éliminer un paludisme, qui en est aussi une des causes.

Une valve **native** calcifiée peut entraîner une anémie hémolytique mécanique. Oui, les prothèses valvulaires n'en sont pas les seules origines !

Toute anémie hémolytique périphérique est arégénérative dans les 7 premiers jours, puisque l'augmentation des réticulocytes n'a pas encore eu le temps de jouer son rôle de régénération.

En présence d'une hémolyse aiguë ou chronique, il faut toujours supplémenter les patients en vitamine B9. En revanche, il n'est pas nécessaire de les supplémenter en fer (sauf carence martiale) ni en vitamine B12 (car son stock est élevé, sauf en cas de malabsorption ou de maladie de Biermer).

Item 210 Thrombopénie

Une vérification de la NFS sur un tube citraté dans un contexte de thrombopénie ne s'envisage qu'en cas de réelle thrombopénie, et pas en cas de valeur normale basse des plaquettes. *À noter qu'on ne fera pas de contrôle non plus en cas de thrombopénie associée à des signes hémorragiques, le contrôle a toutes les chances de confirmer la thrombopénie compte tenu du contexte clinique.*

Le syndrome des antiphospholipides (SAPL) est une cause de thrombopénie.

Il est nécessaire d'arrêter toute anticoagulation curative et tout antiagrégant plaquettaire devant une thrombopénie inférieure à 50 G/L pour éviter le sur-risque hémorragique. Cependant, une anticoagulation préventive peut être poursuivie.

Les injections intramusculaires sont contre-indiquées en cas de thrombopénie < 50 G/L, du fait du risque hémorragique.

Le purpura buccal n'est pas un signe de gravité d'une thrombopénie, à ne pas confondre avec les bulles hémorragiques buccales qui en sont un.

Un purpura thrombopénique idiopathique (PTI) sans signe de gravité ne nécessite pas d'hospitalisation.

Si l'on suspecte un PTI, il est préférable d'introduire les corticoïdes avant même d'avoir la preuve formelle du diagnostic (si les résultats du myélogramme sont en attente par exemple).

Si un patient atteint de PTI répond au traitement initial (par exemple, remontée des plaquettes à un taux de 150 G/L), puis qu'une rechute a lieu quelques mois plus tard mais que le taux de plaquettes reste supérieur à 50 G/L et qu'il n'y a pas de saignement, alors on peut espérer une remontée des plaquettes sans traitement supplémentaire jusqu'à un an. Si au bout d'un an le taux de plaquettes reste insuffisant, il s'agit alors d'un PTI chronique et un traitement adapté doit être envisagé.

Le myélogramme est réalisé sous anesthésie locale (patch anesthésiant ou lidocaïne sous-cutanée) et non sous anesthésie générale.

En cas de microangiopathie thrombotique (MAT), il faut éviter la transfusion de plaquettes car celle-ci stimule la production de thrombi. On ne la réalise qu'en cas d'hémorragie grave. En revanche, la transfusion de concentrés de globules rouges ne pose pas de problème.

Le suivi de l'efficacité du traitement d'une MAT se réalise sur le taux de LDH et de plaquettes.

Item 211 Purpuras chez l'adulte et l'enfant

Un purpura vasculaire est augmenté à l'orthostatisme, contrairement au purpura thrombopénique. Ainsi, bien souvent, on vous donnera une photographie de pieds ou de jambes lorsqu'on voudra vous faire évoquer un purpura vasculaire. Ne prenez pas cette règle comme étant absolue et tentez de caractériser le purpura visible sur la photographie avant de cocher. Toutefois, cette astuce peut vous aider en cas de doute.

Item 213 Syndrome mononucléosique

La présence de « lymphocytes stimulés » au frottis sanguin évoque une primo-infection virale ou une hémopathie, et ne témoigne pas forcément d'un syndrome mononucléosique (cela dépend notamment de la proportion de lymphocytes stimulés).

En cas de syndrome mononucléosique, les lymphocytes sont **polymorphes** au frottis sanguin, et non monomorphes comme dans la leucémie aiguë.

Item 214 Éosinophilie

Devant une hyperéosinophilie chronique, il est important de distinguer les signes cliniques se rapportant à l'étiologie et ceux se rapportant aux complications propres de l'hyperéosinophilie (cardiaques, neurologiques, pulmonaires etc.). De même, lorsqu'on vous demande des examens complémentaires utiles dans un contexte d'hyperéosinophilie, on attend de vous que vous cochiez les examens de recherche étiologique ainsi que les examens visant à faire le bilan des (potentielles) complications.

Les atteintes d'organes compliquant une hyperéosinophilie ne sont pas corrélées au taux plasmatique de polynucléaires éosinophiles : on peut avoir de nombreuses complications d'organes liées à l'hyperéosinophilie avec un faible taux plasmatique de polynucléaires éosinophiles.

L'atopie/allergie est une cause d'hyperéosinophilie, mais le taux de polynucléaires éosinophiles ne dépasse pas plus de 1,5 G/L. Cette information est très utile pour s'orienter sur le plan diagnostique en dossier progressif.

Item 216 Adénopathie superficielle

Une adénopathie sus-claviculaire gauche (ganglion de Troisier) peut révéler un cancer du tube digestif, des reins, des testicules, du pelvis ou encore de l'abdomen. Une adénopathie sus-claviculaire droite peut révéler un cancer de poumon ou du médiastin. Cette notion permet de rapidement s'orienter devant un énoncé commençant par évoquer une de ces adénopathies.

Une biopsie ganglionnaire sous scanner n'est réalisable **que pour les adénopathies superficielles**, accessibles en percutané.

Item 272 Splénomégalie

Lors d'une thrombopénie par hypersplénisme, il n'y a, en réalité, pas de risque hémorragique car les plaquettes restent disponibles et prêtes à agir en cas de brèche vasculaire à colmater.

Item 293 Agranulocytose médicamenteuse

Les sulfamides sont pourvoyeurs d'agranulocytose médicamenteuse. *Attention de ne pas oublier les différents types de médicaments que l'on trouve dans cette famille : le sulfaméthoxazole-triméthoprime, les sulfamides hypoglycémiants, les diurétiques qui en sont des dérivés (acétazolamide, diurétiques thiazidiques, diurétiques de l'anse) et la sulfasalazine.*

Le myélogramme est indispensable pour poser le diagnostic d'agranulocytose.

Item 312 Leucémies aiguës

Voici un tableau reprenant grossièrement les principes physiopathologiques des principales hémopathies :

Hémopathie	Prolifération	Apoptose	Différenciation
Syndrome myélodysplasique	↗	↗	Anormale
Syndrome myéloprolifératif	↗	↘	Normale
Leucémie aiguë	↗	↘	Anormale

On comprend qu'un syndrome myélodysplasique ou un syndrome myéloprolifératif peut aboutir à une leucémie aiguë si une des 3 étapes est modifiée.
N. B. : *Une leucémie aiguë lymphoïde ne peut provenir que d'une leucémie myéloïde chronique parmi les hémopathies. En revanche, une leucémie myéloïde chronique peut aboutir à une leucémie aiguë lymphoïde mais également à une leucémie aiguë myéloïde.*

L'autogreffe et l'allogreffe peuvent engendrer des leucémies aiguës ou des syndromes myélodysplasiques à distance. Il est important de le garder en tête car cela peut constituer une deuxième partie de dossier progressif.

Une bi/pancytopénie impose la réalisation d'un myélogramme (sauf si des causes indépendantes expliquent ces cytopénies). En effet, il est plus plausible qu'il y ait une cause commune centrale à ces cytopénies. De même, on ne prescrira pas d'examen complémentaire dans le but de justifier une des cytopénies. Par exemple, on ne prescrira pas de bilan thyroïdien pour justifier une anémie macrocytaire si celle-ci est associée à une autre cytopénie non explicable par un trouble thyroïdien.

On n'évoque pas de phénomène de leucostase si le taux de leucocytes n'est pas supérieur à 50 G/L.

La leucostase ne concerne que les leucémies aiguës myéloïdes. Ce phénomène n'est pas décrit pour les leucémies aiguës lymphoïdes ni pour les leucémies myéloïdes chroniques, même lorsque le taux de lymphocytes est très élevé.

Le syndrome de lyse tumorale concerne surtout les leucémies aiguës myéloïdes (LAM) de type 4 et 5 et peu les LAM de type 3, car ces dernières possèdent une faible masse tumorale. De même, le phénomène de leucostase concerne essentiellement les LAM 4 et 5.

Quasiment la totalité des LAM 3 présenteront une coagulation intravasculaire disséminée (CIVD), engageant le pronostic vital. Une fois cette CIVD passée, le pronostic vital de la LAM 3 est excellent (97 % de guérisons).

Le traitement par G-CSF est inutile en cas de leucémie aiguë. En effet, les polynucléaires neutrophiles ne vont pas augmenter du fait du blocage de différenciation présent dans cette pathologie.

La chambre à flux laminaire prévient l'infection à *Aspergillus*.

En cas d'allogreffe de moelle, il est important de ne pas confondre la réaction du greffon contre l'hôte (GVH) aiguë et la réaction chronique :

	GVH aiguë	GVH chronique
Définition	Survient dans les 100 premiers jours	Survient après les 100 premiers jours
Atteintes	• Hépatique (cholestase) • Cutanée (érythème, décollement en lambeaux) • Digestive (diarrhées)	• Oculaire (syndrome sec) • Cutanée (peau sclérodermiforme) • Pulmonaire (bronchiolite oblitérante)

Item 313 Syndromes myélodysplasiques

Les syndromes myélodysplasiques peuvent être à l'origine de polynucléaires neutrophiles aux noyaux **hyposegmentés** au frottis sanguin, tandis qu'une carence en vitamine B9/B12 peut être à l'origine de polynucléaires neutrophiles aux noyaux **hypersegmentés** (quasi pathognomonique).

Les syndromes myélodysplasiques peuvent entraîner des sérites de mécanisme tumoral ou de mécanisme auto-immun (alors sensibles à un traitement par corticoïdes).

Item 314 Syndromes myéloprolifératifs chroniques

Les syndromes myéloprolifératifs peuvent être à l'origine d'une splénomégalie, voire d'une hépatomégalie, mais pas d'adénopathies.

Leucémie myéloïde chronique

Une infection sévère ou encore une prise de G-CSF, tout comme la leucémie myéloïde chronique, sont des causes d'hyperleucocytose à polynucléaires neutrophiles avec myélémie. Cette dernière est expliquée par la stimulation de production médullaire que l'on retrouve dans ces situations.

La mise en évidence du chromosome « Philadelphia » avec la translocation t(9 ; 22) est indispensable au diagnostic de leucémie myéloïde chronique. Toutefois, la présence de ce chromosome n'en est pas pathognomonique puisqu'elle caractérise aussi certaines formes de leucémies aiguës lymphoïdes (et cela, sans forcément passer par une forme de leucémie myéloïde chronique préalable).

Une leucémie myéloïde chronique peut être à l'origine d'une thrombocytose importante. Attention à ne pas forcément évoquer une thrombocytémie essentielle devant une thrombocytose importante (par exemple, thrombocytémie à 750 G/L).

Polyglobulie primitive ou maladie de Vaquez

La polyglobulie de Vaquez peut se manifester par une érythrose (faciale ++) et une cyanose à l'effort.

Il ne faut pas confondre le **syndrome d'hyperviscosité cellulaire** de la maladie de Vaquez (plutôt à risque de thrombose, se manifestant par un prurit aquagénique, des crises érythromélalgiques, des céphalées, des vertiges, une hypertension artérielle, des bourdonnements d'oreille) et le **syndrome d'hyperviscosité plasmatique** suite à l'administration d'immunoglobulines (plutôt à risque d'hémorragies).

Les androgènes stimulent l'érythropoïèse. C'est pourquoi, il existe une contre-indication relative au traitement du déficit androgénique lié à l'âge en cas de polyglobulie.

La mutation V617F de JAK 2 n'est pas une anomalie génétique constitutionnelle, elle est située dans les polynucléaires circulants ou dans les plaquettes. *Attention, elle n'est sûrement pas dans les globules rouges puisque ces cellules n'ont pas d'ADN !*

En cas d'hémorragie dans un contexte de polyglobulie de Vaquez, il faut tarir l'hémorragie. Bien que le traitement soit constitué de saignées, il ne faut pas laisser un choc hémorragique compliquer l'état du patient non plus. En revanche, on respectera la carence martiale et on ne fera pas de supplémentation en fer.

Le traitement par saignées de la polyglobulie de Vaquez favorise son évolution vers la myélofibrose.

Thrombocytémie essentielle

Dans l'exploration d'une thrombocytose, il est nécessaire de commencer par éliminer les causes de thrombocytose réactionnelles : une post-chirurgie, une asplénie (splénectomie, drépanocytose, etc.), une infection/inflammation récente, une carence martiale, une thrombocytose d'entraînement (hémorragie ou hémolyse aiguë à l'origine stimulant la production d'EPO qui favorisera la production de globules rouges **et** de plaquettes).

On retrouve des plaquettes géantes au frottis sanguin en cas de thrombocytémie essentielle.

Il existe un risque paradoxal de syndrome hémorragique en cas de thrombocytose avec un taux plasmatique de plaquettes > 1 500 G/L. Il convient d'arrêter les antiagrégants et de contre-indiquer les gestes invasifs dans ce cas.

Splénomégalie myéloïde ou myélofibrose primitive

En cas de splénomégalie myéloïde, il existe fréquemment une splénomégalie (constamment retrouvée) ainsi qu'une hépatomégalie (dans 50 % des cas environ), car ces organes reprennent leurs fonctions hématopoïétiques fœtales pour suppléer le rôle de la moelle osseuse fibrosée.

En cas de splénomégalie myéloïde, on tente de réaliser un myélogramme même si la ponction est souvent difficile du fait de la fibrose médullaire. En cas d'échec, on réalisera une biopsie ostéomédullaire à la place.

Item 315 Leucémie lymphoïde chronique

Les ombres de Gumprecht au frottis sanguin ne sont pas pathognomoniques de la leucémie lymphoïde chronique (LLC), même si c'est la cause principale à évoquer aux ECN.

La classification de Binet prend en compte l'anémie qu'elle soit en rapport avec une infiltration médullaire **ou** qu'elle soit auto-immune.

Les marqueurs CD à la surface des lymphocytes sont des antigènes, pas des anticorps.

La cytométrie en flux est l'examen permettant de réaliser l'immunophénotypage des lymphocytes. Il me semble utile de savoir à quoi ressemble le résultat iconographique de cet examen.

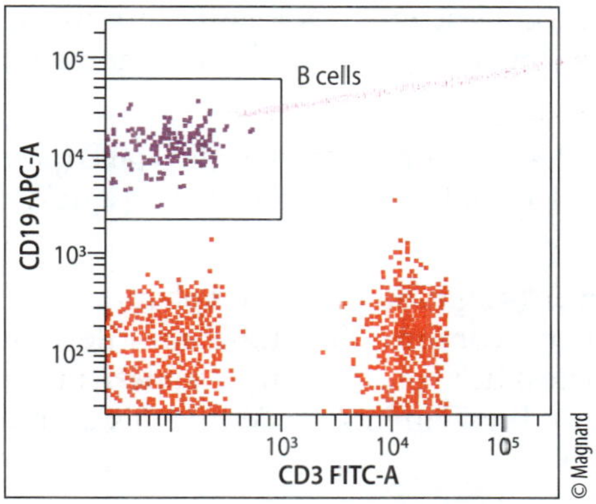

Figure 1. Exemple de résultat de cytométrie en flux.
Le graphique représente, en abscisse, le marqueur CD3 et, en ordonnée, le marqueur CD19. Chaque couleur de nuage de points représente un type de cellules. Ici, en violet, se situe un groupe de cellules en haut à gauche du graphique : ainsi, ce groupe de cellules exprime fortement le marqueur CD19 et exprime peu le marqueur CD3. Si on s'en réfère au cours, on sait que le marqueur CD19 se rapporte aux lymphocytes B et que le marqueur CD3 se rapporte aux lymphocytes T. Ainsi, ces cellules violettes CD19 +/CD3 - sont des lymphocytes B. Il est donc intéressant de connaître les principaux marqueurs d'immunophénotypage au cas où une iconographie de ce type tomberait.

Devant un immunophénotypage lymphocytaire de type CD5 + (= précentrogerminatif), il s'agit soit d'une leucémie lymphoïde chronique soit d'un lymphome du manteau. Le score de Matutes et la recherche de la translocation t(11 ; 14) trancheront entre les deux.

L'acquisition d'une délétion 17p peut se dérouler **au cours de l'évolution** d'une LLC.

Le test de Coombs est systématique au cours d'une LLC, **même s'il n'existe pas encore d'anémie**. En effet, en cas de LLC, il existe un risque d'anémie hémolytique auto-immune en cas d'anticorps fixés sur les globules rouges.
N. B. : *En cas d'anémie hémolytique auto-immune dans un contexte de LLC, on transfuse selon la tolérance et/ou si la cinétique de décroissance de l'hémoglobine est rapide et ce, même si le rendement transfusionnel est mauvais.*

En cas de LLC, l'électrophorèse des protéines sériques peut être normale, peut présenter une hypogammaglobulinémie (attention au risque d'infections), voire parfois un pic monoclonal dans 10 % des cas (le plus souvent IgM).

En cas de syndrome hémorragique en présence d'une LLC, il faut évoquer une hémophilie A acquise (par la présence d'un anticorps antifacteur VIII).

Si l'on vous demande d'évoquer les complications possibles d'une pathologie en hématologie, pensez aux complications de la pathologie en elle-même **et** aux complications des traitements introduits. Par exemple, on peut dire qu'une des complications de la leucémie lymphoïde chronique est le syndrome myélodysplasique, puisque les agents alkylants employés peuvent engendrer cette pathologie.

Item 316 Lymphomes malins

Le lymphome de Burkitt est une des manifestations de l'infection à Epstein-Barr Virus (EBV), mais n'est pas une complication de la mononucléose infectieuse pour autant.

Le lymphome de Hodgkin est un lymphome de type B (pour le retenir : le virus EBV n'infecte que les lymphocytes B, or EBV est un facteur de risque du lymphome de Hodgkin).

L'anneau de Waldeyer (ou grand cercle lymphatique de Waldeyer), qui peut être le siège d'adénopathies dans un contexte de lymphomes de Hodgkin, représente l'ensemble des tonsilles (ou amygdales) des voies aériennes supérieures (tonsilles pharyngiennes, tubales, palatines et linguales). Il est important de bien les examiner lorsque l'on suspecte ce type de lymphome.

L'anémie microcytaire au cours du lymphome de Hodgkin est liée à l'inflammation, le plus souvent, et non à une atteinte directe de la moelle osseuse.

Une masse médiastinale antérieure (par exemple, lymphome) peut comprimer la veine cave supérieure (risque de syndrome cave supérieur), la trachée (risque de dyspnée), le nerf laryngé récurent (dysphonie), mais pas l'œsophage (sauf si la taille de la masse est très importante) car il se trouve dans une position plus postérieure.

Une « cellule géante binucléolée» (qui correspond à sa description anatomopathologique *[voir image ci-dessous])* correspond à une cellule de Reed-Sternberg retrouvée dans les lymphomes de Hodgkin. Attention, malgré le nom de sa cellule caractéristique, le lymphome de Hodgkin n'est pas un lymphome « à grandes cellules ». Par ailleurs, on retrouve également des cellules de Hodgkin à l'anatomopathologie en cas de lymphome de Hodgkin.

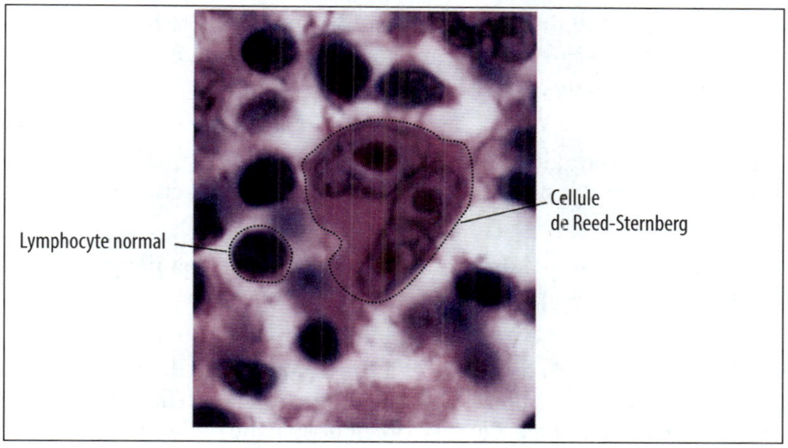

Figure 2. Cellule géante binucléosée.

Le PET-scanner est utilisé dans le bilan d'extension du lymphome de Hodgkin, mais il est aussi nécessaire dans le cadre du suivi pour juger de l'efficacité du traitement.

En interprétant un PET-scanner pour lymphome, il ne faut pas confondre le produit de contraste éparpillé dans les reins avec des adénopathies sous-diaphragmatiques. Au passage, n'oubliez pas que le produit de contraste se fixe physiologiquement au cerveau, au cœur et aux reins, aux voies urinaires et à la vessie. Vous verrez fréquemment des items vous suggérant une fixation pathologique à ces niveaux.

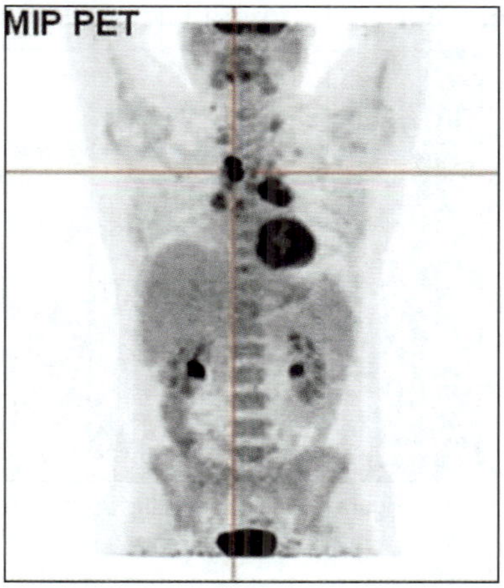

Figure 3. PET-scanner pour lymphome.

Il ne faut pas perfuser de sérum glucosé dans les heures qui précèdent un PET-scan, cela risquerait d'artéfacter les résultats (ce glucose risquerait de rentrer en compétition avec le traceur glucosé marqué radioactivement). De même, le patient doit être à jeun pendant cet examen.

La biopsie ostéomédullaire n'est pas systématique dans le bilan d'extension du lymphome de Hodgkin (le PET-scan remplaçant son rôle), alors qu'elle l'est pour tous les autres lymphomes non hodgkiniens.

Le lymphome de Hodgkin n'est pas à l'origine de coagulation intravasculaire disséminée (CIVD). En revanche, il peut entraîner un syndrome d'activation macrophagique.

L'effet indésirable principal du brentuximab vedotin est la neuropathie périphérique. C'est un effet indésirable très apprécié des PUPH.

Un des effets indésirables du rituximab est le syndrome de relargage cytokinique (ou effet de première perfusion), qui ressemble à une allergie (fièvre, exanthème, prurit, hypo/hypertension, dyspnée avec parfois bronchospasme). Ce syndrome régresse à l'arrêt de la perfusion (on peut aussi introduire des antihistaminiques et des corticoïdes) et ne contre-indique pas la reprise du traitement. Toutefois, les vraies réactions anaphylactiques ne sont pas à exclure.

Le rituximab expose à de nombreuses maladies infectieuses dont la pneumocystose, de plus en plus à la mode aux ECNi.

L'architecture ganglionnaire est détruite dans le lymphome B diffus à grandes cellules et dans le lymphome de Hodgkin, tandis qu'elle est conservée dans le lymphome ganglionnaire. Voici les lames d'anatomopathologie de ces différentes pathologies à faible grossissement (gardez-les en tête, elles sont tout à fait tombables).

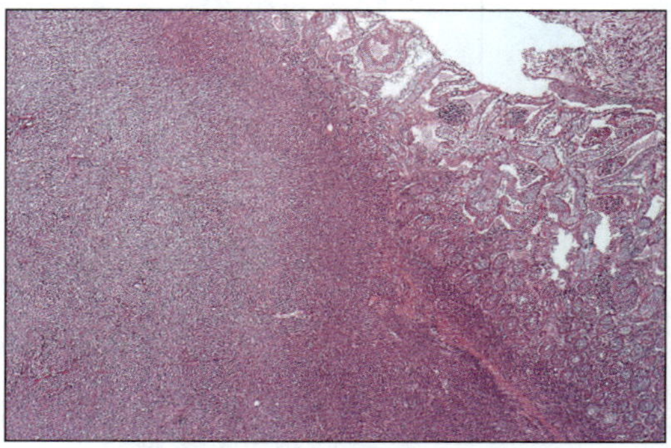

Figure 4. Lymphome B diffus à grandes cellules.

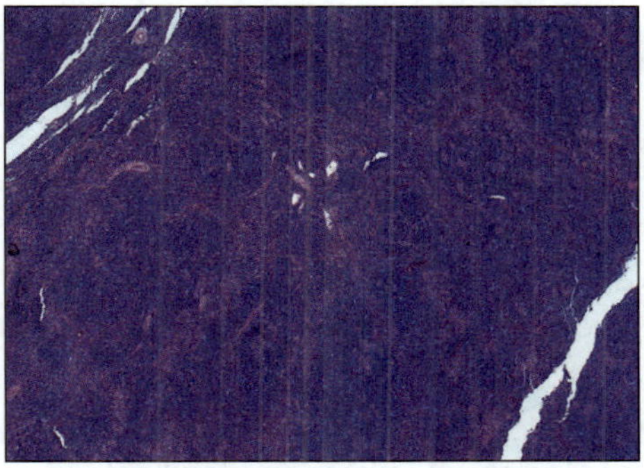

Figure 5. Lymphome de Hodgkin.

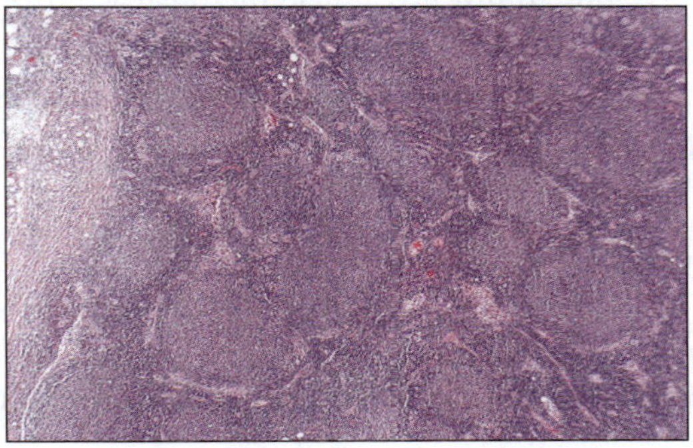

Figure 6. Lymphome folliculaire.

Voici un piège à propos de la classification d'Ann Arbor caractérisant les lymphomes malins : en cas d'atteinte d'organes par contiguïté d'un territoire ganglionnaire atteint – et non à distance de celui-ci – (par exemple, le poumon « contaminé » par un lymphome médiastinal), cela ajoute simplement la lettre E au stade du lymphome, et n'en fait pas un stade IV (ici, on aurait parlé de stade IV si le poumon avait été atteint sans lésion d'un territoire ganglionnaire pathologique contigu).

Dans un contexte de syndrome cave supérieur engendré par une masse thoracique, il faut attendre d'avoir biopsié la masse avant d'introduire les corticoïdes, car ces derniers peuvent négativer la biopsie en cas de lymphome notamment.

Un syndrome cave supérieur peut entraîner des télangiectasies au niveau du tronc.

Un syndrome cave supérieur est une contre-indication à la pose d'un port-à-cath. Il faut attendre sa résolution avant de le poser.

Item 317 Myélome multiple

On refait un dosage d'albuminémie même si l'on a réalisé une électrophorèse des protéines plasmatiques (EPP), qui nous indique aussi un résultat d'albumine.

Le dosage pondéral des immunoglobulines sert à dépister une **hypogammaglobulinémie** et non à quantifier un pic visible à l'EPP (le taux se voit directement sur l'EPP). Toutefois, on peut le demander même s'il existe un pic à l'EPP car une hypogammaglobulinémie peut coexister.

La scintigraphie osseuse est inutile pour le myélome car le produit de contraste ne fixera pas (les ostéoblastes ne sont pas activés dans le myélome, seuls les ostéoclastes le sont).

Dans un contexte d'hypercalcémie sur myélome multiple, l'emploi des bisphosphonates est contre-indiqué lorsque le débit de filtration glomérulaire est inférieur à 30 mL/min/1,73 m^2. Attention car le myélome multiple est justement cause d'insuffisance rénale.

Dans un contexte de myélome multiple, il est préférable de transfuser sur un point d'appel clinique plutôt que sur un chiffre d'hémoglobine (car cela peut être une fausse anémie par hémodilution, du fait de l'excès de chaînes dans le plasma). En outre, il existe un risque d'hyperviscosité et de surcharge si l'on rajoute du volume plasmatique à un patient qui possède déjà un excès de chaînes plasmatiques.

La maladie de Waldenström est toujours caractérisée par une immunoglobuline monoclonale de type IgM. Attention, celle-ci peut migrer en β ou en γ sur l'électrophorèse des protéines sériques.

HÉMOSTASE

Item 212 Syndrome hémorragique d'origine hématologique

Les saignements gynécologiques excessifs évoquent un trouble de l'hémostase primaire et non de l'hémostase secondaire.

Un hématome du mollet peut se présenter cliniquement comme une thrombose veineuse profonde sous-poplitée : douleur à la palpation du mollet et diminution du ballotement de celui-ci. En outre, les D-dimères augmentent en cas de résorption d'hématome, ce qui rend la distinction entre les deux plus difficile à faire. On pourra s'aider notamment de l'échographie-doppler pour trancher.

On parle « d'augmentation isolée du TCA » lorsque le TCA (temps de céphaline activée) est augmenté mais pas le TP (taux de prothrombine). Toutefois, il est possible d'avoir une « augmentation isolée du TCA » ainsi qu'un trouble de l'hémostase primaire.

Un déficit en composants de la phase contact (facteur XII, prékallicréine, kininogène de haut poids moléculaire) entraîne une augmentation isolée du TCA mais pas de surrisque hémorragique. En revanche, un déficit en facteur XI (maladie de Rosenthal) engendre une augmentation isolée du TCA **et** un surrisque hémorragique.

La prise d'héparine induit un allongement **isolé** du TCA, car la méthode de mesure du TP comprend un agent antihéparine qui annihile son effet.

Pour interpréter un dosage du facteur Willebrand, il faut réaliser conjointement un groupage sanguin. En effet, les individus de groupe sanguin de type O ont un taux de facteur Willebrand plus bas de façon physiologique. Ainsi, un taux bas n'est pas toujours pathologique.

Le facteur de Willebrand peut être augmenté dans certaines situations : grossesse, infection/inflammation, période post-opératoire, stress, prise d'œstroprogestatifs, exercice physique. Dans ces cas-ci, un déficit modéré en facteur de Willebrand peut être masqué.

En cas d'administration de desmopressine pour traiter un déficit en facteur de Willebrand, il est indispensable de réaliser une restriction hydrique sous peine de risquer l'hyponatrémie.

Un tiers des hémophilies sont sporadiques, par mutation *de novo*. Il faut distinguer cette forme des « hémophilies acquises » liée à la présence d'un anticoagulant circulant acquis, dirigé contre les facteurs VIII ou IX. Celles-ci se développent volontiers sur un terrain auto-immun, néoplasique ou dans un contexte d'hémopathie lymphoïde. Dans tous les autres cas (et c'est le mode de présentation le plus fréquent), il s'agit d'une maladie héréditaire liée au chromosome X. J'en profite pour attirer votre attention sur ce mode de transmission : il est fréquemment source de pièges et de confusions. Je vous conseille donc de prendre votre temps avant de répondre aux questions à ce sujet. Voici un exemple classique de piège : « Les fils de monsieur A, atteint d'hémophilie héréditaire, pourront hériter de la maladie de leur père » ; FAUX, ses fils hériteront du chromosome Y de leur père et du chromosome X de leur mère, ils seront donc sains.

L'administration du complexe prothrombinique est contre-indiquée en cas de coagulation intravasculaire disséminée, du fait du risque de formation de thrombi.

Item 224 Thromboses récidivantes

Sous anticoagulants oraux directs, il peut y avoir des faux positifs lors de la recherche d'anticoagulant circulant lupique ou de déficit en protéine C et protéine S. On évite ainsi de prescrire ces examens sous ce traitement.

Le syndrome des antiphospholipides (SAPL) engendre une augmentation isolée du TCA *in vitro*, mais génère paradoxalement des thromboses *in vivo*.

Item 326 Prescription et surveillances des classes de médicaments les plus courantes chez l'adulte et l'enfant

Les héparines de bas poids moléculaire (HBPM) modifient peu le TCA car leur activité anti-IIa est faible comparée à leur activité anti-Xa (rappel : le TCA est affecté par l'activité anti-Xa et IIa). C'est pourquoi, il est plus judicieux de surveiller les HBPM *via* la mesure de l'activité anti-Xa (et non *via* le TCA comme on le fait pour les héparines non fractionnées (HNF), qui elles ont une activité anti-Xa et anti-IIa équivalente).

Il y a davantage de risques de thrombopénie induite à l'héparine avec les HNF qu'avec les HBPM.

Il est préférable de prescrire des anticoagulants oraux directs plutôt qu'un traitement anticoagulant à base d'héparine à un patient ayant une thrombopénie de base, de façon à éviter une thrombopénie induite à l'héparine qui aggraverait la thrombopénie préexistante.

Dans un contexte d'immobilisation ou d'hospitalisation, il est inutile de prescrire une anticoagulation préventive si le patient est déjà traité au long cours par une anticoagulation efficace.

En cas d'hémorragie sous fondaparinux, il est inutile d'administrer du sulfate de protamine qui a une action anti-IIa exclusive, alors que le fondaparinux a une action anti-Xa exclusive.

TRANSFUSION

Item 325 Transfusion sanguine et produits dérivés du sang : indications, complications. Hémovigilance

Avant une transfusion, un consentement écrit par le patient n'est pas nécessaire. Un simple consentement oral suffit. Imaginez devoir faire signer un consentement à un patient en état de choc hémorragique

Une transfusion massive de culots globulaires peut provoquer une hypocalcémie (car le citrate chélate le calcium), une hyperkaliémie (le taux de kaliémie dans la poche augmente avec son temps de conservation), un œdème pulmonaire (par surcharge volémique) et des troubles de l'hémostase (du fait de la dilution des facteurs de coagulation).

La tachycardie au repos, isolée, n'est pas suffisante pour justifier une transfusion de globules rouges en cas d'anémie. En revanche, la dyspnée au moindre effort ou encore l'angor sont des bonnes justifications de transfusions en cas d'anémie. Voici d'autres signes moins connus de mauvaise tolérance d'une anémie : un scotome, des convulsions, des acouphènes.

Il n'y a plus d'indication de transfusion de concentrés de globules rouges (CGR) CMV négatifs.

Le système rhésus comporte plusieurs antigènes : RH1 = D ; RH2 = C ; RH3 = E ; RH4 = c ; RH5 = e.

- Lorsqu'on dit qu'un patient est rhésus positif, on considère qu'il possède l'antigène D à la surface de ses globules rouges. Ce dernier est l'antigène le plus important, puisqu'il conditionne le type de poches de transfusion utilisées, dans le but d'éviter une immunisation contre les hématies possédant cet antigène D.

Les plaquettes n'expriment pas les antigènes du système rhésus. Toutefois, les concentrés plaquettaires peuvent contenir de petites quantités de globules rouges (contenant les antigènes du système rhésus). C'est pourquoi, il est préférable de respecter la compatibilité rhésus. En cas de transfusion de plaquettes rhésus positif à une patiente rhésus négatif en âge de procréer ou plus jeune, il est recommandé de perfuser également des immunoglobulines anti-D dans les 3 jours suivant la transfusion. Cela a pour but de prévenir l'immunisation contre les hématies rhésus +.

Les plaquettes expriment en faible quantité les antigènes du système ABO. Il est recommandé de transfuser des plaquettes en respectant la compatibilité ABO pour augmenter le rendement transfusionnel.

Le globule rouge est la seule cellule à ne pas avoir de marquage HLA. Ainsi, il ne faut pas évoquer d'incompatibilité HLA en cas de transfusion de concentrés de globules rouges. En revanche, les plaquettes expriment le marquage HLA, d'où la nécessité d'évoquer une incompatibilité HLA entre le culot plaquettaire et le receveur en cas de mauvais rendement transfusionnel.

En cas d'aplasie médullaire, on ne réalise une transfusion de plaquettes qu'en cas de taux inférieur à 20 G/L. En cas d'anticoagulation curative, on réalise une transfusion dès que le taux de plaquettes est inférieur à 50 G/L (et on suspend l'anticoagulant).

Une hémolyse post-transfusion de culots globulaires sur incompatibilité ABO peut provoquer de la fièvre et des frissons. *Attention au diagnostic différentiel avec l'infection post-transfusionnelle*.

La contamination virale lors d'une transfusion ne donne pas de tableau aigu (encore moins d'état de choc), contrairement à la contamination bactérienne qui peut en donner.

Aux ECNi, une TRALI *(Transfusion-Related Acute Lung Injury)* est à évoquer à la suite d'une transfusion de **plaquettes**, et non de culots globulaires (rare).

En cas de complications à la suite d'une transfusion, il faut déclarer les effets indésirables à l'**hémovigilance**, et non à la pharmacovigilance (les pièges autour des différents types de « vigilance » sont classiques, restez « vigilants »).

Partie 13

HÉPATO-GASTRO-ENTÉROLOGIE

L'hépato-gastro-entérologie est une matière incontournable des ECNi, puisqu'elle tombe tous les ans. Elle est souvent bien maîtrisée des étudiants, ce qui en fait finalement une matière peu sélective. Vous vous devez donc d'être forts dans cette matière sous peine de perdre beaucoup de points par rapports aux autres candidats. Seul un dossier complexe ou spécialisé pourrait sélectionner les étudiants. Beaucoup d'items classiques appréciés des PUPH (maladie inflammatoires chroniques intestinales, tumeurs du côlon, hépatites, cirrhose, ulcère gastroduodénal, etc.) composent cette matière, l'impasse sur ces items est interdite !

Les dossiers progressifs de cette matière sont très variés du fait de la vastitude du programme d'HGE. Toutefois, quelques pièges classiques sont récurrents dans ces dossiers, et nous allons les passer en revue ensemble. Vous comprendrez donc qu'une bonne maîtrise des connaissances est indispensable pour performer dans cette matière. Gardez toujours votre bon sens en apprenant votre cours, et tentez de faire des liens entre les items. Je vous conseille notamment de bien connaître votre sémiologie, qui peut clairement vous aider sur l'orientation diagnostique (qui est une des questions les plus difficiles et discutables des dossiers tant les signes cliniques sont parfois flous et peu discriminants). Ainsi, si vous repérez un élément très spécifique d'une pathologie dans l'énoncé, je vous invite à n'évoquer que celle-ci.

Je vous conseille d'apprendre l'HGE conjointement avec la chirurgie digestive (*voir partie 3*), en croisant les deux cours lorsqu'un item est présent dans les deux référentiels. Dans cet ouvrage, certains items sont donc traités en HGE et en chirurgie digestive.

Item 163 Hépatites virales

Un patient s'étant fait transfuser dans les années 1980-1990 est à risque d'infection par le virus de l'hépatite B (VHB), de l'hépatite C (VHC) et du VIH. Si vous voyez une telle information dans l'énoncé, préparez-vous à évoquer l'un de ces trois virus dans la suite du dossier progressif ! *Un PUPH un peu fourbe pourrait évoquer un accident de la voie publique dans les années 1980-1990, à vous de comprendre qu'il a sûrement été transfusé à cette occasion.*

L'infection par le virus de l'hépatite A (VHA) se transmet par contamination oro-fécale ou **sexuelle**, tandis que l'infection par le virus de l'hépatite E (VHE) se transmet uniquement par contamination oro-fécale (et non sexuelle).

La primo-infection par les virus des hépatites est le plus souvent asymptomatique.

L'augmentation des transaminases n'est pas un signe d'insuffisance hépatocellulaire, mais simplement de cytolyse.

Voici quelques clés pour orienter le diagnostic en cas de **cytolyse hépatique** :
- si transaminases < 10N : hépatite chronique ou hépatite alcoolique aiguë ;
- si transaminases > 10N : hépatite aiguë ;
- si transaminases > 100N et fièvre : hépatite herpétique aiguë jusqu'à preuve du contraire (réaliser une PCR HSV et administrer de l'aciclovir jusqu'à que la négativité de la PCR soit rendue).

La thrombopénie est un signe d'insuffisance hépatocellulaire (par diminution de la production de thrombopoïétine par le foie) mais aussi d'hypertension portale (du fait de l'hypersplénisme).

Un épaississement de la paroi de la vésicule biliaire est possible en cas d'hépatite aiguë, sans qu'il y ait une cholécystite aiguë associée pour autant.

Il est important de dépister le VHB chez la mère d'un(e) patient(e) chez qui on vient de découvrir une infection par le VHB. En effet, la mère peut être porteuse chronique du virus sans le savoir et l'avoir transmis à son enfant.

Si un patient présente un profil sérologique d'infection résolutive par le VHB, on ne dit pas qu'il est « porteur chronique du virus ». Bien qu'on ne soit jamais totalement débarrassé du virus et qu'on ait envie de qualifier tous les patients de « porteurs chroniques du virus » pour cette raison, ce terme reste réservé aux patients présentant l'antigène HBs depuis plus de 6 mois.

Il n'y a pas de co-infection avec le virus de l'hépatite D (VHD) si le profil sérologique montre l'absence d'antigène HBs. En effet, le VHD a besoin de cet antigène pour se multiplier. En revanche, on cherchera la présence du VHD chez tous les patients présentant un antigène HBs positif.

En cas d'hépatite aiguë du VHB à mutant pré-core, la maladie est plus sévère et la rémission très rare.

L'hépatite B peut induire une glomérulonéphrite extra-membraneuse. Il faut garder cela en tête en cas de dossier progressif croisé entre l'hépato-gastro-entérologie et la néphrologie.

Petit rappel sur la réponse au vaccin contre le VHB :
- si le taux d'anticorps anti-HBs à l'issue du vaccin est > 10 UI/L : protection efficace mais des rappels seront nécessaires ;
- si le taux d'anticorps anti-HBs à l'issue du vaccin est > 100 UI/L : protection à vie sans rappels nécessaires.

Un traitement anti-VHB efficace peut faire régresser la fibrose hépatique dans un contexte de cirrhose.

Petit rappel sur les stades de gravité d'une hépatite, car il est facile de s'embrouiller dans les définitions alors que c'est une notion souvent présente dans les dossiers progressifs :

Hépatite	Taux de prothrombine / facteur V	Encéphalopathie	Délai de survenue après l'ictère
Aiguë	> 50%	Absente	/
Aiguë sévère	< 50%	Absente	/
Fulminante	< 50%	Présente	< 2 semaines
Sub-fulminante	< 50%	Présente	> 2 semaines

Le Rituximab expose particulièrement au risque de réactivation du VHB en cas d'hépatite ancienne résolutive ou d'hépatite chronique. Ainsi, on peut proposer un traitement antiviral préventif ou bien réaliser une surveillance rapprochée par PCR.

Tous les virus du groupe herpès (HSV, VZV, CMV, EBV, HHV) sont des causes d'hépatite aiguë.

En cas d'hépatite auto-immune, il existe à l'électrophorèse des protéines sériques un pic **polyclonal** sur les gammaglobulines dans 50% des cas.

En cas de suspicion d'hépatite auto-immune, si le bilan auto-immun est négatif mais que la suspicion reste forte, il faut réaliser une ponction-biopsie hépatique.

Items 168 et 169 Parasitoses digestives et zoonoses

Voir partie 15 – Maladies infectieuses

Item 172 Diarrhées infectieuses de l'adulte et de l'enfant

La rectosigmoïdoscopie ne nécessite pas d'anesthésie générale. On réalisera un lavement rectal avant sa réalisation pour améliorer la visibilité intestinale.

Clostridium difficile n'est pas pathogène en soi, ce sont ses toxines A et B qui le sont. C'est pour cela que la simple présence de *Clostridium difficile* dans les selles ne signe pas forcément l'infection, il faut rechercher la présence des toxines pour cela.

Voici une liste de facteurs de risques de colite à *Clostridium difficile* peu connus mais qui font l'objet de questions en dossiers progressifs : prise d'inhibiteurs de la pompe à proton, antécédent de chirurgie abdominale, maladies inflammatoires chroniques de l'intestin (MICI), âge élevé, période de post-partum.

Le lopéramide est contre-indiqué en présence d'un syndrome dysentérique ou d'une diarrhée fébrile.

Voir partie 15 – Maladies infectieuses pour la suite

Item 215 Pathologie du fer chez l'enfant et chez l'adulte

La cirrhose n'entraîne pas toujours d'hyperferritinémie, cela dépend de sa cause (une cirrhose alcoolique ou une cirrhose sur hémochromatose donne une hyperferritinémie par exemple). En revanche, la cirrhose entraîne une augmentation du coefficient de saturation de la transferrine (lorsqu'il y a une insuffisance hépatocellulaire du moins) puisque la transferrine est sécrétée par le foie. Ainsi, si production diminue, le cœfficient de saturation global augmente. Il est important de bien comprendre le cycle du fer pour ne pas se perdre dans la démarche diagnostique en dossier progressif.

L'hémochromatose génétique entraîne une surcharge hépatique en fer parenchymateuse (pas mésenchymateuse ni mixte).

En cas d'hémochromatose génétique, on ne la traite qu'à partir du stade 2. En cas de stade 0 ou 1, on se contente d'une surveillance simple.

La vitamine C est contre-indiquée en cas d'hémochromatose car elle favorise l'absorption intestinale de fer.

Les gels d'alumine et le thé peuvent diminuer l'absorption intestinale de fer. Il faut y penser lorsqu'une carence martiale n'est pas corrigée par la prise de fer *per os*.

Item 267 Douleurs abdominales et lombaires aiguës chez l'enfant et l'adulte

Dans l'ulcère perforé, la douleur est initialement épigastrique puis elle peut migrer en fosse iliaque droite (cela correspond au passage du liquide gastrique dans la gouttière pariéto-colique droite).

Le syndrome de König (douleurs abdominales et ballonnements post-prandiaux soulagés brusquement dans un vacarme hydro-aérique, plus ou moins accompagnés d'une débâcle diarrhéique et gazeuse) témoigne d'une obstruction incomplète **de l'intestin grêle uniquement**. À noter que ce syndrome n'est pas uniquement retrouvé dans la maladie de Crohn mais peut concerner d'autres atteintes du grêle (tuberculose, tumeurs etc.).

Item 268 Reflux gastro-œsophagien chez l'enfant et l'adulte

Helicobacter pylori n'est pas impliqué dans le développement du reflux gastro-œsophagien (RGO), contrairement à l'ulcère gastro-duodénal.

Une endoscopie œso-gastro-duodénale normale n'élimine pas le diagnostic de RGO (c'est souvent le cas) !

Les inhibiteurs de la pompe à protons traitent les symptômes de RGO et les lésions d'œsophagite, mais ne font pas régresser l'endobrachy-œsophage (EBO).

Il est nécessaire de réaliser une endoscopie œso-gastro-duodénale après le traitement d'une œsophagite sévère afin de dépister la survenue d'un EBO ou d'autres complications.

Avant le traitement chirurgical du RGO, il faut réaliser une manométrie ainsi qu'une pH-métrie afin de s'assurer de l'absence de troubles moteurs œsophagiens, qui représentent une contre-indication à la chirurgie.

Item 269 Ulcère gastrique et duodénal. Gastrite

Une douleur épigastrique nocturne est en faveur d'un ulcère gastro-duodénal puisqu'il s'agit bien d'une douleur à distance des repas. On notera au passage qu'il n'y a pas de différence de symptomatologie entre un ulcère gastrique et un ulcère duodénal.

« L'ulcère du collet » est l'empreinte du diaphragme sur l'estomac dans un contexte de hernie hiatale, et non une ulcération à proprement parler. N. B. : *Le piège est tellement facile à faire que j'ai jugé utile de le mentionner pour que vous l'ayez entendu au moins une fois.*

Les méthodes visant à vérifier l'éradication d'*Helicobacter pylori* (anatomopathologie, culture, test respiratoire et détection antigénique dans les selles) doivent être utilisées à distance des traitements par inhibiteurs de la pompe à protons (au moins 2 semaines après l'arrêt) et par antibiotiques (au moins 4 semaines après l'arrêt).

Après son éradication, il y a peu de ré-infection à *Helicobacter pylori* car la transmission se fait essentiellement pendant l'enfance.

Il n'y a pas besoin de réaliser une endoscopie œsophage-gastro-duodénale (EOGD) de contrôle après le traitement d'un ulcère duodénal car il n'y a pas de risque de cancer gastrique dans cette zone. En revanche, il faut réaliser une endoscopie de contrôle en cas d'ulcère gastrique pour s'assurer de sa bonne cicatrisation et ainsi vérifier qu'il n'y avait pas de cancer gastrique sous-jacent ! On en déduit qu'on utilisera le plus souvent l'anatomopathologie pour s'assurer de l'éradication d'*Helicobacter pylori* en cas d'ulcère gastrique, et une autre méthode type test respiratoire en cas d'ulcère duodénal.

Il est contre-indiqué de réaliser une EOGD lorsque l'on suspecte un ulcère **perforé** du fait du risque d'aggravation du pneumopéritoine par l'insufflation d'air.

L'ulcère perforé entraîne une péritonite peu septique (dans un premier temps au moins) du fait de l'acidité du liquide gastrique, contrairement à la péritonite appendiculaire ou diverticulaire qui sont d'emblée septiques.

La glossite, l'alopécie ou encore les ongles cassants sont des signes de carence en micronutriments (vitamine, zinc, phosphore etc.), pouvant refléter une malabsorption digestive.

La gastrite chronique auto-immune peut entraîner une carence martiale. Attention, celle-ci n'est pas due à une perdition sanguine (ne pas se faire avoir par le mot « gastrite ») mais à l'achlorhydrie, qui empêche la transformation du fer ferrique en fer ferreux (qui est la forme absorbable du fer). Ceci est, avec la malabsorption de vitamine B12, un des mécanismes expliquant l'anémie de Biermer.

On parle de « maladie de Biermer » en cas d'**anémie** due à une gastrite chronique auto-immune.

L'atrophie glandulaire antrale favorise les ulcères duodénaux, tandis que l'atrophie glandulaire fundique favorise les ulcères gastriques.

Item 270 Dysphagie

Le critère indispensable pour parler d'achalasie est l'absence de péristaltisme œsophagien (c'est-à-dire l'absence de propagation des ondes de contractions voire l'absence totale d'ondes de contractions). À cela peut s'ajouter dans un second temps un défaut de relaxation du sphincter inférieur de l'œsophage (SIO).

L'achalasie est un facteur de risque de carcinome épidermoïde de l'œsophage.

L'achalasie peut être secondaire à une tumeur infiltrant la jonction œsogastrique ou à une atteinte paranéoplasique des ganglions nerveux œsophagiens. C'est pour dépister ces atteintes que l'on réalise facilement un scanner ou une échoendoscopie devant une achalasie chez un sujet de plus de 50 ans.

Les causes médicamenteuses d'œsophagite sont les suivantes : tétracyclines, bisphosphonates, aspirine et anti-inflammatoires non stéroïdiens, chlorure de potassium (par contact direct avec la muqueuse). Les causes infectieuses d'œsophagite sont : *Candida albicans*, Cytomégalovirus, *Herpes simplex virus* (ces infections surviennent donc essentiellement chez le patient immunodéprimé).

On réalise systématiquement des biopsies lors de l'endoscopie œso-gastro-duodénale (EOGD) dans un contexte de dysphagie, car l'œsophagite à éosinophiles (une des causes de dysphagie) peut donner un aspect macroscopique normal de la muqueuse œsophagienne.

La sténose peptique est centrée à l'EOGD, tandis que la sténose tumorale est non centrée.

Item 271 Vomissements de l'enfant et de l'adulte

Faisons un petit point sur les types de vomissements chimio-induits et ses traitements, source fréquente de questions mais aussi de confusion :

Type de vomissement	Délai par rapport à l'introduction de la chimiothérapie	Traitement(s)
Aigu	Moins de 24 h après	• Corticoïdes • Anti-5-HT3 (sétrons) • Anti-NK1 (aprépitant) • Anti-dopaminergique de type 2 (métoclopramide)
Retardé	Plus de 24 h après	• Corticoïdes • Anti-NK1 (aprépitant) • Anti-dopaminergique de type 2 (métoclopramide)
Anticipé	Avant	Benzodiazépines

Le métoclopramide, anti-émétique, est un neuroleptique « caché ». Il est contre-indiqué notamment en cas de maladie de Parkinson.

Item 273 Hépatomégalie et masse abdominale

L'hépatomégalie n'est pas un signe d'hypertension portale, contrairement à la splénomégalie.

Une masse battante abdominale est évocatrice d'anévrisme de l'aorte abdominale.

Piège d'anatomie bon à connaître : le segment IV du foie est dans le foie gauche mais dans le lobe hépatique droit.

Une grosse vésicule distendue évoque un cancer du pancréas, à l'origine d'une compression de la voie biliaire principale.

Les tumeurs de l'estomac et de l'épigastre sont rarement palpables.

La maladie de Crohn peut être à l'origine d'une pseudo-masse inflammatoire abdominale, le plus souvent de localisation iléale et/ou cæcale.

Item 274 Lithiase biliaire et complications

80% des calculs de la vésicule biliaire sont asymptomatiques.

Toute cause de malabsorption iléale est un facteur de risque de lithiase biliaire, du fait de la baisse de la réabsorption d'acides biliaires menant à une bile lithogène. Parmi ces causes, on retrouve la maladie de Crohn iléale ou encore la résection iléale. Cela peut facilement faire l'objet d'un dossier progressif d'hépato-gastro-entérologie transversal.

Un patient en nutrition parentérale exclusive a quasiment systématiquement des calculs vésiculaires au bout d'un mois, car la vésicule biliaire ne se contracte plus. Ce type de patients est particulièrement à risque de pathologie lithiasique.

Le signe de Murphy (douleur provoquée lorsqu'une palpation de l'aire vésiculaire est réalisée en même temps qu'une inspiration profonde) est un signe en faveur d'une cholécystite aiguë mais pas en faveur d'une angiocholite aiguë ni d'une migration lithiasique.

La douleur de cholécystite aiguë est parfois transfixiante dans le dos, ce n'est pas spécifique de la pancréatite aiguë.

Les antibiotiques sont inutiles en cas de cholécystite chronique.

On peut évoquer une angiocholite aiguë même si la triade de Charcot (douleur, fièvre, ictère) n'est pas complète. Comme ces trois symptômes s'installent dans l'ordre mentionné ci-dessus, une angiocholite découverte précocement ne sera pas forcément ictérique. De plus, l'ictère est souvent fluctuant en cas d'angiocholite aiguë.

L'angiocholite aiguë n'est pas une cause de défense abdominale. Il faut plutôt rechercher une cholecystite aiguë dans ce cas.

Lors d'une angiocholite aiguë, la lipasémie est souvent augmentée du fait d'une réaction pancréatique. Cela ne signe pas forcément la présence conjointe d'une pancréatite aiguë.

Dans un contexte d'une angiocholite aiguë, une cytolyse élevée doit faire évoquer la présence d'un abcès hépatique.

Avant l'opacification des voies biliaires, il est nécessaire d'administrer une antibiothérapie prophylactique pour éviter d'induire une angiocholite aiguë.

Ne pas confondre aérobilie et aéroportie :

Aérobilie	Aéroportie
Images (gaz) hypodenses filiformes intra-hépatiques fines	Images hypodenses (gaz) filiformes intra-hépatiques larges
Peu de ramifications	Ramifications nombreuses
Diminution progressive de calibre	Changements nets de calibre en allant vers la périphérie du foie
Images hypodenses centrales	Images hypodenses jusqu'en périphérie
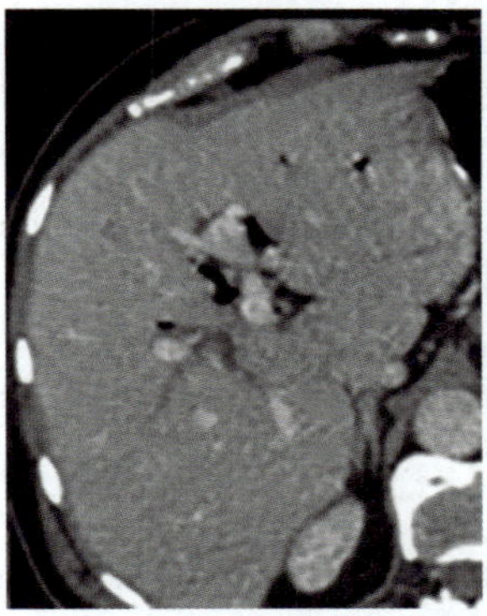 Aerobilie sur sphinctérotomie chez une patiente de 79 ans. *Source : service de radiologie de l'hôpital d'Agen (merci à Virgile Mouza)*	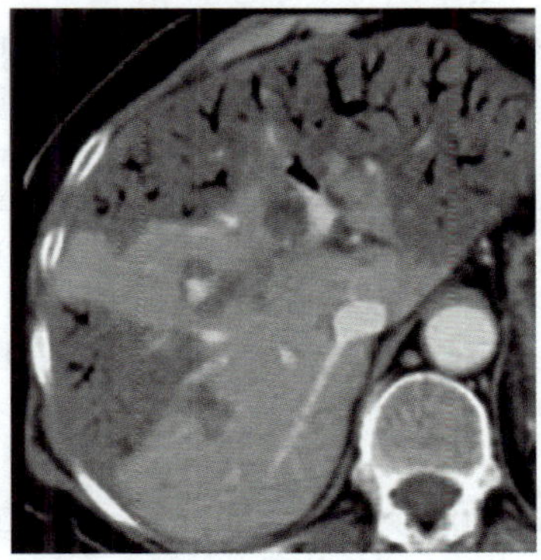 Aeroportie sur ischémie mésentérique secondaire à un passage en fibrillation atriale chez un patient de 82 ans. *Source : service de radiologie de l'hôpital d'Agen (merci à Virgile Mouza)*

Un antécédent de sphinctérotomie peut entraîner de l'aérobilie (même 20 ans après).

Item 275 Ictère

Un ictère cholestatique d'installation progressive (sur adénocarcinome du pancréas ou cholangiocarcinome par exemple) peut ne pas être accompagné de douleur ou fièvre (on parle alors « d'ictère nu »).

Une tumeur de la région hilaire du foie est à l'origine d'une cholestase **extra**hépatique.

Un cholangiocarcinome peut se développer aux dépens des voies biliaires intrahépatiques ou extrahépatiques.

En cas de cholestase chronique (diminution de l'absorption des vitamines liposolubles), il faut contrôler le TP avant un geste invasif, afin de pouvoir corriger une éventuelle carence en vitamine K et limiter le risque de saignement au cours de la procédure.

Item 276 Cirrhose et complications

Le signe du glaçon témoigne de la présence d'une ascite abondante. *Attention, il porte le même nom que le test du choc rotulien.*

L'hypertension portale entraîne une circulation veineuse collatérale péri-ombilicale, et non sur les flancs.

La cirrhose peut entraîner l'atrophie hépatique du segment IV et l'hypertrophie du segment I.

Ne pas évoquer une stéato-hépatite non alcoolique (NASH) comme cause de cirrhose si le patient ne présente pas de syndrome métabolique.

L'échographie peut indiquer la présence d'un foie stéatosique (« foie brillant ») mais c'est l'anatomopathologie qui affirmera le diagnostic de NASH.

Le seul traitement de la NASH est de corriger le syndrome métabolique (perdre du poids ++).

L'insuffisance cardiaque peut entraîner un « foie cardiaque » mais n'est pour autant pas une cause de cirrhose.

Un bilan hépatique normal (transaminases, phosphatases alcalines et Gamma GT) n'élimine pas le diagnostic de cirrhose ! De même, les fonctions hépatiques peuvent aussi être normales si la cirrhose est compensée, entraînant la normalité du TP, de la bilirubine et de l'albumine. Il ne faut pas se dire qu'un foie cirrhotique est forcément un foie totalement endommagé et non fonctionnel, avec les marqueurs biologiques hépatiques anormaux.

Il peut être utile d'avoir un ordre d'idée du risque de développement d'une cirrhose en fonction du résultat du fibroscan hépatique :
- si pression ≤ 5-6 kPa : peu voire pas de risque de cirrhose ;
- si pression > 17 kPa : fort risque de cirrhose.

Le score de Child-Pugh prend en compte la bilirubine **totale** et non la bilirubine conjuguée.

Lorsqu'un patient cirrhotique présente une infection, il peut ne pas y avoir de franche augmentation de la CRP (en cas d'insuffisance hépatocellulaire sévère, puisque le foie produit la CRP) ni d'augmentation des polynucléaires neutrophiles (du fait de l'hypersplénisme lié à l'hypertension portale).

La présence d'ascite peut perturber la visibilité du foie à l'échographie abdominale, mais pas au scanner abdominal. Une ponction d'ascite avant de réaliser une échographie abdominale augmente donc la rentabilité de cet examen.

La cirrhose est une cause d'hypogammaglobulinémie polyclonale, du fait de l'augmentation des IgA. On peut voir parfois un bloc bêta-gamma à l'électrophorèse des protéines plasmatiques.

Un patient cirrhotique est un patient immunodéprimé. Il est important de traquer l'infection chez ce type de patients.

Il faut arrêter les diurétiques chez un patient cirrhotique qui présente une ascite associée à une insuffisance rénale et/ou une hyponatrémie (volontiers dans un contexte de syndrome hépato-rénal) !

On parle « d'ascite réfractaire » si celle-ci résiste aux diurétiques introduits à dose maximale tolérée (hyponatrémie, hypotension artérielle, insuffisance rénale aiguë fonctionnelle). On réalise dans ce cas des ponctions évacuatrices.

On ne prescrit pas de bêtabloquants en aigu d'une rupture de varice œsophagiennes, ce qui risquerait d'aggraver l'état de choc du patient. Ce traitement est à introduire à distance de l'épisode aigu, en prévention des rechutes.

Les contre-indications du TIPS (*transjugular intrahepatic portosystemic shunt*), que l'on pose en cas d'hémorragie digestive récidivante/non contrôlée par hypertension portale ou bien en cas d'ascite réfractaire, sont les suivantes : insuffisance cardiaque, encéphalopathie hépatique **chronique**, insuffisance hépatocellulaire grave.

Item 277 Ascite

En cas d'ascite cloisonnée, la matité est fixe et non déclive. Un examen d'imagerie permettra alors de confirmer le diagnostic avec certitude.

Une mauvaise tolérance respiratoire en présence d'une ascite peut être liée à de multiples causes : à l'ascite elle-même (par compression diaphragmatique), à un éventuel épanchement pleural associé (à droite ++) ou bien à d'autres causes plus classiques (pneumopathie aiguë infectieuse, tuberculose, embolie pulmonaire…).

Les troubles de l'hémostase (fréquents chez le patient cirrhotique) ne sont pas une contre-indication à la ponction d'ascite.

Il faut réaliser une ponction à chaque poussée d'ascite, et ce, même si la cause est évidente, de façon à ne pas méconnaître une infection du liquide d'ascite.

Il faut réaliser une imagerie abdominale devant une première poussée d'ascite pour en rechercher la cause : cirrhose, carcinose péritonéale, pseudo-kystes pancréatiques, etc. Il est utile de réaliser une ponction d'ascite évacuatrice avant la réalisation d'une imagerie pour augmenter la sensibilité de cette dernière.

Il faut réaliser un dosage des enzymes pancréatiques dans le liquide d'ascite en cas de suspicion de rupture d'un canal pancréatique.

Les deux manifestations possibles de la carcinose péritonéale sont l'ascite et le syndrome occlusif.

Item 278 Pancréatite chronique

L'alcool est responsable d'environ 85 % des pancréatites chroniques. Dans le contexte d'un patient alcoolique, la pancréatite chronique alcoolique survient pratiquement toujours avant la cirrhose alcoolique.

La lithiase biliaire est une cause de pancréatite aiguë mais pas de pancréatite chronique.

Les adénocarcinomes ne provoquent habituellement pas de pancréatite chronique, car bien souvent les patients meurent de leur cancer avant de laisser le temps à la pancréatite de s'installer. Ce sont plutôt les tumeurs d'évolution lente telles que les ampullomes ou les tumeurs intracanalaires papillaires et mucineuses du pancréas (TIPMP) qui sont pourvoyeuses de pancréatite chronique.

Au cours de l'évolution de la pancréatite chronique, les poussées de pancréatite aiguë sont de moins en moins douloureuses avec la transformation fibreuse du parenchyme pancréatique. C'est pourquoi une douleur intense de type pancréatique après plusieurs d'années d'évolution de la pancréatite chronique doit faire rechercher un adénocarcinome pancréatique.

Dans un contexte de pancréatite chronique, le diagnostic d'insuffisance pancréatique exocrine est essentiellement clinique (diarrhée chronique, aspect graisseux des selles, signes de malabsorption etc.). On ne réalisera une analyse des selles (dosage de l'élastase fécale, dosage des graisses) qu'en cas de doute.

Un diabète développé à la suite d'une pancréatite chronique se traite par insuline et non par antidiabétiques oraux. En effet, ces derniers ne fonctionneront pas car les îlots de Langherans sécrétant l'insuline sont détruits.

Au cours d'une pancréatite chronique, peuvent se développer des **pseudo-kystes de deux types** :
- pseudo-kyste nécrotique : issu de la collection d'une coulée de nécrose succédant à une poussée de pancréatite aiguë nécrosante ;
- pseudo-kyste rétentionnel : collection secondaire à la rupture d'un canal pancréatique en amont d'un calcul ou d'une sténose ; elle est par conséquent constituée de liquide pancréatique.

Ces pseudo-kystes peuvent s'infecter, comprimer les organes de voisinage, se rompre dans la cavité péritonéale (à l'origine d'une ascite) ou encore provoquer une hémorragie par érosion vasculaire (ou pseudo-anévrisme).

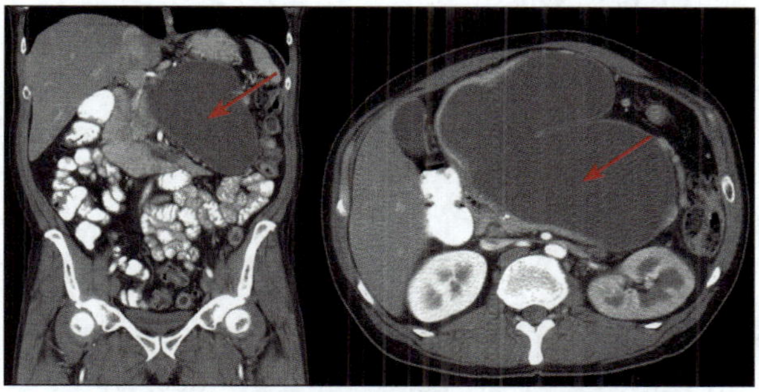

Figure 1 • Pseudo-kyste pancréatique (celui-ci peut être très volumineux comme sur le scanner ci-dessus, flèche rouge).

En cas d'ictère survenant sur un terrain de pancréatite chronique, il faut évoquer l'angiocholite (par compression des voies biliaires par la tête du pancréas hypertrophiée et calcifiée ou par un pseudokyste) mais aussi à l'hépatite alcoolique aiguë du fait du terrain.

Item 279 Maladies inflammatoires chroniques de l'intestin (MICI)

L'appendicectomie est un facteur protecteur de rectocolite hémorragique (RCH), mais elle est un facteur favorisant la maladie de Crohn.

Un patient atteint d'une MICI a environ 10 % de risque de voir son enfant contracter cette pathologie également (les statistiques sont équivalentes pour le diabète de type 1 et la maladie cœliaque).

Les MICI sont un facteur de risque indépendant de colite à *Clostridium Difficile*, de maladie thrombo-embolique veineuse.

La cholangite sclérosante primitive est plus souvent associée à la RCH qu'à la maladie de Crohn. Ceci explique d'ailleurs pourquoi il faut réaliser un bilan hépatique dans le bilan initial d'une MICI.

Une infection à VIH peut mimer une maladie de Crohn.

Une poussée de MICI peut entraîner de la fièvre. *Attention aux diagnostics différentiels à type de diarrhée aiguë infectieuse.*

La RCH peut donner, comme la maladie de Crohn, de l'aphtose buccale. Attention à cette phrase désignant la maladie de Crohn : « elle peut donner des lésions de la bouche à l'anus », qui peut nous laisser penser que la RCH ne peut atteindre la bouche, par opposition. *À ne pas confondre avec les ulcérations aphtoïdes de la muqueuse digestive, visualisées en endoscopie, qui sont évocatrices d'une maladie de Crohn.*

La fissure anale de la maladie de Crohn est typiquement indolore et latérale, tandis qu'une fissure commune est antérieure ou postérieure. À noter que le saignement au contact est possible pour ces deux types de fissures.

La calprotectine fécale n'a pas de valeur diagnostique dans les MICI. Elle sert au suivi des MICI (elle aide s'il y a un doute sur une poussée inflammatoire ou bien elle sert à l'adaptation du traitement). C'est une sorte de CRP spécifique des MICI. *Toutefois, sa pertinence étant contestée, je la verrais plutôt comme une réponse fausse à l'ECNi plutôt que comme une réponse indiscutable.*

Le dosage des ANCA et des ASCA aide pour trancher entre une maladie de Crohn et une recto-colite hémorragique en cas de colite indéterminée. Ainsi, ils ne sont pas à réaliser systématiquement devant une suspicion de MICI si le tableau est typique de l'une ou de l'autre. Il s'agit de la seule indication de leur dosage.

Lorsque l'on réalise une endoscopie dans le but de confirmer une MICI, il est important de biopsier les zones pathologiques **et** saines. Les biopsies en zones pathologiques serviront à affirmer le diagnostic de MICI, tandis que les biopsies en zones saines permettront d'apporter des informations supplémentaires pour bien classer la MICI.

Dans la maladie de Crohn, il n'y a pas d'augmentation du nombre de lymphocytes intra-épithéliaux en anatomopathologie. Ceci fait plutôt évoquer une maladie cœliaque.

Les MICI provoquent une infiltration lympho-plasmocytaire du chorion, comme la maladie cœliaque.

La mucosécrétion est conservée dans la maladie de Crohn, alors qu'elle ne l'est pas dans la RCH.

La coloscopie virtuelle est basée sur insufflation d'air dans le côlon, tandis que le coloscanner repose sur une instillation d'eau dans le côlon.

Lorsqu'un patient atteint d'une maladie de Crohn présente une sténose digestive, il faut bien évidemment évoquer une sténose inflammatoire due à la maladie de Crohn elle-même. Mais il ne faut pas oublier d'évoquer un cancer colorectal puisque la maladie de Crohn en est un facteur de risque. À noter qu'un patient atteint d'une maladie de Crohn a davantage de risques de développer un cancer colorectal s'il présente une colite inflammatoire non contrôlée, une atteinte colique étendue, une évolution de la maladie depuis plus de 10 ans ou encore une cholangite sclérosante associée.

La colite aiguë grave expose au risque de colectasie, de perforation et d'hémorragie digestive mais pas au risque de fistule ni de sténose qui témoigne d'un processus inflammatoire plus chronique. Notez que le risque de perforation digestive contre-indique la réalisation d'une coloscopie ; on préfèrera réaliser une recto-sigmoïdoscopie (avec biopsies) ainsi qu'un scanner thoraco-abdomino-pelvien en phase aiguë.

Un patient atteint d'une maladie de Crohn aura tendance à faire ses poussées sur la même localisation digestive (exemple : poussées iléales uniquement). Il est rare de réaliser des poussées inflammatoires dans plusieurs zones du tube digestif.

Les corticoïdes sont un traitement de crise des MICI et non un traitement au long cours. Comme leur prescription ne durera que quelques jours, les complications à long terme des corticoïdes seront évitées.

Item 280 Constipation chez l'enfant l'adulte

Boire plus de 1500 mL d'eau par jour n'a pas prouvé son efficacité dans le traitement de la constipation. Il en est de même pour l'activité physique soutenue.

L'hypokaliémie et l'hypercalcémie sont des causes de constipation.

La neuropathie diabétique peut aussi bien induire une constipation qu'une diarrhée.

Item 281 Colopathie fonctionnelle

Dans un contexte de colopathie fonctionnelle, une alternance diarrhée-constipation est le plus souvent une fausse diarrhée de constipation. Il faut la traiter comme une constipation.

Le trouble fonctionnel intestinal n'est pas un diagnostic d'élimination *stricto sensu* : il ne faut pas systématiquement multiplier les examens complémentaires si le tableau est typique et qu'il n'y a pas de signes d'alarme.

Item 282 Diarrhée chronique chez l'adulte et chez l'enfant

La maladie cœliaque engendre un aspect craquelé/fissuraire de la muqueuse duodéno-jéjunale en endoscopie. Cette iconographie est tout à fait tombable.

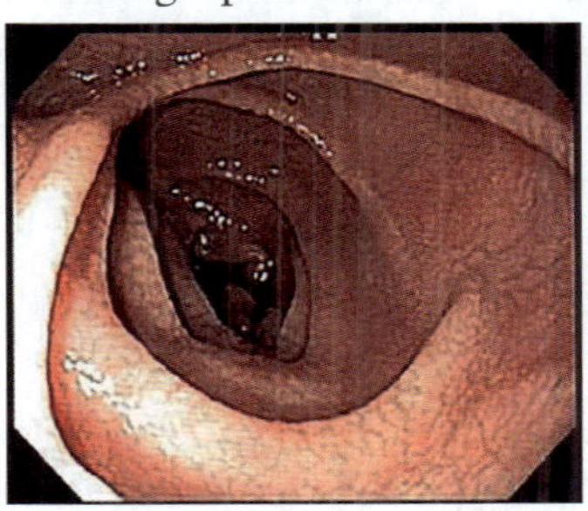

Figure 2 • Muqueuse duodéno-jéjunale d'aspect craquelé.

La maladie cœliaque n'est pas la seule cause d'atrophie villositaire en anatomopathologie à connaître pour l'ECNi même si c'est la plus connue ; en voici d'autres : déficit en IgA, giardiose, maladie de Crohn, maladie de Whipple.

La maladie cœliaque peut entraîner une carence martiale. Celle-ci est due à la malabsorption du fer et non à des saignements.

Voici une liste de signes extradigestifs pouvant être rencontrés dans la maladie cœliaque : ostéoporose, arthralgies, aphtose buccale, aménorrhée, dermatite herpétiforme, cytolyse chronique. Ces signes peuvent aider à faire la part des choses entre des diagnostics différentiels de diarrhée chronique. *Allez donc chercher une de ces affections dans l'énoncé pour conforter votre suspicion de maladie cœliaque, le rédacteur du dossier progressif ne l'aura pas mise là par hasard. On notera aussi qu'une maladie cœliaque peut être découverte chez une personne âgée !*

La maladie cœliaque expose au risque de tumeurs du grêle (adénocarcinome et lymphome) et de sprue réfractaire. Attention au piège de confusion ultra-classique : il s'agit d'un lymphome T du grêle et non d'un lymphome B du MALT ! On notera que ce risque augmente avec la consommation de gluten chez les patients atteints de maladie cœliaque.

Item 284 Diverticulose colique et diverticulite aiguë du sigmoïde

Il n'y a jamais de diverticule au rectum.

Une diverticulite peut se manifester par de la diarrhée, de la constipation (par iléus réflexe) ou par un transit normal.

Les AINS et les corticoïdes favorisent les poussées de diverticulite.

On évite de faire une coloscopie en présence d'une diverticulite abcédée, car cela signifie que le diverticule est perforé, et l'on risquerait alors le pneumopéritoine du fait de l'insufflation d'air.

La sigmoïdopathie chronique diverticulaire est une complication de la diverticulite aiguë. Elle se manifeste à distance de la poussée aiguë par des douleurs abdominales ainsi qu'une fibrose du sigmoïde à risque de sténose. Elle constitue une des indications du traitement chirurgical prophylactique.

Item 285 Pathologie hémorroïdaire

Il faut éviter de consommer des plats épicés en cas de pathologie hémorroïdaire, notamment à l'origine de crise fluxionnaire.

Une hémorroïde externe ne se voit pas, sauf si elle est thrombosée.

En cas de découverte de pathologie hémorroïdaire dans un contexte de rectorragies, on effectuera quand même une coloscopie pour éliminer un cancer colorectal concomitant, par principe.

Item 286 Hernie pariétale chez l'enfant et l'adulte

Une hernie de la paroi abdominale est l'issue du contenu abdominal à travers un orifice naturel, tandis qu'une éventration de la paroi abdominale est l'issue du contenu abdominal à travers un orifice non naturel (exemple : cicatrice de chirurgie abdominale). Je vous conseille de bien repenser à ces définitions avant de cocher l'une ou l'autre de ces propositions : le piège est facilement évitable.

Item 298 Tumeurs du côlon et du rectum

En cas de grosse lésion bourgeonnante et hémorragique (suspicion de cancer ++) à la coloscopie mais que l'analyse anatomopathologique n'indique pas la présence de cellules cancéreuses, il est préférable de refaire la coloscopie afin d'obtenir de nouvelles biopsies. En effet, la première série de biopsies a pu être réalisée en zone non cancéreuse alors que le reste de la lésion est cancéreuse.

Les tumeurs du côlon et du rectum métastasent principalement au foie et aux poumons, mais rarement à l'os et à l'encéphale. La métastase pulmonaire d'un cancer digestif est plutôt de forme ronde, et non spiculée/irrégulière/caverneuse comme un carcinome bronchique primitif.

Bien que l'écho-endoscopie soit plus adaptée aux tumeurs du rectum peu infiltrées, elle est quand même possible quand la tumeur du rectum est palpable au toucher rectal.

Le cancer du rectum a pour drainage lymphatique le mésorectum et non l'aire ganglionnaire inguinale ou iliaque. Attention à ne pas aller trop vite en se disant que toutes les tumeurs du petit bassin se drainent dans ces aires-ci ! C'est pourquoi l'exérèse du mésorectum fait office de curage ganglionnaire.

On surveille les patients atteints du syndrome de Lynch par **chromo-endoscopie** car ils font beaucoup de polypes plans (ces polypes passant facilement inaperçus, **la coloration aide à les révéler**), d'où leur risque élevé de cancer colorectal.

La prise en charge d'un cancer du haut rectum et du côlon est identique. De même pour les cancers du bas et du moyen rectum.

On n'emploie jamais de radiothérapie pour un cancer du haut rectum ou du côlon devant le risque d'entérite radique (le grêle est proche du côlon à ce niveau). La radiothérapie est donc réservée à la prise en charge du cancer du bas et du moyen rectum.

La radiothérapie du bas et du moyen rectum peut provoquer précocement des diarrhées et une pollakiurie.

Le traitement par anti-VEGF augmente le risque hémorragique **et** le risque de thrombose Elle est aussi une cause de syndrome néphrotique, d'où la nécessité de rechercher une protéinurie avant son introduction.

Les principaux effets indésirables des anti-EGFR sont : acné, dyspnée, diarrhée, allergie.

Item 300 Tumeurs de l'estomac

Le carcinome épidermoïde de l'estomac n'existe pas, alors qu'il existe pour l'œsophage.

Les tumeurs de l'estomac possèdent des syndromes paranéoplasiques assez atypiques pour les retenir, car cela peut faire l'objet d'une question intéressante et sélectionnante : maladie thrombo-embolique veineuse, *acanthosis nigricans*, anémie hémolytique, dermatomyosite, glomérulonéphrite extra-membraneuse, neuropathie périphérique.

La mutation du gène CDH1 (codant pour la protéine E-cadhérine) est à l'origine de cancers de l'estomac héréditaires. La présence de cette mutation est une indication à la gastrectomie prophylactique.

Les tumeurs stromales gastro-intestinales (GIST), bien que développées aux dépens des cellules de la couche musculeuse, se manifestent souvent sous la forme d'une lésion ulcérée hémorragique visible en endoscopie.

Item 301 Tumeurs du foie primitives et secondaires

Les critères de Barcelone ne sont applicables qu'en cas de cirrhose. On ira toujours à la biopsie hépatique en cas de suspicion de carcinome hépatocellulaire hors contexte de cirrhose.

L'hépatite B et l'hémochromatose peuvent induire un carcinome hépatocellulaire sur foie sain, sans passer par le stade cirrhose. Les autres causes de carcinome hépatocellulaire provoquent une cirrhose avant le carcinome.

Il faut évoquer un carcinome hépatocellulaire devant toute thrombose de la veine porte, même en l'absence de nodule visualisable au foie.

Le carcinome hépatocellulaire est une cause de dissociation TP-facteur V (diminution du facteur V liée à la cirrhose, et augmentation du TP par syndrome paranéoplasique).

La chimio-embolisation est un traitement **palliatif** du carcinome hépatocellulaire (pour rappel, on l'utilise en cas de carcinome multifocal ne répondant pas aux critères de Milan). Sachez qu'il existe un syndrome post-embolisation, témoin d'une réponse thérapeutique efficace et qui est donc attendu. Il s'agit de l'association d'une douleur, d'une fièvre et d'une cytolyse hépatique toutes trois réactionnelles à la nécrose hépatique provoquée par la chimio-embolisation. En revanche, cela n'entraîne pas de contracture/défense abdominale, qui ferait plutôt évoquer une cholécystite aiguë (deuxième complication de la chimio-embolisation hépatique).

Item 302 Tumeurs de l'œsophage

Le léiomyome est la tumeur de l'œsophage la plus fréquente. Il s'agit d'une tumeur bénigne qui ne dégénère pas.

En cas de grosse tumeur œsophagienne retrouvée à l'endoscopie œso-gastro-duodénale, on réalisera quand même une coloration au Lugol pour s'assurer qu'il n'existe pas une autre tumeur plus discrète concomitante.

En cas de tumeur de l'œsophage infranchissable à l'endoscopie œso-gastro-duodénale, la réalisation d'une écho-endoscopie devient impossible. On réalisera dans ce cas un transit œso-gastro-duodénal pour rechercher une fistule œso-trachéale ainsi que pour caractériser les dimensions de la tumeur et de l'estomac en vue d'une chirurgie.

En cas de tumeur de l'œsophage, les adénopathies cœliaques et cervicales ne sont plus considérées comme des métastases ; seules les adénopathies lombo-aortiques et sus-claviculaires le sont.

L'immuno-nutrition est à cocher dans la prise en charge de tout cancer digestif.

On ne réalise pas de pan-endoscopie des voies aériennes supérieures s'il s'agit d'un adénocarcinome et que le patient est non fumeur. En effet, il n'y a pas de risque d'autres tumeurs ORL puisqu'ici l'adénocarcinome n'est pas favorisé par l'alcoolo-tabagisme.

Item 305 Tumeurs du pancréas

L'alcool n'est pas un facteur de risque de cancer du pancréas, mais le tabac en est un. Comme l'alcool est un gros pourvoyeur de pancréatite, on a tendance à se dire « pathologie du pancréas = alcool », or ce n'est pas le cas pour les tumeurs !

Au scanner, une tumeur neuroendocrine pancréatique est souvent hypervascularisée au temps artériel, peu infiltrante et possède des limites nettes. À l'opposé, un adénocarcinome pancréatique se réhausse peu, est plutôt infiltrant et mal limité.

Dans un contexte de tumeur neuroendocrine pancréatique suspectée à l'imagerie, les dosages spécifiques (insuline pendant épreuve de jeune, gastrine etc.) seront **guidés par la symptomatologie**. On ne réalise pas tous ces dosages de façon systématique.

Le risque principal d'un insulinome est l'hypoglycémie (bénin dans 90 % des cas), tandis que le risque principal d'un gastrinome est la mortalité (risque important de métastase car il est malin dans 70 % des cas).

Un obstacle sur les voies biliaires (tel un cancer du pancréas comprimant ces dernières) peut entraîner une baisse isolée du taux de prothrombine (par malabsorption de vitamine K liée à la cholestase). Cette baisse n'est alors pas due à une insuffisance hépatocellulaire si le facteur V n'est pas diminué.

La présence d'une métastase hépatique dans un contexte de cancer du pancréas est une contre-indication à la chirurgie curative, contrairement à une métastase hépatique de cancer du côlon.

Item 329 Traumatisme abdominal et plaie de l'abdomen

Un hématome sous-capsulaire de la rate est à risque de rupture secondaire jusqu'à 15 jours après sa formation. C'est pourquoi on préconise une surveillance prolongée en hospitalisation, voire une chirurgie préventive dans certains cas.

En cas d'hématome rétro-péritonéal, on évite au maximum le traitement chirurgical et on préfère le traitement médical et/ou l'embolisation. En effet, le rétropéritoine a tendance à contenir l'hématome et à limiter son expansion ; en cas de décompression de cette cavité en faisant une incision chirurgicale, le saignement risque de reprendre.

Item 349 Syndrome occlusif de l'enfant et de l'adulte

Il ne faut pas oublier de palper les cicatrices de chirurgie abdominale devant un syndrome occlusif pour éliminer une éventration. Et oui, il n'y a pas que les orifices herniaires !

Sur une suspicion de syndrome occlusif, on recherche la présence de selles dans l'ampoule rectale, pas la présence de selles sur le doigtier (car il y aura toujours plus ou moins des traces de selles sur le doigtier).

Le volvulus du sigmoïde se manifeste volontiers par une constipation chronique à début progressif avant l'occlusion. Puis s'ensuivent des douleurs abdominales brutales lorsque l'occlusion s'installe.

Un abcès intestinal peut entraîner une occlusion mécanique ou bien une occlusion par iléus réflexe (on ne voit pas de jonction intestin plat-intestin dilaté à l'imagerie dans ce cas-là).

Une occlusion haute se réfère à une occlusion de l'intestin grêle ou à un niveau plus haut, tandis qu'une hémorragie digestive haute se réfère à une hémorragie survenant dans le duodénum ou plus haut. Attention à bien utiliser le terme « haut » ou « bas » dans ces deux pathologies.

Il faut éviter la consommation de fibres « dures » (exemple : poireau) en cas de sténose digestive. Le risque étant d'induire une occlusion intestinale.

Ne pas prescrire de médicaments *per os* (ex : antalgiques) à un patient en syndrome occlusif.

Devant un syndrome occlusif, on introduit une sonde nasogastrique **même en l'absence de vomissements**, car celle-ci permet de diminuer la douleur provoquée par la distension digestive et elle participe aux traitements de certaines occlusions du grêle sur adhérences.

Dans les dossiers progressifs de syndrome occlusif, il est souvent très difficile d'interpréter la/les coupe(s) de scanner abdominal fournie(s). Je vous conseille de ne pas (uniquement) compter sur l'imagerie pour trouver le diagnostic. Bien souvent, toutes les informations nécessaires pour poser le diagnostic se trouvent dans l'énoncé : âge, terrain, mode d'installation, météorisme ou non, vomissements précoces ou tardifs, émissions de selles récentes ou non (une personne qui a émis des selles le matin même peut tout à fait être en occlusion haute !), etc. Avec ces informations, vous pouvez déjà déterminer le siège voire le mécanisme de l'occlusion (par argument de fréquence), ce qui vous permettra facilement d'en déduire la réponse exacte par élimination ! L'imagerie ne vient qu'appuyer votre hypothèse principale, si tant est que celle-ci ne soit pas trop difficile à interpréter.

Item 350 Hémorragie digestive

Les hémorragies massives sur ulcère gastroduodénal concernent principalement deux zones anatomiques : la face postérieure du bulbe (provenant de l'artère gastroduodénale) et le long de la petite courbure gastrique (provenant de l'artère gastrique gauche).

L'ulcère de Dieulafoy (ulcération de la muqueuse en regard d'une artère sous-muqueuse de calibre volumineux, prenant un trajet sinueux) est un ulcère difficile à mettre en évidence endoscopiquement, puisque l'aspect de la muqueuse est souvent normal une fois l'hémorragie interrompue. Il faut y penser devant des hémorragies digestives hautes à répétition de cause non identifiée.

Les angiodysplasies existent dans l'intestin grêle **et** dans le côlon.

Une dissociation urée-créatininémie (augmentation de l'urée sans augmentation de la créatininémie) évoque une hémorragie digestive **haute**.

La première cause d'hémorragie digestive haute chez le cirrhotique est la rupture de varices œsophagiennes, mais l'ulcère gastro-duodénal reste une pathologie fréquente chez ce type de patients.

En cas de ligature élastique de varices œsophagiennes, il peut survenir à distance une « chute d'escarre » qui correspond à la perte de l'élastique à l'origine d'une hématémèse. Il faut dans ce cas renouveler la ligature élastique.

La première cause de saignement digestif d'origine colique (hors pathologie hémorroïdaire donc) est la diverticulite, suivie du cancer colorectal.

Item 351 Appendicite de l'enfant et de l'adulte

Il n'y a jamais de pneumopéritoine lors d'une péritonite appendiculaire, puisque le stercolithe bouche l'appendice et empêche le passage de l'air dans la cavité péritonéale.

Une appendicite peut « traîner » avant d'être diagnostiquée. La douleur est censée s'intensifier dans les 24 heures mais il ne faut pas éliminer le diagnostic si un patient a des douleurs abdominales en fosse iliaque droite depuis 48 h !

Item 352 Péritonite aiguë chez l'enfant et chez l'adulte

En cas d'âge élevé, il peut ne pas y avoir de défense abdominale dans un contexte de péritonite à cause de la faiblesse des muscles abdominaux. Il faut alors se concentrer sur les signes fonctionnels pour poser le diagnostic.

Une des complications classiques d'une péritonite sus-mésocolique (sur ulcère perforé par exemple) est l'abcès phrénique. Il faut y penser devant un patient présentant une douleur basithoracique, volontiers accompagnée d'une fièvre, d'un hoquet (par irritation du nerf phrénique) ou d'un épanchement pleural.

Item 353 Pancréatite aiguë

La lipase n'est pas utile au suivi d'une pancréatite aiguë, elle ne sert qu'à poser son diagnostic.

Le diagnostic de pancréatite aiguë nécessite une douleur évocatrice couplée à une lipasémie supérieure à 3 fois la normale. Toutefois, si la recherche diagnostique est réalisée tardivement après le début des douleurs, la lipasémie aura eu le temps de diminuer et sera parfois inférieure à 3 fois la normale. Dans ces conditions, il est possible de réaliser un scanner abdominal à la recherche d'un aspect anormal du pancréas pour confirmer le diagnostic.

La pancréatite aiguë peut induire un iléus réflexe.

Après avoir confirmé le diagnostic de pancréatite aiguë, il est important de réaliser rapidement le bilan étiologique (bilan hépatique, calcémie, triglycéridémie) car celui-ci se normalise en un ou deux jours.

Dans un contexte de pancréatite aiguë, il n'est pas nécessaire de poser une sonde nasogastrique s'il n'y a pas de vomissements, de syndrome occlusif, ni de nécessité de nutrition entérale. *Attention à ne pas se précipiter sur la sonde nasogastrique en hépato-gastro-entérologie, cherchez plutôt une bonne raison de la prescrire avant de la cocher.*

Un patient alcoolique peut très bien faire une pancréatite aiguë d'origine lithiasique. L'origine alcoolique de la pancréatite reste un diagnostic d'élimination, donc ne concluez pas trop vite à cette étiologie simplement parce qu'on parle d'alcoolisme dans l'énoncé.

La présence de *sludge* à l'échographie biliaire dans les 24 h suivant le début de la pancréatite aiguë est en faveur d'une origine lithiasique de celle-ci.

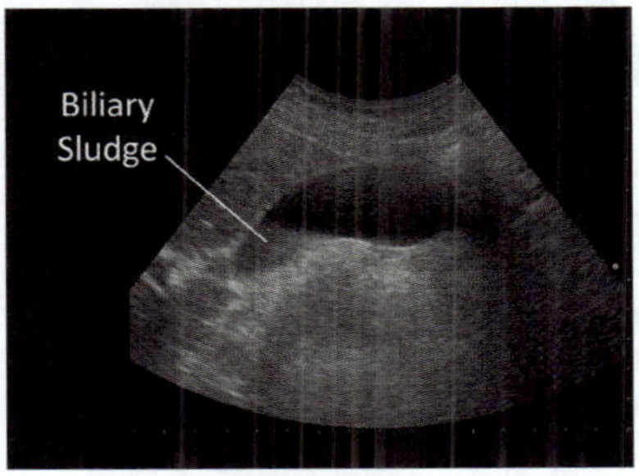

Figure 3 • Sludge.

Ne pas évoquer de surinfection de coulée inflammatoire (ou coulée de nécrose) avant une semaine d'évolution de la pancréatite aiguë.

Si des bulles d'air sont présentes dans une coulée inflammatoire, ceci est très en faveur d'une surinfection de cette coulée (à bactéries anaérobies).

On ne ponctionne pas une coulée inflammatoire à visée de documentation bactériologique si celle-ci ne **semble pas** infectée (pas de bulles d'air au scanner ni de fièvre) et qu'il n'y a pas d'autres raisons de ponctionner cette coulée (compression des organes de voisinages, symptômes persistant malgré l'aspect non infectieux de la coulée, rupture du Wirsung). Cette ponction augmenterait justement le risque d'infection de cette coulée inflammatoire. On notera quand même que la seule façon d'**affirmer** qu'une coulée inflammatoire est infectée est l'analyse microbiologique réalisée à la suite d'une ponction de la coulée.

Les seules prises alimentaires autorisées en phase aiguë d'une pancréatite aiguë sont l'eau, le café et le thé **sans sucre**. Ensuite, dès que les douleurs et la CRP diminuent, on peut entamer une nutrition entérale continue sur sonde nasogastrique. D'autre part, en cas de pancréatite biliaire, une reprise de l'alimentation *per os* (hors sonde nasogastrique) ne sera possible qu'après la cholécystectomie, pour éviter une nouvelle complication biliaire liée à la contraction vésiculaire provoquée par l'alimentation.

En cas de récidive des douleurs suite à une pancréatite aiguë, il faut évoquer une récidive de la pancréatite aiguë ou bien une complication (angiocholite, infection de coulée de nécrose, etc.). En dossier progressif, l'enchaînement pancréatite aiguë puis complication de la pancréatite aiguë est classique.

Si aucune cause évidente n'est retrouvée à l'épisode de pancréatite aiguë à l'issue du bilan étiologique de base, on peut réaliser un bilan plus poussé à 2 mois de l'épisode : écho-endoscopie billio-pancréatique (présence de micro-lithiases évocatrices d'une pathologie lithiasique ou encore présence d'une anomalie structurelle du parenchyme) et/ou une IRM pancréatique (recherche de cancer).

Partie 14

LECTURE CRITIQUE D'ARTICLES

La lecture critique d'articles est une des épreuves des ECNi à ne pas rater ! Elle représente une part importante de la note finale, et la travailler approximativement vous conduira sans doute à perdre des places par rapport à vos concurrents.

Vous gagnerez du temps à bien connaître votre cours avant de vous entraîner à lire des articles. Avec de bonnes connaissances, vous parviendrez à lire plus vite, à analyser plus vite, à anticiper plus vite. Sans de bonnes connaissances, vous vous réduirez davantage à de la lecture sans analyse, et vous aurez plus de mal à comprendre le sens des questions que l'on vous pose. En complément, plus vous lirez d'articles, plus vous serez à l'aise. La lecture critique d'articles ne s'invente pas : il faut s'entraîner.

Je traite dans cette partie quelques pièges me paraissant essentiels à connaître, mais il en existe bien d'autres que vous maîtriserez en mêlant apprentissage du cours et entraînements.

Enfin, sachez que la lecture critique d'articles est LA matière sujette à interprétation et subjectivité. Tous les spécialistes ne répondraient pas de la même façon à un dossier progressif. Je vous conseille de ne pas aller trop loin dans l'interprétation, et de répondre aux questions « en première intention », sans essayer de prendre des chemins détournés pour contredire chaque proposition (vous finirez par trouver des arguments auquel le rédacteur n'aura pas pensé ; or, la grille de correction étant déjà faite, vous ne pourrez pas négocier avec lui pour qu'il vous accorde des points que vous jugez mérités).

Études épidémiologiques

On parle de cohorte **mixte** ou **historico-prospective** ou **prospective-rétrospective** si l'exposition est recherchée de manière rétrospective, d'une part, et prospective, d'autre part. Par exemple, on recherche un lien entre les infections en début de grossesse à savoir entre 0 et 4 mois (exposition) et les malformations néonatales (maladie) : interrogatoire rétrospectif des femmes à 3 mois de grossesse sur les infections précédentes, puis un suivi de la survenue d'infection du 3e au 4e mois ; on créée ensuite nos groupes d'exposés/non exposés.

Si vous hésitez entre une étude de cohorte et une étude cas-témoin (notamment en cas d'étude cas-témoin nichée dans une cohorte), il suffit de regarder le tableau 1 et de vérifier si les groupes à l'étude sont classés en malade/non malade (dans ce cas, il s'agit d'une étude cas-témoin) ou exposé/non exposé (dans ce cas, il s'agit d'une étude de cohorte).

Le fait d'augmenter le nombre de témoins pour une étude cas-témoins augmente la puissance de l'étude (dans la limite du raisonnable : au-delà de quatre témoins pour un cas, on ne gagne plus tellement de puissance).

Il existe un biais de sélection si l'on se trompe dans le classement d'un patient en « malade » ou « non malade » pour une étude cas-témoin, et si l'on se trompe dans le classement d'un patient en « exposé » ou « non exposé » pour une étude de cohorte. Une définition standardisée de la maladie et de l'exposition permet de limiter ce biais de sélection.

Le biais de mémorisation dans les études cas-témoins est un biais de classement différentiel. Il s'agit d'un biais de classement car il modifie le classement des cas et des témoins en « exposé » ou « non exposé ». Il s'agit d'un biais différentiel car il tend à augmenter ou à diminuer la différence entre les groupes, les capacités de mémorisation étant bien souvent asymétriques entre les groupes.

On peut calculer un risque relatif (brut) dans une étude de cohorte dans tous les cas (qui est le risque relatif de notre échantillon).
Par ailleurs, l'odds ratio est une estimation du risque relatif (autrement dit, l'odds ratio s'approxime en risque relatif), à partir des analyses univariées et multivariées, à condition que la prévalence de la maladie dans la **population source** soit faible (vérifiez que vous disposez de cette information avant de conclure).

Dans une étude observationnelle, il est possible de réaliser un test statistique pour évaluer la comparabilité initiale des groupes à l'étude. Attention, dans un essai contrôlé randomisé, ce test statistique est inutile puisque la randomisation est censée avoir garanti la comparabilité initiale des groupes (on vérifie juste cette comparabilité à l'œil, on parle d'« *eye ball test*). En cas de non-comparabilité initiale des groupes, un biais de confusion pourrait se présenter au cours de l'étude.

Le score de propension sert à comparer les caractéristiques initiales des deux groupes et de voir si celles-ci conduisent à la même propension/probabilité d'être dans le groupe exposé ou non exposé, ou si un facteur de confusion explique potentiellement la différence de répartition « exposé/non exposé » entre les deux groupes.

Voici un exemple de question illustrant quelques pièges pouvant se rencontrer lors de l'interprétation des résultats d'une étude de cohorte.

Étude de cohorte comparant le lien entre les antipsychotiques (atypiques + conventionnels) (= groupe exposé) *versus* les non-antipsychotiques (= groupe non exposé) et l'apparition de maladie thrombo-embolique veineuse

Agent	No. of Events	Total Follow-up, Person-Years	Crude Incidence Rate per 100 Person-Years	Crude HR	Adjusted HR (95% CI)†
Atypical agents	64	5173	1.24	1.57	2.01 (1.50-2.70)
Risperidone	43	3451	1.25	1.52	1.98 (1.40-2.78)
Olanzapine	15	1279	1.17	1.54	1.87 (1.06-3.27)
Clozapine–quetiapine fumarate*		443	1.35	2.08	2.68 (1.15-6.28)
Conventional agents	28	3318	0.84	0.93	1.02 (0.67-1.55)
Phenothiazines	15	1813	0.83	0.95	1.03 (0.60-1.77)
Other	13	1505	0.86	0.91	0.98 (0.52-1.87)
>1 Antipsychotic agent*		286	2.80	3.42	4.80 (2.28-10.10)
Nonusers	439	50 604	0.87	Referent	Referent

- L'utilisation d'antipsychotiques atypiques multiplie par deux le risque d'événements thrombo-emboliques veineux comparativement aux antipsychotiques conventionnels

FAUX : on ne conclut pas de façon indirecte en comparant deux *hazard ratio* entre eux dans deux sous-groupes du groupe exposé ⇒ on ne conclut que sur l'analyse principale, c'est-à-dire groupe exposé *versus* non exposé (ne pas se laisser embarquer par les chiffres, prendre du recul et se demander, avant de comparer les chiffres, si on a le droit de conclure sur cette comparaison).

- L'utilisation de plusieurs antipsychotiques est associée à une multiplication du risque d'événements thrombo-emboliques veineux de 4,8 comparativement aux non-utilisateurs d'antipsychotiques.

VRAI : ici, on peut décrire l'intensité de l'association en se fiant à la valeur ABSOLUE du *hazard ratio*, bien que son intervalle de confiance s'étende de 2,28 à 10,10. *N.B. : Ici, on a le droit de décrire cette association qui est directe, sur UN SEUL* HAZARD RATIO *(contrairement à la proposition A), puisqu'on compare une partie de notre groupe exposé* versus *notre groupe contrôle.*

- L'intensité de l'association entre la rispéridone et le risque d'événements thrombo-emboliques veineux est comparable à celle observée avec l'olanzapine.

VRAI : ici, on a un *hazard ratio* à 1,98 et l'autre à 1,87 : c'est comparable. On doit se fier, encore une fois, aux valeurs absolues des *hazard ratios*, et non à leurs intervalles de confiance qui ne sont pas totalement superposables.

- L'augmentation du risque d'événements thrombo-emboliques associée à la rispéridone comparativement à l'absence d'antipsychotique est estimée entre 40 % et 178 %.

VRAI : ne pas se laisser embarquer par le stress et ne pas cocher 140 % et 278 %. N'oubliez pas qu'une différence nulle revient à un *hazard ratio* égal à 1 (de la même façon, si le *hazard ratio* est à 0,78, on dit qu'il réduit de 22 % le risque d'événements thrombo-emboliques).

Dans une étude épidémiologique, lorsqu'il existe une association statistiquement significative entre un facteur de risque et une pathologie, on ne conclut pas à la causalité pour autant. Par exemple, s'il existe une association statistiquement significative protectrice entre l'alimentation issue de l'agriculture biologique et la survenue d'un cancer, on ne conclut pas à : « avoir une alimentation issue de l'*agriculture biologique prévient la survenue de cancer* » mais on dit : « l'*alimentation issue de l'agriculture biologique est statistiquement associée, de façon significative, à une diminution de la survenue de cancer.* » Dans un second temps, la présence ou non des critères de Hill donne un indice sur la potentielle causalité qu'il existe entre ces deux éléments.

Études thérapeutiques

Ce n'est pas la randomisation qui diminue les fluctuations d'échantillonnage liées au hasard, mais c'est bien le nombre de patients inclus qui diminue les fluctuations d'échantillonnage. En effet, les fluctuations d'échantillonnage se réfèrent à la sélection aléatoire des patients constituant notre échantillon au sein de la population source, alors que la randomisation stratifiée se réfère à l'asymétrie de répartition des sujets (déjà sélectionnés) dans les groupes de l'étude. Ainsi, la randomisation diminue l'impact des fluctuations d'échantillonnage mais ne diminue pas les fluctuations d'échantillonnage en elles-mêmes.

Ne confondez pas la « randomisation stratifiée sur le centre » (une liste de randomisation est présente pour chaque centre, afin de diminuer « l'effet centre ») et la « randomisation centralisée » (un seul coordinateur central [un logiciel informatique, une personne indépendante, etc.] gère la randomisation, en produisant et en envoyant les listes de randomisation à chaque centre).

« L'effet centre » est dû au faible nombre de centres participant à l'étude, et a pour conséquences :

- soit une diminution de la validité interne (si l'un des centres accorde un avantage/désavantage aux patients qu'il prend en charge pour des raisons qui sortent du protocole, cela peut induire un déséquilibre entre les groupes et un biais de confusion s'il n'y a pas de stratification sur le centre) ;
- soit la diminution de la validité externe (si l'étude ne porte que sur un seul centre ou sur peu de centres, cela tend à sélectionner une population particulière et donc les résultats de l'étude deviennent moins généralisables à la population cible).

Lors d'une analyse en clusters/grappes, il est inutile de randomiser sur le centre puisqu'une seule intervention est allouée à chaque centre. Autrement dit, un centre aura soit uniquement des patients avec le traitement à l'étude, soit uniquement des patients avec le placebo.

La clause d'ambivalence est respectée si tous les patients inclus dans l'étude peuvent aussi bien être randomisés dans le groupe « traitement à l'étude » que dans le groupe « placebo ». En pratique, pour savoir si la clause d'ambivalence est respectée, il faut s'assurer que les Auteurs ont bien exclu les patients présentant une contre-indication au traitement à l'étude.

Pour évaluer l'effet d'un traitement sur deux critères de jugements principaux, on peut :

- soit les assembler au sein d'un critère de jugement principal composite ;
- soit les désigner tous les deux conjointement comme critères de jugement principaux en « *co-primary-endpoints* » (mais en ajustant le risque alpha pour éviter son inflation) ;
- soit faire deux études distinctes (une pour chaque critère de jugement).

Un critère de jugement principal multiple est réalisé si TOUS les « sous-critères » le composant surviennent (par exemple, thrombose veineuse profonde + embolie pulmonaire + décès). Un critère de jugement principal composite (ou combiné) est réalisé si UN DES « sous-critères » le composant survient (par exemple, thrombose veineuse profonde ou embolie pulmonaire ou décès).

N'oubliez pas de lire les résultats présents dans les tableaux ainsi que **ceux présents dans le texte** (parfois, les auteurs insèrent dans le texte des résultats non inscrits dans les tableaux de l'article principal, mais présents dans les « *supplementary appendix* », ceux-ci pouvant aussi faire l'objet d'une question).

Voici un exemple pour vous aider à interpréter le taux d'un *hazard ratio* (ou d'un risque relatif) : si le *hazard ratio* est égal à 0,6 pour le risque d'exacerbation de BPCO dans groupe « traitement à l'étude » comparé au groupe contrôle, cela s'interprète ainsi : « le risque d'exacerbation est 1/0,6 = 1,7 fois moins important dans le groupe « traitement à l'étude » que dans le groupe « contrôle » ou bien « il existe une diminution de 40 % du risque d'exacerbation de BPCO dans le groupe « traitement à l'étude » par rapport au groupe « contrôle ». Si le *hazard ratio* est égal à 3, alors on dit que « le risque est 3 fois plus important dans le groupe "traitement à l'étude" que dans le groupe placebo ».

Voici une petite aide à l'interprétation des courbes de survie de Kaplan-Meier :
• Le plus souvent, le temps est représenté en abscisse tandis que la proportion de la population étudiée toujours en vie est représentée en ordonnée (parfois, est représentée en ordonnée la proportion de la population étudiée ayant présenté l'événement d'intérêt, comme par exemple une exacerbation de BPCO).
• Sous l'axe des ordonnées se trouve le nombre de sujets à risque n'étant pas encore décédés *(numer at risk)* en fonction du temps. À côté, se trouve le nombre de sujets censurés, entre parenthèses *(number censored)* ; chaque censure est représentée par un trait vertical sur la courbe. Un patient est censuré lorsque le critère de jugement principal (ici, le décès) ne s'est pas réalisé (autrement dit, c'est lorsque le suivi du patient s'arrête alors qu'il n'a pas présenté le critère de jugement principal) ; c'est le cas lorsque le patient est perdu de vue ou bien lorsque le patient est exclu-vivant (le patient n'a pas présenté le critère de jugement principal alors que la période de suivi initialement fixée est arrivée à son terme).
N. B. : *Si le critère de jugement principal n'est pas le décès, alors un décès compte comme une censure sur la courbe.*
• Sachez enfin, que la « pente » de la courbe est uniquement influencée par la survenue du critère de jugement principal (un patient censuré ne « fait pas baisser la courbe »).
• De ces explications découle un piège facile, dont voici l'exemple en question, associé à la figure ci-dessous :
Question : « À 12 mois, 25 patients du groupe « Traitement A » sont décédés ».

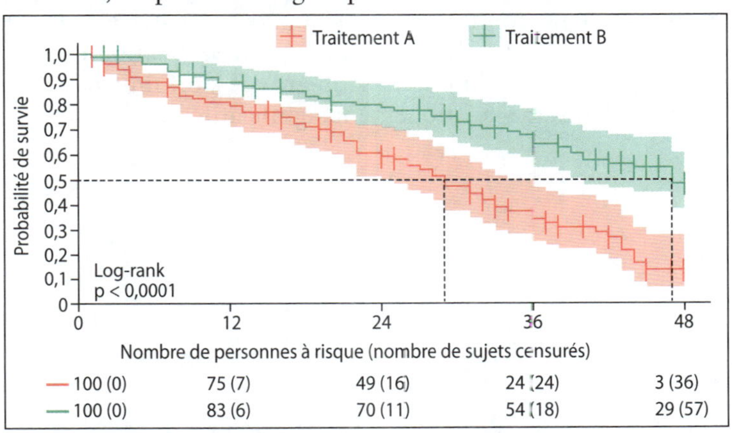

Figure 1. Courbe de survie de type Kaplan-Meier d'un essai contrôlé randomisé thérapeutique

Réponse : FAUX. Parmi ces 25 patients (100 patients à 0 mois dans le groupe « Traitement A », et 75 patients restant à 12 mois dans ce groupe) se trouvent 7 patients censurés (indiqués dans la parenthèse) qui correspondent à des perdus de vue ou bien à des exclus vivants.

Une variable est censurée si on surveille **et qu'on analyse au fur et à mesure dans le temps** la survenue d'un critère de jugement principal (typiquement *via* une courbe de survie de type Kaplan-Meier). Attention, on ne parle pas de variable censurée si l'on compare le taux de survenue d'un critère de jugement principal entre deux groupes, à un moment donné (c'est-à-dire qu'une seule analyse est réalisée à un moment précis, bien qu'un suivi soit réalisé dans le temps).

Il n'y a pas lieu de parler de manque de puissance si les résultats de l'étude sont statistiquement significatifs.

Je vous conseille de retenir que dans un essai contrôlé randomisé thérapeutique, l'hypothèse H1 est l'hypothèse que l'on défend (hypothèse de supériorité dans une étude de supériorité, et hypothèse de non-infériorité dans une étude de non-infériorité). L'hypothèse H0 est l'hypothèse que l'on cherche à rejeter (absence de différence statistiquement significative dans une étude de supériorité, et présence de différence statistiquement significative en faveur du traitement de référence dans une étude de non-infériorité).

Dans un essai interventionnel dans lequel le double aveugle n'est pas possible (lorsque le traitement placebo n'est pas réalisable dans le cadre d'une intervention chirurgicale, par exemple), le caractère ouvert de l'étude limite quand même la fiabilité des résultats, puisque cela peut induire des biais de classement (surtout si l'évaluation du critère de jugement principal n'est pas réalisée en aveugle du groupe dans lequel le patient est inclus).

Un patient de l'étude retirant son consentement n'est pas considéré comme un perdu de vue. En France, on doit exclure de l'analyse les données d'un patient retirant son consentement, alors qu'on inclut les données d'un perdu de vue dans l'analyse.

Une analyse en sous-groupes valide sur le plan méthodologique est une analyse réalisée sur un sous-groupe **préspécifié et randomisé (stratifié) sur ce critère**. En cas d'analyse réalisée sur un sous-groupe non évoqué dans la partie « matériels et méthodes » de l'article, se pose le problème des comparaisons multiples avec inflation du risque alpha (à force de multiplier les analyses dans différents sous-groupes, on finit par trouver un sous-groupe dans lequel le résultat sera statistiquement significatif…).

Études pronostiques

Une étude pronostique est une étude analytique longitudinale visant à étudier le lien entre un facteur d'exposition (par exemple, le vaccin contre la grippe) **et l'évolution d'une pathologie (complication, décès) et non à sa survenue, ce qui correspondrait à une étude étiologique** (par exemple, décès chez les insuffisants cardiaques, en comparant les patients non vaccinés contre la grippe et ceux qui le sont). Ainsi, cette étude ne comporte pas de patient sain puisque tous les sujets sont malades.

Dans une étude pronostique, il est important d'inclure des patients ayant un pronostic initial comparable. Pour cela, vérifiez qu'il n'y a pas d'asymétrie de lieu de recrutement entre les groupes (par exemple, si certains patients sont recrutés à partir d'un service de réanimation et d'autres à partir d'un cabinet de médecine générale de ville, alors le pronostic initial n'est pas le même pour tous les patients). Vérifiez également que le stade d'évolution de la maladie des patients inclus est similaire (la meilleure solution pour limiter ce biais est la réalisation d'une cohorte incidente (et non d'une cohorte prévalente), où tous les patients sont inclus au même moment de l'histoire de la maladie). Enfin, le suivi doit être suffisamment long et comparable pour tous les patients inclus.

Le principal biais à craindre lors d'une étude pronostique est le biais lié aux perdus de vue. La perte de vue peut être liée à une amélioration ou une dégradation (voire au décès) de l'état du patient. Or, ces éléments sont primordiaux pour conclure au pronostic de la maladie étudiée. Pour limiter ce biais, un suivi rapproché des patients doit être mis en place.

Études diagnostiques

Les études diagnostiques sont toujours contrôlées (avec un test diagnostique de référence, ou *gold standard*). Attention, le *gold standard* ne doit pas comprendre le test à l'étude.

Une étude diagnostique est, le plus souvent, transversale.

Lors d'une étude diagnostique, l'aire sous la courbe représente la performance diagnostique générale du test diagnostique (la situation parfaite étant une aire sur la courbe égale à 1), indépendamment du seuil diagnostique retenu. On retient le seuil diagnostique apportant le meilleur compromis entre la sensibilité et la spécificité du test (ceci dépend du texte : on privilégie parfois des tests avec une très bonne sensibilité aux dépens de la spécificité et inversement).

Le taux de précision d'un test diagnostique (*accuracy*, en anglais) est la capacité du test à bien classer les patients (c'est le cas lorsque les patients malades présentent un test positif et que les patients non malades présentent un test négatif) et ce, indépendamment du seuil diagnostique retenu.

Partie 15

MALADIES INFECTIEUSES

Les maladies infectieuses touchant tous les organes, il s'agit d'une spécialité transversale pouvant se trouver dans n'importe quel dossier progressif (avec des questions couvrant l'ensemble du dossier ou bien seulement une partie). La majorité des infections seront donc traitées dans cette partie, plutôt que dans leur spécialité respective.

Une partie importante de cette spécialité regroupe les infections spécifiques de chaque organe (infection pulmonaire, infection urinaire, infection cutanée, etc.). Il s'agit d'incontournables à savoir maîtriser, tant elles sont fréquentes en pratique et donc, le jour du concours. Vous vous devez d'être compétent sur la prescription d'antibiotiques en raisonnant sur les caractéristiques de chacun d'entre eux (spectre, résistance, pharmacodynamie, effets indésirables) plutôt que d'apprendre par cœur quel antibiotique traite quelle infection. Passer du temps à intégrer ces connaissances me paraît rentable, car vous saurez adapter une antibiothérapie intelligemment (ce qui vous sera utile dans votre pratique future).

L'autre partie de cette spécialité regroupe les infections plus marginales et plus rares, mais aussi candidates à un dossier progressif aux ECNI (infection à VIH+++, tuberculose, paludisme, etc.). Négliger ces items représente un risque de perte de chance important. Soyez donc forts sur ces pathologies aussi.

Enfin, d'autres items moins enclins à tomber sont cependant au programme (infections mycosiques et parasitologiques, zoonoses, tétanos, etc.), pour lesquels un apprentissage en profondeur serait sans doute moins rentable (néanmoins, je vous déconseille l'impasse car ces items peuvent facilement faire l'objet de questions isolées).

Je vous invite ainsi à hiérarchiser vos connaissances, car les maladies infectieuses constituent une spécialité vaste et difficile et il est probable que l'on vous propose un dossier progressif classique le jour du concours.

Item 4 La sécurité du patient et la gestion des risques

Voici les principales infections nosocomiales de la plus fréquente à la moins fréquente : urinaires > peau/tissus mous (KT, etc.) > pulmonaires > sites opératoires.

Une infection nosocomiale est toujours contractée dans un établissement de soins, mais une infection associée aux soins ne l'est pas forcément (par exemple, une infection contractée à domicile et transmise par un médecin de SOS Médecins).

Les infections nosocomiales concernent aussi le personnel soignant.

Item 143 Vaccinations

Le vaccin anti-diphtérie-tétanos-polio est à réaliser tous les 20 ans jusqu'à l'âge de 65 ans, puis tous les 10 ans.

Le vaccin antiamaril est un vaccin contre la fièvre jaune et non contre la malaria (= paludisme).

Item 148 Méningites, méningoencéphalites chez l'adulte et l'enfant

Lors d'une recherche de méningite, en cas de ponction lombaire traumatique, il peut y avoir faussement une augmentation du nombre de cellules dans le liquide céphalorachidien (LCR) du fait de la présence de globules rouges.

La méningite tuberculeuse et à *Listeria* peuvent être hypo- ou normoglycorachique.

La méningite tuberculose et la méningite associée à la maladie de Lyme ne sont pas d'installation aiguë, mais d'installation subaiguë/chronique (servez-vous de cette information pour votre orientation diagnostique en dossier progressif).

La méningo-encéphalite herpétique entraîne un signal hyper-T2/FLAIR et hyper-T1 injecté en région temporale et/ou frontale orbitaire, plutôt asymétrique. Parfois, il peut exister des lésions hypo-T2* en cas d'hémorragie parenchymateuse.

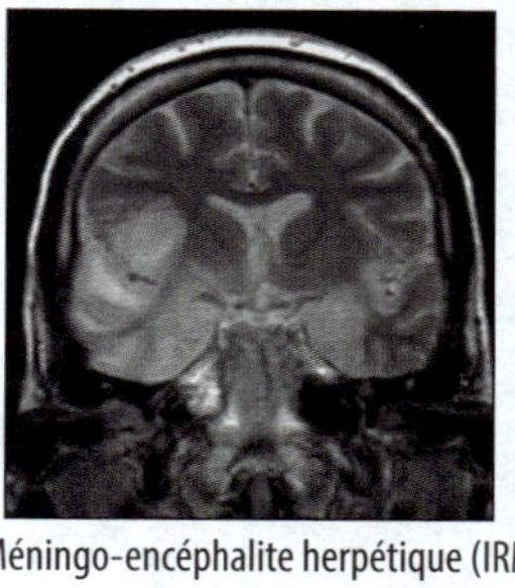

Figure 1. Méningo-encéphalite herpétique (IRM T2).

Pour provoquer une épilepsie, il faut une atteinte parenchymateuse. Ainsi, il faut une (méningo-)encéphalite et non une méningite isolée pour expliquer une épilepsie.

En cas de méningo-radiculite de Lyme, le syndrome méningé est discret, la plainte venant surtout de l'atteinte radiculaire et/ou des paires crâniennes.

En cas de méningite, le syndrome tétrapyramidal (syndrome pyramidal aux quatre membres) n'est pas un signe de localisation. Ainsi, ce n'est pas une contre-indication à la ponction lombaire.

La ponction lombaire est contre-indiquée en cas de déficit focal central (correspondant à une potentielle lésion de la moelle épinière ou de l'encéphale), mais pas en cas de signe focal périphérique (par exemple, polyneuropathie distale symétrique sensitive des deux membres inférieurs).

Item 149 Endocardite infectieuse

Le rétrécissement mitral, la communication interauriculaire, le stent coronaire ainsi que le pontage aortocoronarien ne prédisposent pas à l'endocardite infectieuse, contrairement aux prothèses vasculaires, aux antécédents d'endocardite infectieuse, aux autres valvulopathies (insuffisance aortique, insuffisance mitrale, rétrécissement aortique), à la bicuspidie aortique et aux cardiopathies cyanogènes.

Les endocardites du cœur droit surviennent, le plus souvent, dans un contexte de toxicomanie IV ou bien en présence d'un pacemaker ou d'un défibrillateur automatique implantable, puisque leurs sondes se trouvent dans les cavités droites.

L'antibioprophylaxie, dans un contexte d'endocardite, est réservée aux patients du groupe à haut risque d'endocardite (prothèses valvulaires, antécédent d'endocardite infectieuse, cardiopathies congénitales cyanogènes non opérées et dérivations chirurgicales). Cette antibioprophylaxie n'est validée **que pour les gestes dentaires** (ne le cochez pas si l'on vous propose une antibioprophylaxie sur un autre geste à risque hémorragique).

L'endocardite infectieuse peut endommager les valves cardiaques, aboutissant essentiellement à des **insuffisances** valvulaires (rarement à des rétrécissements).

En contexte d'endocardite infectieuse, il faut réaliser une surveillance quotidienne par électrocardiogramme du fait du risque de troubles de conduction sur abcès septal.

L'anévrisme mycotique, complication de l'endocardite infectieuse, est nommé ainsi du fait de la forme en champignon de l'anévrisme, mais n'a rien à voir avec une étiologie fongique.

En cas de provenance digestive du germe impliqué dans l'endocardite (par exemple, un streptocoque du groupe D, un entérocoque), il faut réaliser une coloscopie à distance pour éliminer la présence d'un cancer colorectal (qui aurait créé une brèche vasculaire ayant permis à une bactérie digestive d'atteindre les valves cardiaques par dissémination hématogène).

Item 151 Infections bronchopulmonaires communautaires de l'adulte et de l'enfant

L'antigénurie pneumocoque reste positive 8 à 12 semaines après l'épisode : elle n'est pas pertinente si le patient a un antécédent de pneumopathie à pneumocoque dans les 3 mois précédents.

Lors d'une suspicion de pneumopathie infectieuse à bactéries atypiques (*Mycoplasma pneumoniae*, *Chlamydophila pneumoniæ*, *Chlamydophila pisttaci*, *Coxiella burnetii*) ou à *Legionella pneumophila*, on ne réalise pas de sérologies en aigu : celles-ci n'ont qu'un intérêt rétrospectif. En aigu, on privilégie la PCR pour les bactéries atypiques, tandis qu'on fait une culture/PCR/antigénurie pour diagnostiquer une légionellose pulmonaire.

La PCR multiplex est un examen qui coûte cher. On ne la prescrit que lorsque l'on suspecte une pneumopathie d'allure virale. Ainsi, elle est réservée à la **période épidémique hivernale**.

La radiographie de thorax est indispensable pour affirmer le diagnostic de pneumopathie infectieuse aiguë : le contexte clinique (fièvre, dyspnée, foyer auscultatoire, etc.) ne suffit pas.

Lors d'une pneumopathie infectieuse aiguë, les anomalies de la radiographie de thorax peuvent apparaître de façon retardée par rapport aux signes cliniques : ne pas éliminer formellement le diagnostic si la radiographie est normale.

Sur une radiographie thoracique, le signe de la silhouette (pour rappel, il permet de distinguer le lobe pulmonaire dans lequel se trouve une opacité paracardiaque droite) existe aussi pour le poumon gauche : une opacité paracardiaque gauche, qui efface le bord gauche du cœur, est située dans le lobe supérieur gauche (dans la lingula), tandis qu'une opacité paracardiaque gauche, qui n'efface pas le bord gauche du cœur, est située dans le lobe inférieur gauche.

Une pneumopathie d'inhalation siège, dans la majorité des cas, dans le poumon droit. Il est utile de le savoir en dossier progressif lorsqu'on vous demande de vous orienter sur le plan diagnostique.

En cas d'aspect de pneumopathie infectieuse bilatérale sur une radiographie de thorax, il faut évoquer une pneumopathie bilatérale d'inhalation, si le contexte s'y prête (par exemple, des troubles de la déglutition dans un contexte d'accident vasculaire cérébral) mais aussi une atteinte diffuse du poumon comme dans le cas d'une pneumocystose par exemple (en cas d'immunodépression). Ceci explique pourquoi on réalise facilement un scanner thoracique en cas de pneumopathie dans un contexte d'immunodépression, le but étant d'éliminer les diagnostics différentiels.

Un abcès pulmonaire se présente, le plus souvent, comme une masse avec un niveau hydroaérique. Toutefois, il n'y a pas toujours de niveau hydroaérique si le patient a expectoré le pus de l'abcès : on constate alors une cavité aérique sans niveau hydroaérique. Dans ce contexte, il faut aussi évoquer un carcinome bronchique excavé, ainsi qu'une caverne tuberculeuse.

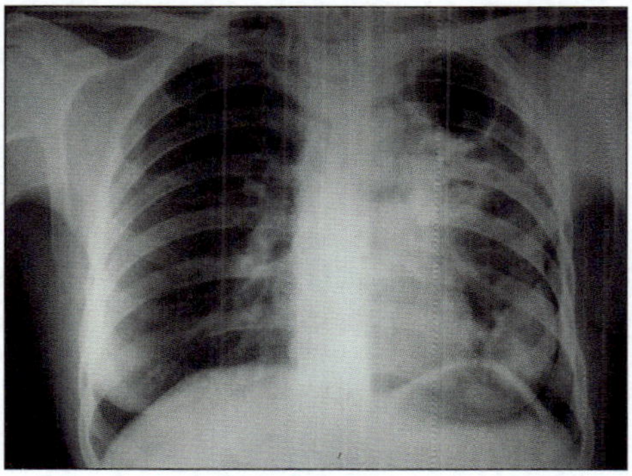

Figure 2. Abcès sans niveau hydroaérique dans le lobe supérieur gauche.

Ne pas prescrire d'AINS en présence d'une pneumopathie infectieuse : cela expose au risque de pleurésie purulente.

En cas de pneumocystose suspectée mais pas encore confirmée, on introduit une bi-antibiothérapie de pneumopathie franche lobaire aiguë bactérienne (par exemple, bêtalactamines + macrolides) ainsi que du cotrimoxazole pour traiter la pneumocystose. On suspend le traitement antibiotique lorsque la pneumocystose est confirmée. Le traitement par corticoïdes doit aussi attendre la confirmation diagnostique.

Item 152 Infections cutanéo-muqueuses et des phanères, bactériennes et mycosiques, de l'adulte et de l'enfant

L'impétigo peut être à l'origine d'une adénite de voisinage.

Impétigo = **infection** bactérienne sur peau saine. Impétiginisation = **surinfection** bactérienne de peau lésée (eczéma, etc.).

Il n'y a pas de fièvre dans l'impétigo de l'enfant.

D'une façon générale, l'abcès traduit la présence de pus dans une cavité néoformée entourée d'une paroi ; l'empyème (et tous les termes commençant par « pyo... », comme le pyosalpinx) traduit la présence de pus dans une cavité préformée (espace virtuel), entourée d'une paroi ; le phlegmon traduit la présence de pus non collecté, sans paroi.

L'emploi d'anti-inflammatoires non stéroïdiens favorise l'évolution vers la nécrose d'une dermohypodermite bactérienne.

L'érysipèle peut s'accompagner d'un purpura localisé et d'un décollement bulleux (et ce ne sont pas des signes de gravité pour autant).

Voici les principales causes de perlèche : candidose, streptocoque, syphilis, *Herpes simplex virus*, carence en fer/zinc.

Les lésions cutanées candidosiques peuvent présenter des vésicopustules en périphérie.

Item 153 Infections ostéoarticulaires de l'adulte et de l'enfant

L'association arthralgie + inflammation locale + pustules en regard doit faire évoquer une arthrite à gonocoque.

En cas d'ostéomyélite (et autres infections osseuses), la radiographie peut être normale au début. Mais celle-ci est souvent faite pour avoir un point de départ radiographique initial.

Il faut traquer l'endocardite infectieuse lors d'une spondylodiscite infectieuse, car il existe une diffusion hématogène des germes (rechercher un souffle cardiaque non connu, voire réaliser une échographie transthoracique).

En cas de spondylite +/- discite tuberculeuse, l'abcès peut diffuser (« abcès en fuseau ») et provoquer une atteinte multi-étagée.

En cas de suspicion de spondylodiscite infectieuse, si la première biopsie est négative, il faut la refaire (la deuxième peut être positive quand même).
N. B : *Si les hémocultures se positivent avant la biopsie, on peut annuler la biopsie qui devient alors inutile puisque l'infection est documentée.*

En cas de spondylodiscite en phase aiguë : un repos strict au lit pendant 7 à 10 jours est nécessaire, avec un port de corset antalgique. Attention, la kinésithérapie est contre-indiquée à la phase aiguë, du fait du risque de fracture sur vertèbre fragilisée pouvant se compliquer d'une compression médullaire (corset rigide jusqu'à la fin de l'antibiothérapie).
N. B : *L'IRM de contrôle est inutile car le tissu osseux met longtemps à cicatriser entièrement.*

Au moindre déficit moteur sur spondylodiscite, un traitement chirurgical s'impose (pas de seuil moteur à 3/5 car les antibiotiques ne règleront pas le problème contrairement aux anti-inflammatoires dans la lombosciatique). Si le déficit moteur dure depuis plus de 72 heures, la chirurgie est inutile car le déficit ne se récupérera pas… il est trop tard. En cas de déficit sensitif, il faut réaliser une imagerie pour déterminer s'il est dû à une compression médullaire ou juste à l'inflammation (la décision chirurgicale dépend de cela).

Item 155 Tuberculose de l'adulte et de l'enfant

L'aspect scannographique en miliaire du parenchyme pulmonaire n'est pas spécifique de la tuberculose. On peut le retrouver dans la sarcoïdose, la lymphangite carcinomateuse, la pneumocystose ou dans quelques pathologies interstitielles diffuses.

En cas de suspicion de tuberculose pulmonaire, on réalise une recherche de bacilles acido-alcoolo-résistants (BAAR) :

- dans les prélèvements du tubage gastrique (le matin à jeun avant le premier lever), si le patient ne crache pas ;
- dans les expectorations pulmonaires, si le patient crache.

Ainsi, il est important de rechercher dans l'énoncé, si le patient expectore ou non. À noter qu'il faut réaliser ces prélèvements de façon multiple et répétée car la production de BAAR est intermittente dans la tuberculose.

Les tests sanguins IGRA sont plus spécifiques que l'intradermoréaction pour la détection d'infection tuberculeuse latente, car ils ne présentent pas de faux positifs en cas de vaccination BCG et/ou de contact avec la plupart des mycobactéries non tuberculeuses. En revanche, leur sensibilité est équivalente. On note que cette sensibilité diminue pour les deux tests chez des patients immunodéprimés.

Deux indices de forte contagiosité d'un cas de tuberculose pulmonaire sont : la présence de BAAR à l'examen direct (le patient est alors « bacillifère ») et la présence de caverne à la radiographie thoracique.

Il est important de savoir reconnaître de la nécrose caséeuse au sein d'un granulome, car cette iconographie est tombable. Il y a de la nécrose caséeuse lorsqu'il y a un manque de cellules au centre du granulome. Une tuberculose sans nécrose caséeuse n'est pas impossible, mais je vous conseille d'oublier ce cas de figure pour les ECNi, en considérant que tuberculose = granulome avec nécrose caséeuse.

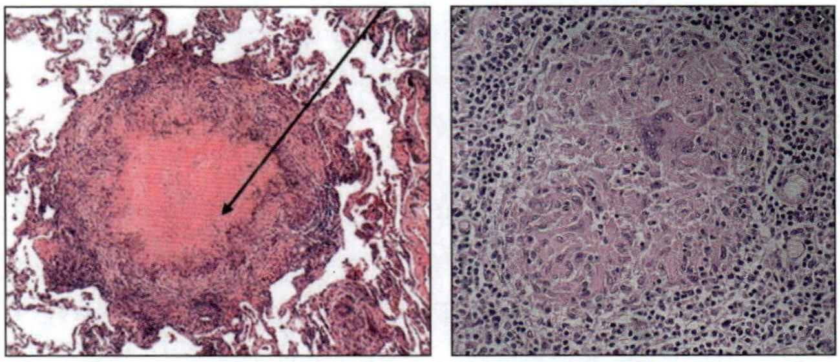

Figure 3. À gauche : granulome avec nécrose caséeuse. À droite : granulome sans nécrose caséeuse.

En cas de suspicion de tuberculose chez un patient sous anti-TNF, on suspend ce traitement le temps de confirmer le diagnostic de tuberculose et d'initier son traitement.

Dans un contexte de tuberculose, on réalise :

- une **notification anonyme** auprès de l'ARS, à visée simplement épidémiologique (pas besoin du nom du patient, on cherche simplement à faire des statistiques). Ces données seront ensuite transmises à Santé publique France dans une optique de veille sanitaire.
- un **signalement nominatif** auprès du centre de lutte antituberculeuse (CLAT), pour permettre l'enquête autour du cas (d'où le fait qu'on ait besoin du nom du patient).

Item 156 Tétanos

Seul le tétanos généralisé est à déclaration obligatoire (attention, le trismus correspond à un tétanos généralisé, sauf s'il existe une plaie céphalique locale).

Item 157 Infections urinaires de l'adulte

Il est nécessaire de connaître les critères d'infection urinaire à risque de complications (anomalies urinaires et terrains à risque de complications), car celles-ci n'ont pas exactement la même prise en charge que les infections urinaires simples.

Chez les patients sondés, l'examen bactériologique des urines (ECBU) ne se fait pas à partir du sac collecteur de la sonde urinaire, mais directement par ponction après désinfection sur le site spécifique du dispositif de sonde.

L'antibioprophylaxie dans la cystite récidivante n'est indiquée qu'en présence de plus d'un épisode par mois (à noter qu'un ECBU négatif est nécessaire avant d'introduire cette antibioprophylaxie).

Un ECBU de contrôle ne doit être demandé qu'en cas d'évolution défavorable à 72 heures d'une infection urinaire traitée par antibiotique (protocole particulier chez la femme enceinte, *voir partie 10, Obstétrique*).

La prostatite aiguë peut entraîner une augmentation de volume de la prostate.

En cas de mauvaise évolution d'une prostatite aiguë sous antibiotique, la réalisation d'une échographie prostatique endorectale s'impose pour rechercher un abcès prostatique.

La présence de calcifications prostatiques est un argument en faveur d'une prostatite chronique (celle-ci est asymptomatique et abactérienne dans la majorité des cas).

Voici les seuils significatifs de bactériurie pour retenir le diagnostic d'infection urinaire (à noter que cela n'est valable que pour les patients symptomatiques avec leucocyturie > 10^4/mL ([ou > 10/mm^3]) :

	E. coli, *S. saprophyticus*	Autres bactéries : entérobactéries autres que *E. coli*, entérocoque, etc.
Homme	$\geq 10^3$	$\geq 10^3$
Femme	$\geq 10^3$	$\geq 10^4$

Par ailleurs, on parle de colonisation urinaire (ou bactériurie asymptomatique) en cas de présence d'un micro-organisme dans les urines chez un patient asymptomatique et ce, quel que soit le taux de leucocyturie.

Une infection urinaire sans nitrites à la bandelette urinaire fait évoquer une infection liée à une bactérie dépourvue de nitrate réductase (bactéries cocci Gram positif et bacilles Gram négatif autres que les entérobactéries, telles que *Pseudomonas spp*, par exemple).

Item 158 Infections sexuellement transmissibles (IST) : gonococcies, chlamydioses, syphillis, papillomavirus humain (HPV), trichomonose

Les trois germes les plus fréquents d'infections génitales hautes sont : *Neisseria gonorrhœæ*, *Chlamydia trachomatis* (pas *Chlamydia pneumoniæ*) et *Mycoplasma genitalium*.

Les infections à *Herpes simplex virus*, *Gardnerella vaginalis* et *Candida albicans* n'entraînent pas d'infections génitales **hautes**.

Chlamydia trachomatis est une bactérie qui ne se cultive pas. Vous ne devez donc pas cocher un antibiogramme pour cette bactérie.

La présence de leucorrhées malodorantes est un signe peu spécifique d'infection génitale (beaucoup de femmes disent qu'elles en ont sans pour autant présenter d'infection génitale). Cela traduit, d'ailleurs souvent, la présence de *Gardnerella vaginalis*, qui n'est pas toujours une infection sexuellement transmissible. Attention en dossier progressif à ne pas éliminer de diagnostics différentiels sur cet argument seul (par exemple, une femme avec une douleur abdominale en fosse iliaque droite et des leucorrhées malodorantes peut très bien présenter une appendicite aiguë).

Attention de ne pas confondre :
- le **syndrome de Fiessinger-Leroy-Reiter** : il s'agit d'une urétrite/cervicite-conjonctivite-arthrite réactionnelle uniquement due à *Chlamydia trachomatis* ou à *Mycoplasma genitalium* ;
- le **syndrome de Fitz-Hugh-Curtis** : il s'agit d'une périhépatite consécutive à une infection génitale due à *Chlamydia trachomatis* ou *Neisseria gonorrhœæ*.

Le syndrome de Fitz-Hugh-Curtis ne se voit pas à l'échographie abdominale, qui est normale ; il se voit uniquement à la cœlioscopie.

Une infection génitale haute peut se compliquer de pyosalpinx et/ou de pyométrie (= pus dans l'utérus).

Il faut évoquer un cancer de l'ovaire/trompe utérine en cas d'infection génitale haute chez une femme de plus de 50 ans.

En cas de sérologie syphilitique positive sans possibilité d'en dater l'ancienneté, on la traite comme une syphilis tardive (schéma avec trois injections de pénicilline G).

Chez la femme, les infections génitales hautes peuvent provoquer des douleurs chroniques pelviennes liées à une inflammation pelvienne chronique.

Item 159 Coqueluche

Voir partie 26 – Pédiatrie

Item 161 Oreillons

Le virus ourlien, outre une classique parotidite, peut aussi causer une orchite et/ou épididymite, une pancréatite œdémateuse ou encore, une méningite, voire encéphalite lymphocytaire.

Item 162 Grippe

Il faut distinguer deux types de pneumonie aiguë compliquant une grippe :
- la **grippe maligne primaire** : rare mais grave, elle induit un tableau de pneumopathie alvéolo-interstitielle hypoxémiante non bactérienne pouvant évoluer vers un syndrome de détresse respiratoire aiguë (SDRA) ;
- la **surinfection bactérienne pulmonaire secondaire** : réapparition de signes respiratoires (souvent après une amélioration transitoire des symptômes) ; les germes en causes sont souvent le *Staphylococcus aureus* ou le pneumocoque.

Item 164 Infections à Herpès virus du sujet immunocompétent

Voir partie 6 – Dermatologie

Item 165 Infection à VIH

Avant d'introduire un traitement antirétroviral contre le VIH, il faut, d'une part, réaliser une analyse génotypique de résistance du VIH aux différents antirétroviraux et d'autre part, documenter le statut sérologique vis-à-vis du virus de l'hépatite B (en cas de co-infection par l'hépatite B ; on choisit un traitement comprenant du ténofovir). *NB : Si on ignore qu'un patient est co-infecté par l'hépatite B et qu'on introduit du ténofovir, il y aura un effet rebond de l'hépatite B, si un jour ce traitement antirétroviral est arrêté.*

L'arrêt d'un traitement antirétroviral expose au risque d'acquisition de résistance du virus contre ce traitement. Une fois apparue, cette résistance est définitive.

Il faut différer l'introduction du traitement antirétroviral contre le VIH en cas de tuberculose neuroméningée, de cryptococcose ou d'infection à cytomégalovirus de façon à éviter un syndrome inflammatoire de reconstitution immune (IRIS) pouvant aggraver paradoxalement ces infections.

Les cancers suivants classent SIDA : lymphome malin non hodgkinien, maladie de kaposi et le cancer du col de l'utérus (attention, le cancer du canal anal, le cancer bronchique et l'hépatocarcinome sont plus fréquents chez les patients VIH mais ne classent pas SIDA).

La leuco-encéphalopathie multifocale progressive (LEMP) induit une encéphalite progressive avec atteintes neurologiques diverses en fonction des localisations des lésions, mais elle n'entraîne classiquement ni céphalée, ni hypertension intracrânienne, ni fièvre.

La sulfadiazine prévient la pneumocystose ; ainsi, si un patient VIH est traité par sulfadiazine pour une toxoplasmose, il n'a pas besoin de prendre un traitement préventif de pneumocystose supplémentaire.

Item 166 Paludisme

La drépanocytose (d'autant plus en cas d'hétérozygotie que d'homozygotie) protège contre les formes graves de paludisme.

On développe une immunité contre le paludisme après avoir vécu environ 5 ans en zone impaludée.

L'anophèle ne fait pas de bruit et sa piqûre est indolore.

Le test de diagnostic rapide du paludisme reste positif pendant environ 3 semaines ; il n'est donc pas utilisable pour rechercher une rechute dans ce délai.

Je vous conseille de connaître les signes de gravité du paludisme, ainsi que les critères d'hospitalisation supplémentaires (qui ne sont pas des critères de gravité). En effet, la question de l'hospitalisation est souvent posée en dossier progressif.

Les répulsifs antipaludisme sont autorisés à partir de l'âge de 6 mois.

L'effet indésirable principal de l'artésunate est l'anémie hémolytique retardée, celui de la quinine est l'hypoglycémie.

Item 167 Gale et pédiculose

Voir partie 6 – Dermatologie

Item 168 Parasitoses digestives : amoebose, giardiose, tæniose, ascaridiose, oxyurose

L'examen parasitologique des selles se fait souvent trois fois sur trois jours différents car cet examen est peu sensible.

Tænia saginata peut survivre 20 à 30 ans dans le tube digestif.

Entamœba histolytica est pathogène alors qu'*Entamœva dispar* ne l'est pas.

Les parasites suivants provoquent des atteintes hépatiques : *Echinococcus granulosus* (induisant un kyste hydatique), *Echinococcus multilocularis* (induisant une échinococcose alvéolaire au foie et non aux poumons), *Entamœba histolytica* (induit un kyste amibien).

Il n'y a pas de fièvre dans l'amoebose colique, alors qu'il y en a dans l'amoebose hépatique.

Item 169 Zoonoses

Face à un érythème migrant typique de borréliose de Lyme, il n'y a pas d'indication à faire de sérologie car le diagnostic est évident et la sérologie peut être négative à ce stade.

Il n'y a pas d'indication à traiter un patient ayant une sérologie de borréliose de Lyme positive s'il est asymptomatique.

La ponction d'un kyste hydatique est contre-indiquée du fait du risque de dissémination.

Item 170 Pathologie infectieuse chez les migrants adultes et enfants

Avant d'introduire un traitement par corticoïdes ou autre immunosuppresseur, il ne faut pas oublier de déparasiter par ivermectine tout patient susceptible d'être infecté par l'anguillulose (par exemple, patient habitant aux Antilles), et ce, même en l'absence de documentation, car ce traitement risque d'aggraver l'infection. Si vous voyez de l'ivermectine dans les propositions, sans lien avec le reste du dossier, posez-vous la question.

Il est nécessaire de vacciner contre le méningocoque en cas de pèlerinage à La Mecque (Arabie saoudite).

Item 171 Voyage en pays tropical de l'adulte et de l'enfant : conseils avant le départ, pathologies du retour : fièvre, diarrhée, manifestations cutanées

La principale cause de décès du voyageur est cardiovasculaire. Les autres causes importantes sont les accidents de la voie publique, l'homicide et le suicide. Les décès par infections sont plus rares.

Les vaccins du voyageur ne sont pas pris en charge par la Sécurité sociale.

Une diarrhée subaiguë/chronique en retour de voyage doit faire rechercher une parasitose digestive.

La giardiose est la cause la plus fréquente de diarrhée chronique non fébrile au retour des tropiques.

Je vous invite à connaître les périodes d'incubation des principales causes de fièvre au retour d'un pays tropical ; cela peut être utile pour l'orientation diagnostique au sein d'un dossier progressif.

Item 172 Diarrhées infectieuses de l'adulte et de l'enfant

Ne pas cocher la toxi-infection alimentaire collective (TIAC) si un seul individu est atteint !

Une TIAC doit se déclarer par téléphone au médecin inspecteur de l'ARS.

Les traitements antipéristaltiques (par exemple, lopéramide) sont contre-indiqués en cas de syndrome dysentérique ou de diarrhée fébrile.

L'infection à *Clostridium botulinum* (ou botulisme) induit un syndrome parasympatholytique sans fièvre, parfois accompagné d'une paralysie descendante.

Item 173 Prescription et surveillance des anti-infectieux chez l'adulte et l'enfant

Le traitement par rifampicine est à prendre à jeun.

Il faut éviter d'utiliser l'acide fusidique et la rifampicine en monothérapie pour limiter le risque de résistance.

Le « *Red Man Syndrome* » est une réaction d'hypersensibilité non allergique liée au passage intraveineux trop rapide de vancomycine (cela n'entraîne pas sa contre-indication), à l'origine d'un exanthème prurigineux.

En cas d'infection « subaiguë » évoluant depuis plusieurs jours/semaines, on n'obtient pas une apyrexie en 48 heures. Ne pas changer l'antibiotique en cas de persistance de la fièvre à 48 heures (sauf si l'état général se dégrade).

Item 187 Fièvre chez un patient immunodéprimé

En cas de neutropénie fébrile post-chimiothérapie, on peut réaliser un traitement ambulatoire à condition qu'il n'y ait pas de signe de gravité, pas de vomissement (pour la prise d'antibiotiques), une durée prévisible de neutropénie < 7 jours (c'est le plus souvent le cas lorsque la chimiothérapie est à l'origine de la neutropénie), ainsi qu'un taux de polynucléaires neutrophiles (PNN) > 0,1 G/L.

En cas de neutropénie fébrile post-chimiothérapie, on peut arrêter les antibiotiques si les hémocultures sont négatives et qu'il existe une apyrexie depuis 48 heures **et** que le taux de PNN est supérieur à 0,5 G/L.

Ne confondez pas les signes scanographiques pulmonaires en rapport avec l'infection à *Aspergillus fumigatus* :

Signe	Iconographie	Pathologie
Signe du halo	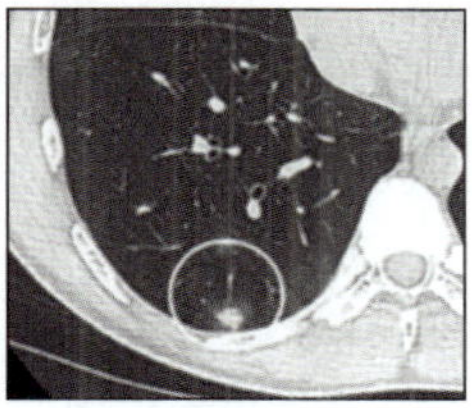 Figure 4. Coupe axiale scanographique de l'aspergillose invasive précoce.	Aspergillose invasive (précoce)
Signe du croissant gazeux	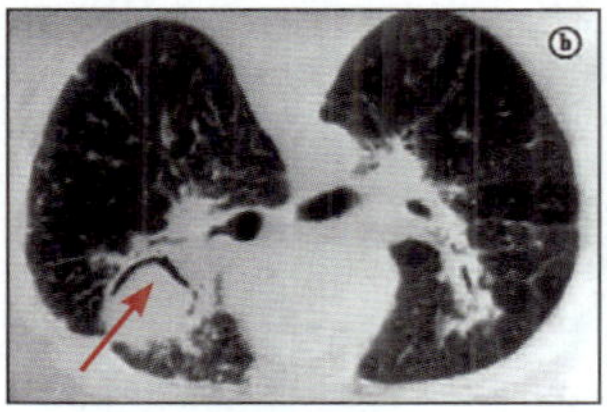 Figure 5. Coupe axiale scanographique de l'aspergillose invasive tardive.	Aspergillose invasive (tardive)
Signe du grelot	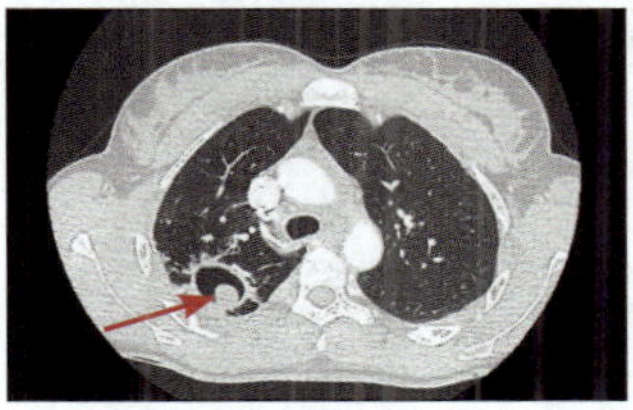 Figure 6. Coupe axiale scanographique de l'aspergillome.	Aspergillome

Item 362 Exposition accidentelle aux liquides biologiques : conduite à tenir

En cas d'accident d'exposition au sang (AES), il ne faut pas faire saigner la lésion cutanée (risque de brèche capillaire favorisant l'infection). D'autre part, il ne faut pas utiliser de produit hydroalcoolique pour nettoyer la plaie (lavage à l'eau savonnée puis, à l'antiseptique).

En cas de prise de traitement post-exposition (TPE) pour risque de contamination au VIH, la femme doit y associer une mesure de contraception pendant 4 mois pour ne pas risquer de développer une grossesse en situation d'infection. Cette contraception doit être mécanique (dispositif intra-utérin ou préservatif) pour éviter les interactions médicamenteuses entre le TPE et les contraceptifs oraux.

Partie 16

MÉDECINE INTERNE

La médecine interne est une spécialité présente tous les ans aux ECNi. Le niveau du dossier progressif est très variable : il dépend du niveau de sélection de la matière. La difficulté principale de cette discipline est le diagnostic : il est bien souvent fondé sur un faisceau d'arguments (cliniques, biologiques, tests thérapeutiques, etc.), rarement sur des signes pathognomoniques. Les rédacteurs de dossiers progressifs se servent de cette particularité pour tenter de perturber les étudiants et les faire douter sans cesse quant au diagnostic principal à évoquer. Ainsi, je vous invite à « jongler » régulièrement entre votre cours et le dossier progressif, en confrontant les arguments en faveur et en défaveur de tel ou tel diagnostic, afin d'établir l'hypothèse diagnostique principale et de tenir cette ligne directrice. On tentera de vous faire changer d'avis et de jeter le doute (attention tout de même à ne pas rester trop ferme sur vos positions lorsque l'on vous apporte de nouveaux éléments modifiant l'hypothèse diagnostique principale ; en pratique, il arrive aux internistes de se tromper de diagnostic, cela est inhérent à cette spécialité). Par ailleurs, n'hésitez pas à vous appuyer sur vos connaissances des autres spécialités. Lorsque vous pensez qu'il s'agit d'un dossier réalisé par un interniste (ce qu'il n'est pas toujours aisé de percevoir) et non par un spécialiste d'organe, je vous conseille de vous concentrer sur les items présents dans le référentiel de médecine interne (maladie de Horton, lupus, sarcoïdose, amylose, etc.) sur lesquels un interniste sera ravi de vous interroger plutôt que sur les items de spécialité d'organe. Il est peu probable, par exemple, qu'un interniste vous interroge sur l'item diabète ou hypothyroïdie.

Il existe quelques examens complémentaires techniques propres à la médecine interne qu'il faut savoir interpréter (dosage des différents types d'anticorps, électrophorèse des protéines plasmatiques, anatomopathologie [rénale essentiellement], etc.). Les dossiers progressifs et la recherche personnelle d'iconographie (dans les livres, sur internet, en stage) sont vos alliés pour apprendre à analyser les résultats de ces examens.

Enfin, la thérapeutique est souvent compliquée et pas toujours très codifiée en médecine interne. Ne vous acharnez pas à retenir trop de lignes thérapeutiques, il est peu probable que l'on vous interroge en profondeur sur la thérapeutique.

Item 181 Réaction inflammatoire : aspects biologiques et cliniques. Conduite à tenir

L'inflammation induit une baisse de l'albuminémie (ce qui explique que son taux soit ininterprétable lorsqu'il y a de l'inflammation) et une augmentation du fibrinogène et des protéines du complément (sauf dans certains contextes, comme lors d'une poussée inflammatoire de lupus qui entraîne une diminution des protéines du complément).

Le complément fait partie de l'immunité innée.

Le déficit en complément favorise les maladies auto-immunes.

Les normes supérieures de la vitesse de sédimentation à la première heure sont, selon la formule de Miller, en mm :
- pour la femme : (âge + 10)/2 ;
- pour l'homme : âge/2.

Le CH50 n'est pas une protéine du complément mais correspond à la mesure de l'activité de la voie classique du complément.

Le sens de migration à l'électrophorèse des protéines plasmatiques (EPP) se fait depuis la zone des gammaglobulines jusqu'à celle de l'albumine.

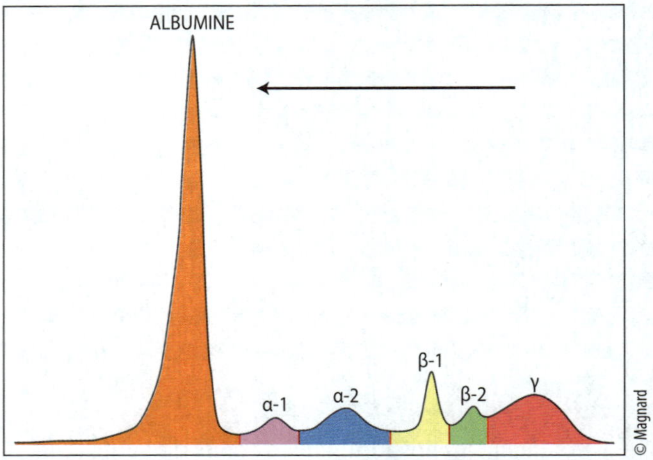

Figure 1. Électrophorèse des protéines sériques (la flèche indique le sens de migration).
Attention, parfois le sens est inversé avec l'albumine, à droite de l'image, et les gammaglobulines, à gauche. Ne pas prendre le pic d'albumine pour une hypergammaglobulinémie monoclonale dans ce cas.

Lorsque l'on vous propose une EPP et qu'on vous demande le diagnostic associé, je vous conseille de ne pas cocher trop de propositions (cochez la[les] plus plausible[s] au vu du contexte) car il existe presque autant de profils d'EPP que de pathologies. Il est donc peu probable que l'on puisse évoquer plusieurs pathologies sur un même profil d'EPP. Par exemple, si vous constatez une hypoalbuminémie sur l'EPP, ne cochez pas « syndrome néphrotique », « syndrome inflammatoire » et « dénutrition » car, bien souvent, les autres éléments de l'électrophorèse permettent de trancher entre toutes ces étiologies (pour un syndrome inflammatoire, on voit une hypoalbuminémie, une hyperalpha-1, une hyper-alpha-2 et une hyperbêta-2, par exemple).

Parmi les causes d'hypergammaglobulinémie polyclonale, on peut citer : les hépatho-pathies chroniques (plus ou moins associées à un bloc bêtagamma), le lupus, le syndrome de Gougerot-Sjögren, la sarcoïdose, le virus de l'hépatite B et C, le VIH, les infections bactériennes chroniques, la leishmaniose. Attention, les vascularites et le syndrome inflammatoire chronique ne font pas partie de ces causes. Il est utile d'avoir ces étiologies en tête car les questions portant sur l'orientation diagnostique à partir d'une EPP sont fréquentes en dossiers progressifs.

Item 185 Déficits immunitaires

Le déficit immunitaire primitif le plus fréquent est le déficit en IgA mais il est, le plus souvent, asymptomatique.

Pensez à évoquer un déficit immunitaire commun variable (DICV) en cas d'association d'une hypogammaglobulinémie et d'une manifestation auto-immune (par exemple, un purpura thrombopénique immunologique), d'un syndrome lymphoprolifératif ou encore d'un tableau s'apparentant à une granulomatose.

La corticothérapie prolongée peut engendrer une hypogammaglobulinémie à l'électrophorèse des protéines plasmatiques.

Voici quelques causes de lymphopénie chronique (> 3 mois) : un déficit immunitaire, le VIH, une sarcoïdose, un lupus, le syndrome de Gougerot-Sjögren, des hémopathies malignes, une tuberculose, une carence en zinc, une iatrogénie (corticoïdes, traitement immunosuppresseur, chimiothérapie, etc.).

Après une splénectomie, il est nécessaire d'introduire une antibioprophylaxie par phénoxyméthylpénicilline pendant toute l'enfance chez l'enfant, mais seulement pendant 2 à 3 ans chez l'adulte.

Il n'y a pas de contre-indication aux vaccins vivants chez les aspléniques.

On peut vacciner un patient présentant un déficit immunitaire (seulement avec des vaccins non vivants) mais l'efficacité risque d'être moindre.

Il faut rechercher un déficit immunitaire lorsqu'un patient présente une BCGite (réaction locale bénigne, voire forme grave disséminée) à la suite d'un vaccin contre le BCG (= bacille de Calmette et Guérin).

Item 186 Fièvre prolongée

Les grands cadres étiologiques à évoquer en présence d'une fièvre prolongée inexpliquée sont les causes infectieuses, néoplasiques ainsi que les maladies inflammatoires non infectieuses (collagénoses, vascularites, granulomatoses, fièvres auto-inflammatoires et rhumatismes inflammatoires).

En l'absence de point d'appel clinique, la démarche diagnostique tend à réaliser précocement un TEP-scanner (tomographie par émissions de positions couplée à un scanner) au 18-fluorodéoxyglucose (18-FDG).

Item 187 Fièvre chez un patient immunodéprimé

Un rejet de greffon et une réaction du greffon contre l'hôte peuvent provoquer de la fièvre. Il est donc important de s'assurer de l'absence d'infection avant de diminuer le traitement immunosuppresseur lorsque l'on suspecte ces diagnostics chez un transplanté.

Lors d'une infection sous corticothérapie au long cours, il ne faut pas arrêter ce traitement sous peine de risquer une insuffisance corticotrope aiguë.

En cas d'infection urinaire chez un patient avec une neutropénie, il risque de ne pas y avoir de leucocyturie sur l'examen cytobactériologique des urines (cela ne remet pas le diagnostic en question pour autant).

Une sortie d'aplasie peut induire une exacerbation des signes cliniques d'une infection du fait de l'afflux des polynucléaires neutrophiles (par exemple, une abcédation brutale).

Item 188 Pathologies auto-immunes

Les récurrences herpétiques sont fréquentes au cours des poussées de maladie auto-immune.

Les ACAN ou AAN (anticorps antinucléaires), appelés aussi FAN (facteurs antinucléaires), sont à distinguer des anticorps ANCA *(AntiNeutrophil Cytoplasmic Antibodies)* propres aux vascularites.

Le seuil de positivité des AAN est de 1/160. Il s'agit de l'inverse de la dernière dilution ayant permis de faire disparaître la fluorescence associée à l'anticorps. Ainsi, plus le dénominateur est élevé, plus le taux d'anticorps présents est élevé.

La technique la plus sensible pour la détection d'anticorps anti-ADN natif est la technique ELISA.

Il est inutile de rechercher les anticorps anti-ADN natifs, les anticorps anti-antigènes nucléaires solubles (aussi appelés anticorps anti-ENA ou anti-ECT) ainsi que les anticorps anticentromères si les AAN sont négatifs car ceux-ci seront négatifs aussi (puisque tous ces anticorps sont compris dans les AAN).

Un traitement anti-TNF-alpha peut faire augmenter le taux d'anticorps antinucléaires. C'est d'ailleurs le cas dans un contexte de lupus induit par un traitement par anti-TNF-alpha.

La spondylarthrite n'est pas associée à une augmentation des AAN.

La réaction de Waaler-Rose vise à mettre en évidence un facteur rhumatoïde.

La présence d'anticorps anti-SSA est associée au risque de bloc auriculoventriculaire fœtal. Cet anticorps est aussi impliqué dans le développement du lupus systémique et du syndrome de Gougerot-Sjögren.

Le syndrome de Gougerot-Sjögren est primitif lorsqu'il est isolé, tandis qu'il est secondaire lorsqu'il est associé à d'autres pathologies auto-immunes.

Le syndrome de Gougerot-Sjögren peut provoquer une sécheresse de la peau et de toutes les muqueuses (respiratoire, génitale, oculaire, etc.). Sachez qu'il n'existe pas de syndrome de Gougerot-Sjögren sans syndrome sec (mais le syndrome sec a de nombreuses étiologies, dont la sarcoïdose).

Le syndrome sec oculaire donne une impression de sable dans les yeux.

Le syndrome de Gougerot-Sjögren est caractérisé par l'apparition d'épisodes de fluxion (= gonflement douloureux) parotidienne. Ce sont donc des poussées non infectieuses de parotidite. Si la parotidomégalie devient constante et persistante, il faut suspecter l'apparition d'un lymphome associé aux muqueuses (MALT) et biopsier la glande.

L'administration d'immunoglobulines par voie intraveineuse a pour effets indésirables : des céphalées, des nausées, des vomissements, de la fièvre/frissons et une insuffisance rénale aiguë. En cas d'apparition de ces symptômes, on diminue, voire on suspend la perfusion selon la tolérance du patient.

Item 189 Vascularites systémiques

Classiquement, une vascularite des gros vaisseaux n'induit pas de symptomatologie en rapport avec une atteinte des capillaires/vaisseaux de petit calibre (par exemple, un purpura cutané, une atteinte nerveuse, etc.)

Il faut évoquer la granulomatose avec polyangéite (ex-maladie de Wegener) en présence de sinusites à répétition.

La granulomatose éosinophilique avec polyangéite (ex-maladie de Churg et Strauss) peut induire une polypose nasosinusienne, alors que la granulomatose avec polyangéite n'en cause pas.

La granulomatose avec polyangéite est une étiologie d'ensellure nasale (ou « nez en selle ») non traumatique (les autres étiologies à connaître sont : la polychondrite atrophiante, la prise de cocaïne par voie nasale, le syndrome des antiphospholipides et le lymphome nasal).

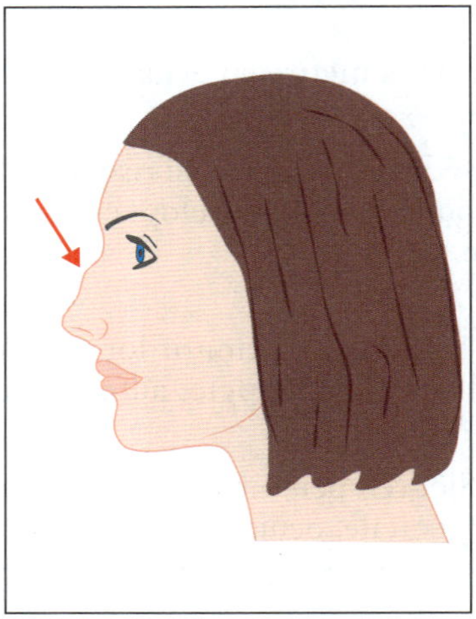

Figure 2. Ensellure nasale ou « nez en selle ».

Les vascularites causant une hyperéosinophilie sont : la granulomatose éosinophilique avec polyangéite, la granulomatose avec polyangéite et la périartérite noueuse.

Les anticorps pANCA sont sensibles mais peu spécifiques (moins spécifiques que les cANCA) puisqu'ils sont positifs en cas de polyangéite microscopique et de granulomatose éosinophilique avec polyangéite.

Les anticorps ANCA anti-PR3 orientent davantage vers une granulomatose avec polyangéite et les anticorps ANCA anti-MPO orientent davantage vers une polyangéite microscopique. Toutefois, ceci n'est pas une règle absolue et les deux types d'anticorps peuvent être présents dans ces deux types de vascularites (même si l'on reste probablement dans le cas classique aux ECNi).

Les causes de nécrose fibrinoïde en analyse histologique sont les vascularites à ANCA ainsi que la périartérite noueuse. Il est utile de savoir cela lorsque l'on vous demande une orientation diagnostique à partir d'un compte rendu anatomopathologique.

Les vascularites sont classiquement à l'origine de néphropathies glomérulaires, et non pas vasculaires.

La biopsie rénale, en cas de glomérulonéphrite rapidement progressive liée à une vascularite à ANCA, est normale **lors de l'analyse en immunoflurorescence** (absence de dépôt, on dit qu'il s'agit d'une glomérulonéphrite « pauci-immune »). En revanche, **il existe des anomalies en microscopie optique** (notamment des « croissants extracapillaires »). Attention à rester vigilant et à ne pas cocher que l'aspect est normal en microscopie optique.

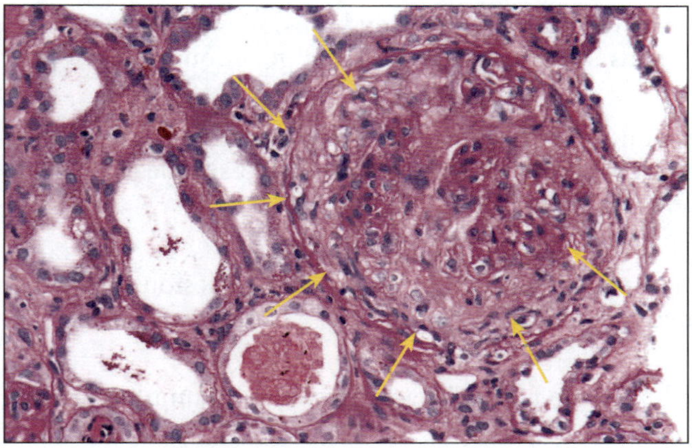

Figure 3. Biopsie rénale.
Biopsie rénale mettant en évidence une glomérulonéphrite rapidement progressive sur vascularite, avec notamment la présence d'un « croissant extracapillaire » circonférenciel (l'espace de Bowman est totalement occupé par la prolifération de cellules épithéliales – voir flèches jaunes)

La granulomatose avec polyangéite est une cause d'hémorragie intra-alvéolaire. Pour rappel, cette atteinte est définie au lavage bronchoalvéolaire par la présence de plus de 30 % de sidérophages (qui équivaut à un score de GOLDE > 100), une proportion inférieure à 30 % étant physiologique.

Le syndrome de Gougerot-Sjögren, le lupus érythémateux disséminé, la polyarthrite rhumatoïde ou encore la sclérodermie sont des facteurs de risque de vascularite cryoglobulinémique.

Il n'existe pas de cryoglobulinémie sans hématurie.

Une cryoglobulinémie peut provoquer une fausse hypogammaglobulinémie *in vitro* (il faut de nouveau réaliser une électrophorèse des protéines sériques à 37 °C dans ce cas).

La maladie de Behçet cause des thromboses artérielles ou veineuses dans n'importe quel territoire (lorsqu'un patient présente des thromboses dans des territoires peu communs, il faut évoquer une maladie de Behçet et le syndrome des antiphospholipides essentiellement).

Item 190 Lupus érythémateux aigu disséminé. Syndrome des antiphospholipides

Lupus érythémateux disséminé

Le lupus érythémateux disséminé (ou lupus) n'est pas une pathologie héréditaire à proprement parler, mais il existe une propension génétique à développer cette pathologie.

Le lupus est un facteur de risque cardiovasculaire indépendant. Il favorise notamment le développement de l'athérome, d'où la nécessité de réaliser un bilan lipidique chez les patients atteints de lupus.

L'exposition au soleil en cas de lupus favorise les lésions cutanées mais également les poussées générales aiguës.

Le lupus en lui-même n'induit pas de lésion ophtalmologique.

Un lupus systémique avec des anticorps antinucléaires négatifs n'existe pas. Toutefois, les anticorps anti-ADN natif peuvent être négatifs.

L'hydroxychloroquine est un traitement primordial qu'il convient de prescrire à tout patient atteint de lupus, sans jamais l'arrêter. Il s'agit d'un immunomodulateur et non d'un immunosuppresseur. Il est d'ailleurs possible d'en réaliser le dosage plasmatique pour s'assurer de la bonne observance thérapeutique du patient.

L'hydroxychloroquine a pour effets indésirables : la toxicité rétinienne tardive avec une maculopathie en « œil-de-bœuf » (il est nécessaire de réaliser un bilan ophtalmologique de référence dans les premiers mois d'utilisation (ou avant son introduction), puis à 5 ans, puis tous les ans), des troubles psychiques, une hyperpigmentation cutanée et des douleurs abdominales. Ce traitement est, par ailleurs, possible pendant la grossesse.

En cas de lupus cutané-articulaire résistant à l'hydroxychloroquine, on y ajoute, le plus souvent, du méthotrexate (il s'agit bien **d'un ajout** et non d'un remplacement de traitement).

Le traitement par corticoïdes, utilisé à court et moyen terme, doit être arrêté (avec une décroissance préalable) dès qu'il n'est plus nécessaire, afin d'éviter ses complications systémiques (en pratique, une corticothérapie d'entretien de faible dose est souvent maintenue plusieurs années avant de pouvoir être arrêtée ; ne cochez pas un item vous proposant de l'arrêter après quelques semaines ou mois).

En cas d'inobservance thérapeutique d'un patient atteint de lupus, il peut être envisagé d'utiliser le cyclophosphamide par injection intraveineuse mensuelle.

La néphropathie lupique doit être contrôlée avant d'envisager une grossesse pour limiter le risque de complications gravidiques.

La contraception à base d'œstrogènes est contre-indiquée en cas de lupus (et ce, d'autant plus s'il existe un syndrome des antiphospholipides concomitant), car elle peut induire des poussées aiguës. Il existe également davantage de risque de poussées aiguës en cas de grossesse.

La vitesse de sédimentation (VS) et la CRP sont inutiles au suivi du lupus. Sachez qu'il existe une dissociation VS-CRP dans le lupus (la VS augmente lors des poussées, mais pas la CRP). Une augmentation de la CRP dans un contexte de lupus doit faire évoquer une infection ou une sérite. En revanche, les dosages des protéines du complément et du taux d'anti-ADN natif sont utiles au suivi.

L'hypocomplémentémie, fréquente dans le lupus, peut résulter d'une consommation des protéines du complément ou bien d'un déficit constitutionnel de l'une des protéines de la voie classique du complément, favorisant l'apparition du lupus.

Syndrome des antiphospholipides

On parle de syndrome des antiphospholipides (SAPL) primaire lorsqu'il est isolé, et de SAPL secondaire lorsqu'il est associé à une autre pathologie auto-immune (un lupus, par exemple).

Le SAPL peut induire de la nécrose cutanée, une endocardite de Libman-Sacks et une thrombopénie.

Le syndrome des antiphospholipides augmente, chez la femme enceinte, le risque de prééclampsie, de syndrome HELLP *(hemolysis, elevated liver enzymes, low platelet count)* et d'hématomes rétroplacentaires.

Les anticorps antiphospholipides se détectent de différentes façons selon le type d'anticorps. **L'anticoagulant circulant lupique** se recherche par des tests d'hémostase : dans un premier temps, on constate l'allongement du temps de céphaline activée (TCA), non corrigé par le mélange du plasma malade avec du plasma normal. Sa présence est ensuite confirmée par l'augmentation du temps de venin de vipère Russel dilué (dRVVT) et par la correction du TCA en présence d'un excès de phospholipides. En revanche, cet anticorps n'affecte pas le taux de prothrombine (TP). Notez que cet anticorps agit comme un anticoagulant *in vitro*, mais qu'il s'agit d'un agent coagulant *in vivo*.
Les deux autres anticorps antiphospholipides, **l'anti-β2 GPI** et **l'anticardiolipine**, se recherchent par des tests immunologiques (recherche d'IgM et IgG) et non par des tests d'hémostase.

Tout lupus doit avoir une recherche biologique de SAPL, même en l'absence de signe clinique.

En cas de SAPL, le TCA n'est pas interprétable pour la surveillance d'un traitement par héparine ; c'est pourquoi, on utilise, dans ce contexte, l'héparinémie (synonyme de mesure de l'activité anti-Xa).

Le SAPL représente une contre-indication aux œstrogènes (quelle que soit la voie d'administration) qui risque de provoquer des poussées.

Item 191 Artérite à cellules géantes

Maladie de Horton

La maladie de Horton est la vascularite la plus fréquente après 50 ans.

L'atteinte de l'artère temporale n'est pas pathognomonique de la maladie de Horton puisque d'autres vascularites peuvent la causer.

La maladie de Horton peut induire une claudication de la mâchoire, mais pas un trismus. Elle peut aussi induire une claudication à la marche (pathologie qui touche les gros vaisseaux).

La maladie de Horton peut provoquer une toux sèche prolongée par atteinte des artères bronchiques.

La maladie de Horton est une cause de cholestase anictérique.

Une poussée de maladie de Horton est très peu probable en l'absence de syndrome inflammatoire biologique (vitesse de sédimentation et CRP normales).

Une biopsie d'artère temporale normale n'élimine pas la maladie de Horton, puisqu'il s'agit d'une panartérite **segmentaire et focale**. L'échographie peut guider la biopsie de l'artère temporale si la première biopsie était normale (ou d'emblée, si elle ne retarde pas la mise en place du traitement). Quoi qu'il en soit, la réalisation de cette biopsie ne doit pas retarder l'initiation du traitement en cas de forte suspicion clinique, car cela induirait un risque de complications ophtalmologiques irréversibles.
N. B. : *Il existe un délai d'une quinzaine de jours avant que la corticothérapie puisse induire un faux négatif de la biopsie de l'artère temporale.*

La biopsie d'artère temporale confirme le diagnostic de maladie de Horton si elle montre un infiltrat mononucléé de la média et/ou de l'intima (élément indispensable). Elle peut également mettre en évidence une élastophagie (= rupture) de la limitante élastique interne et/ou la présence de cellules géantes (éléments facultatifs mais pathognomoniques).

L'angioscanner thoraco-abdomino-pelvien ou la tomographie à émission de positons peut aider à poser le diagnostic (notamment lorsque la biopsie d'artère temporale est négative) lorsqu'ils retrouvent une aortite. L'échographie des troncs supra-aortiques peut également aider au diagnostic.

Le traitement par corticoïdes peut être administré *per os* en ambulatoire et par voie intraveineuse (puis, en relais *per os)* en hospitalisation. *N.B. La posologie est de 0,7 mg/kg/jour en cas de maladie de Horton non compliquée, et de 1 mg/kg/jour si elle est compliquée (par exemple, une neuropathie optique ischémique antérieure)*. Cette pathologie étant corticosensible, il s'agit probablement d'une autre cause si l'atteinte est corticorésistante.

Pseudopolyarthrite rhizomélique

La pseudopolyarthrite rhizomélique, bien que souvent associée à la maladie de Horton, n'est pas une vascularite mais un rhumatisme inflammatoire.

Elle peut être paranéoplasique.

Elle peut entraîner un enraidissement des racines avec une limitation active **et** passive des mouvements.

La présence d'arthrites périphériques, l'absence d'atteinte des épaules, l'absence d'inflammation biologique et l'absence de réponse à la corticothérapie doivent remettre en question le diagnostic de pseudopolyarthrite rhizomélique.

En présence d'une pseudopolyarthrite rhizomélique, on ne réalise pas d'examen complémentaire à la recherche d'une maladie de Horton s'il n'existe aucun signe clinique évocateur de cette pathologie.

Maladie de Takayasu

La présence de sténoses associées à des dilatations des artères de gros calibres est très évocatrice de la maladie de Takayasu. Le diagnostic différentiel principal est la dysplasie fibromusculaire (l'élément principal permettant de les distinguer est la présence d'une augmentation de la CRP dans la maladie de Takayasu, absente dans la dysplasie fibromusculaire).

La maladie de Takayasu peut provoquer une hypertension artérielle rénovasculaire par sténose inflammatoire des artères rénales.

Item 198 Biothérapies et thérapies ciblées

Il est utile de connaître les terminologies (fins des noms) propres à ces thérapies :
- « cept » = protéines de fusion ;
- « ximab » = anticorps monoclonal chimérique ;
- « zumab » = anticorps monoclonal partiellement humanisé ;
- « mumab » = anticorps monoclonal humain.

Attention de bien distinguer l'ipilimumab (**anticorps monoclonal anti-CTLA4** utilisé en cancérologie) de l'abatacept (**CTLA4-mimétique** utilisé en rhumatologie).

Item 206 Pneumopathies interstitielles diffuses

Voir partie 27 – Pneumologie

Item 207 Sarcoïdose

L'érythème noueux touche les membres inférieurs uniquement. La photographie d'un érythème noueux est une iconographie très classique des ECNi à savoir reconnaître. En voici quelques exemples :

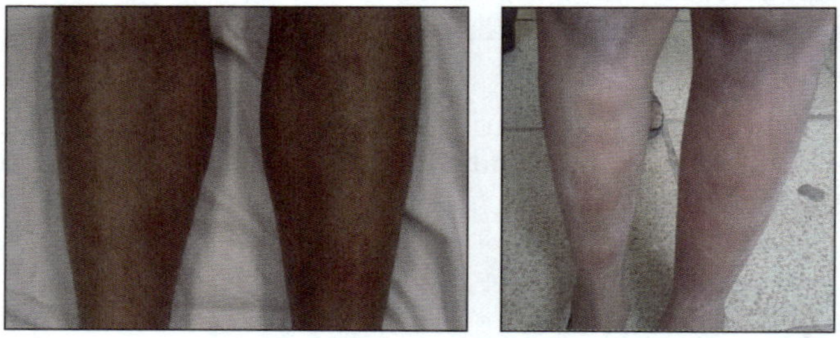

Figure 4. Érythèmes noueux des membres inférieurs.

L'érythème noueux provoque une fièvre, indépendamment de son étiologie. Ne vous laissez pas piéger par ce symptôme, vous poussant à n'évoquer que des causes d'érythème noueux induisant de la fièvre. Au passage, sachez que l'érythème noueux est le plus souvent idiopathique.

Il est inutile de biopsier un érythème noueux.

L'érythème noueux est soulagé par le décubitus (les lésions sont aggravées par l'orthostatisme) et les anti-inflammatoires non stéroïdiens.

Le lupus pernio (lésions indurées et violacées du nez, des joues, des lèvres et des oreilles) est une atteinte cutanée de la sarcoïdose et non du lupus érythémateux disséminé.

Il n'y a pas besoin de preuve diagnostique histologique en cas de syndrome de Löfgren typique cliniquement (fièvre, érythème noueux, arthralgies des chevilles) et radiologiquement (adénopathies hilaires bilatérales et symétriques).

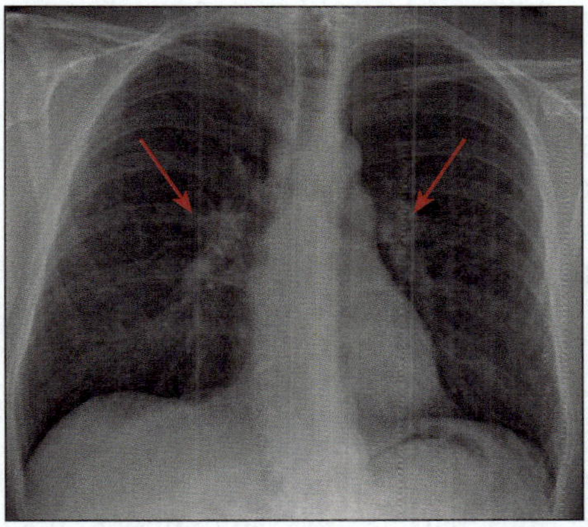

Figure 5. Radiographie thoracique mettant en évidence des adénopathies hilaires bilatérales et symétriques (flèches rouges) dans un contexte de syndrome de Löfgren.

Le diagnostic différentiel principal de la sarcoïdose est la tuberculose.

La biarthrite de cheville est fortement évocatrice d'une sarcoïdose.

La sarcoïdose entraîne une lymphopénie (les lymphocytes CD4 sont concentrés dans les macrophages, rendant le taux de lymphocytes circulants plus faible). Cependant, il s'agit d'une simple redistribution des lymphocytes, mais il n'existe pas d'immunodépression liée à cette lymphopénie puisque les lymphocytes peuvent être recrutés et actifs.

Une sarcoïdose induit une hypergammaglobulinémie polyclonale à l'électrophorèse des protéines sériques, voire une normogammaglobulinémie. Cependant, une hypogammaglobulinémie élimine la sarcoïdose.

En cas de suspicion de sarcoïdose, il est utile de doser la 1,25(OH)2-vitamine D3 pour conforter cette hypothèse diagnostique. En effet, dans cette pathologie, les granulomes ont une activité 1-alpha-hydroxylase sur la vitamine D3, faisant augmenter le taux de 1,25(OH)2-vitamine D3. Le dosage de la 25-OH vitamine D3 n'est, par conséquent, pas pertinent.

Le taux d'enzyme de conversion de l'angiotensine (ECA) sérique est utile au suivi de la sarcoïdose, car il reflète l'activité de la maladie. En revanche, son intérêt diagnostique est limité du fait de sa faible spécificité (il peut être positivé par la majorité des granulomatoses notamment).

La sarcoïdose engendre classiquement un trouble ventilatoire restrictif (que l'on détecte au cours des épreuves fonctionnelles respiratoires), mais elle peut également provoquer un trouble ventilatoire obstructif en cas de sténose des bronches par des granulomes et/ou par des distorsions bronchiques en cas de bronchectasies par traction associées à la fibrose pulmonaire.

Au lavage broncho-alvéolaire, dans un contexte de sarcoïdose, on retrouve une alvéolite lymphocytaire à CD4 (ratio CD4/CD8 > 3,5 évocateur mais inconstant). Attention, la présence d'une alvéolite lymphocytaire ne signifie pas qu'il y a une majorité de lymphocytes mais plutôt que la proportion des lymphocytes est augmentée par rapport au taux normal. Pour rappel, on parle d'alvéolite s'il y a plus de 150 000 cellules détectées chez un non-fumeur et plus de 200 000 chez un fumeur ; celle-ci est lymphocytaire si la proportion de lymphocytes est supérieure à 15 %.

Il est inutile de traiter une sarcoïdose sans activité de la maladie (c'est-à-dire sans évolution des symptômes cliniques, des marqueurs biologiques de suivi ni lésion active à la tomographie par émission de positons).

Lorsque l'on traite la sarcoïdose par corticoïdes, il ne faut pas réaliser de supplémentation vitaminocalcique comme habituellement lorsque l'on utilise ce traitement, puisque l'activité 1-alpha-hydroxylase des granulomes induit une hypervitaminose D ainsi qu'une hypercalcémie.

Les sujets à peau noire atteints de sarcoïdose ont un moins bon pronostic que les sujets caucasiens.

Item 209 Anémie chez l'adulte et l'enfant

Voir partie 12 – Hématologie et partie 26 – Pédiatrie

Item 210 Thrombopénie chez l'adulte et l'enfant

Voir partie 12 – Hématologie et partie 26 – Pédiatrie

Item 211 Purpuras chez l'adulte et chez l'enfant

Voir partie 12 – Hématologie et partie 26 – Pédiatrie

Item 213 Syndrome mononucléosique

La mononucléose infectieuse dure 1 à 2 mois au maximum. Vérifiez le délai d'évolution de la pathologie présentée dans le dossier progressif avant d'évoquer une mononucléose infectieuse.

Ce sont les **primo**-infections toxoplasmiques ainsi que les primo-infections à virus EBV, CMV et VIH qui sont des causes de syndrome mononucléosique.

Item 214 Éosinophilie

Voir partie 12 – Hématologie

Item 215 Pathologie du fer chez l'adulte et l'enfant

Voir partie 13 – Hépato-gastro-entérologie et partie 29 – Rhumatologie

Item 216 Adénopathie superficielle de l'adulte

Les pathologies suivantes peuvent induire un syndrome tumoral (adénopathies superficielles, splénomégalie, etc.) : le VIH, le lupus, la sarcoïdose et la tuberculose.

Item 217 Amylose

Les dépôts amyloïdes sont **extra**cellulaires.

N'évoquez pas d'amylose AA s'il n'y a pas d'antécédent ou de signe évocateur d'une pathologie inflammatoire évolutive dans l'énoncé. En revanche, il est possible d'évoquer une amylose AL même sans dysglobulinémie connue, car celle-ci peut être asymptomatique (par exemple, la gammapathie monoclonale de signification indéterminée ou MGUS, principale cause d'amylose AL).

L'amylose peut entraîner une dysgueusie ainsi qu'une macroglossie.

L'amylose peut provoquer une malabsorption par infiltration de la paroi digestive.

Le purpura périorbitaire est quasiment pathognomonique d'amylose.

L'amylose est caractérisée par une altération de l'état général.

Le taux de protéines SAA peut monter dans le sang de façon non spécifique de l'amylose AA ; on utilise peu ce dosage en pratique.

Lorsque l'on suspecte une amylose, il faut réaliser une biopsie d'un organe touché avec un prélèvement fixé pour confirmer la présence histologique de l'amylose, ainsi qu'un prélèvement **non fixé** pour réaliser une immunofluorescence pour diagnostiquer une potentielle amylose AL.

En cas de suspicion d'amylose avec atteinte cardiaque, il n'est pas nécessaire de réaliser une biopsie cardiaque si une autre biopsie (par exemple, une biopsie rénale) a confirmé la présence de la pathologie. D'une façon générale, on cherche à biopsier les tissus atteints les plus accessibles pour prouver l'existence de l'amylose.

Devant une dyspnée chez un patient atteint d'amylose, il faut évoquer la cardiopathie restrictive et l'atteinte musculaire (muscles respiratoires accessoires et diaphragme).

Les marqueurs pronostiques validés dans l'amylose sont la troponinémie ainsi que le BNP et le NT-pro-BNP car c'est l'atteinte cardiaque qui a le plus fort impact pronostique dans cette pathologie.

Item 237 Acrosyndromes (phénomène de Raynaud, érythermalgie, acrocyanose, engelures, ischémie digitale)

Un antécédent familial de phénomène de Raynaud ainsi que la présence de ≥ 8 capillaires/cm sur capillaroscopie périunguéale est en faveur d'un syndrome de Raynaud **primitif**.

Le phénomène de Raynaud se manifeste à toutes les extrémités du corps (mains, pieds, nez, oreilles, etc.).

Il faut rechercher une cause locorégionale devant un phénomène de Raynaud unilatéral (par exemple, des traumatismes répétés d'un membre).

La sclérodermie peut causer des calcifications **sous-cutanées**, visibles à la radiographie (à ne pas confondre avec les calcifications intra-articulaires de la chondrocalcinose articulaire).

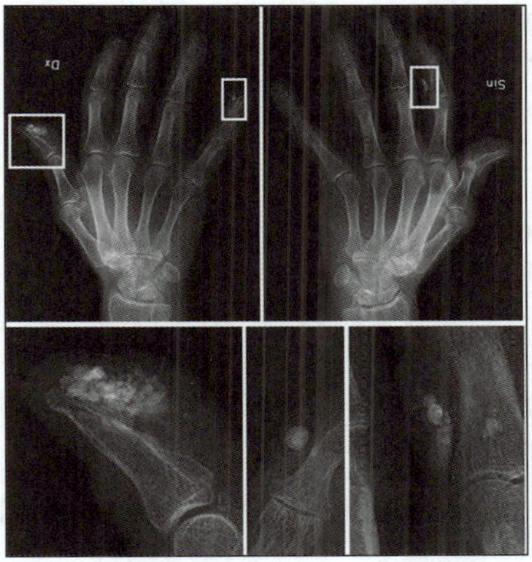

Figure 6. Calcifications sous-cutanées dans un contexte de sclérodermie.

Le visage peut être atteint dans les deux formes de sclérodermie systémique (sclérodermie diffuse et sclérodermie cutanée limitée).

La « crise rénale sclérodermique » est favorisée par la prise de corticoïdes dans les 3 mois précédents. En cas de prise indispensable de corticoïdes, il est nécessaire de réaliser un suivi rapproché de la tension artérielle, de la fonction rénale et des signes de microangiopathie thrombotique.

L'anticorps anti-ARN polymérase de type III est statistiquement associé à l'atteinte cutanée diffuse de la sclérodermie, à la survenue d'une « crise rénale sclérodermique » et à un risque augmenté de cancer.

L'acrocyanose est **permanente** et **indolore**, contrairement à l'érythromélalgie/érythermalgie qui évolue par crises douloureuses.

Le faible taux de l'indice de masse corporelle est un facteur favorisant l'acrocyanose et les engelures.

La maladie de Buerger (ou thromboangéite oblitérante) est caractérisée par des thromboses artérielles distales et veineuses superficielles, mais pas particulièrement par des thromboses veineuses profondes. Elle touche particulièrement les jeunes hommes fumeurs.

Item 249 Amaigrissement à tous les âges

Pour caractériser une perte de poids, on se fie davantage au pourcentage de poids perdu plutôt qu'à la valeur absolue en kilogrammes.

Le lanugo est un signe de dénutrition.

La maigreur constitutionnelle (IMC < 18,5) est stable dans le temps et ne nécessite aucun examen complémentaire.

Item 254 Œdèmes des membres inférieurs localisés ou généralisés

Le lymphœdème et les œdèmes inflammatoires ne prennent pas le godet.

Un des signes cliniques en faveur du lymphœdème est le signe de Stemmer (impossibilité de plisser la peau en pinçant la face dorsale du deuxième orteil).

Les œdèmes chroniques évoluant depuis plusieurs années peuvent s'indurer et devenir douloureux, et sont parfois associés à des lésions cutanées cyanotiques de stase (on parle alors de « dermite de stase »).

L'œdème bradykinique (circonscrit, blanc, non prurigineux, touchant souvent la peau, le larynx [engageant le pronostic vital] et le tube digestif [à l'origine de douleurs abdominales]) peut être dû à :

- un défaut quantitatif ou fonctionnel en C1 inhibiteur (héréditaire ou acquis *via* la production d'un anticorps anti-C1 inhibiteur) ;
- une diminution de la dégradation des kinines (effet indésirable des inhibiteurs de l'enzyme de conversion).

Item 272 Splénomégalie

Voir partie 12 – Hématologie

Partie 17

MÉDECINE DU TRAVAIL – MÉDECINE LÉGALE – SANTÉ PUBLIQUE

Ces trois spécialités sont de plus en plus en vogue aux ECNi. Depuis quelques années, un dossier progressif entier est consacré à l'une de ces matières ; il y a fort à parier que ce sera le cas lors des prochaines éditions, et vous devez vous y préparer.

Attention, le volume à apprendre n'est pas gigantesque mais tout n'est pas intuitif (il y a tout de même du « par cœur » : les organismes de santé publique, les lois de médecine légale, l'organisation de la médecine du travail, etc.). Ne négligez pas cet apprentissage car vous risqueriez de perdre des places par rapport à vos concurrents. En outre, ces informations sont importantes à connaître en pratique, car elles font partie du quotidien de tout médecin.

MÉDECINE DU TRAVAIL

Item 28 Risques professionnels pour la maternité, liés au travail de la mère

Une femme enceinte n'est pas obligée de tenir informé son employeur de sa grossesse, sauf lorsqu'elle part en congé maternité ou bien qu'elle souhaite profiter de la protection qui lui est due dans ce contexte.

La dose de rayonnements maximale acceptable tout au long de la grossesse est de 1 mSv.

Item 178 Environnement professionnel et santé au travail

Les professions où l'on reste à genoux (comme le plombier) exposent au risque de pathologie méniscale.

Dans un contexte d'irradiation, on parle d'effets stochastiques lorsque les effets de l'irradiation sont de survenue aléatoire et que sa probabilité augmente avec l'exposition. On parle d'effets déterministes pour les effets qui surviendront obligatoirement puisque la dose reçue est supérieure à une dose seuil.

Item 179 Organisation de la médecine du travail. Prévention des risques professionnels

Le médecin du travail a une action préventive exclusive (prévention primaire, secondaire et tertiaire).

Item 180 Accidents du travail et maladies professionnelles : définitions et enjeux

On parle d'accident du travail pour tout accident survenant sur le lieu de travail, sans qu'il y ait forcément de liens avec l'activité professionnelle (par exemple, une plaie cutanée en se coupant avec un couteau du self de l'entreprise est un accident de travail). De même, un accident survenant lors du trajet entre le domicile et le lieu de travail (ou inversement) est un accident du travail.

On ne parle pas encore de mise en invalidité en phase aiguë d'accident vasculaire cérébral (AVC), car le patient peut encore récupérer de ses déficits. On prescrit, dans un premier temps, un arrêt de travail et on réévalue les déficits à 6 mois (délai classique de récupération d'un AVC).

La déclaration d'une maladie professionnelle n'est pas à l'appréciation simple du médecin, les critères d'application sont très précis (ils sont définis dans les tableaux de maladies professionnelles). Par exemple, on peut déclarer une lombosciatique en maladie professionnelle si les critères suivants sont présents : une hernie discale compatible avec la **lombosciatique clinique** (la radiculalgie doit être présente) doit être visualisée à l'imagerie, l'exposition au risque professionnel doit avoir duré plus de 5 ans, le métier doit comprendre une manutention manuelle de charges lourdes, le délai de prise en charge doit durer moins de 6 mois (délai entre la fin de l'exposition au risque supposé à l'origine de la maladie et la constatation de celle-ci).

Les tableaux de maladies professionnelles diffèrent en fonction du régime de Sécurité sociale (régime général, régime social des indépendants, régimes spéciaux et régime agricole).

Lorsqu'une maladie ne remplit pas tous les critères des tableaux de maladies professionnelles, ou bien lorsqu'elle n'est désignée dans aucun tableau, elle peut toutefois être reconnue d'origine professionnelle selon l'avis au cas par cas de la commission régionale de reconnaissance des maladies professionnelles (CRRMP). N. B. : *Vous l'aurez compris, cette commission n'est pas saisie si une maladie répond d'office aux conditions d'une maladie professionnelle.*

En cas de contre-indication à l'exercice d'un métier, c'est au patient de prévenir son employeur (pour le respect du secret médical par le médecin), avec éventuellement un certificat médical appuyant cette contre-indication (remis en main propre au patient).

En cas de taux d'incapacité permanente supérieur à 10 % à l'issue de la phase de consolidation d'un accident de travail ou d'une maladie professionnelle, un patient peut intégrer le quota des travailleurs handicapés d'une entreprise. N. B. : *Le taux d'incapacité permanente n'est estimé qu'en cas de consolidation, pas en cas de guérison ni de rechute d'un accident de travail/ maladie professionnelle.*

En cas de cessation temporaire de l'activité professionnelle pour une maladie sans déclaration d'accident de travail ni maladie professionnelle (par exemple, un arrêt de travail à la suite d'un traumatisme survenu à domicile), les indemnités journalières versées par la Sécurité sociale s'élèvent à 50 % du salaire avec 3 jours de carence (cela signifie qu'aucune indemnité n'est versée dans les trois premiers jours d'absence au travail). En cas de déclaration d'accident du travail ou de maladie professionnelle, les indemnités journalières s'élèvent à 60 % du salaire jusqu'au 28e jour, puis à 80 % et ce, sans délai de carence. Dans ce cas de figure, les frais de santé seront aussi remboursés à 100 % (avec tiers payant). N. B. : *En cas de licenciement à cause d'une maladie professionnelle, les indemnités seront doublées.*

Un salarié ne peut être licencié en raison de son état de santé ou de son handicap. En cas d'inaptitude d'un salarié, constatée par la médecine du travail, l'employeur doit proposer un reclassement professionnel au salarié dans un délai d'un mois (période pendant laquelle l'employeur n'est pas tenu de lui verser son salaire).

MÉDECINE LÉGALE

Item 7 Les droits individuels et collectifs du patient

Pour mettre un individu sous tutelle, une audition par le **juge des libertés** est nécessaire. En revanche, c'est le **juge des tutelles** qui en prend la décision finale.

Un membre de la famille d'un patient décédé ne peut pas consulter le dossier médical de ce dernier si celui-ci s'y est opposé de son vivant.

L'annonce d'un décès imminent doit être réalisée auprès de la personne de confiance ainsi que toute personne en lien légal direct (enfants, conjoint(e), etc.), sauf souhait contraire exprimé par le patient.

La désignation d'une personne de confiance est toujours écrite. Cette personne de confiance ne peut pas être un sujet mineur. La personne de confiance peut être le médecin traitant.

En cas de demande de consultation de dossier médical, celui-ci doit être délivré par l'établissement de santé dans un délai minimum 48 heures et dans un délai maximum de :
- 8 jours pour un dossier récent ;
- 2 mois pour un dossier dont le dernier élément date de plus de 5 ans.

Un dossier médical est conservé pendant 20 ans à partir de la dernière hospitalisation ou dernière consultation médicale. En cas de décès survenant dans les 10 ans suivant le dernier passage, ce délai de conservation est prolongé de 10 ans. Pour les mineurs de moins de 8 ans, le dossier est conservé systématiquement jusqu'à l'âge de 28 ans.

Item 8 Éthique médicale

En France, lors d'une étude clinique, un patient peut être indemnisé mais pas rémunéré.

En cas de nécessité d'opérer un enfant mineur en urgence, avec des parents qui ne sont pas joignables, il faut prévenir le directeur de l'établissement qui joindra le procureur de la République afin d'obtenir une autorisation d'opérer l'enfant mineur.

En cas d'essai clinique réalisé sur un enfant, il faut le consentement **des deux parents**.

Item 9 Certificats médicaux. Décès et législation. Prélèvements d'organes et législation

L'incapacité totale de travail (ITT), indiquée sur le certificat médical initial (pour coups et blessures ou non), ne témoigne pas d'un arrêt de travail (il s'agit d'un faux ami). Il s'agit d'une estimation du nombre de jours d'incapacité fonctionnelle dans la vie de tous les jours induite par les lésions physiques traumatiques. Le magistrat s'appuie sur l'ITT pour qualifier l'infraction et donc la sanction.

En rédigeant un certificat médical initial pour coups et blessures, il ne faut pas interpréter la situation décrite mais rester factuel et descriptif, en utilisant le conditionnel « le patient aurait été frappé » ou bien en disant « la patiente affirme que… ».

Un médecin peut donner le certificat initial pour coups et blessures directement à la police (et non au patient), en cas de réquisition judiciaire émanant d'un officier de police judiciaire ou bien en cas de commission rogatoire émanant d'un juge d'instruction.

Voici les signes permettant de poser le diagnostic de décès :

Signes négatifs de vie	• Arrêt cardio-circulatoire et respiratoire • Abolition des réflexes du tronc cérébral
Signes positifs de mort	Signes précoces : • refroidissement ; • déshydratation (plaques parcheminées) ; • rigidité ; • lividité (moins marquée en cas d'hémorragie). Signes tardifs : • putréfaction ; • transformation du cadavre (squelettisation, adipocire [aspect dégradé de la graisse, qui devient grise et molle]).

Voici les signes permettant de dater un décès :
- un cadavre chaud, sans lividité : décès depuis moins de 6 heures ;
- un cadavre tiède, une rigidité, une lividité s'effaçant à la vitropression : décès depuis moins de 12 heures ;
- un cadavre froid, une rigidité, une lividité ne s'effaçant pas à la vitropression : décès depuis moins de 24 heures ;
- un cadavre froid, une disparition de la rigidité : décès depuis plus de 36 heures.

Le but de l'autopsie médico-légale est de connaître la cause de la mort ainsi que l'implication d'un tiers dans la mort.

Un certificat de décès ne peut être rédigé que par un interne ou médecin thésé en médecine.

La partie supérieure du certificat de décès ne comporte pas le motif de décès (préservation du secret médical), tandis que la partie inférieure contient le motif de mort (volet à visée statistique, envoyé à l'Inserm).

La levée de l'obstacle médico-légal avec la rédaction du permis d'inhumer est réalisée par le procureur de la République (et non pas par l'officier d'état civil, qui ne rédige le permis d'inhumer qu'en l'absence d'obstacle médico-légal). N. B. : *Le permis d'inhumer est nécessaire en cas d'enterrement mais aussi en cas d'incinération du corps.*

Item 10 Violences sexuelles

Un viol concerne tout acte de **pénétration sexuelle** (pénétré ou pénétrant) de quelque nature que ce soit (cela concerne aussi bien l'anus, le vagin que la bouche), commis par/sur autrui, par menace, violence, contrainte ou surprise. En cas d'atteinte sexuelle sans pénétration, on parle d'agression sexuelle sans viol.

Un viol est considéré comme un crime.

En cas de suspicion de viol, on écouvillonne tout élément de la victime (partie anatomique, vêtement, objet, etc.) pouvant contenir de l'ADN (par exemple, on écouvillonne une morsure dans l'espoir de retrouver de la salive de l'agresseur et donc de l'ADN).

Le viol entre époux est reconnu en France (ce n'est pas le cas dans tous les pays).

Item 12 Responsabilités médicale pénale, civile, administrative et disciplinaire

La commission régionale de conciliation et d'indemnisation (CRCI) juge de la recevabilité de la demande d'indemnisation d'un patient portant plainte.

En cas de dépôt de plainte d'un patient affirmant avoir subi un manque d'information médicale, c'est au médecin de prouver qu'il a bien délivré toutes les informations, et non à la victime de prouver que certaines informations n'ont pas été données.

SANTÉ PUBLIQUE

Item 4 La sécurité du patient et la gestion des risques

Un événement porteur de risque est un événement lié aux soins qui aurait pu avoir des conséquences graves pour le patient mais qui n'en a pas eues.

Un événement indésirable est grave s'il entraîne un décès, une hospitalisation ou une prolongation d'hospitalisation, des séquelles ou bien s'il met en jeu le pronostic vital du patient.

Toute affection associée aux soins doit être déclarée au centre d'appui pour la prévention des infections associées aux soins (CPIAS) et à l'Agence régionale de santé (ARS).

Item 13 Principes d'une démarche qualité et évaluation des pratiques professionnelles

Il existe de nombreuses check-lists, mais **la seule obligatoire en France est la check-list « sécurité du patient au bloc opératoire »**.

Les missions d'accréditation et de certification de la Haute autorité de santé (HAS) sont les suivantes :
- la certification des établissements de santé publics et privés ;
- la certification de la visite médicale ;
- la certification des logiciels d'aide à la prescription ;
- l'accréditation des praticiens de certaines spécialités sur la base du volontariat ;
- l'amélioration de la qualité de l'information en santé sur internet.

La procédure de certification est obligatoire tous les 4 ans pour tous les établissements de santé. Elle est réalisée par la HAS.

L'évaluation des pratiques professionnelles (EPP) est obligatoire pour tous les médecins inscrits au tableau de l'Ordre des médecins.

Item 15 Organisation du système de soins

Ne confondez pas l'Ondam (Objectif national des dépenses de l'Assurance maladie) qui est un objectif financier voté annuellement par le parlement, et l'Oniam (Office national des indemnisations des accidents médicaux des affections iatrogènes et des infections nosocomiales) dont le rôle principal est d'indemniser, au titre de la solidarité nationale, les dommages occasionnés par la survenue d'un accident médical, d'une affection iatrogène ou d'une infection nosocomiale.

Les agences régionales de santé (ARS) sont des administrations **déconcentrées** de l'État (et non décentralisées).

Voici les différents niveaux de recours en santé :
- premier recours : médecins généralistes ;
- deuxième recours : médecins spécialistes ;
- troisième recours : structures de référence et spécialisées.

En cas de non-respect du parcours de soins coordonné, le remboursement des actes est moindre (40 % de moins pour les actes de moins de 25 €, 10 € de moins pour les actes de plus de 25 €). Certaines spécialités restent cependant en accès libre et ne dépendent pas du parcours de soins coordonné : gynécologies médicale et obstétrique, ophtalmologie, psychiatrie, stomatologie et chirurgie dentaire.

Item 16 La Sécurité sociale

Les **cinq branches de la Sécurité sociale** sont les suivantes :
- la maladie (maladie, maternité, invalidité, décès) ;
- les accidents du travail et les maladies professionnelles ;
- la vieillesse (retraites) ;
- la famille (dont handicap et logement) ;
- le recouvrement (cotisations).

Toute personne qui travaille et réside en France doit être obligatoirement affilée à un régime de Sécurité sociale.

La protection maladie universelle (PUMA) ainsi que la complémentaire santé solidaire (CSS ou C2S) ne bénéficient qu'à des individus travaillant ou résidant **régulièrement** en France, tandis que l'aide médicale d'État (AME) est un dispositif d'accès aux soins pour les étrangers en situation **irrégulière** sur le territoire français.

Ne confondez pas les termes suivants :
- **le ticket modérateur** : la part non remboursée par l'Assurance maladie des dépenses de santé ;
- **la franchise médicale** : franchise de 1 € par boîte de médicaments, acte paramédical ou transport sanitaire.
- **la participation forfaitaire de 1 €** : participation symbolique concernant chaque acte ou consultation réalisé par un médecin ainsi que pour chaque examen radiologique et analyse de biologie médicale ;
- **le forfait hospitalier** : participation aux frais d'hébergement et d'entretien, pour tout séjour en établissement de santé supérieur à 24 heures.
- **le forfait de 18 €** : pour les actes dont le prix dépasse un certain seuil, la participation forfaitaire de 18 € remplace le ticket modérateur.

Item 142 Surveillance des maladies infectieuses transmissibles

Je vous conseille de connaître la liste des maladies à déclaration obligatoire (attention, même si la majorité d'entre elles sont infectieuses, toutes ne le sont pas). C'est une nouvelle source de questions faciles.

Les maladies à déclaration obligatoire le sont aussi chez les migrants sans papiers.

Partie 18

NÉPHROLOGIE

La néphrologie est une matière complexe et sélective, souvent présente aux ECNi. La physiopathologie est compliquée, rendant cette discipline obscure pour de nombreux étudiants. Le chef de fil des items pourvoyeurs de dossiers progressifs est l'item 258 « Néphropathies glomérulaires ». Acquérir une bonne démarche diagnostique est indispensable pour s'orienter correctement en dossier progressif. Il est, dans un premier temps, nécessaire de caractériser le syndrome néphrologique présent (syndrome néphrotique, syndrome néphritique, glomérulonéphrite rapidement progressive, etc.). Ensuite, il est souvent utile d'étudier l'aspect anatomopathologique du prélèvement rénal (glomérulonéphrite extramembraneuse, néphropathie à IgA, etc.). Enfin, il faut rechercher l'étiologie la plus probable compatible avec le contexte clinique, le syndrome néphrologique et l'aspect anatomopathologique.

La clinique en néphrologie est pauvre, contrairement à la biologie qui est fondamentale pour l'orientation diagnostique (NFS, ionogramme sanguin et urinaire, bandelette urinaire, ECBU, etc.). Sachez associer les anomalies biologiques à chaque diagnostic et n'oubliez pas que plusieurs diagnostics peuvent induire le même tableau biologique (les comorbidités, la rapidité d'installation et les signes associés vous aideront à faire la part des choses).

L'item 265 : « Troubles de l'équilibre acido-basique et désordres hydroélectrolytiques » est un item difficile posant problème à l'écrasante majorité des candidats. Il est peu probable qu'un dossier progressif entier y soit consacré. La physiopathologie et les mécanismes de régulation rénale sont compliqués ; passer du temps à tenter de comprendre l'ensemble me semble déraisonnable et peu rentable. Je vous suggère de n'apprendre que les informations vous permettant de diagnostiquer la pathologie responsable du trouble hydroélectrolytique, ainsi que le traitement associé.

Item 190 Lupus érythémateux disséminé. Syndrome des antiphospholipides

La glomérulonéphrite lupique de classe I et II induit peu, voire pas, de protéinurie (elle peut être asymptomatique sur le plan rénal), et n'est donc pas une cause de syndrome néphrotique (qui est possible à partir de la glomérulonéphrite de classe III).

La glomérulonéphrite lupique de classe V est indépendante des autres d'un point de vue physiopathologique et correspond à une glomérulonéphrite extramembraneuse. Elle peut donc se combiner à une glomérulonéphrite lupique d'autre classe, qui conditionne souvent le pronostic global de l'atteinte rénale puisque la glomérulonéphrite extramembraneuse est souvent de bon pronostic.

Le choix du traitement de fond du lupus en cas d'atteinte néphrologique dépend du stade de la glomérulonéphrite et de son activité.

Les corps hématoxyliques de Gross sont rarement trouvés sur une ponction-biopsie rénale, mais il s'agit de la seule lésion anatomopathologique pathognomonique de lupus.

Le lupus d'origine médicamenteuse n'entraîne quasiment jamais d'atteinte rénale.

Item 197 Transplantation d'organes

La première cause de non-prélèvement de rein (dans le but de réaliser une transplantation rénale) sur un patient en état de mort encéphalique est l'opposition au don d'organe.

La transplantation rénale ABO incompatible n'est possible que dans un contexte de donneur vivant. Lorsque le donneur est décédé, les groupes ABO du donneur et du receveur ne doivent pas seulement être compatibles comme lors d'un don du sang, mais ils doivent être identiques.

La transplantation rhésus incompatible est possible et entraîne peu de complications.

Il faut être majeur pour réaliser un don d'organe de son vivant.

Pour pouvoir donner un de ses organes de son vivant, il faut l'accord du tribunal de grande instance ainsi que l'accord du comité « donneur vivant » de l'agence de la biomédecine.

Un frère et une sœur sont haplo-identiques dans 25 % des cas.

En cas d'insuffisance rénale terminale, il faut proposer au patient la réalisation d'un don vivant de rein avant d'envisager la dialyse.

Les priorités nationales de transplantation rénale sont les suivantes :
- un receveur hyperimmunisé ;
- une absence totale d'incompatibilité HLA entre le donneur et le receveur ;
- un receveur mineur si le donneur a moins de 16 ans ;
- un patient en insuffisance rénale chronique dont la dialyse (hémodialyse et dialyse péritonéale) est devenue impossible, et sans donneur vivant disponible.

Les traitements immunosuppresseurs augmentent le risque global de tous les cancers, mais particulièrement celui des cancers viro-induits (par exemple, sarcome de Kaposi).

Le plus souvent, un rejet de greffon rénal provoque une fièvre.

Les principales néphropathies récidivant sur greffon sont les suivantes : les syndromes des antiphospholipides, la glomérulonéphrite à IgA, l'hyalinose segmentaire et focale, la glomérulonéphrite extramembraneuse, etc.

Item 217 Amylose

L'amylose rénale n'induit ni hématurie ni hypertension artérielle. Ces informations sont utiles pour s'orienter d'un point de vue diagnostique en dossier progressif.

Il me paraît utile de détailler la démarche diagnostique de l'amylose en anatomopathologie (sur une biopsie rénale), afin de clarifier l'intérêt des différentes techniques employées :
- **affirmer l'amylose (qu'elle soit AA ou AL) :** ceci est d'abord possible par analyse histologique avec coloration des dépôts par hématoxyline-éosine-safran (HES) puis par rouge congo (détection de dépôts rouges présentant une biréfringence jaune-vert en cas d'amylose). Il est aussi possible d'utiliser la Thioflavine-T ou encore le bleu alcian à la place du rouge congo. L'autre technique est l'immunohistochimie en utilisant des anticorps anti-composant P ;
- **identifier la nature AL du dépôt :** ceci est possible par immunohistochimie (détection de chaînes légères d'immunoglobulines à l'aide d'anticorps antikappa et antilambda par immunofluorescence sur prélèvement congelé) ou bien par analyse protéomique par spectrométrie de masse. En cas d'amylose AL, il faudra ensuite identifier la gammapathie monoclonale sous-jacente par électrophorèse des protéines sériques, immunofixation des protéines sériques et dosage des chaînes légères libres sériques ;
- **identifier la nature AA du dépôt :** ceci est possible par immunohistochimie (en utilisant des anticorps anti-SAA) ou bien par analyse protéomique par spectrométrie de masse.

Je vous invite à bien connaître la définition du syndrome néphrotique car il est facile de faire des erreurs d'inattention en y modifiant les unités :

- protéinurie supérieure à 3 g/24 heures chez l'adulte (pas 3 g/L !) et > 50 mg/kg/jour chez l'enfant ;
- hypoalbuminémie inférieure à 30 g/L.

N. B. 1 : *Si vous n'avez, dans l'énoncé, qu'une valeur de protéinurie en g/L et la diurèse des 24 heures, il faut multiplier la protéinurie en g/L par la diurèse des 24 heures pour obtenir la valeur en g/24 heures. Par exemple : une protéinurie à 2 g/L associée à une diurèse à 2,5 L/24 heures équivaut à une protéinurie à 5 g/L, en faveur d'un syndrome néphrotique.*

N. B. 2 : *Si vous n'avez, dans l'énoncé, qu'une valeur de protéinurie en g/L et la concentration urinaire de créatinine en mmol/L, il faut réaliser un produit en croix en considérant que l'excrétion urinaire de créatinine sur 24 heures est de 10 mmol pour obtenir la protéinurie des 24 heures. Par exemple : protéinurie = 2 g/L, créatininurie = 2,6 mmol/L :*

Taux de créatininurie	Taux de protéines urinaires
2,6 mmol	2 g
10 mmol (production des 24 heures)	(2 × 10) / 2,6 = 7,7 g environ → Protéinurie de 7,7 g/24 heures

N. B. 3 : *Le taux de protidémie < 60 g/L et la présence d'œdèmes des membres inférieurs sont souvent rencontrés en cas de syndrome néphrotique, mais ils ne font pas partie de sa définition.*

Le syndrome néphrotique est qualifié de « pur » s'il n'existe pas d'hématurie microscopique, ni d'hypertension artérielle, ni d'insuffisance rénale **organique** associée (donc un syndrome néphrotique avec insuffisance rénale aiguë **fonctionnelle,** sans hématurie microscopique ni hypertension artérielle, est pur).

En présence d'un syndrome néphrotique, il faut toujours réaliser une restriction sodée (plus ou moins associée à l'emploi de diurétiques). On réalise également une restriction hydrique en cas d'hyponatrémie.

Item 257 Hématurie

Seules les hématuries totales peuvent être d'origines rénales (mais attention, les hématuries d'origine urologique peuvent être initiales, terminales **mais également totales**).

L'hématurie d'origine néphrologique est non caillotante, sans fièvre et sans douleurs lombaires.

La rhabdomyolyse peut induire un faux positif d'hématurie à la bandelette urinaire car cette dernière détecte la myoglobine comme étant de l'hémoglobine.

La recherche d'hématurie par bandelette urinaire doit être réalisée en dehors d'une période de menstruations car ces dernières peuvent venir faussement positiver la recherche d'hémoglobine urinaire.

La bandelette urinaire est un moyen de dépistage de l'hématurie, mais sa confirmation diagnostique est assurée par l'examen cytologique quantitatif des urines (qui permet d'éliminer les faux positifs de la bandelette urinaire).

On parle d'hématurie s'il existe : > 10 globules rouges/mm^3, ce qui équivaut à > 10 globules rouges/µL, ce qui équivaut à > 10 000 globules rouges/mL.

Une coloration rouge des urines ne signe pas toujours la présence d'une hématurie et peut être le reflet d'une hémoglobinurie (issue d'une hémolyse où les hématies sont détruites contrairement à l'hématurie classique), d'une myoglobinurie, d'une porphyrie, d'une prise médicamenteuse (métronidazole, rifampicine) ou encore d'une consommation de betteraves.

La présence d'acanthocytes (globules rouges déformés avec des hernies membranaires) ainsi que de cylindres hématiques en cytologie, dans un contexte d'hématurie, est évocatrice d'une origine néphrologique à l'hématurie (néphropathie glomérulaire essentiellement).

Item 258 Néphropathies glomérulaires

Les contre-indications de la ponction-biopsie rénale sont les suivantes (elles constituent une question classique des ECNi, il est indispensable de les connaître sur le bout des doigts) :
- un rein unique ;
- une hypertension artérielle tant qu'elle est mal contrôlée (contre-indication facile à corriger) ;
- des anomalies anatomiques comme des kystes multiples, des reins en fer à cheval, une suspicion de périartérite noueuse ou de cancer, un rein ectopique, un rein de petite taille < 8 cm. Dans ce dernier cas, lorsque le rein s'atrophie, c'est le cortex qui s'amincit ; il existe donc un risque plus important de toucher la médullaire lors de la biopsie, pouvant induire un syndrome hémorragique ;
- une pyélonéphrite aiguë (contre-indication temporaire) ; ce n'est pas le cas pour la cystite aiguë ;
- des troubles de la coagulation (la ponction-biopsie rénale par voie transjugulaire peut être une alternative dans ce contexte).

Les complications de la ponction-biopsie rénale sont aussi à la mode aux ECNi :

Complications aiguës	• Hématome périrénal (douleur). • Hématome intrarénal (hématurie macroscopique, caillots, colique néphrétique ou retention urinaire). • Hématome rétropéritonéal (syndrome hémorragique avec risque d'état de choc).
Complications chroniques	Fistule artérioveineuse avec risque de rupture, souffle et hypertension artérielle.

Voici un résumé de la définition des termes anatomopathologiques en néphrologie, qui ne sont pas toujours évidents à comprendre :

Les anomalies du nombre de cellules = prolifération (visible en microscopie optique)	• Extracapillaire = croissants • Endocapillaire = afflux de leucocytes ou endothélium turgescent (ce n'est pas une vraie prolifération) • Mésangiale = prolifération de cellules mésangiales
Les anomalies de dépôts (visible en immunofluorescence)	• Endomembraneux = sous la membrane basale • Extramembraneux = à l'extérieur de la membrane basale • Intramembraneux = qui suit la membrane basale • Mésangiaux = dans le mésangium • Intracapillaire = thrombus dans la lumière des capillaires
Les anomalies de la membrane basale glomérulaire	En double contours, avec mésangiolyse : évoquent une microangiopathie thrombotique Avec spicules, massues ou chaînettes : évoquent une glomérulonéphrite extramembraneuse

Un glomérule avec un aspect « en pain à cacheter » à la biopsie rénale est un glomérule cicatriciel fibrosé, traduisant une atteinte glomérulaire non spécifique d'une étiologie en particulier.

Pour parler de glomérulonéphrite rapidement progressive, il faut la présence **concomitante** d'une protéinurie, d'une hématurie et d'une insuffisance rénale rapidement progressive.

Dans un contexte de glomérolunéphrite rapidement progressive, le dosage des ANCA est à réaliser rapidement car la vascularite associée représente une urgence.

Il n'est pas toujours évident de différencier un syndrome néphritique (installation en quelques jours d'une insuffisance rénale aiguë + protéinurie glomérulaire + hématurie + hypertension artérielle + œdèmes) d'une glomérulonéphrite rapidement progressive (insuffisance rénale d'installation progressive en quelques jours/semaines + protéinurie glomérulaire + hématurie) car les tableaux cliniques sont proches. L'hypertension artérielle, la rapidité d'installation (plus rapide pour le syndrome néphritique) et le contexte permettent de différencier les deux.

Le syndrome néphritique entraîne une protéinurie non sélective (< 80 % d'albumine) car les plus grosses molécules passent également la barrière néphrologique du fait de l'importance de l'atteinte de la membrane basale glomérulaire.

La glomérulonéphrite aiguë post-infectieuse (survenant environ 3 semaines après une infection à streptocoques ou à staphylocoques) a un excellent pronostic (plus de 80 % de cas de guérison sans séquelle), ce qui contraste avec l'atteinte sévère aiguë de la pathologie (syndrome néphritique).

La néphropathie à IgA (immunoglobulines de type A) est la glomérulopathie primitive la plus fréquente.

La présence d'hématurie est nécessaire pour évoquer une néphropathie à IgA.

La néphropathie à IgA induit l'augmentation du taux d'IgA sériques dans 50 % des cas environ.

Le sexe masculin est un facteur de mauvais pronostic de la néphropathie à IgA.

Toute pathologie glomérulaire peut aboutir à des lésions de hyalinose segmentaire et focale (avec un risque d'insuffisance rénale chronique).

Il existe des faux négatifs de diagnostic de hyalinose segmentaire et focale à la ponction-biopsie rénale. En effet, cette hyalinose étant segmentaire (ne touchant pas la totalité du glomérule) et surtout focale (elle ne touche pas tous les glomérules), la ponction-biopsie rénale peut très bien ne prélever que des glomérules normaux, alors que la pathologie est toutefois présente. On considère qu'il faut biopsier un nombre important de glomérules (plus de 10) pour affirmer l'absence de hyalinose segmentaire et focale lorsque l'aspect du prélèvement est normal.

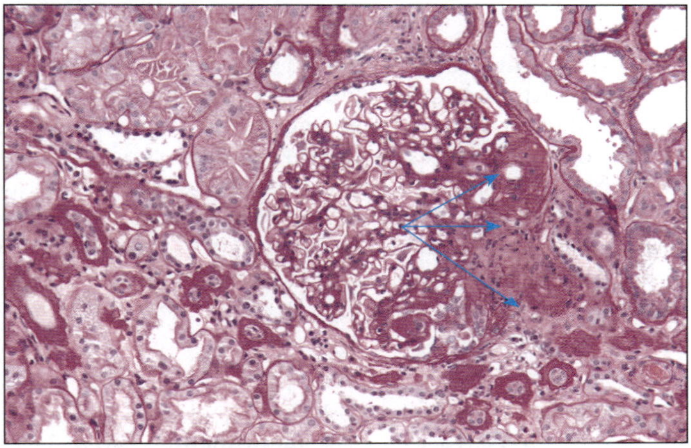

Figure 2. Lame anatomopathologique de hyalinose segmentaire et focale.
(ici, un seul glomérule est visible et n'est touché qu'en partie par la hyalinose, sur sa partie droite – flèches bleues)

La néphropathie liée au VIH (HIVAN – HIV associated nephropathy) n'a été décrite que chez des sujets noirs.

Item 259 Néphropathies interstitielles chroniques

La néphropathie interstitielle chronique engendre souvent une polyurie avec nycturie (car la dysfonction tubulaire limite la réabsorption hydrosodée). *Attention donc de ne pas rester fixé sur l'image de l'insuffisance rénale qui est à l'origine d'une surcharge hydrosodée.* Cela explique notamment pourquoi l'hypertension artérielle survient à des stades plus tardifs que dans les autres causes d'insuffisance rénale chronique.

La néphropathie interstitielle chronique peut induire une nécrose papillaire avec hématurie macroscopique isolée ou bien associée à des crises de colique néphrétique.

Item 260 Néphropathies vasculaires

La maladie des emboles de cristaux de cholestérol, outre l'insuffisance rénale aiguë, peut causer de nombreux symptômes (dépendant de la localisation des emboles), parmi lesquels figurent : des signes d'ischémie mésentérique (douleur abdominale, diarrhées, méléna), des signes neurologiques (accident vasculaire cérébral ou ischémique transitoire, confusion), des troubles de la vision, des myalgies, des orteils pourpres, un livedo ou encore un purpura. Je vous conseille de ne pas vous précipiter si l'on vous demande les signes cliniques évocateurs de cette pathologie, en tentant de les rattacher à une cause plus globale (par exemple, de prime abord, le méléna semble ne rien avoir en commun avec cette pathologie, alors qu'elle entre bien dans ce cadre).

La maladie des emboles de cristaux de cholestérol ne peut pas entraîner d'infarctus rénal car les cristaux de cholestérol sont tellement petits qu'ils ne bouchent que de petites artérioles, de calibre insuffisant pour induire un infarctus. De même, ils n'entraînent pas d'abolition des pouls.

Les facteurs déclenchants de la maladie des emboles de cristaux de cholestérol sont la chirurgie aortique, l'artériographie (quelques jours ou quelques semaines après) ou encore la mise en place d'un traitement anticoagulant ou thrombolytique. La survenue d'une insuffisance rénale dans les suites de l'un de ces facteurs déclenchants doit immédiatement vous faire penser à cette pathologie, tant l'enchaînement est classique en dossier progressif. N. B. : *En cas de maladie des emboles de cristaux de cholestérol développée à la suite d'une coronarographie avec pose de stents, les antiagrégants plaquettaires ne peuvent être suspendus pour la réalisation de la ponction-biopsie rénale (pouvant être utile au diagnostic de cette néphropathie). On réalise, dans ce contexte, un fond d'œil ou bien une biopsie d'une lésion cutanée pour poser le diagnostic de cette pathologie s'il existe un doute.*

La maladie des emboles de cholestérol et le syndrome hémolytique et urémique, bien qu'étant des pathologies classées dans les néphropathies vasculaires, peuvent entraîner une protéinurie de type glomérulaire en cas d'atteinte des petits vaisseaux glomérulaires.

La néphroangiosclérose maligne désigne le retentissement rénal d'une crise d'hypertension artérielle maligne, tandis que la néphroangiosclérose bénigne désigne le retentissement rénal d'une hypertension artérielle ancienne et insuffisamment contrôlée (elle peut induire une insuffisance rénale terminale).

La néphroangiosclérose bénigne se caractérise par une absence d'hématurie et de leucocyturie ainsi qu'une protéinurie absente ou modérée.

L'hypertension artérielle maligne (à l'origine d'une néphroangiosclérose maligne) entraîne un syndrome polyuropolydypsique ainsi qu'une hypokaliémie par activation du système rénine-angiotensine-aldostérone.

Item 261 Insuffisance rénale chronique chez l'adulte et l'enfant

Il est important de connaître la correspondance entre le stade d'insuffisance rénale chronique (et son nom !) et le débit de filtration glomérulaire

Stade	Nom	DFG (mL/min/1,73 m²)
1	Maladie rénale chronique avec fonction rénale normale*	≥ 90
2	Maladie rénale chronique avec insuffisance rénale légère	60 – 89
3A	Insuffisance rénale légère à modérée	45 – 59
3B	Insuffisance rénale modérée à sévère	30 – 44
4	Insuffisance rénale sévère	15 – 29
5	Insuffisance rénale terminale	< 15

* : avec signes d'atteinte rénale (hématurie, protéinurie, leucocyturie), anomalie morphologique/histologique rénale, depuis plus de 3 mois

La présence d'une acidose métabolique se voit aussi bien dans l'insuffisance rénale chronique et aiguë. Il ne s'agit donc pas d'un argument permettant de trancher entre le caractère aigu ou chronique de l'insuffisance rénale.

Le bilan étiologique d'une insuffisance rénale d'allure chronique est le même que le bilan d'insuffisance rénale aiguë (échographie urinaire, bandelette urinaire, etc.). On affine le diagnostic étiologique dans un second temps.

Devant le tableau biologique comprenant [augmentation de la créatininémie, hypocalcémie et hyperphosphorémie], il faut d'abord éliminer les causes aiguës d'insuffisance rénale (rhabdomyolyse, syndrome de lyse tumorale et pancréatite aiguë) avant d'évoquer l'insuffisance rénale chronique. Attention car il est très facile de se tromper de piste diagnostique devant ce genre de biologie, et d'enchaîner ainsi les mauvaises réponses quand celles-ci sont intriquées.

La dédifférenciation corticomédullaire à l'imagerie n'est pas pathognomonique d'insuffisance rénale chronique puisqu'elle se rencontre également dans la nécrose tubulaire aiguë ou encore dans l'œdème rénal par exemple.

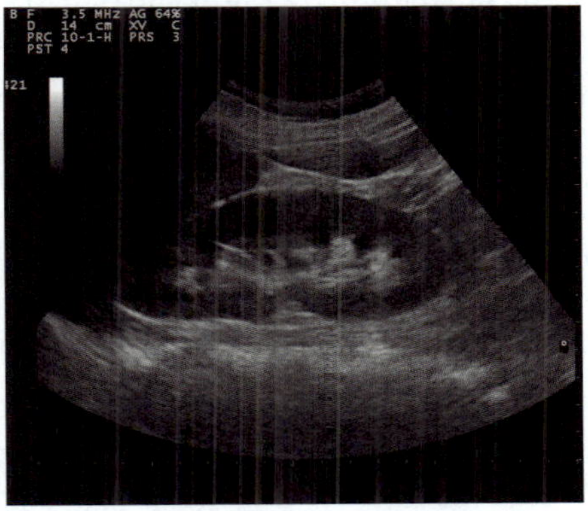

Figure 3. Image échographique d'un rein normal, avec bonne différenciation corticomédullaire (cortex périphérique hypoéchogène et médullaire centrale hyperéchogène).

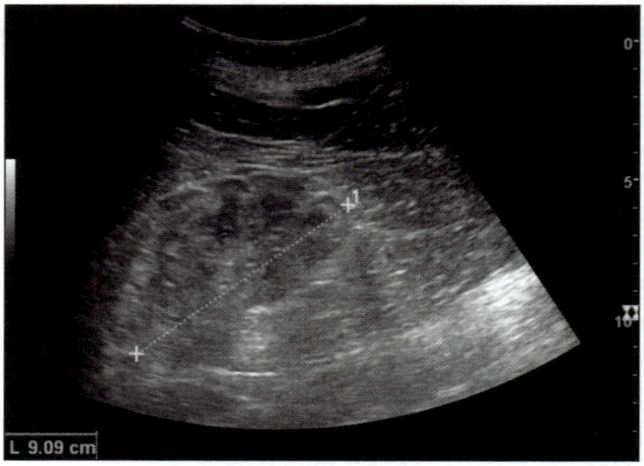

Figure 4. Image échographique d'un rein anormal, chez un patient insuffisant rénal chronique à la suite d'une glomérulonéphrite, avec dédifférenciation corticomédullaire (le cortex est ici affiné et hyperéchogène, à l'origine d'une dédifférenciation corticomédullaire).

Il existe des causes d'insuffisance rénale chronique avec reins de grosse taille (alors que l'insuffisance rénale chronique induit classiquement une diminution de la taille des reins) : amylose, HIVAN (néphropathie associée au VIH), hydronéphrose, diabète et polykystose rénale.
N. B. : *Ceci n'est pas une règle absolue, on peut aussi retrouver des reins de petite taille lorsque ces pathologies sont présentes.*

En cas d'insuffisance rénale chronique, il faut limiter l'apport alimentaire de protéines animales car son ingestion fait augmenter le taux de phosphores, risquant d'aggraver une potentielle hyperphosphorémie préexistante. La restriction protéique est fixée entre 0,8 et 1 g/kg/jour d'apports. Pour calculer l'apport protéique oral quotidien, on peut utiliser la formule suivante : quantité protéique (g/jour) = (urée urinaire en mmol/24 heures)/5.

Attention à ne pas prescrire de 1,25-(OH)2 vitamine D3 en cas d'hyperphosphorémie dans un contexte d'insuffisance rénale chronique. En effet, cette vitamine stimulant la réabsorption tubulaire de calcium et de phosphore, elle risque d'aggraver l'hyperphosphorémie. On peut toutefois donner de la vitamine D3 non active dans ce contexte.

Les objectifs phosphocalciques (supplémentation en calcium et chélateurs du phosphore) en cas d'insuffisance rénale chronique sont fixés en fonction du taux plasmatique de parathormone (PTH) :

- pour un patient en prédialyse : il faut viser un taux plasmatique de PTH dans les normes ;
- pour un patient dialysé : il faut viser un taux plasmatique de PTH entre 2 et 9 fois la limite supérieure de la normale (cette augmentation de PTH permet de maintenir un minimum de remodelage osseux, les insuffisants rénaux ayant besoin de taux plus importants de PTH pour garantir ce phénomène).

Les chélateurs aluminiques de phosphores ne sont plus utilisés de nos jours du fait de leur toxicité. Ne les cochez pas si on vous propose de les prescrire.

L'élévation de l'urée est à l'origine de nombreux symptômes, regroupés sous le nom de « syndrome urémique » : nausée, crampes, anorexie, asthénie, confusion, etc.

Le surdosage en érythropoïétine (EPO) induit un risque de thrombose, d'où l'intérêt de viser un objectif maximal d'hémoglobinémie à 12 g/dL en cas d'anémie.

En cas d'anémie chez un insuffisant rénal chronique, il est nécessaire de corriger une inflammation ou une éventuelle carence martiale (objectifs : ferritine > 200 ng/mL et cœfficient de saturation de la transferrine > 20 %)/carence en vitamine B9 et B12 avant d'introduire de l'érythropoïétine (EPO) si cela ne suffit pas à corriger l'anémie.

En cas de mise en place d'un traitement par corticoïdes chez un patient insuffisant rénal chronique, il ne faut pas le supplémenter en potassium comme chez un patient avec une fonction rénale normale, car l'insuffisance rénale induit déjà une tendance à l'hyperkaliémie chronique.

L'hémodialyse permet une meilleure survie que la dialyse péritonéale. Toutefois, c'est la transplantation rénale qui offre le meilleur taux de survie.

Avant de pouvoir réaliser un traitement par hémodialyse d'un patient insuffisant rénal chronique, il faut attendre un à quelques mois après la mise en place d'une fistule artérioveineuse avant de pouvoir l'utiliser.

L'hémodialyse est possible en établissement de santé comme à domicile.

L'apport en eau d'un patient insuffisant rénal chronique dialysé est adapté à sa diurèse résiduelle.

Item 262 Lithiase urinaire

Voir partie 31 – Urologie

Item 263 Polykystose rénale

Devant une suspicion de polykystose rénale autosomique dominante (PKRAD), on ne recherche que rarement la mutation causale (on le fait notamment lorsqu'il n'existe pas d'antécédents familiaux de cette pathologie).

Les kystes de polykystose rénale autosomique dominante (PKRAD) ne se transforment pas en cancer.

Les kystes hépatiques de la PKRAD n'induisent pas d'insuffisance hépatocellulaire (mais ils peuvent induire une cholestase biologique avec une augmentation des phosphatases alcalines et de gamma-GT).

Devant une crise de colique néphrétique chez un patient atteint de PKRAD, il faut évoquer une hémorragie intrakystique avec rupture secondaire dans la voie excrétrice (étiologie la plus fréquente) ou bien une migration lithiasique.

La PKRAD ne récidive pas sur greffon rénal.

Les autres causes de kystes rénaux sont la maladie de von Hippel-Lindau, la sclérose tubéreuse de Bourneville et la néphropathie avec mutation HNF-1-bêta.

Item 264 Prescription et surveillance des diurétiques

S'il y a nécessité de prescrire des diurétiques chez un patient insuffisant rénal, les diurétiques thiazidiques peuvent être prescrits tant que le débit de filtration glomérulaire (DFG) > 30 mL/min/1,73m² mais il faut remplacer ce traitement par des diurétiques de l'anse en cas de DFG < 30 mL/min/1,73m² (les diurétiques thiazidiques sont inefficaces à ce stade d'insuffisance rénale).

Item 265 Troubles de l'équilibre acido-basique et désordres hydroélectrolytiques

Anomalies du bilan de l'eau et du sodium

Attention de ne pas confondre les signes cliniques caractérisant le secteur extracellulaire de ceux caractérisant le volume plasmatique. Voici quelques exemples pour vous aider à en faire la distinction :

- **signes d'hyperhydratation extracellulaire** : œdèmes des membres inférieurs, prise de poids, œdème aigu pulmonaire, pleurésie, ascite ;
- **signes d'hypervolémie** : turgescence jugulaire, reflux hépatojugulaire, hépatalgie d'effort ;
- **signes de déshydratation extracellulaire** : soif, perte de poids ;
- **signes d'hypovolémie** (souvent associée à la déshydratation extracellulaire, à cocher avec si on vous en demande les signes) : hypotension artérielle, perte de poids.

Le diabète est une cause d'hyponatrémie par baisse de la stimulation du système rénine-angiotensine-aldostérone du fait de la neuropathie végétative. Ainsi, le simple fait d'équilibrer le diabète peut corriger cette hyponatrémie (s'il s'agit du seul mécanisme causal).

Il est possible de s'assurer de la bonne observance d'un patient vis-à-vis de son régime restreint en sel à partir de la natriurèse quotidienne puisque cette dernière représente les apports alimentaires en sel. Pour passer de la natriurèse en mmol/24 heures à la natriurèse en g/24 heures, il suffit de la diviser par 17. Par exemple, un patient présentant une diurèse à 170 mmol/24 heures a un apport en sel quotidien de 10 g.

Une correction trop rapide (> 10 mmol/24 heures) d'une hyponatrémie (surtout si celle-ci est chronique, profonde et asymptomatique) peut engendrer une myélinolyse centropontine (ou démyélinisation osmotique) à l'origine d'une tétraparésie spastique, d'un syndrome pseudobulbaire, d'une dysphonie, d'une dysarthrie, d'apraxies ou encore de troubles neuropsychologiques. Il s'agit malheureusement d'une atteinte irréversible. Les lésions, à l'IRM, qui se voient quelques semaines/mois après l'installation de la maladie, sont assez caractéristiques avec un hypersignal T2 des fibres nerveuses passant au centre de la région pontique du tronc cérébral.
N. B. : *Gardez cette étiologie en tête en cas de symptômes neurologiques se glissant dans un dossier progressif de néphrologie.*

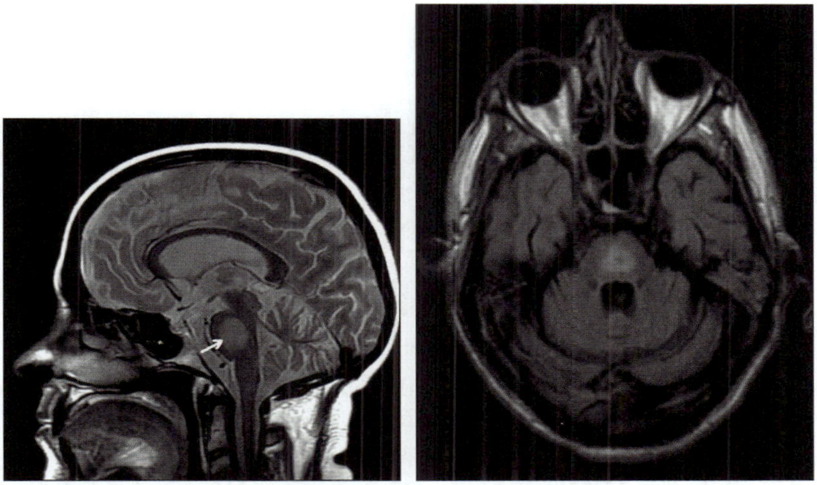

Figure 5. Myélinolyse centropontine (flèches blanches) en séquence IRM T2 (image de gauche) et T2-FLAIR (image de droite).

Anomalies du bilan du potassium

La supplémentation potassique intraveineuse en cas d'hypokaliémie ne se fait jamais par intraveineuse directe (IVD) car cela induit un risque d'arrêt cardiorespiratoire dû à des troubles du rythme. Il faut réaliser la supplémentation en intraveineux lent (IVL) sans dépasser 1,5 g/heure pour éviter la cardiotoxicité. En outre, il faut limiter la concentration du soluté à 3 g/L de potassium sur une voix veineuse périphérique car cela peut être veinotoxique au-delà.

L'hypokaliémie et l'hyperkaliémie peuvent toutes les deux induire de la tachycardie ventriculaire et de la fibrillation ventriculaire à l'électrocardiogramme.

Plus une hyperkaliémie est importante, plus les ondes T sont amples à l'électrocardiogramme.

En cas d'hyperkaliémie, tous les sels de calcium peuvent être employés pour en corriger les signes à l'électrocardiogramme. Toutefois, on utilise le plus souvent le gluconate de calcium (mais vous pouvez cocher les autres sels de calcium, sauf en cas de contre-indication).

Il est possible de calculer l'apport quotidien oral de potassium par la formule suivante : apport potassique (en g/jour) = (potassium urinaire en mmol/24 heures)/13.

Désordres de l'équilibre acide-base

L'alcalinisation des urines est contre-indiquée en cas de syndrome de lyse tumorale. En effet, dans cette pathologie, il existe un excès de phosphores risquant de précipiter avec l'acide urique en présence d'un milieu alcalin.

Hypocalcémie

Les signes à l'électrocardiogramme que l'on retrouve en cas d'hypocalcémie sont les suivants : une augmentation de l'espace QT, un bloc auriculoventriculaire et une fibrillation ventriculaire.

Item 266 Hypercalcémie

Attention de bien distinguer la 25-hydroxylase de la vitamine D, enzyme produite par le foie et la 1,25-hydroxylase de la vitamine D, produite par le rein.

Le calcifédiol est la 25-OH-vitamine D3, encore appelé vitamine D3 non active, tandis que le calcitriol est la 1,25-(OH)2-vitamineD3, encore appelé vitamine D3 active.

L'hyperthyroïdie et l'insuffisance surrénalienne aiguë sont des causes d'hypercalcémie.

Il est inutile de doser la vitamine D plasmatique pour poser le diagnostic d'hyperparathyroïdie primaire (le dosage du calcium, du phosphore et de la parathormone (PTH) plasmatiques suffit).
N. B. : *La PTH s'interprète avec une calcémie et une phosphorémie faites en même temps (la PTH s'adapte en 1 heure).*

Si la calcémie est à la limite supérieure de la normale, la PTH est à la limite inférieure de la normale lorsqu'elle est adaptée.

Si l'hypercalcémie et l'hypovitaminose D sont associées à une augmentation de la PTH, il s'agit d'une hyperparathyroïdie primaire (la PTH n'est pas adaptée à la calcémie) et non d'une hyperparathyroïdie secondaire adaptée à la vitamine D qui provoque secondairement une augmentation de la calcémie. Dans ce cas, il faut donner de la vitamine D afin de la normaliser, bien qu'il existe une hypercalcémie.

En cas d'hyperparathyroïdie primaire, c'est le bilan biologique qui pose le diagnostic. L'imagerie (échographie, scintigraphie MIBI) ne vient qu'aider le chirurgien à repérer l'adénome parathyroïdien en cause pour guider son geste. Notez, d'ailleurs, que si le bilan radiologique est normal, le chirurgien opérera quand même les parathyroïdes car un adénome peut passer inaperçu à l'imagerie. On comprend donc pourquoi il n'y a pas d'indication à l'imagerie s'il n'y a pas d'indication opératoire.

En cas d'hyperparathyroïdie secondaire, la calcémie est normale car la parathormone (PTH) est adaptée de façon à ramener la calcémie dans les normes.

En cas d'hyperparathyroïdie secondaire, il faut commencer par corriger une carence en vitamine D (si elle est présente) avant de supplémenter en calcium. En effet, cela peut suffire à ramener le taux de calcémie dans les normes sans augmentation réactionnelle de la PTH.

La PTHrp ne stimule pas la 1-alpha-hydroxylase, donc le taux de vitamine D3 active diminue dans ce contexte.

Dans un contexte d'hypercalcémie, le dosage de la 1,25-(OH)2 vitamine D3 peut être utile en cas de suspicion de granulomatose (par exemple, sarcoïdose) ou d'ostéomalacie vitaminorésistante. Il n'est pas utile de la doser dans un autre contexte.

L'hypercalcémie chronique néoplasique est souvent mal tolérée tandis que les autres hypercalcémies chroniques sont souvent bien tolérées (hyperparathyroïdie primaire, iatrogénie, etc.).

Les corticoïdes sont employés pour traiter l'hypercalcémie car ils diminuent l'absorption digestive de calcium (utilisés en cas d'hémopathie, de myélome ou de sarcoïdose).

Item 317 Myélome multiple des os

Il n'y a pas besoin de réaliser de ponction-biopsie rénale en cas de néphropathie à cylindres myélomateux (NCM) typique.

La NCM est la première cause d'insuffisance rénale aiguë en présence d'un myélome multiple des os.

En cas de NCM avec une albuminurie supérieure à 1 g/jour, il faut remettre en question le diagnostic et rechercher une amylose AL ou bien une maladie de dépôts de chaînes légères de type Randall (en effet, la protéinurie dans le cadre d'une NCM est une protéinurie de surcharge et non une protéinurie composée d'albumine de type glomérulaire).

Dans un dossier de myélome multiple des os, si l'on vous dit, dans l'énoncé, que l'« on retrouve un taux élevé de chaînes légères kappa », alors il s'agit d'un myélome à chaînes légères. Dans cette situation, attention de ne pas cocher « myélome à IgG kappa » qui sous-entend un myélome à chaînes lourdes.

L'insuffisance rénale chronique du myélome multiple des os a tendance à limiter l'hypercalcémie que l'on retrouve dans cette pathologie.

Dans le syndrome de Randall, l'hématurie et l'hypertension artérielle sont possibles, contrairement à l'amylose.

Item 326 Prescription et surveillance des classes de médicaments les plus courantes chez l'adulte et chez l'enfant

Après avoir introduit des inhibiteurs de l'enzyme de conversion, il est recommandé de doser la créatininémie (et la kaliémie) de 7 à 15 jours après le début du traitement :

- si augmentation de la créatininémie de 10 à 20 % : le traitement est efficace ;
- si augmentation de la créatininémie de plus de 30 % : cela évoque une sténose de l'artère rénale.

Dans le cas d'un patient sous inhibiteur de l'enzyme de conversion (IEC) ou antagoniste des récepteurs de l'angiotensine II (ARA 2) et sous diurétique, il est nécessaire de suspendre l'IEC/ARA 2 en cas d'événement intercurrent favorisant une insuffisance rénale aiguë fonctionnelle (diarrhées, vomissements, canicule, prise d'anti-inflammatoires non stéroïdiens, etc.).

La metformine n'est pas néphrotoxique. La metformine inhibe le recyclage de l'acide lactique en glucose. Ainsi, lorsqu'il existe une cause d'augmentation de lactates (un état de choc, un effort sportif intense, une nécrose tissulaire, etc.), la metformine ne permet pas ce recyclage, à l'origine de l'accumulation de l'acide lactique. Ce phénomène est amplifié en cas d'insuffisance rénale aiguë, qui provoque l'accumulation et le surdosage en metformine. C'est pour cette raison que l'on suspend la metformine en cas d'injection de produit de contraste iodé (qui peut induire une insuffisance rénale aiguë).

Item 343 Insuffisance rénale aiguë

L'alcalose de contraction est un signe de déshydratation extracellulaire, argument en faveur de l'origine fonctionnelle d'une insuffisance rénale aiguë.

Les anti-inflammatoires non stéroïdiens peuvent induire une insuffisance rénale aiguë *via* plusieurs mécanismes : une insuffisance rénale aiguë fonctionnelle (par vasoconstriction artériole afférente) ainsi qu'organique (nécrose tubulaire aiguë par toxicité directe ou néphrite interstitielle aiguë par mécanisme immunoallergique).

Une insuffisance rénale aiguë anurique sans obstacle objectivable à l'imagerie (échographie et/ou scanner) signifie que les reins ne fonctionnent plus, ce qui équivaut à un débit de filtration glomérulaire nul.

Il n'est pas possible de réaliser un ionogramme urinaire chez un patient anurique. Veillez à bien vous reporter au contexte clinique avant de cocher des propositions d'examens complémentaires ou thérapeutiques.

En cas d'insuffisance rénale aiguë fonctionnelle où la cause de l'hypovolémie est une perte rénale de sodium (diurétiques, hypoaldostéronisme dans un contexte d'insuffisance surrénale par exemple, néphrite interstitielle avec une diminution de la réabsorption tubulaire de sodium, etc.), il existe une **persistance de la natriurèse**. Dans ce cas, il faut se fier à la fraction d'excrétion de l'urée plutôt qu'aux autres marqueurs biologiques plasmatiques et urinaires pour trancher entre une origine fonctionnelle et organique de l'insuffisance rénale aiguë. Pour rappel, la fraction d'excrétion de l'urée est la suivante : FE urée = ([urée urinaire]/[urée plasmatique])/([créatinine urinaire]/[créatinine plasmatique]) x 100 (les crochet signifiant « concentration de »). Si son taux est < 35 %, il s'agit d'une insuffisance rénale aiguë fonctionnelle ; si son taux est > 35 % - 40 %, il s'agit d'une insuffisance rénale aiguë organique.
N. B. : *Cette situation ne s'applique pas aux insuffisance rénales aiguës imputables à la prise d'inhibiteurs de l'enzyme de conversion ni aux anti-inflammatoires non stéroïdiens.*

Une protéinurie (même massive) avec un pourcentage d'albumine non majoritaire (< 50 %) évoque une étiologie tubulaire (réabsorption protéique tubulaire non efficace) ou de surcharge (excès de protéines plasmatiques de petite taille dépassant les capacités de réabsorption tubulaire des protéines, comme dans les dysglobulinémies telles que le myélome, l'hémolyse ou encore la rhabdomyolyse) de l'insuffisance rénale aiguë et non une étiologie glomérulaire.

Il n'est pas évident de distinguer cliniquement la nécrose tubulaire aiguë de la néphrite interstitielle aiguë. Les éléments distinctifs sont l'hématurie (possible dans la néphrite interstitielle aiguë mais absente dans la nécrose tubulaire aiguë), la leucocyturie (présente dans la néphrite interstitielle aiguë mais absente dans la nécrose tubulaire aiguë) ainsi que le contexte de survenue (ayez bien en tête les causes de ces deux pathologies).

Le traitement d'une nécrose tubulaire aiguë est le temps et le repos. La guérison prenant 3 à 4 semaines, il est nécessaire de corriger les troubles hydroélectrolytiques en attendant ; il est par ailleurs inutile d'envisager une ponction-biopsie rénale avant 3-4 semaines à la recherche d'une cause surajoutée d'insuffisance rénale aiguë (on le fait uniquement si la fonction rénale ne récupère pas après ce délai).

Une des premières causes à évoquer en cas de détresse respiratoire chez un patient insuffisant rénal anurique est l'œdème aigu pulmonaire (surcharge volumique par diminution de la filtration glomérulaire du plasma). Attention, l'emploi de bicarbonate de sodium est contre-indiqué dans cette situation, même en cas d'acidose, car le sodium aggraverait l'hypervolémie.

Partie 19

NEUROLOGIE

La neurologie est une spécialité récurrente aux ECNi (présente tous les ans). Il s'agit d'une matière discriminante car tous les aspects de cette spécialité sont difficiles à maîtriser (anatomique, sémiologique, diagnostique, thérapeutique). En outre, il existe un nombre conséquent d'items en neurologie, induisant une grande quantité de connaissances à maîtriser.

Toute l'anatomie du système nerveux n'est pas utile à connaître pour le jour J. Concentrez-vous sur les notions ayant une implication clinique et diagnostique (par exemple, il n'est pas utile de connaître l'organisation interne du cervelet puisqu'aucune pathologie aux ECNi ne vous interrogera sur les caractéristiques cliniques de l'atteinte de telle ou telle partie du cervelet). En revanche, il me paraît nécessaire de connaître l'anatomie du tronc cérébral, en particulier les lieux d'émergence des paires crâniennes. Essayez également de connaître la systématisation radiculaire sensitive par dermatomes ainsi que l'innervation motrice attribuable à chaque racine, qui est une partie laborieuse à apprendre mais qui ferait l'objet de questions très discriminantes.

En neurologie, le diagnostic est très largement posé grâce à l'interrogatoire. La sémiologie y est aussi riche et très importante dans la démarche diagnostique. Sachez d'abord évoquer un syndrome clinique avant de tenter d'y attribuer une étiologie. Je vous invite donc à passer quelques minutes sur l'énoncé afin de bien le décortiquer et à commencer les questions du dossier progressif en ayant déjà en tête l'hypothèse diagnostique principale, sans vous précipiter. Sachez aussi revenir vers l'énoncé à chaque question, en vérifiant que les propositions cochées sont compatibles avec l'énoncé (en effet, parfois, seul un petit détail de l'énoncé passant facilement inaperçu peut infirmer une réponse).

Le nombre d'items étant particulièrement important en neurologie, cela en fait une spécialité où la hiérarchisation de l'apprentissage des items est primordiale. Attention, il est inconcevable de risquer des impasses, mais il semble judicieux d'approfondir davantage l'apprentissage des pathologies fréquentes et classiques aux ECNi (accident vasculaire cérébral, sclérose en plaques, maladie de Parkinson, épilepsie, etc.) plutôt que des pathologies marginales (mouvements anormaux, troubles du sommeil, sclérose latérale amyotrophique, etc.).

Je vous suggère de travailler cette matière simultanément avec la neurochirurgie, puisqu'une pathologie neurologique peut très bien se terminer par un traitement au bloc opératoire (tumeur intracrânienne, hématome intracrânien, etc.). De même, certains items sont traités, dans cet ouvrage, en neurologie ainsi qu'en ORL. N'hésitez pas à naviguer entre ces deux parties lorsque vous travaillez ces spécialités.

Item 74 Addiction à l'alcool

Les alcooliques chroniques s'exposent à un risque d'encéphalopathie de Gayet-Wernicke en cas d'apport glucosé, du fait d'une carence en B1. Ce ne sont pas les seuls terrains à risque de développer cette pathologie : dénutrition, vomissements chroniques et grossesse en sont aussi des facteurs de risque. Attention à supplémenter ces patients en vitamine B1 avant de leur prescrire du sérum glucosé.

Le syndrome de Korsakoff fait souvent suite à une encéphalopathie de Gayet-Wernicke mal/non traitée, mais ne succède pas à un *delirium tremens*.

Les troubles de la marche liés à l'alcool peuvent être dus à une ataxie cérébelleuse (du fait de l'atrophie cérébelleuse) ou à une ataxie proprioceptive (liée à la polyneuropathie alcoolique longueur dépendante).

En cas de *delirium tremens*, il n'existe pas de critiques des hallucinations par le patient.

Le traitement d'un *delirium tremens* comprend une supplémentation en vitamine B1, B6 et PP. Attention de ne pas maintenir le traitement par vitamine B6 au long cours, car un excès de supplémentation en cette vitamine expose au risque de neuropathie.

Item 80 Anomalie de la vision d'apparition brutale

En cas de cécité corticale, le réflexe photomoteur est préservé. En revanche, il peut exister une désorientation spatio-temporelle, des hallucinations visuelles ainsi qu'une anosognosie de la cécité, rendant le diagnostic difficile à poser.

L'hémianopsie latérale homonyme d'apparition brutale (*via* une lésion vasculaire ischémique ou hémorragique) s'accompagne fréquemment d'hallucinations visuelles.

Item 86 Trouble aigu de la parole. Dysphonie

L'innervation motrice du larynx est assurée par le nerf laryngé inférieur (nerf récurrent), tandis que l'innervation sensitive est assurée par le nerf laryngé supérieur.

La maladie de Parkinson expose à des troubles de la parole : d'abord une dysphonie (altération des qualités acoustiques de la voix) puis une dysarthrie (troubles de l'articulation de la parole).

Item 89 Déficit neurologique récent

Attention de ne pas confondre le réflexe palpébral et le réflexe cornéen qui testent les mêmes nerfs crâniens :

- **le réflexe palpébral** consiste en la fermeture de la paupière de l'œil (action du nerf facial VII) lorsque l'on touche les cils ou le bord interne de l'œil (perception du stimulus par le nerf trijumeau V) ;
- **le réflexe cornéen** consiste en la fermeture de la paupière de l'œil (action du nerf facial VII) lors du contact de la cornée par un corps étranger (perception du stimulus par le nerf trijumeau V).

La fièvre est absente dans la moitié des cas d'abcès cérébral.

Item 90 Déficit moteur et/ou sensitif des membres

En cas d'atteinte médullaire (compression dans le cadre d'un accident de la voie publique par exemple, ou bien d'un accident vasculaire cérébral) avec une atteinte de la voie pyramidale, il y a dans les premiers jours, une paralysie flasque avec abolition des réflexes tendineux. Ce n'est qu'au bout de quelques jours qu'on observe la classique hypertonie spastique avec les réflexes tendineux vifs, diffusés et polycinétiques. Ne cochez pas la recherche de ces derniers signes en intervention du SAMU par exemple.

Item 91 Compression médullaire non traumatique et syndrome de la queue de cheval

Dans un dossier de compression/section médullaire, je vous conseille, en même temps que vous décortiquez l'énoncé, de réaliser :

1) un **schéma d'une coupe axiale de moelle épinière** en notant les zones atteintes (faisceau pyramidal, lemniscal et extralemniscal), afin de retrouver le syndrome présenté (compression isolée d'une zone, syndrome de Brown-Séquard, syndrome syringomyélique, syndrome de sclérose combinée, etc.) ;

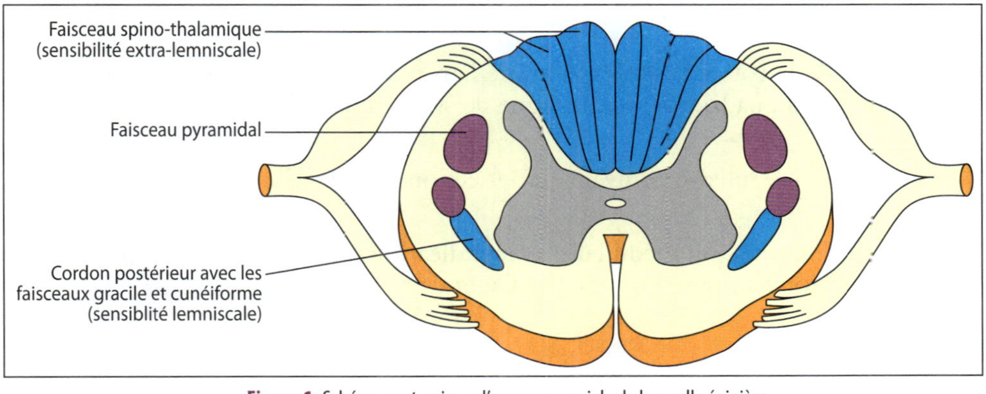

Figure 1. Schéma anatomique d'une coupe axiale de la mœlle épinière.

2) un **schéma du corps du patient**, en notant les atteintes sémiologiques. Voici ce que cela pourrait donner :

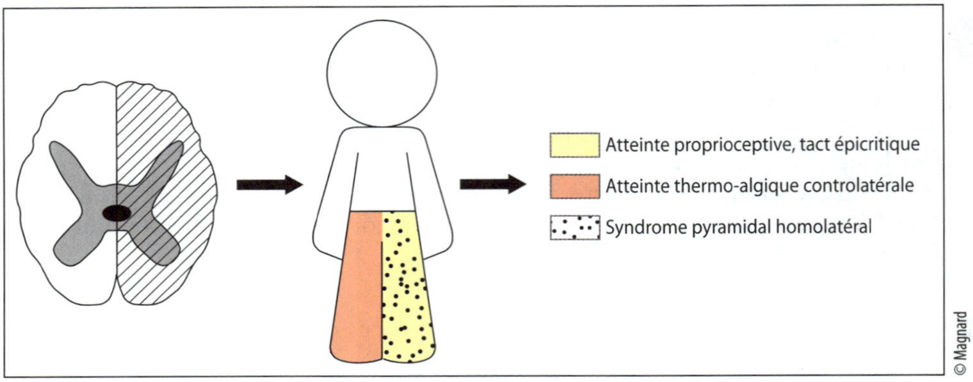

Figure 2. Schéma mettant en évidence la corrélation anatomo-clinique d'une atteinte médullaire.

Ce type de questions peut vous faire perdre du temps et vous induire en erreur sur tout le dossier. La sémiologie décrite dans l'énoncé est alors primordiale pour orienter le diagnostic. Veillez à acquérir une bonne méthodologie dans ce genre de questions pour gagner en vitesse sans faire d'erreur.

En cas de compression médullaire, le syndrome sous-lésionnel est constant. En revanche, le syndrome lésionnel et le syndrome rachidien ne sont pas toujours retrouvés. Sachez, au passage, qu'à l'examen clinique il n'y a que le syndrome lésionnel qui peut indiquer le niveau d'atteinte de la moelle épinière. Le syndrome sous-lésionnel ne peut indiquer que le niveau minimum d'atteinte (par exemple, en cas de syndrome sous-lésionnel remontant jusqu'au territoire de T10, on peut dire que la compression médullaire se situe au-dessus ou au niveau de T10, mais on ne peut pas préciser le niveau exacte (T10, T9, T8, etc.)

Il est impossible qu'une petite lésion centrale, précise sur l'homonculus, engendre la paralysie d'un groupe de muscles (par exemple, loge musculaire antérieure de jambe) sans autres signes accompagnateurs Dans ces cas-là, il s'agit d'une lésion de la moelle épinière. Revenez toujours à votre anatomie lorsque vous hésitez sur la localisation de la lésion expliquant les troubles neurologiques présents.

Une compression de la moelle épinière dorsale peut provoquer une douleur en (hémi-) ceinture, ainsi qu'une anesthésie en bande suspendue.

Le clonus de la rotule (l'abaissement de la rotule entraîne une succession de contractions rythmiques du quadriceps) est un signe de syndrome pyramidal.

Un infarctus médullaire équivaut à une section de la mœlle épinière.

En cas de compression médullaire avec indication chirurgicale : un repos strict au lit avec immobilisation s'impose pour éviter d'aggraver les lésions.

Item 93 Radiculalgies et syndromes canalaires

En cas de radiculalgie L5, il n'y a pas de perte de réflexe correspondante (pour rappel : le réflexe rotulien est aboli en cas d'atteinte L3 ou L4, alors que le réflexe achilléen est aboli en cas d'atteinte S1).

Ne pas confondre « le signe de Froment » qui vise à déceler une atteinte du nerf ulnaire et « la manœuvre de Froment » qui teste la rigidité de la maladie de Parkinson (= hypertonie du poignet « en roue dentée » lors de la réalisation d'une action volontaire avec le membre controlaréral).

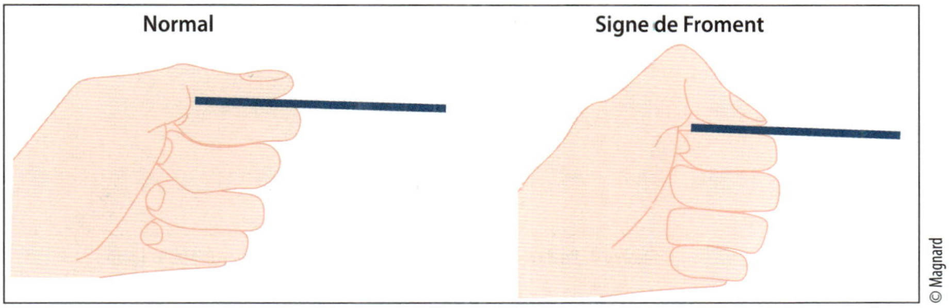

Figure 3. Signe de Froment.

En cas de névralgie cervico-brachiale associée à un syndrome de Claude Bernard-Horner (suspicion de syndrome de Pancoast-Tobias), il faut réaliser une imagerie thoracique (à la rechercher d'un cancer pulmonaire des apex, notamment).

Item 94 Neuropathies périphériques

Les neuropathies périphériques commençant par « poly » sont symétriques : polyneuropathies et polyradiculoneuropathies (dont le syndrome de Guillain-Barré).

Dans la sclérose latérale amyotrophique, les réflexes ostéotendineux sont vifs malgré l'amyotrophie et le déficit moteur, car il existe un syndrome pyramidal du fait de l'atteinte du motoneurone central.

La sclérose latérale amyotrophique ne produit pas de lésions des nerfs crâniens (car les nerfs crâniens ne sont pas des motoneurones).

En cas de sclérose latérale amyotrophique, il peut exister des fasciculations dans les territoires innervés par un neurone moteur périphérique atteint **mais aussi** dans les territoires où le nerf moteur périphérique est intact.

Le liquide céphalorachidien de la sclérose latérale amyotrophique est sans anomalie.

Il ne faut pas confondre la maladie de Charcot (sclérose latérale amyotrophique) et la maladie de Charcot-Marie-Tooth : polyneuropathie démyélinisante génétique à l'origine de troubles de la marche associée à des douleurs plantaires et de pieds creux, des réflexes ostéotendineux vifs et une amyotrophie fibulaire.

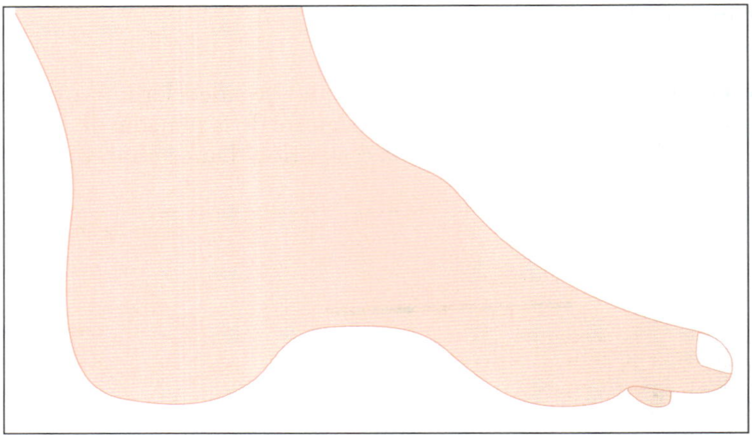

© Magnard

Figure 4. Pied creux dans le cadre d'une maladie de Charcot-Marie-Tooth.

À l'électroneuromyogramme (ENMG), **l'allongement de latence de l'onde F** signe l'atteinte radiculaire, sans préjuger de son caractère démyélinisant. En revanche, **l'allongement des latences distales** signe le caractère démyélinisant de la neuropathie.

Les immunoglobulines polyvalentes, traitement du syndrome de Guillain-Barré, ont pour principaux effets indésirables : une insuffisance rénale, une poussée d'hypertension artérielle, une thrombose veineuse et artérielle, une anémie hémolytique auto-immune et de fausses séroconversions des sérologies (les sérologies CMV, EBV et VIH, qui n'ont qu'un objectif épidémiologique, doivent par conséquent être réalisées avant l'injection intraveineuse d'immunoglobulines polyvalentes).

Item 95 Polyradiculonévrite aiguë inflammatoire (syndrome de Guillain-Barré)

Le syndrome de Guillain-Barré est souvent associé à un antécédent infectieux digestif ou respiratoire lié au *Campylobacter jejuni*, au cytomégalovirus, à Epstein-Barr Virus, voire au VIH. Il peut être utile de réaliser les sérologies les recherchant.

Le syndrome de Guillain-Barré est une atteinte neuronale commençant aux extrémités mais qui n'est pas longueur-dépendante pour autant !

Les troubles vésicosphinctériens sont très rares dans le syndrome de Guillain-Barré, contrairement au syndrome de la queue de cheval.

Le syndrome de Guillain-Barré est une des étiologies de la dissociation albuminocytologique du liquide céphalorachidien (hyperprotéinorachie pouvant être supérieure à 1 g/L et absence de réaction cellulaire avec moins de 10 cellules par mm^3). Les autres étiologies sont : le diabète, la compression médullaire lente, le VIH, la maladie de Lyme.

Un patient atteint du syndrome de Guillain-Barré doit faire l'objet d'une surveillance rapprochée. Lors de la survenue d'un des signes d'alarme suivant, celui-ci doit être transféré en réanimation car son état peut s'aggraver brutalement : dysphagie, dyspnée ou dysautonomie sévère (allongement de l'espace PR, fluctuation de la pression artérielle, tachycardie *sine materia*, etc.).

La récupération s'accomplit dans l'ordre inverse d'apparition des déficits.

Les facteurs de mauvais pronostic du syndrome de Guillain-Barré sont un puits de questions en dossiers progressifs :

- phase d'aggravation très rapide et courte ;
- longue phase de plateau ;
- diplégie faciale initiale ;
- âge > 60 ans ;
- inexcitabilité des nerfs à l'ENMG ;
- ventilation prolongée.

Toutefois, l'évolution est le plus souvent favorable.

Item 96 Myasthénie

Il existe des formes oculaires de myasthénie qui se généralisent ensuite et d'autres qui ne se généralisent jamais.

L'atteinte oculaire de la myasthénie consiste en un ptosis plutôt asymétrique (uni- puis bilatéral) et une diplopie. En revanche, les muscles pupillaires sont intacts (pas de myosis ni de mydriase) alors que le syndrome de Lambert-Eaton peut provoquer des troubles de la motricité pupillaire par dysautonomie cholinergique.

Dans la myasthénie, les réflexes ostéotendineux sont normaux (comme dans toute atteinte de la jonction neuromusculaire) et il n'existe classiquement pas d'amyotrophie (sauf pour les stades très évolués).

L'hyperplasie thymique est un thymus macroscopiquement normal mais caractérisé par la prolifération de follicules germinatifs à centre clair.

La myasthénie associée aux anticorps anti-MuSK n'est pas associée aux pathologies thymiques.

Il est inutile de réaliser un test diagnostic aux anticholinestérasiques en l'absence de symptôme de myasthénie. On peut, en revanche, tenter de déclencher des symptômes en faisant réaliser un effort au patient.

L'ENMG a une sensibilité ne dépassant pas 75 % pour le diagnostic de myasthénie : la normalité de cet examen n'exclut pas cette pathologie.

Lors d'une découverte de myasthénie, il peut être utile de réaliser un bilan auto-immun à l'origine de pathologies associées (FAN, TSH, etc.). Ces examens peuvent vous donner l'impression de « tomber comme un cheveu sur la soupe » mais il ne faut pas oublier de les cocher si on vous les propose.

Si l'on vous présente un patient myasthénique qui s'aggrave, en dossier progressif, il faut évoquer 2 causes :

- soit une crise cholinergique liée à un surdosage en anticholinestérasiques en cas de signes parasympathiques (hypersécrétion bronchique/intestinale/salivaire/sudorale, fasciculations, crampes musculaires) ;
- soit une crise myasthénique en l'absence de signes parasympathiques.

Avant de réaliser une thymectomie chez un myasthénique, il faut le traiter par anticholinestérasique pour éviter la crise myasthénique aiguë.

Les symptômes du syndrome de Lambert-Eaton, contrairement à la myasthénie, s'améliorent à l'effort. Ceci est donc associé à un incrément lors de la stimulation nerveuse répétée.

Item 97 Migraine, névralgie du trijumeau et algies de la face

Une aura sans céphalée est possible.

Le sevrage en caféine étant un facteur déclenchant de crise de migraine, il faut conseiller aux patients migraineux de ne pas arrêter la consommation de café le week-end.

En cas de crise de migraine avec aura, l'anti-inflammatoire non stéroïdien (AINS) doit être pris **dès que l'aura débute**, tandis que le triptan doit être pris **lorsque la céphalée débute** (celui-ci sera inefficace s'il est pris avant).

Les céphalées de tension sont souvent associées à la migraine.

L'algie vasculaire de la face peut provoquer un larmoiement, une congestion nasale, une injection conjonctivale, un œdème palpébral et un syndrome de Claude Bernard-Horner transitoires, par diminution du tonus sympathique et augmentation du tonus parasympathique.

Les signes devant faire évoquer une névralgie faciale **secondaire** et par conséquent motivant la réalisation d'une IRM cérébrale sont les suivants : âge de survenue jeune, prépondérance dans le territoire V1 ou bien associant les territoires V1 + V2 + V3, la persistance d'un fond douloureux entre les accès, les paresthésies, les hypoesthésies, la diminution du réflexe cornéen, le déficit moteur du V3 (déficit des muscles masticateurs masséters et ptérygoïdiens), l'atteinte d'autres nerfs crâniens du même côté.

Item 98 Céphalée aiguë et chronique chez l'adulte et l'enfant

En cas de céphalées aiguës sans diagnostic établi, il faut éviter la prescription d'Aspirine®/AINS qui risquerait d'aggraver une potentielle hémorragie cérébrale.

Le syndrome d'hypotension intracrânienne, tout comme le syndrome d'hypertension intracrânienne (HTIC), peut entraîner un déficit du nerf abducens VI.

L'HTIC idiopathique, non lésionnelle, est favorisée par le sexe féminin, la surcharge pondérale ainsi que les médicaments dérivés de la vitamine A (par exemple, isotrétinoïne). Ce type d'HTIC n'est pas bénigne et est aussi à risque de lésions secondaires, comme l'atteinte du nerf optique à l'origine d'une cécité.

Item 99 Paralysie faciale

Une paralysie faciale d'origine centrale prédomine nettement sur la partie inférieure du visage, tandis que la paralysie faciale périphérique touche équitablement les parties supérieure et inférieure du visage. Veillez à ne pas confondre les deux, car cela pourrait compromettre la suite de votre dossier si vous cherchez une cause centrale en présence d'un syndrome de paralysie faciale périphérique ou inversement.

En cas de paralysie faciale périphérique (donc avec atteinte de la partie supérieure du visage), le réflexe cornéen est aboli (le muscle orbiculaire étant innervé par le nerf facial) mais la sensibilité cornéenne est préservée (pas d'atteinte du nerf trijumeau).

Item 100 Diplopie

La diplopie liée à une mononeuropathie diabétique s'explique le plus souvent par une lésion du nerf abducens VI.

Item 101 Vertige

Il est important de bien connaître les points sémiologiques permettant de distinguer un nystagmus vestibulaire central d'un nystagmus vestibulaire périphérique :

Nystagmus vestibulaire périphérique	Nystagmus vestibulaire central
Horizontal, rotatoire ou horizontorotatoire et rythmique (phase lente puis rapide)	Parfois pendulaire
Diminué, voire aboli par la fixation oculaire	Non diminué par la fixation oculaire, voire augmenté
Rapidement épuisable	Non épuisable
Accentué lors du regard dans le sens du nystagmus (secousse rapide)	Non accentué lors du regard dans le sens du nystagmus
Unidirectionnel, ne change pas de sens malgré le changement de direction du regard	Multidirectionnel, change de sens lors des changements de position du regard
Jamais vertical pur	La direction dépend de la lésion cérébrale
Syndrome clinique harmonieux	Syndrome clinique dysharmonieux

Un nystagmus pendulaire est constitué de 2 secousses de même vitesse en sens opposé.

Item 102 Sclérose en plaques

La grossesse ne modifie pas l'histoire de la maladie d'une sclérose en plaques. En revanche, celle-ci fait diminuer transitoirement le risque de poussée. Il existe toutefois un « effet rebond » au cours du post-partum, avec une augmentation du risque de poussées pendant cette période (comme dans la plupart des maladies auto-immunes).

Le phénomène d'Uhthoff consiste en l'aggravation transitoire des symptômes d'une lésion de sclérose en plaques lors d'une élévation de la température corporelle (exercice physique, chaleur, etc.), la myéline étant sensible à la température. Attention, cela peut concerner tout déficit neurologique de sclérose en plaques, pas seulement les troubles visuels.

La neurosarcoïdose peut être à l'origine d'une myélite. Il s'agit d'un des diagnostics différentiels de la sclérose en plaques.

Une ophtalmoplégie internucléaire unilatérale évoque la sclérose en plaques (mais ce n'est pas la seule cause). Si elle est bilatérale, elle en est quasiment pathognomonique.

On ne parle pas de strabisme en cas d'ophtalmoplégie internucléaire puisque le strabisme caractérise un défaut d'alignement des yeux dans le regard spontané au repos, et non lors de mouvements oculaires provoqués comme lorsque l'on recherche une ophtalmoplégie internucléaire.

La sclérose en plaques peut engendrer une hyperactivité détrusorienne (voire une hypoactivité détrusorienne dans certains cas), parfois accompagnée de dyssynergie vésico-sphinctérienne.

La sclérose en plaques n'engendre pas de radiculopathie (par exemple, névralgie cervico-brachiale) car l'atteinte est trop focale.

Le bilan biologique sanguin d'une sclérose en plaques est classiquement normal.

Il est possible de réaliser des potentiels évoqués (visuels ++) lorsque l'on suspecte une sclérose en plaques mais que l'IRM et la ponction lombaire ne suffisent pas à poser le diagnostic. Attention toutefois, les potentiels évoqués ne font pas partie des critères diagnostiques de McDonald, mais ils peuvent quand même « aider à poser le diagnostic ». Soyez vigilant à l'énoncé de la question.

En cas d'IRM médullaire montrant un aspect de myélopathie inflammatoire, il est nécessaire de réaliser une ponction lombaire pour éliminer par principe une cause infectieuse à cette myélopathie (syphilis notamment), ainsi que pour affirmer le critère de temporalité de McDonald de la sclérose en plaques si l'IRM cérébrale n'a pas suffi. À noter que la ponction lombaire est inutile au suivi d'une sclérose en plaques, elle ne sert qu'à poser le diagnostic.

En cas d'ophtalmoplégie internucléaire dans un contexte de sclérose en plaques, il faut rechercher, à l'IRM, une atteinte de la bandelette longitudinale postérieure, située dans la partie postérieure du pont du tronc cérébral.

Item 103 Épilepsie de l'enfant et de l'adulte

Une crise épileptique partielle de type Bravais-Jacksonienne est une crise partielle suivant la somatotopie cérébrale (par exemple, main, puis poignet, puis coude, puis épaule ou bien dans l'autre sens).

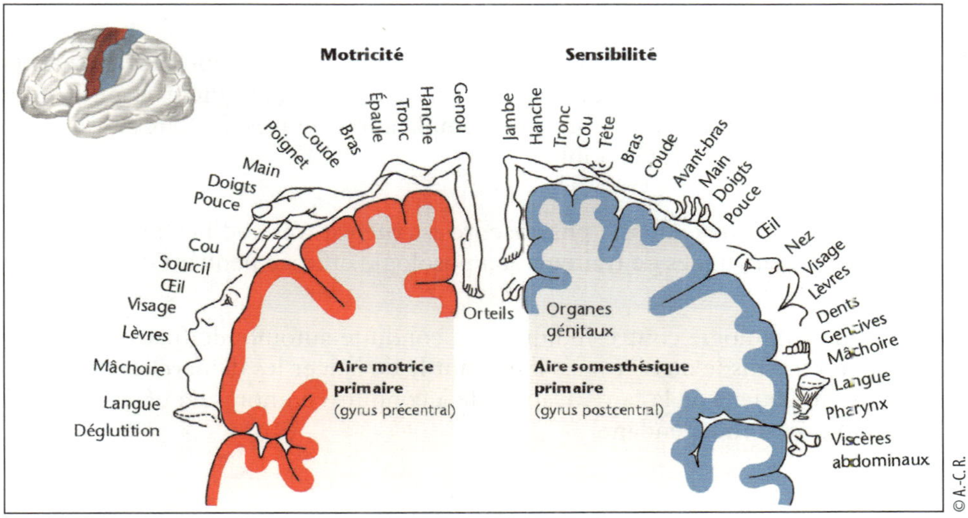

Figure 5. Schéma représentant la somatotopie cérébrale.

Les lésions infratentorielles (du cervelet et du tronc cérébral) ne provoquent pas d'épilepsie (par exemple, un infarctus bulbaire ne donne pas d'épilepsie). En revanche, tout processus expansif hémisphérique peut induire de l'épilepsie lorsque la substance grise est touchée (cortex cérébral, noyaux gris centraux). En effet, une atteinte de la substance blanche isolée (par exemple, sclérose en plaques) ne provoque pas de crise d'épilepsie.

Un accident vasculaire cérébral peut être une cause d'épilepsie en aigu tout comme à distance (cicatrice corticale).

Attention de ne pas confondre les différents types de crises :
- crise partielle simple = crise avec signe focal ;
- crise partielle complexe = crise avec signe focal et rupture de contact (ne veut pas dire qu'il s'agit d'une épilepsie-absence pour autant) ;
- crise généralisée = crise sans signe focal mais avec rupture de contact.

Les signes végétatifs (nausées, vomissements, etc.) font partie des signes focaux. En revanche, les automatismes (mâchonnement, déglutition, grattage, agrippement, etc.) ne sont pas à considérer comme des signes focaux puisqu'ils peuvent être retrouvés dans des crises généralisées.

Seules l'épilepsie-absence, l'épilepsie myoclonique juvénile bénigne et l'épilepsie à paroxysmes rolandiques ne nécessitent pas d'imagerie cérébrale initialement.

L'association lamotrigine + valproate de sodium est contre-indiquée (le valproate de sodium étant un inhibiteur enzymatique de la lamotrigine).

Le traitement de l'épilepsie par benzodiazépines (diazépam, clonazépam, clobazam) ne représente qu'un traitement de crise, temporaire, le temps que le traitement de fond soit efficace.

L'épilepsie à paroxysmes rolandiques (ou à pointes centrotemporales) ne nécessite, le plus souvent, pas de traitement car celle-ci survient majoritairement la nuit (donc n'est pas handicapante) et n'est pas à risque de complications graves. En outre, son évolution naturelle est le plus souvent favorable.

La définition d'une épilepsie pharmacorésistante est très codifiée : il s'agit d'une épilepsie résistante à deux lignes de traitement à posologie efficace pendant deux ans.

En cas de pathologie contre-indiquant la conduite automobile (par exemple, épilepsie), il faut le noter dans le dossier mais il est inutile de lancer les démarches de retrait de permis car c'est au patient de le faire. L'aptitude à conduire ou non sera ensuite réévaluée par un médecin expert indépendant.

Item 104 Maladie de Parkinson

Bien qu'elle touche le plus souvent les sujets âgés, la maladie de Parkinson idiopathique peut survenir à tout âge : ne pas l'exclure devant l'âge jeune d'un patient.

Le diagnostic de maladie de Parkinson est clinique et ne nécessite pas d'examen complémentaire lorsque la présentation est typique. À vous de juger en dossier progressif, si le tableau clinique est classique, auquel cas les propositions d'examens complémentaires sont des pièges.

Connaître les signes annonciateurs d'une maladie de Parkinson peut être utile en dossier progressif, ceci pouvant vous donner des arguments pour vous orienter vers cette maladie plutôt qu'une autre : déficit de l'odorat, troubles du comportement en sommeil paradoxal, constipation, syndrome dépressif réfractaire au traitement, douleur mécanique d'épaule.

La maladie de Parkinson est à l'origine d'une diminution des mouvements spontanés semi-automatiques du fait de l'akinésie : perte du ballant des bras, hypersialorrhée par diminution de la déglutition spontanée, diminution des clignements des yeux, hypomimie, etc.

Le tremblement parkinsonien n'est pas gênant pour la réalisation des activités de la vie quotidienne puisqu'il ne survient qu'au repos. En revanche, il est stigmatisant socialement, et c'est cet argument qui doit motiver la mise en place d'un traitement en cas de tremblement sans autre symptôme handicapant le patient. Ainsi, tout tremblement parkinsonien ne justifie pas l'introduction d'un traitement si ce dernier est bien supporté par le patient. En outre, il peut être avantageux d'introduire un traitement le plus tardivement possible, de façon à ce que les effets indésirables médicamenteux ne surviennent pas trop tôt dans la vie du patient (il existe une réelle cinétique d'apparition de ces effets indésirables qui surviennent après un certain nombre d'années de traitement).

Les agonistes dopaminergiques exposent à quelques effets indésirables dont il faut prévenir le patient : nausées et vomissements (une coprescription d'antiémétique est judicieuse), hypotension orthostatique, troubles du comportement (jeu pathologique, troubles alimentaires, achats compulsifs, hypersexualité, etc.), somnolence, œdème des membres inférieurs.

Item 105 Mouvements anormaux

Tous les mouvements anormaux peuvent être induits par un médicament (par exemple, syndrome parkinsonien pour les neuroleptiques). Il faut toujours traquer la iatrogénie.

Le tremblement parkinsonien peut toucher le menton et les lèvres mais **pas le chef**.

En cas d'hémichorée aiguë, il faut suspecter la présence d'un accident vasculaire cérébral ischémique touchant l'un des noyaux gris centraux.

Un tic peut être contrôlé par la volonté du patient pendant quelques minutes, souvent suivi d'un effet rebond avec paroxysme dans les minutes qui suivent l'arrêt contrôlé du tic.

Un tremblement d'action de cause indéterminée peut motiver la réalisation d'une TSH afin de rechercher une hyperthyroïdie.

Item 106 Confusion, démences

Voir partie 9 – Gériatrie

Item 107 Troubles de la marche et de l'équilibre

La démarche dandinante signe un déficit du moyen fessier, pas du muscle iliopsoas. En cas de déficit axial associé, on observe une attitude « en roi de comédie ».

La démarche « en ciseaux » avec un enraidissement est caractéristique des paraparésies avec spasticité, secondaires à des atteintes médullaires (sclérose en plaques, myélite, compression).

Les marches pathologiques caractérisées par un élargissement du polygone de sustentation sont retrouvées dans l'ataxie cérébelleuse, dans l'ataxie proprioceptive ainsi que dans l'hydrocéphalie à pression normale.

Item 108 Troubles du sommeil de l'enfant et de l'adulte

Les siestes sont physiologiques chez le sujet âgé du fait d'une somnolence diurne augmentant progressivement avec l'âge.

Attention de ne pas confondre les **cataplexies** pathognomoniques de la narcolepsie (relâchement du tonus musculaire provoqué par une émotion avec une chute possible, dans un contexte de pleine conscience) et les **catalepsies** (= suspension complète du mouvement volontaire des muscles, aboutissant à un maintien des positions musculaires imposées au patient) retrouvées en psychiatrie, comme dans la schizophrénie par exemple.

Tableau comparatif pour ne plus confondre terreur nocturne et cauchemar :

	Terreur nocturne	Cauchemar
Symptômes	Pleurs, cris, véritable terreur, activité motrice et végétative	Peu de symptômes
État au réveil	Confus avec discours inadapté, ne sait pas expliquer son état actuel	Orienté, répond facilement et de façon adapté
Souvenir	Amnésie	Souvenir
Réendormissement	Rapide, facile car disparition du stimulus effrayant	Difficile, car stimulus effrayant toujours à l'esprit

Item 115 Évaluation clinique et fonctionnelle d'un handicap cognitif

Le test de l'empan direct (à l'endroit) teste la mémoire à court terme, tandis que le test de l'empan indirect (à l'envers) teste la mémoire de travail.

Le rappel immédiat teste l'encodage de l'information. Le rappel différé sans indiçage teste la récupération, tandis que celui avec indiçage teste le stockage de l'information.

L'ictus amnésique entraîne une désorientation temporelle mais pas spatiale.

Item 128 Troubles de la marche et de l'équilibre (sujet âgé)

Voir partie 9 – Gériatrie

Item 131 Bases neurophysiologiques, mécanismes physiopathologiques d'une douleur aiguë et d'une douleur chronique

Voir partie 30 – Soins palliatifs/Douleur

Item 132 Thérapeutiques antalgiques, médicamenteuses et non médicamenteuses

Voir partie 30 – Soins palliatifs/Douleur

Item 148 Méningites, méningo-encéphalites chez l'adulte et chez l'enfant

Voir partie 15 – Maladies infectieuses

Item 164 Infections à herpès virus du sujet immunocompétent

Voir partie 6 – Dermatologie

Item 165 Infections à VIH

Voir partie 15 – Maladies infectieuses

Item 296 Tumeurs intracrâniennes

Les métastases cérébrales sont bien plus fréquentes que les tumeurs primitives intracrâniennes.

Il est de bon ton de réaliser une IRM cérébrale de contrôle à 6 semaines d'une hémorragie intracérébrale pour éliminer la présence d'une tumeur sous-jacente une fois l'hématome résorbé, d'autant plus s'il existe un œdème périlésionnel semblant disproportionné par rapport à la taille de l'hématome (il y a peut-être un œdème préexistant associé induit par une tumeur).

Une méningite tumorale peut être le témoin d'une extension aux méninges d'une tumeur cérébrale ou bien de métastases méningées d'un cancer primitif situé ailleurs.

Dans un contexte de gliome cérébral, le risque de transformation en gliome de haut grade augmente avec l'âge.

La neurofibromatose de type 1 favorise l'apparition de gliomes, tandis que la neurofibromatose de type 2 est un facteur de risque de méningiomes.

Le méningiome a un développement sous-dural et non extradural.

Le méningiome peut entraîner une hyperostose en regard (épaississement de l'os).

Le terrain immunodéprimé favorise la survenue d'un lymphome cérébral mais cette tumeur est toutefois plus fréquente chez les sujets immunocompétents.

Classiquement, le lymphome cérébral prend le contraste de façon homogène (en « coton » ou en « boule de neige »), **sauf en cas d'immunodépression ou de prise de corticoïdes** avec lesquels des remaniements nécrotiques peuvent survenir. *À noter qu'il est conseillé de réaliser une biopsie du lymphome cérébral avant de prescrire des corticoïdes, car ces derniers peuvent négativer le résultat de la biopsie (le lymphome étant une tumeur très chimiosensible).*

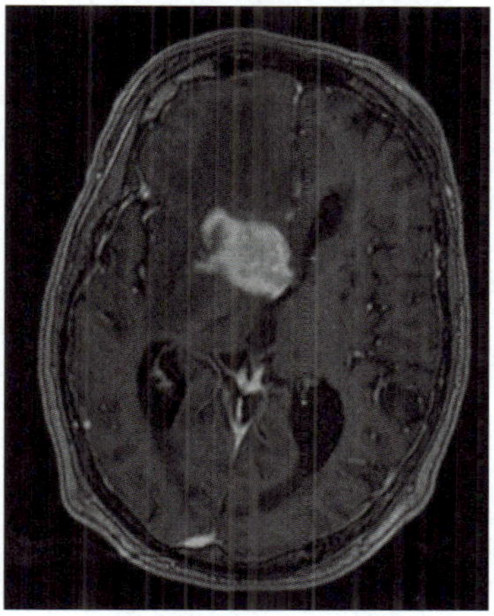

Figure 6. Lymphome cérébral sur une séquence IRM T1 injectée.

Le diagnostic différentiel principal du lymphome cérébral dans un contexte d'immunodépression est la toxoplasmose.

Certaines tumeurs cérébrales ne touchent pas l'enfant : le glioblastome, l'adénome hypophysaire, le lymphome ainsi que le méningiome.

À un an d'une radiothérapie cérébrale, il peut persister une séquelle appelée « radionécrose ». Il s'agit d'un diagnostic différentiel d'une tumeur cérébrale, donc soyez vigilants au contexte et aux antécédents du patient.

Item 330 Orientation diagnostique et conduite à tenir devant un traumatisme cranio-facial

L'hématome sous-dural est comparé à une « lentille biconcave » tandis que l'hématome extradural est comparé à une « lentille biconvexe ». Attention de ne pas confondre les deux.

L'hématome extradural est le plus souvent composé de sang artériel (*via* la déchirure de l'artère méningée moyenne à la suite d'un traumatisme), tandis que l'hématome sous-dural est composé de sang veineux (rupture des veines corticales). Cela explique notamment pourquoi l'hématome extradural présente un risque plus important d'engagement cérébral que l'hématome sous-dural, car le débit artériel entraîne plus de pression intracérébrale.

On n'observe peu d'hématome extradural après 40 ans environ, car la voute crânienne est collée à la dure-mère.

L'hématome extradural de la fosse postérieure est une urgence absolue en raison du risque de compression du tronc cérébral aboutissant au décès immédiat.

Lorsque la corne temporale des ventricules latéraux est dilatée, cela signe une hydrocéphalie aiguë obstructive. En effet, on ne voit pas cette corne en situation physiologique sur une imagerie cérébrale.

Le mannitol n'est utile que lorsqu'il existe un risque imminent d'engagement chez un patient présentant une lésion cérébrale avec un œdème cérébral associé. On ne le prescrit pas de manière systématique devant un œdème cérébral, il s'agit d'un médicament de dernier recours.

Item 331 Comas non traumatiques chez l'adulte

S'il existe une désorientation spatiale ou temporelle dans l'énoncé, il faut la considérer comme une confusion, menant à une cotation verbale du score de Glasgow à 4/5.

Dans le score de Glasgow, on attribue 6 points sur 6 sur le plan moteur en cas de **réponse motrice répondant à l'ordre demandé**, et non pas en cas de mouvement spontané.

Item 335 Accidents vasculaires cérébraux (AVC)

Dans le syndrome de Wallenberg, le myosis et le ptosis ne sont pas liés à une atteinte du nerf oculomoteur III, mais à l'atteinte du système sympathique dans un contexte de syndrome de Claude Bernard-Horner à l'origine d'une paralysie du muscle dilatateur de l'iris et d'une paralysie du muscle rétracteur de la paupière supérieure (= muscle de Müller).

Après un syndrome de Wallenberg, il est important d'évaluer les capacités de déglutition et le réflexe nauséeux, qui peuvent être défectueux du fait de l'atteinte des nerfs crâniens glossopharyngiens (IX) et vague (X). Ceci explique d'ailleurs pourquoi la pneumopathie d'inhalation est une complication classique du syndrome de Wallenberg. Il est utile de garder cela en tête en dossier progressif.

Devant un patient présentant un myosis accompagné d'un ptosis, pour différencier un syndrome de Claude Bernard-Horner d'une paralysie du nerf oculomoteur III, il faut rechercher un déficit du muscle droit médial, droit supérieur, droit inférieur et oblique inférieur : si ce déficit existe, il s'agit d'une atteinte du nerf oculomoteur III et non d'un syndrome de Claude Bernard-Horner. En outre, on retrouve dans le syndrome de Claude Bernard-Horner une pseudo-énophtalmie (par réduction de la fente palpébrale, l'œil n'étant pas plus rétropositionné que l'autre, en réalité).

Une sténose athéromateuse de l'artère carotide interne n'entraîne pas de syndrome de Claude Bernard-Horner car il n'y a pas d'augmentation du calibre de l'artère et donc pas d'atteinte des fibres sympathiques, contrairement à la dissection carotidienne où l'hématome bombe et élargit le diamètre de l'artère.

Une atteinte cérébrale du gyrus post-central affecte la sensibilité **à tous les modes**. Ne pas évoquer une cause centrale s'il existe une atteinte dans certaines composantes seulement de la sensibilité.

En cas d'hémianesthésie proportionnelle, il faut évoquer une atteinte thalamique (territoire de l'artère cérébrale postérieure).

Un déficit moteur à tous les étages (= hémiplégie proportionnelle) isolé ne peut être issu que d'un AVC lacunaire de la capsule interne.

Le lobe frontal s'étend en postérieur jusqu'à la scissure de Rolando, et est donc vascularisé en partie par l'artère sylvienne. Ne pas se dire que le lobe frontal est en avant donc vascularisé uniquement par la circulation antérieure.

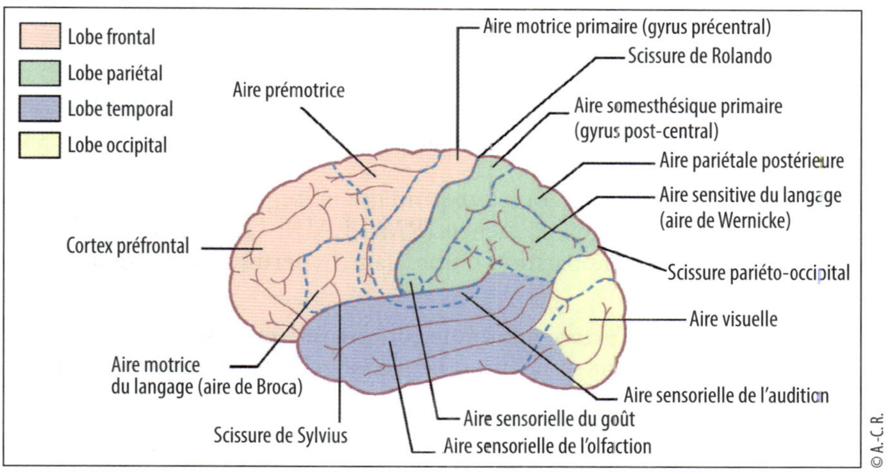

Figure 7. Schéma anatomique du cerveau.

Un AVC de la circulation antérieure n'induit pas de lésion des voies visuelles.

Lorsqu'on parle d'une « atteinte des pyramides bulbaires », on considère que les fibres ont déjà décussées et que, par conséquent, le déficit se trouve du même côté que la lésion.

Un AVC peut provoquer des troubles vésico-sphinctériens (non localisateurs), le plus souvent à type de rétention aiguë d'urine que d'incontinence, en raison du défaut d'attention et d'automatisme.

L'aphasie de Broca est à l'origine d'une agraphie (le centre du langage qui est atteint est responsable du langage oral **et** écrit).

En cas d'AVC atteignant plusieurs territoires cérébraux simultanément, ou bien en cas d'AVC se répétant dans le temps, il faut évoquer une cardiopathie emboligène (fibrillation atriale ++).

La perte de connaissance, la confusion, l'amnésie aiguë et la faiblesse généralisée ne sont pas évocateurs d'accident ischémique transitoire (AIT).

En cas de symptômes compatibles avec un AVC mais spontanément résolutifs, associés à des lésions ischémiques à l'imagerie cérébrale, il s'agit d'un AVC constitué et non pas d'un accident ischémique transitoire (notion qui requiert l'absence d'anomalie à l'imagerie cérébrale).

Devant un tableau clinique compatible avec un AVC et un scanner normal (réalisé si un autre diagnostic était évoqué ou si l'IRM n'était pas disponible immédiatement), il faut immédiatement lancer la thrombolyse (sauf si contre-indication) et ne pas attendre la confirmation par l'IRM. L'objectif du scanner est, si possible, de confirmer la nature ischémique de l'AVC, mais aussi d'éliminer une hémorragie intracérébrale qui contre-indiquerait la thrombolyse. Il est préférable de réaliser une thrombolyse inutilement que de majorer le risque de séquelles en attendant le résultat de l'IRM.

Attention de ne pas confondre :

- le « mismatch » entre la zone lésée en séquence IRM de diffusion et la zone hypoperfusée en séquence de perfusion, permettant d'identifier la « zone de pénombre » potentiellement réversible ;
- le « mismatch » entre une zone hyperintense en séquence IRM de diffusion et une zone conjointement isointense en séquence IRM FLAIR. Ceci signe un AVC évoluant depuis moins de 4 h 30 (avant l'apparition d'une plage hyperintense en séquence FLAIR).

La thrombectomie de l'artère sylvienne est possible pour sa portion proximale (segments M1 et M2), mais pas pour sa portion distale (segments M3 et M4) car le geste serait trop risqué.

En cas de thrombolyse réalisée dans le cadre d'un AVC ischémique, on introduira l'antiagrégant plaquettaire 24 heures plus tard, **après avoir réalisé une nouvelle imagerie cérébrale** pour s'assurer de l'absence de transformation hémorragique cérébrale. S'il n'y a pas eu de thrombolyse, on peut introduire l'antiagrégant plaquettaire immédiatement.

La craniectomie de décompression dans un contexte d'AVC est soumise à des conditions très précises d'application : infarctus cérébral étendu dit « malin » et récent (moins de 48 heures) chez les patients de moins de 60 ans avec NIHSS > 16 et troubles de la vigilance. Veillez à ce que toutes ces conditions soient remplies avant de la cocher.

Les troubles de la marche séquellaires d'un AVC peuvent être : une démarche fauchante (syndrome pyramidal), un steppage (déficit des muscles jambiers antérieurs) ou encore une démarche talonnante (défaut de proprioception).

Item 336 Hémorragie méningée

Une hémorragie méningée post-traumatique est peu inquiétante car elle expose à peu de complications et ne récidivera pas. Cette dernière se limite, le plus souvent, aux sillons cérébraux (sans envahir les citernes de la base) en regard du point d'impact.

Il faut imaginer qu'un anévrisme rompu est une bulle qui se fissure et non qui éclate, laissant place à un saignement continu. En réalité, la coagulation de la brèche a lieu quasi immédiatement ; toutefois, le risque de récidive de fissure est important, surtout en phase précoce, d'où la nécessité d'une prise en charge rapide. Une fois l'anévrisme colmaté par *coiling*, il a peu de chances de saigner à nouveau.

Parmi les complications aiguës de l'hémorragie méningée, il ne faut pas oublier l'hyponatrémie (par SIADH), l'hyperthermie (*via* l'atteinte des artères hypothalamiques), les troubles de la repolarisation et du rythme cardiaque (orage catécholaminergique) ainsi que les convulsions.

Il ne faut pas évoquer un vasospasme cérébral avant J4 ni après J21 de l'épisode de rupture de l'anévrisme.

Voici une image d'artériographie cérébrale avec un anévrisme de l'artère communicante antérieure avant (image de gauche, flèche orange) et après (image de droite) *coiling* de l'anévrisme. À noter que les flèches vertes ne montrent pas un anévrisme, mais la boucle de la carotide interne représentant une masse pouvant laisser penser à un anévrisme. On retrouve cette boucle très souvent sur les artériographies, ne vous laissez pas piéger par le stress.

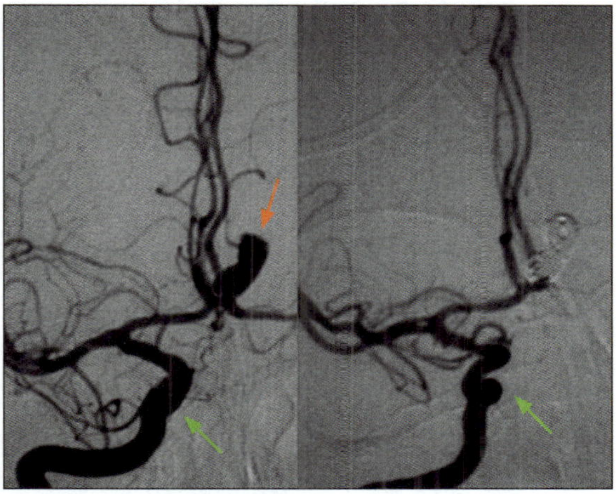

Figure 8. Artériographie mettant en évidence un anévrisme de l'artère communicante antérieure, avant et après intervention.

On ne pose pas de stent pour traiter un vasospasme cérébral : on réalise soit une angioplastie mécanique (dilatation au ballonnet), soit une angioplastie chimique (injection de nimodipine *in situ* par voie endovasculaire).

Item 337 Malaise, perte de connaissance, crise comitiale chez l'adulte

L'hypoglycémie n'entraîne jamais de malaise à type de syncope.

L'accident ischémique transitoire ne provoque pas de perte de connaissance isolée.

Partie 20

NEURO-CHIRURGIE

La neurochirurgie est une spécialité intimement liée à la neurologie comme son nom l'indique. Travailler ces deux matières ensemble me paraît indispensable.

Si un dossier progressif de neurochirurgie devait tomber aux ECNi, il est très probable que celui-ci ne soit pas trop compliqué et peu discriminant. En effet, cette spécialité étant très complexe, il semble peu probable qu'on vous interroge sur des détails de chirurgie auxquels seuls des étudiants ayant effectué un stage dans ce service pourraient avoir accès. Connaissez les grands principes de prise en charge des pathologies composant les items de cette spécialité, et vous n'aurez probablement pas de difficulté à répondre correctement aux questions posées. Attention tout de même à quelques pièges et notions incontournables à ne pas manquer, que nous allons étudier dans cette partie.

Item 296 Tumeurs intracrâniennes

Un abcès cérébral se ponctionne chirurgicalement (pour la documentation bactériologique et pour le diagnostic différentiel avec la tumeur intracrânienne).

L'ablation d'une tumeur cérébrale, laisse une cavité vacante dans le cerveau, d'aspect hypodense au scanner. Ne soyez pas surpris et n'évoquez pas une autre cause d'hypodensité (attention aux distracteurs dans ce cas-là, comme l'AVC ischémique par exemple).

La triade clinique classique devant faire évoquer une tumeur intracrânienne est la suivante : déficit neurologique focal + crise d'épilepsie + hypertension intracrânienne (HTIC). *Attention, cette HTIC est plutôt d'installation subaiguë/progressive en cas de tumeur (l'HTIC ne s'installe pas obligatoirement de façon rapide et aiguë).*

En cas d'HTIC, les nausées et vomissements sont plus fréquents en cas de tumeur **de la fosse postérieure** qu'en cas de tumeurs intracrâniennes d'autre localisation.

Les céphalées lors d'une HTIC augmentent lors d'un effort à glotte fermée (ou lors d'une manœuvre de Vasalva), du fait du blocage du retour veineux cérébral.

En cas d'HTIC et indépendamment de la localisation de sa cause, le nerf abducens VI peut être atteint du fait de son long trajet intracérébral et de sa fragilité.

Voici un petit récapitulatif des principales formes d'engagement cérébral, attention à ne pas les confondre :

Engagement sous-falcoriel	Engagement cingulaire qui consiste en une déviation de la ligne médiane du cerveau au sein de la boîte crânienne, avec le passage du gyrus cingulaire **sous la faux du cerveau** (attention, bien que ce soit le plus souvent le cas, la déviation de la faux du cerveau n'est pas toujours présente si le parenchyme cérébral engagé passe parfaitement sous la faux sans la dévier). Ce type d'engagement peut induire une ischémie cérébrale frontale *via* la compression de l'artère péricalleuse, à l'origine d'un déficit moteur des membres inférieurs. 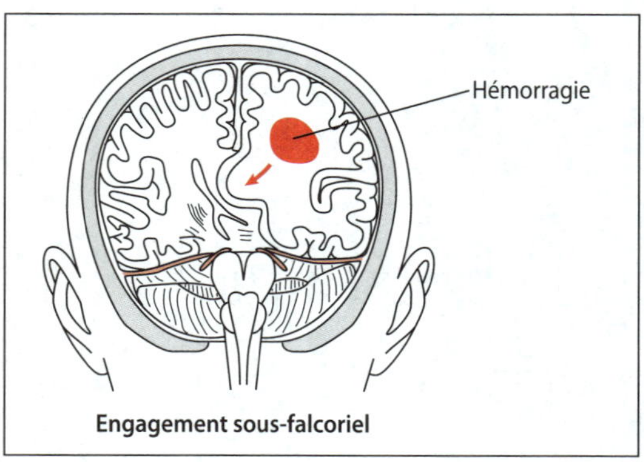 **Figure 1.** Engagement sous-falcoriel. 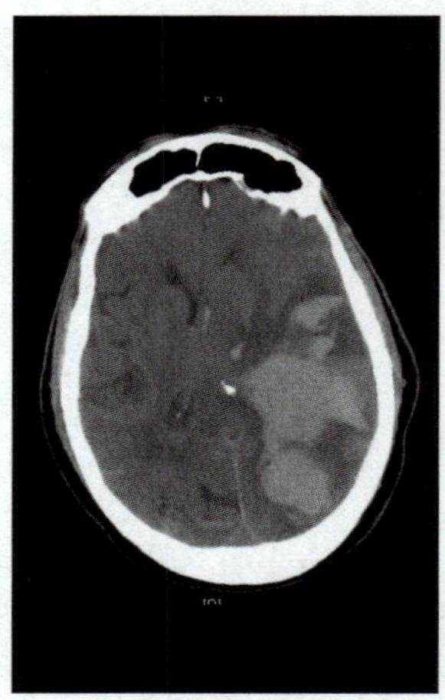 **Figure 2.** Engagement sous-falcoriel avec déviation de la faux du cerveau.

Engagement temporal	Hernie de la 5e circonvolution du lobe temporal et de l'hippocampe dans **l'incisure tentorielle**. Elle peut être à l'origine d'un accident vasculaire cérébral ischémique par compression de l'artère cérébrale postérieure. Elle peut également provoquer un déficit moteur hémicorporel controlatéral (par compression des fibres motrices homolatérales à l'engagement, en amont de leur décussation), voire bilatéral si le parenchyme cérébral engagé comprime également les fibres motrices controlatérales. De même, par compression du nerf oculomoteur, une mydriase homolatérale (car pas de décussation) voire bilatérale ainsi qu'un ptosis peuvent survenir. Cette dernière est réactive puis aréactive à la lumière. Aidez-vous d'un schéma anatomique si besoin pour ne pas vous tromper. Enfin, l'engagement temporal expose au risque de décès brutal sur compression du mésencéphale 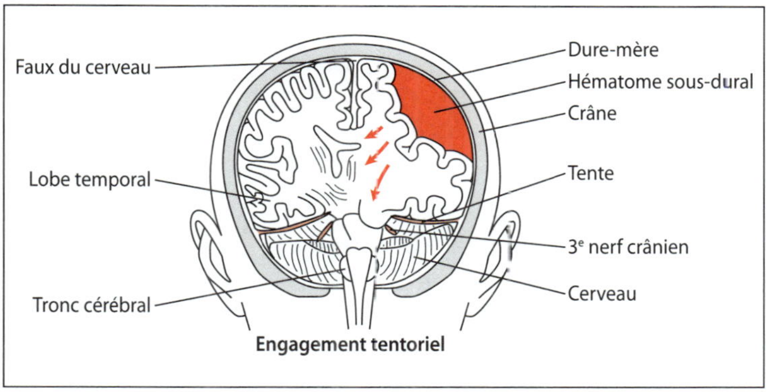 © Magnard **Figure 3.** Engagement temporal.
Engagement amygdalien	Engagement des amygdales cérebelleuses dans **le foramen magnum**, souvent lié à un processus expansif de la fosse postérieure. Il peut aboutir à la compression du tronc cérébral bulbaire, à l'origine de signes végétatifs (compression des centres de régulation cardiaque et respiratoire) voire d'une crise tonique postérieure (opisthotonos). Il n'y a pas de risque de coma car la réticulée est située plus haut que le site de compression. Un port guindé de la tête ou un torticolis doive faire craindre sa survenue. 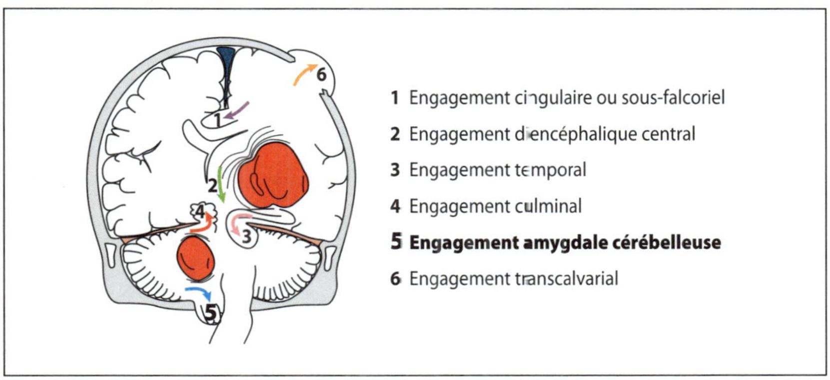 © Magnard **Figure 4.** Engagements intracrâniens.

En cas de glioblastome avec HTIC, il faut de toute façon opérer devant le risque d'engagement cérébral. La biopsie n'est alors pas indiquée puisqu'on profitera de cette opération pour réséquer la tumeur et l'envoyer en anatomopathologie. On privilégiera la biopsie cérébrale en l'absence d'HTIC et si la tumeur est localisée de manière à rendre la chirurgie risquée.

En cas de déficit moteur suivant une chirurgie cérébrale, il faut évoquer, selon le délai :
- un hématome intracérébral ou extradural si le déficit débute **à quelques heures** de la chirurgie (intervalle libre) ;
- un accident vasculaire cérébral ischémique *via* le traumatisme d'une artère cérébrale, si le déficit survient **à quelques minutes** de la chirurgie.

Partie 21

NUTRITION

Petite spécialité du concours, la nutrition est sans difficulté majeure. Si un dossier progressif devait comporter des questions de nutrition, il s'agirait probablement de questions au sujet d'une dénutrition ou bien d'un dossier de prise en charge d'une obésité morbide (volontiers avec des questions de chirurgie viscérale à propos de la chirurgie bariatrique). En dehors de cela, peuvent être présentes quelques petites questions en dossier progressif ou bien en questions isolées.

Vous trouverez quelques principaux repères de nutrition dans cette partie. Nul besoin d'aller très loin dans l'apprentissage des connaissances en nutrition, une fois les principales notions maîtrisées.

Item 246 Prévention primaire par la nutrition chez l'adulte et chez l'enfant

Voici un tableau résumant les objectifs nutritionnels en fonction de l'âge

Sujet	Adulte non âgé	Agé
Apports en calories	25-30 kcal/kg/jour	30-40 kcal/kg/jour
Apports en protéines	1 à 1,2 g/kg/jour	1,2 à 1,5 g/kg/jour
Apports en glucides	4 g/kg/jour	4 g/kg/jour
Apports en lipides	1 g/kg/jour	1 g/kg/jour

Je vous invite à connaître les noms des vitamine suivantes : thiamine (vitamine B1), pyridoxine (vitamine B6), acide folique ou folate (vitamine B9) et cobalamine (vitamine B12). Vous seriez sans doute bien embêtés si on vous mettait le nom sans la lettre correspondante.

Item 247 Modifications thérapeutiques du mode de vie (alimentation et activité physique)

Le régime pauvre en cholestérol consiste en une réduction des apports alimentaires en cholestérol < 300 mg/jour.

Le cholestérol LDL ne fait pas partie de la définition du syndrome métabolique (contrairement au taux de triglycérides et de HDL-cholestérol).

Item 248 Dénutrition chez l'adulte et chez l'enfant

Toute pathologie entravant l'alimentation peut être une cause de dénutrition (candidose buccale, dysphagie, etc.)

Un sujet âgé est dénutri pour un score MNA (*mini nutritionnal assessment*) global < 17 et pour un score MNA ***short form*** < 8 (attention au type de MNA utilisé).

Le syndrome de basse T3 (T3 basse, T4 et TSH normales) est secondaire à toute dénutrition.

La préalbuminémie ne fait pas partie des critères de dénutrition chez le sujet âgé, alors qu'elle en fait partie chez le sujet jeune.

On peut interpréter l'albuminémie comme indice de dénutrition qu'en l'absence de syndrome inflammatoire (induit une baisse du taux d'albumine), d'insuffisance hépatique (baisse de la production d'albumine) ou de cause de perte d'albumine (syndrome néphrotique ou autre) ou de déshydratation (fait faussement augmenter l'albuminémie).

Les compléments nutritionnels oraux hyperénergétiques donnés dans un contexte de dénutrition sont à ingérer **à distance des repas** et ne remplacent pas ces derniers.

En cas de dénutrition chez un sujet insuffisant rénal chronique, on privilégie le traitement de la dénutrition avec un régime hyperprotidique aux dépens de la néphroprotection.

L'alimentation entérale est indiquée en cas d'échec d'alimentation *per os*, de troubles de la déglutition ou encore de dénutrition sévère avec ingestats faibles.

Lorsque l'on veut mettre en place une alimentation entérale, on privilégie la sonde naso-gastrique en cas d'urgence/courte durée, alors qu'on préfère poser une gastrostomie pour une alimentation entérale au long cours.

Lors d'une renutrition, un syndrome de renutrition inappropriée peut survenir dans les 48 à 72 heures suivant la renutrition. Il est caractérisé par les troubles métaboliques suivants : une rétention hydrosodée, une hyperglycémie, une hypophosphorémie, une hypokaliémie, une hypomagnésémie, un déficit en thiamine (B1). Attention, les troubles de la calcémie n'en font pas partie. Ceci peut induire essentiellement des complications cardiaques (troubles du rythme) et neurologiques (paralysie, confusion, encéphalopathie, etc.).

Item 251 Obésité de l'enfant et de l'adulte

Les conditions pour envisager une chirurgie bariatrique sont les suivantes :
- un sujet âgé de 18 à 60 ans ;
- un IMC ≥ 40 ou IMC ≥ 35 avec ≥ 1 comorbidité susceptible d'être améliorée
- après un échec de traitement nutritionnel bien conduit pendant 6 à 12 mois ;
- en l'absence d'une perte de poids suffisante ou un maintien de la perte de poids ;
- après information, évaluation pré-opératoire et ayant accepté le suivi à vie.

Les contre-indications de la chirurgie bariatrique sont les suivantes :
- un trouble psychiatrique non stabilisé ;
- l'alcoolisme et la toxicomanie ;
- des troubles du comportement alimentaire graves ;
- une impossibilité de suivi médical ;
- une comorbidité menaçant le pronostic vital.

Item 252 Nutrition et grossesse

Pendant la grossesse, l'apport journalier doit être d'environ 1 800 kcal/jour (pas moins de 1 600 kcal/jour en tout cas).

Partie 22

ONCOLOGIE

Cette partie est consacrée aux généralités d'oncologie commune à tous les cancers. Vous trouverez les informations propres à chaque cancer dans sa partie correspondante.

L'idée est d'aborder les notions pouvant donc être présentes dans n'importe quel dossier d'oncologie ou bien en questions isolées. J'ai notamment cité quelques notions clés à propos des traitements en cancérologie, mais ceci n'a rien d'exhaustif. Il existe de nombreuses chimiothérapies, ayant chacune ses effets indésirables, qu'il faut connaître par cœur… Cet apprentissage est long et fastidieux mais vous devez être incollable en thérapeutique oncologique tant les questions sont faciles et fréquentes à ce sujet.

Item 287 Épidémiologie, facteurs de risque, prévention et dépistage des cancers

Les cancers les plus fréquents sont, par ordre décroissant : le cancer du sein, le cancer colorectal et le cancer du poumon chez la femme ; le cancer de la prostate, le cancer du poumon et le cancer colorectal chez l'homme.

Le cancer représente la première cause de mortalité en France, devant les maladies cardio-vasculaires.

Le tabac est le premier facteur de risque de cancer, tandis que l'alcool est le second.

Item 288 Cancer : cancérogénèse, oncogénétique

La recherche de mutations constitutionnelles nécessite que le patient accepte de prévenir sa famille en cas de recherche positive.

La recherche de mutations constitutionnelles est réalisée dans un laboratoire agréé et non pas dans n'importe quel laboratoire de ville.

En cas de recherche d'anomalie génétique sur une tumeur, il n'y a pas besoin de consultation d'oncogénétique ni de consentement écrit au préalable, contrairement à la recherche de mutation constitutionnelle (que l'on fera dans un deuxième temps si la recherche génétique sur la tumeur est positive).

Item 289 Diagnostic des cancers, stadification, pronostic

D'une façon générale, en oncologie, on définit un cancer par son « stade » à l'imagerie et par son « grade » en anatomopathologie.

Devant une proposition stipulant un cancer et son stade, vérifier que le bilan d'extension complet a été fait avant de cocher. Par exemple, « cancer du côlon stade III » ⇒ a-t-on le résultat du scanner thoraco-abdomino-pelvien montrant qu'il n'y a pas de métastase à distance (ce qui classerait ce cancer en stade IV) ?

Lorsque l'on stadifie un cancer à l'aide de la classification TNM, la notification « Nx » signifie qu'aucun ganglion n'est présent dans la pièce d'exérèse.

Item 290 Le médecin préleveur de cellules et/ou de tissus pour des examens d'anatomie et cytologie pathologiques

Les prélèvements pour examen histologique doivent être envoyés fixés dans le formol à 10 % tamponnés et inclus en paraffine (et ce, même en cas de recherche de mutation sur la pièce tumorale), sauf pour les examens extemporanés, en cas de recherches particulières (étude des graisses, examen en immunofluorescence directe), pour la cryopréservation sanitaire et pour la recherche. *N.B.* : *La cryopréservation (congélation du tissu tumoral frais) est envisagée en particulier pour la tumorothèque sanitaire (recommandée pour les tumeurs pédiatriques, les sarcomes et les hémopathies) et pour la recherche.*

En cas d'examen extemporané d'une pièce d'exérèse, on la garde à l'état frais sans application de fixateur ni de sérum physiologique, puis on réalise le prélèvement d'un morceau de la pièce que l'on durcit par congélation dans un cryostat, et on en réalise une coupe de 3-4 µm au microtome avant de la colorer. Enfin, vient l'analyse finale au microscope, de façon à donner le résultat anatomopathologique au chirurgien dans les 30 minutes.
La limite de l'examen extemporané est sa moindre fiabilité par rapport au processus traditionnel (un examen classique doit être réalisé ultérieurement pour confirmer le résultat, le reste de tissu de la pièce d'exérèse étant fixée dans ce but). En revanche, l'examen extemporané est impossible en cas de prélèvement trop petit et/ou calcifié.

En cas de cancer, il existe un obstacle au don d'organe mais pas au don du corps (on peut donner son corps dans un but scientifique, pour un exercice de dissection pour des étudiants en médecine, par exemple).

Item 291 Traitement des cancers : chirurgie, radiothérapie, traitements médicaux des cancers

Tout cas de cancer doit être présenté en réunion de concertation pluridisciplinaire (RCP) pour décider d'un traitement, mais un traitement peut être débuté avant la RCP si celui-ci est codifié et consensuel.

Plus les cellules tumorales sont engagées dans leur cycle cellulaire, plus elles sont sensibles à la radiothérapie. En outre, celles-ci ne doivent pas être en hypoxie pour être radiosensibles (d'où l'intérêt de corriger au préalable un bas débit artériel, une anémie, etc.).

Lorsqu'il existe peu de métastases cérébrales, une radiothérapie stéréotaxique peut être envisagée ; lorsqu'il existe de nombreuses métastases cérébrales, la radiothérapie encéphalique totale sera préférée.

La rectite radique se manifeste par des rectorragies volontiers associées à des glaires dans les selles. Celle-ci peut survenir plusieurs mois après la radiothérapie.

Sachez distinguer les complications à court et à long terme des chimiothérapies, on vous demande parfois de savoir faire la différence dans les questions du concours.

L'oxaliplatine n'est pas ototoxique. En revanche, la cisplatine l'est (et la carboplatine dans une moindre mesure). Pour autant, l'audiogramme n'est pas obligatoire en préthérapeutique d'une administration de cisplatine et de carboplatine.

Il faut réaliser un calcul de la fraction d'éjection du ventricule gauche (FEVG) à l'échographie cardiaque avant d'introduire du trastuzumab ; de même pour l'épirubicine.

Le cyclophosphamide et l'ifosfamide sont pourvoyeurs de cystite hémorragique.

En cas de cancer BRCA positif, le traitement par inhibiteurs de PARP (poly-ADP-ribose-polymérase-1) est particulièrement efficace.

Avant l'administration de 5-FU, il faut rechercher un déficit en dihydropyrimidine dehydrogénase (DPD) par le dosage de l'uracilémie, car des toxicités sévères sont possibles dans cette situation.

Après une chimiothérapie, l'injection de vaccin vivant est contre-indiquée pendant 6 mois.

Item 292 Prise en charge et accompagnement d'un malade cancéreux à tous les stades de la maladie, dont le stade de soins palliatifs

En cas de cancer, les soins de support doivent être proposés mais ne sont pas obligatoires.

Partie 23

OPHTALMOLOGIE

L'ophtalmologie est présente quasiment tous les ans aux ECNi. Cette matière est souvent jugée comme peu difficile par les étudiants passant le concours, car le référentiel est bien rédigé et les connaissances restent en superficie de la spécialité. Méfiez-vous tout de même, car un ophtalmologue peut sans problème vous proposer un dossier progressif difficile, mêlant plusieurs pathologies ophtalmologiques avec des questions pointues sur la physiopathologie et les examens complémentaires.

Comme la dermatologie, il s'agit d'une spécialité se prêtant bien à des questions d'iconographie (images de lampe à fente, de fond d'œil, de champ visuel, d'angiographie, etc.). Je vous invite donc à consulter et vous mettre en tête un maximum d'iconographies de façon à savoir les interpréter d'un coup d'œil. Cela vous aidera notamment à ne pas confondre les pathologies entre elles. À ce sujet, je vous conseille aussi de comprendre la physiopathologie de l'œil afin de retrouver facilement les atteintes cliniques et paracliniques propres à chaque pathologie (le stress pourrait vous faire tout confondre le jour du concours).

Item 50 Strabisme de l'enfant

Un épicanthus bilatéral peut donner une fausse impression de strabisme convergent. La normalité du test des reflets cornéens permet de s'assurer de l'absence de strabisme.

L'amblyopie strabique est d'autant plus sévère qu'elle se développe tôt dans l'enfance.

Le strabisme permanent est toujours pathologique. Le strabisme intermittent est pathologique seulement après l'âge de 4 mois.

Il faut suspecter un rétinoblastome en présence d'un strabisme associé à une leucocorie.

Le test de Lancaster est inutile en cas de strabisme car il n'existe pas de diplopie en cas de strabisme.

Item 79 Altération de la fonction visuelle

Les résultats des examens du champ visuel par périmétrie statique et cinétique (à l'aide d'un appareil de Goldmann) présentent ce que le patient voit directement (il n'y a pas d'inversion droite-gauche). Toutefois, il peut être utile de distinguer l'œil droit de l'œil gauche si jamais on ne vous présente que l'un des deux (par exemple ci-dessous avec la périmétrie cinétique).

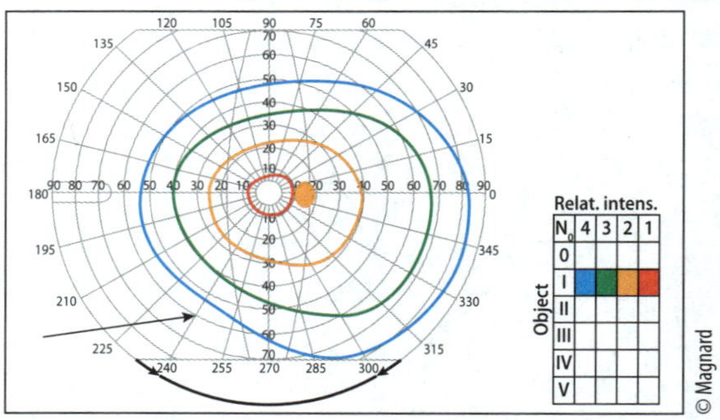

Figure 1. Périmétrie cinétique : pour repérer le côté, il suffit de repérer le ressaut nasal physiologique (du côté du nez du patient donc) indiqué ici par la flèche noire ⟹ il s'agit du champ visuel de l'œil droit.

La maculopathie induite par les antipaludéens de synthèse (par exemple, l'hydroxychloroquine) peut se présenter comme une maculopathie « en œil de bœuf ». À ce stade, l'atteinte est irréversible.

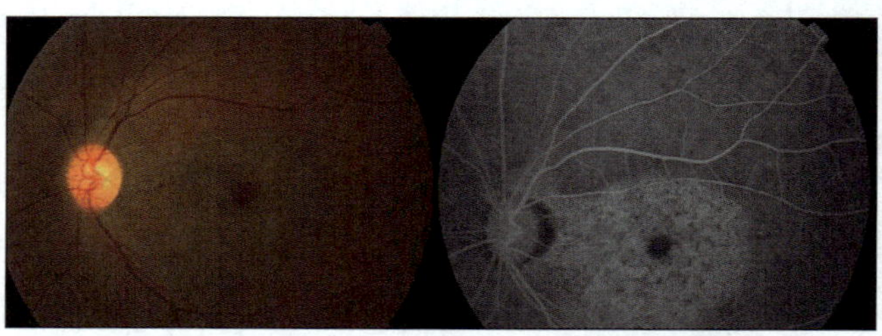

Figure 2. Maculopathie en « œil de bœuf » aux antipaludéens de synthèse.

Item 80 Anomalie de la vision d'apparition brutale

La réalisation d'un examen du champ visuel chez un sujet ayant une baisse d'acuité visuelle brutale n'est pas contributive.

Les principales causes de myodésopsies sont les suivantes : décollement du vitré, décollement de rétine, déchirure de rétine, hémorragie intravitréenne et uvéite postérieure.

Le décollement postérieur du vitré est fréquent chez le sujet âgé et peut être secondairement à l'origine d'un décollement de rétine idiopathique.

Un décollement de la partie supérieure de la rétine entraîne un déficit du champ visuel inférieur et inversement.

Il n'y a pas lieu d'évoquer une pathologique maculaire en l'absence de baisse d'acuité visuelle de près.

La micropsie est la perception des objets et des mots/lettres de taille plus petite par rapport à ce qu'ils sont réellement ; elle est présente en cas d'atteinte maculaire.

Une neuropathie optique ischémique postérieure (NOIP) peut être à l'origine d'une baisse d'acuité visuelle brutale.

Dans la neuropathie optique ischémique antérieure (NOIA) et dans l'occlusion de l'artère centrale de la rétine (OACR), il existe une diminution du réflexe photomoteur direct mais le réflexe photomoteur consensuel fonctionne parfaitement. Ainsi, il n'existe pas de mydriase dans ce contexte.

Voici les atteintes ophtalmologiques possibles de la maladie de Horton, par ordre décroissant en fréquence : NOIA +++ > OACR > NOIP (N. B : *Il s'agit d'atteintes des petits vaisseaux bien qu'il s'agisse d'une vascularite des gros vaisseaux*). Attention, la maladie de Horton ne cause pas d'occlusion de branche de l'artère centrale de la rétine (OBACR) car il n'y a pas de muscles dans la paroi des artères à ce niveau de division.

L'OACR est facilement reconnaissable sur un fond d'œil avec l'œdème rétinien ischémique blanchâtre sur laquelle se détache l'aspect « rouge cerise » de la fovéa (vascularisée par la choroïde), ainsi que la présence d'un rétrécissement diffus du calibre artériel.

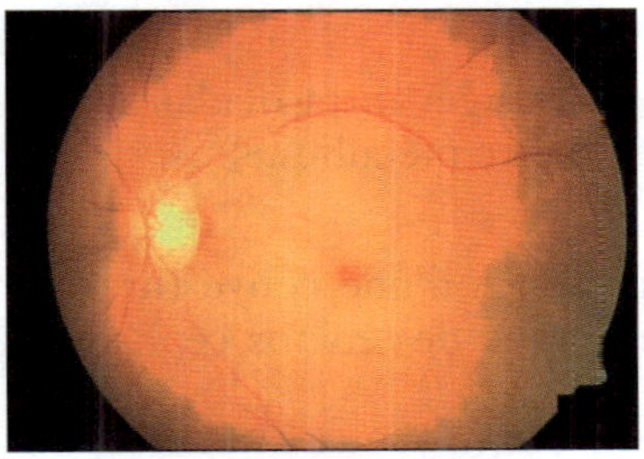

Figure 3. Fond d'œil d'OACR typique.

En cas d'OBACR, le pronostic dépend de l'atteinte de la macula : en cas d'atteinte de cette dernière, le sujet souffrira d'une baisse d'acuité du champ visuel ; en cas d'atteinte périphérique, le sujet souffrira d'une amputation du champ visuel en secteur.

En cas de découverte de NOIA, on ne réalise une biopsie de l'artère temporale, à la recherche d'une maladie de Horton, que s'il existe un contexte clinique évocateur et/ou s'il existe une augmentation de la VS/CRP.

L'angiographie peut être faite précocement dans l'occlusion de la veine centrale de la rétine (OVCR), mais il y a un risque que les hémorragies rétiniennes, pas encore résorbées, masquent les zones ischémiques.

L'occlusion de branche de la veineuse rétinienne (OBVR) peut provoquer des néovaisseaux prérétiniens (avec un risque d'hémorragie intravitréenne) mais pas de néovaisseaux prépapillaires ni iriens (donc il n'existe pas de risque de glaucome néovasculaire) comme dans l'OVCR.

Le syndrome de Terson est l'association d'une hémorragie intravitréenne uni- ou bilatérale et d'une hémorragie méningée.

Item 81 Œil rouge et/ou douloureux

Retenez que toutes les causes d'œil rouge et douloureux avec une baisse d'acuité visuelle peuvent entraîner un cercle périkératique.

Conjonctivite

Une sensation de « sable dans les yeux » est retrouvée en cas de conjonctivite ou de sécheresse oculaire.

Une conjonctivite virale peut induire une adénopathie prétragienne, potentiellement douloureuse à la palpation.

Corps étranger intraoculaire

La recherche d'un corps étranger intra-oculaire doit se faire par scanner et non par IRM (le corps étranger pourrait être métallique).

Il faut s'assurer de la présence d'une couverture vaccinale antitétanique en cas de corps étranger intra-oculaire (risque de tétanos céphalique de Rose à l'origine d'une paralysie faciale périphérique).

Glaucome aigu par fermeture de l'angle (GAFA)

Le glaucome aigu par fermeture de l'angle (GAFA) provoque de violentes douleurs rétrobulbaires par irradiation au nerf trijumeau.

L'âge est un facteur de risque de GAFA car le cristallin augmente de taille au fil des années, ceci favorisant le blocage pupillaire.

En cas de GAFA, il ne faut pas réaliser un examen du champ visuel en urgence car la douleur et éventuellement l'œdème de cornée rendent l'examen non fiable.

Il ne faut pas réaliser de fond d'œil **dilaté** avant de faire une goniométrie, car la mesure de l'angle iridocornéen sera biaisé.

L'acétazolamide, utilisé dans le traitement du GAFA, est contre-indiqué en cas d'allergie aux sulfamides, d'insuffisance rénale sévère, d'insuffisance hépatique sévère et d'antécédent de colique néphrétique. En dossier progressif d'ophtalmologie, la présence de ces éléments, dans l'énoncé, doit immédiatement vous faire penser à ces contre-indications qui seront sans doute de mise dans la suite du dossier.

Kératite

La recherche d'érosion cornéenne est réalisée par un test à la fluorescéine : on instille une goutte de fluorescéine (colorant **orange**) dans l'œil, puis on recherche des érosions cornéennes (opacités **vertes**) lors de l'éclairage de la cornée par une lumière **bleue**.

Le syndrome de Gougerot-Sjögren, *via* la survenue d'un syndrome sec oculaire, favorise l'apparition d'une kératite ponctuée superficielle.

Sclérite

Les deux principales causes de sclérite à connaître aux ECNi sont la polyarthrite rhumatoïde et la maladie de Wegener. Il existe d'autres causes plus anecdotiques.

Une bonne façon de différencier sclérite et épisclérite est l'instillation d'un collyre vasoconstricteur de type néosynéphrine. Si la rougeur de l'œil disparaît au décours, alors il s'agit d'une épisclérite ; si elle ne disparaît pas, il s'agit d'une sclérite.

Uvéite

La « graisse de mouton » constitue les précipités rétrodescemétiques qui s'agrègent. Si celle-ci est présente, on dit que l'uvéite est granulomateuse. Toutes les uvéites sont granulomateuses sauf l'uvéite à HLA B27, l'uvéite associée à la maladie de Behçet, et l'uvéite liée à l'arthrite juvénile idiopathique. Attention toutefois, les uvéites dites granulomateuses ne présentent pas toujours cette « graisse de mouton », les précipités rétrodescemétiques pouvant être fins sans s'agréger par moments.

N. B. : *Le caractère granulomateux d'une uvéite n'a rien à voir avec la lésion histologique (il n'est donc pas lié aux granulomatoses au sens général du terme).* Par ailleurs, sachez qu'une uvéite à hypopion n'est jamais granulomateuse et inversement (ces deux caractéristiques sont exclusives).

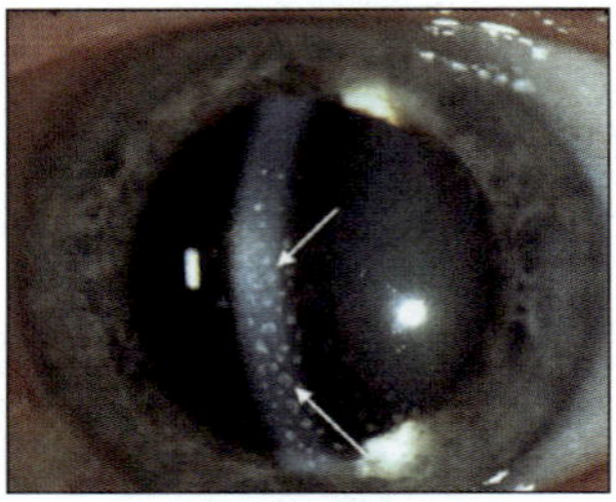

Figure 4. Uvéite granulomateuse.

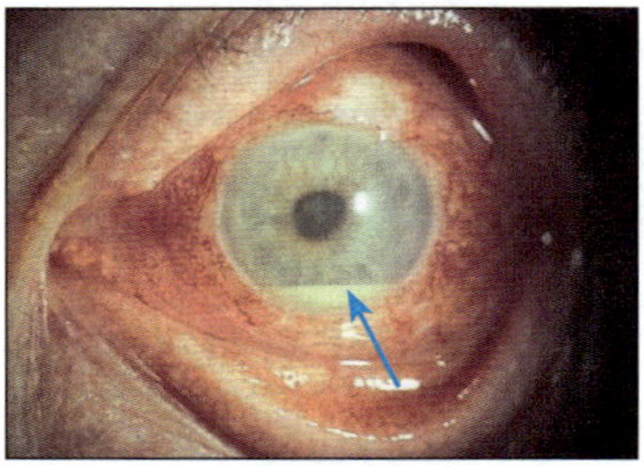

Figure 5. Uvéite à hypopyon (l'hypopyon est indiqué par la flèche bleue).

L'uvéite la plus fréquente est l'uvéite antérieure aiguë à HLA B27 (se présentant avec des précipités rétrodescemétiques fins non confluents, uvéite non granulomateuse).

La sarcoïdose induit une uvéite granulomateuse, souvent bilatérale, pouvant toucher le secteur antérieur, intermédiaire ou postérieur, et qui peut comporter des nodules iriens.

La syphilis et la tuberculose peuvent tout donner en ophtalmologie (notamment des uvéites). Ce sont de « grandes simulatrices ».

Les synéchies iridocristalliniennes, voire iridocornéennes témoignent d'une uvéite **chronique** ou bien de poussées d'uvéites **récidivantes.** Un seul épisode d'uvéite aiguë n'induit pas de synéchies.

En cas d'œil rouge dans un contexte de spondylarthrite, il faut penser à une uvéite ou à une conjonctivite (pouvant être associée à une arthrite et une urétrite ou cervicite dans le syndrome de Fiessinger-Leroy-Reiter).

Le traitement d'uvéite antérieure par collyres mydriatiques prévient/diminue les synéchies iridocristaliniennes et permet également l'antalgie par effet cycloplégiant (la douleur dans l'uvéite est en partie liée à la sensibilité du corps ciliaire).

Item 82 Glaucome chronique

La tonométrie à aplanation est la référence par rapport à la tonométrie à air pulsé pour la mesure du tonus oculaire.

La principale plainte des patients atteints de glaucome chronique est l'amputation du champ visuel et non la baisse d'acuité visuelle. Ainsi, il ne faut pas évoquer un glaucome chronique devant une baisse d'acuité visuelle car cette dernière ne survient qu'après 90 % d'amputation du champ visuel.

Contrairement au glaucome aigu, le glaucome chronique n'expose pas au risque d'œdème cornéen.

Le traitement par hypotonisant oculaire est indiqué pour les glaucomes chroniques à pression élevée mais aussi pour les glaucomes chroniques à pression normale.

Item 83 Troubles de la réfraction

Lorsque l'on vous donne une indication sur des troubles de la réfraction du patient dans l'énoncé, je vous invite à les traduire de suite, cela peut vous aider pour la suite du dossier (certains troubles de la réfraction sont des facteurs de risque d'autres pathologies ophtalmologiques). Par exemple, si l'on vous parle de la correction suivante : « - 8,75 (- 2,75 à 180 °) add + 3,00 » => cela signifie que le patient est myope (premier symbole « - » avec « - 8,75 ») avec un astigmatisme « (-2,75 à 180 °) » et une presbytie surajoutés (« add + 3,00 »).

L'hypermétropie est très fréquente chez le nourrisson et a tendance à diminuer avec l'âge (avec la croissance de l'œil). Attention, cela reste néanmoins un facteur de risque de strabisme accommodatif.

L'étude de la réfraction chez l'enfant se fait sous agent cycloplégiant car les capacités accommodatives sont importantes à cet âge et peuvent biaiser l'étude de la réfraction oculaire.

L'anisométropie est à risque d'amblyopie chez l'enfant, car le cerveau ne traite alors que les informations visuelles provenant de l'œil ayant la meilleure acuité visuelle (d'où l'importance des dépistages, surtout qu'un enfant avec une baisse d'acuité visuelle unilatérale ne se plaindra pas).

Une amblyopie « fonctionnelle » est une amblyopie avec un examen à la lampe à fente et un fond d'œil normal.

La myopie induit une vision floue de loin, la presbytie une vision floue de près et l'hypermétropie et l'astigmatisme, une vision floue de loin et de près.

Item 84 Pathologie des paupières

Devant une pathologie des paupières, si vous hésitez entre un orgelet et un chalazion, sachez que le chalazion est bien plus fréquent que l'orgelet (95 % des cas environ). Je vous invite à cocher chalazion en cas de doute.

La perte des cils en regard d'une tumeur est en faveur de la malignité.

Item 100 Diplopie

Lors de l'examen au verre rouge, la paralysie du nerf abducens VI est à l'origine d'une diplopie homonyme (œil en convergence) tandis que la paralysie du nerf oculomoteur III est à l'origine d'une diplopie croisée (œil en divergence).

Les principales causes de diplopie douloureuse sont les suivantes : diabète, anévrisme intracrânien, maladie de Horton et syndrome de Tolosa-Hunt.

Les anévrismes de l'artère communicante postérieure et de l'artère carotidienne supraclinoïdienne peuvent entraîner une paralysie du nerf oculomoteur III (avec diplopie) et des céphalées.

Les paralysies supranucléaires ne provoquent pas de diplopie (on les appelle « paralysies de fonction »).

Item 102 Sclérose en plaques

La sclérose en plaques peut causer une uvéite antérieure aiguë granulomateuse.

En cas de neuropathie optique rétrobulbaire (NORB) liée à une sclérose en plaques, les bolus intraveineux de corticoïdes accélèrent la récupération de la poussée et retarde la survenue d'un deuxième épisode mais n'améliore pas le pronostic visuel final (il ne modifie pas l'issue de l'histoire de la maladie).

Item 127 Déficit neurosensoriel chez le sujet âgé

Cataracte

La cataracte nucléaire induit une myopie d'indice (pas une myopie axiale, ni une myopie de courbure).

Ne confondez pas la cataracte sous-capsulaire postérieure (secondaire à un diabète, par exemple) et l'opacification de la capsule postérieure consécutive à une chirurgie de cataracte (aussi appelée « cataracte secondaire », liée à une prolifération des cellules du cristallin et non à une opacification de l'implant).

La cataracte cortico-induite est sous-capsulaire postérieure (mais les corticoïdes peuvent aggraver une cataracte sénile de type nucléaire).

La biométrie non contact combine une échographie en mode A ainsi qu'une kératométrie. Il s'agit des deux examens nécessaires avant de réaliser une chirurgie de la cataracte.

La chirurgie de la cataracte se fait en ambulatoire sous anesthésie locale, le plus souvent.
N. B : *Je vous conseille de bien connaître les principales étapes de la chirurgie de la cataracte, car cela fait souvent l'objet d'une question en dossier progressif.*

La chirurgie de la cataracte peut aggraver un œdème maculaire préexistant.

Une des complications de la chirurgie de la cataracte est la rupture capsulaire postérieure. Dans ce cas, on ne peut plus mettre l'implant dans le sac du cristallin, car celui-ci a un risque de glisser dans le corps vitré. L'alternative, dans ce contexte, est de mettre l'implant dans la chambre antérieure ou bien d'utiliser des lentilles de contact.

Dégénérescence maculaire liée à l'âge (DMLA)

La DMLA touche les deux yeux mais l'atteinte peut être asymétrique.

En cas de forme débutante avec la présence de drusen, on parle de maculopathie liée à l'âge (MLA) mais pas encore de DMLA.

L'angiographie au vert d'indocyanine, permettant de visualiser les vaisseaux choroïdiens, n'est pas réalisée d'emblée. Elle l'est à la suite d'une angiographie à la fluorescéine (permettant de visualiser les vaisseaux rétiniens et légèrement les vaisseaux choroïdiens), si celle-ci ne permet pas de visualiser suffisamment les vaisseaux choroïdiens.
N. B. : *La macula est toujours sombre à l'angiographie, ce qui ne doit pas vous faire douter.*

Item 197 Transplantation d'organes

La non-régularité des points de suture d'une greffe de cornée peut causer un astigmatisme.

Item 221 Hypertension artérielle de l'adulte

En cas de crise aiguë hypertensive, le retentissement viscéral (œil, rein, cœur, système nerveux central) est le mieux apprécié par l'atteinte ophtalmologique au fond d'œil.

Il n'existe une baisse d'acuité visuelle dans la rétinopathie hypertensive qu'en cas d'œdème papillaire (l'œdème maculaire est rare dans cette pathologie).

Le signe du croisement, caractéristique d'une artériosclérose rétinienne, est la visualisation au fond d'œil d'une veine comprimée par une artère (et non l'inverse).

L'hypertension artérielle favorise la survenue d'hémorragie sous-conjonctivale.

Item 240 Hyperthyroïdie

Il existe fréquemment une hypertonie oculaire (liée à l'hypertrophie des muscles oculomoteurs et de la graisse intraorbitaire) dans l'orbitopathie dysthyroïdienne.

Dans l'orbitopathie dysthyroïdienne, la classification NOSPECS précise la gravité, tandis que le score CAS caractérise l'inflammation et la nécessité ou non d'induire un traitement anti-inflammatoire par corticoïdes.

Item 245 Diabète sucré de type 1 et 2 de l'enfant et de l'adulte. Complications

La physiopathologie de la rétinopathie diabétique est à la mode dans les questions de dossiers progressifs. En voici les grands principes : l'hyperglycémie, à l'origine d'une glycation des protéines, entraîne un épaississement des membranes basales avec une diminution de la diffusion en oxygène. Le stress oxydatif, l'inflammation et l'activation du système rénine-angiotensine-aldostérone provoquent alors une modification du flux sanguin rétinien avec, pour conséquence, une hypoxie relative. Cela conduit à la sécrétion locale de facteurs de croissance angiogéniques et properméabilisants (par exemple, VEGF) à l'origine de deux phénomènes provoquant les lésions de rétinopathie diabétique : **l'obstruction capillaire avec néovascularisation et l'hyperperméabilité capillaire**.

Il n'y a pas de risque de rétinopathie diabétique en cas de diabète gestationnel (c'est-à-dire un diabète non présent avant la grossesse). Le fond d'œil est alors inutile.

La rétinopathie diabétique est asymptomatique sauf en cas d'œdème maculaire (celui-ci pouvant survenir à n'importe quel stade de rétinopathie), de maculopathie ischémique ou de complication d'une rétinopathie proliférative (glaucome néovasculaire, décollement de rétine tractionnel, hémorragie intravitréenne).

Il n'y a jamais d'œdème papillaire dans la rétinopathie diabétique.

En cas de glaucome néovasculaire, l'angle est **ouvert** mais le trabéculum est obstrué par des néovaisseaux, empêchant la résorption de l'humeur aqueuse et augmentant, par conséquent, la pression intraoculaire.

Item 330 Orientation diagnostique et conduite à tenir devant un traumatisme cranio-facial

Une plaie transfixiante du globe oculaire est une contre-indication à l'échographie en mode B (cet examen nécessite d'appliquer la sonde échographique sur l'œil). À noter que l'échographie en mode B permet de voir un décollement rétinien mais pas une déchirure de rétine.

Une plaie du globe oculaire impose une chirurgie en urgence.

Les brûlures oculaires par produits basiques sont potentiellement plus graves que par produits acides, car ils pénètrent plus facilement dans les tissus se situant en profondeur par rapport à l'épithélium.

L'atteinte du limbe scléro-cornéen est l'élément pronostic majeur en cas de brûlure oculaire car il contient la majorité des cellules souches de l'épithélium cornéen.

Partie 24

OTO-RHINO-LARYNGOLOGIE (ORL)

L'otorhinolaryngologie est une petite spécialité qui n'est pas toujours présente aux ECNi.

En cas de dossier progressif ORL d'adulte, les items sur lesquels vous avez le plus de probabilité d'être interrogés sont, à mon sens, les items portant sur l'altération de la fonction auditive, les vertiges, ainsi que les tumeurs ORL. En cas de dossier pédiatrique, les infections ORL sont particulièrement appréciées des rédacteurs de dossiers progressifs.

Les cancers ORL sont très proches en matière de symptomatologie et de démarches diagnostique et thérapeutique. Je vous conseille de connaître les grandes lignes de cette démarche commune, puis d'apprendre, dans un second temps, les particularités propres à chaque cancer.

Enfin, dans cette spécialité, les examens complémentaires prennent une place importante. Contentez-vous de connaître les examens complémentaires classiques sans entrer dans les détails des examens relevant du domaine du spécialiste (notamment dans l'item portant sur les vertiges). Par ailleurs, retenez que l'on injecte un scanner uniquement en cas de recherche de pathologie tumorale ou infectieuse (ce qui reste globalement valable d'une façon plus générale en médecine).

Item 44 Dépistage des troubles auditifs chez l'enfant

L'aplasie mineure de l'oreille est une malformation de la chaîne des osselets, à l'origine d'une surdité de transmission à tympan normal.

En cas d'aplasie majeure de l'oreille (malformation du pavillon et/ou du méat acoustique externe et/ou de l'oreille moyenne), on peut réaliser une abstention thérapeutique en l'absence de retentissement fonctionnel (mais une chirurgie esthétique reste toujours possible). En revanche, en cas de retentissement fonctionnel, on met en place un appareillage afin de rétablir la conduction osseuse.

En cas d'anomalies aux otoémissions acoustiques provoquées (OEAP), il s'agit plus souvent d'une surdité de perception que d'une surdité de transmission.

La surdité de l'enfant est le plus souvent acquise.

Item 85 Épistaxis

Une épistaxis peut provenir des branches de l'artère carotide interne ou de celles de l'artère carotide externe.

Voici les signes de gravité d'une épistaxis : un écoulement antérieur **et** postérieur d'emblée, un écoulement bilatéral, un retentissement général de l'hémorragie.

Une épistaxis unilatérale chez un garçon doit faire évoquer la présence d'un fibrome nasopharyngé.

En cas de maladie de Rendu-Osler, l'épistaxis est due à la rupture des télangiectasies de la muqueuse nasale. C'est pourquoi, il faut retarder l'emploi du méchage dans la mesure du possible (la compression est alors primordiale) car celui-ci pourrait aggraver l'épistaxis en rompant d'autres télangiectasies. *Attention, dans ce contexte, on utilise un méchage non résorbable car il n'y a pas de trouble de la coagulation dans cette pathologie.*

L'antibiothérapie est indiquée en cas d'épistaxis dans les cas suivants : tamponnement non résorbable mis en place pendant plus de 48 heures, récidive d'épistaxis et nécessité de réaliser un deuxième méchage, immunodépression, valvulopathie, maladie de Rendu-Osler.

Pour traiter une épistaxis, on préfère la cautérisation nasale chimique à la cautérisation électrique chez l'enfant.

Item 86 Trouble aigu de la parole. Dysphonie

Les termes « corde vocale », « pli vocal » et « glotte » sont synonymes.

En cas d'atteinte du nerf glossopharyngien (IX) et vague (X), on peut constater le signe du rideau (déplacement vers le haut et le côté sain de la paroi postérieure du pharynx lorsque le patient prononce la lettre « A », attirant la luette). Ainsi, en cas de paralysie de la paroi postérieure du pharynx **gauche**, on observe un signe du rideau **droit** (et inversement).

L'immobilité d'une corde vocale est différente d'une paralysie. Une immobilité peut résulter d'un blocage mécanique (lié à un cancer laryngé, par exemple), tandis qu'une paralysie a pour origine une lésion nerveuse. En cas de doute entre les deux, un électromyogramme peut permettre de trancher.

On constate une voix bitonale en cas de paralysie laryngée unilatérale.

En cas de paralysie des cordes vocales en position fermée, on constate une **dyspnée** haute avec une voix peu modifiée. En cas de paralysie des cordes vocales en position ouverte, on observe une **dysphonie** (voix quasi inaudible) et le risque de fausse route est important.

En cas de paralysie bilatérale des cordes vocales, il faut évoquer une lésion se situant dans les zones où les deux nerfs laryngés inférieurs sont les plus proches anatomiquement (base du crâne, thyroïde et base du cou/œsophage).

En cas de dysphonie sans étiologie évidente, on réalise un scanner cranio-cervico-thoracique injecté afin de rechercher une lésion sur le trajet des voies nerveuses motrices des cordes vocales.

Item 87 Altération de la fonction auditive

Le test de Weber est latéralisé vers l'oreille gauche ou droite, tandis que le test de Rinne est positif ou négatif pour une oreille. Ne vous précipitez pas pour répondre aux questions portant sur ces tests, ce sont certes des points qui peuvent être faciles mais elles sont aussi souvent l'objet d'erreurs d'inattention.

Lors du test de Rinne, on tape une première fois le diapason, puis on le place sur la mastoïde du patient. Lorsque ce dernier dit ne plus entendre le son, on place le diapason **sans le retaper** devant le pavillon de l'oreille.

On ne peut pas réaliser d'épreuve de Rinne ni de Lewis sur un côté où il existe une surdité totale (sur une fracture translabyrinthique par exemple) puisqu'il n'y aura alors aucune perception sonore en conduction osseuse.

L'audiométrie est un examen subjectif et non objectif.

La tympanométrie n'est pas réalisable en cas de tympan perforé, de présence d'un corps étranger ou de bouchon intra-auriculaire.

Si un patient présentant une surdité n'est pas gêné pour téléphoner, c'est qu'il présente une surdité de transmission. En effet, lorsqu'il téléphone, les sons provenant du combiné du téléphone parviennent au réseau nerveux directement via la conduction osseuse (application du combiné contre la mastoïde), ceci court-circuitant la pathologie causale de la surdité de transmission.

La surdité de transmission prédomine sur les fréquences graves tandis que la surdité de perception prédomine sur les fréquences aiguës (sauf pour la maladie de Ménière qui prédomine sur les fréquences graves).

Une surdité endocochléaire est caractérisée par un réflexe stapédien présent ainsi qu'un phénomène de recrutement des fibres nerveuses. En cas de surdité rétrocochléaire, le réflexe stapédien est aboli et il n'existe pas de phénomène de recrutement.

Le neurinome de l'acoustique induit un allongement des latences du côté atteint (traduisant l'atteinte rétrocochléaire) ainsi qu'un tracé désynchronisé lors de la mesure des potentiels évoqués auditifs.

Le neurinome de l'acoustique peut induire une paralysie faciale (atteinte du nerf VII qui chemine proche du nerf VIII dans le paquet acousticofacial), voire une extension aux autres nerfs crâniens émergeant près du nerf VIII, une hypertension intracrânienne, des vertiges persistants voire récurrents. Cette tumeur n'est par ailleurs jamais maligne.

En cas de neurinomes à répétition (neurinomes de l'acoustique touchant le nerf VIII notamment), il faut évoquer une neurofibromatose de type II.

L'otospongiose débute par une surdité de transmission. Elle peut ensuite aboutir, dans de rares cas, à une surdité mixte en cas d'extension de la sclérose à la cochlée. *N.B. La chirurgie d'otospongiose n'évite pas l'extension vers une surdité mixte.*

L'encoche de Carhartt est pathognomonique de l'otospongiose à l'audiogramme. Elle correspond à une déflexion de la courbe de conduction osseuse (courbe supérieure) autour de la fréquence de 2 000 Hz.

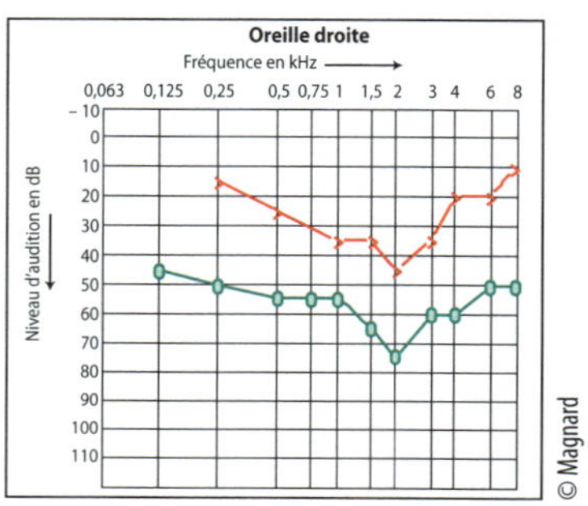

Notez qu'il existe ici un fond de surdité de perception (pouvant être le témoin d'une extension à la cochlée ou bien d'une autre cause) surajoutée à cette surdité de transmission droite.

Figure 1. Otospongiose droite avec encoche de Carhartt sur la fréquence de 2 000 Hz.

La maladie de Ménière peut induire une diplacousie (distorsion de hauteur de son provoquant **une hyperacousie douloureuse**). Attention car le reste du temps, la maladie de Ménière engendre une **hypoacousie**.

Une méningite bactérienne peut se compliquer d'ossification labyrinthique (plus souvent en cas de méningite à pneumocoque qu'à méningocoque), à l'origine d'une altération de la fonction auditive (surdité de perception endocochléaire). C'est pourquoi, il est nécessaire de réaliser un suivi de l'audition après une méningite bactérienne, et d'effectuer une IRM cérébrale en cas de perturbation de celle-ci, à la recherche d'une ossification labyrinthique.

Item 88 Pathologie des glandes salivaires

Voir partie 4 – Chirurgie maxillo-faciale

Item 97 Migraine, névralgie du trijumeau et algies de la face

Voir partie 19 – Neurologie

Item 99 Paralysie faciale périphérique

La paralysie faciale périphérique peut engendrer un déficit **sensoriel** (trouble du goût) et non sensitif des deux tiers antérieurs de l'hémilangue (en cas de lésion en amont de la corde du tympan, au niveau de la portion mastoïdienne).

Il est nécessaire de réaliser une imagerie de tout le trajet du nerf facial (IRM ou scanner cérébral + cervical – pour sa région parotidienne) en cas de paralysie faciale progressive ou récidivante ou non régressive afin de rechercher une cause locorégionale à cette pathologie (notamment une tumeur).
N. B. : *Une paralysie faciale causée par une tumeur peut démarrer de façon brutale.*

Le tronc du nerf facial passe dans l'oreille moyenne. Ainsi, toute pathologie de l'oreille moyenne peut causer une paralysie faciale.

La fermeture des yeux est difficile en cas de paralysie faciale. Il est nécessaire d'introduire une pommade oculaire à base de vitamine A et des larmes artificielles afin de prévenir la survenue d'une sécheresse oculaire, voire d'une kératite. Il ne faut pas oublier de fermer les yeux la nuit.

L'électrothérapie faciale est délétère en cas de paralysie faciale.

Les causes de paralysie faciale bilatérale sont les suivantes : le syndrome de Guillain-Barré, la sclérose latérale amyotrophique, la périartérite noueuse, le syndrome de Melkersson-Rosenthal, le réticulosarcome, le diabète, le syndrome de Moebius, la sarcoïdose, la maladie de Lyme et le VIH.

Item 101 Vertige

Chez un patient trop vertigineux pour se lever, les tests diagnostiques suivants ne sont pas réalisables (attention de ne pas les cocher) : le test de Romberg, la manœuvre de Fukuda et le test de la marche aveugle en étoile. En revanche, la recherche d'une déviation des index est possible chez un patient alité.

De même, on évite de réaliser des examens complémentaires d'exploration vestibulaire (par exemple, la vidéonystagmographie, l'épreuve rotatoire impulsionnelle, etc.) lorsqu'un patient est en plein vertige car la stimulation vestibulaire aggraverait ses vertiges.

En cas de syndrome vestibulaire périphérique, le nystagmus est asymétrique puisqu'il est plus important sur l'œil homolatéral à la lésion.

En cas de syndrome vestibulaire périphérique, l'intensité du nystagmus augmente dans l'obscurité car cette dernière engendre une diminution de la fixation oculaire.

Retenez que le nystagmus bat du côté le plus stimulé et non pas du côté sain, cela risque de vous induire en erreur. Voici un exemple pour illustrer ce propos : une otite moyenne aiguë droite peut irriter le vestibule droit et le stimuler, entraînant un nystagmus droit et un syndrome vertigineux périphérique harmonieux gauche ; si l'on ne traite pas cette otite, le vestibule droit sera détruit, ce qui va inverser le nystagmus et le syndrome périphérique (nystagmus gauche car le côté gauche devient le côté le plus stimulé avec un syndrome vertigineux périphérique harmonieux droit).
N.B. Aux ECNi, les questions portent classiquement sur le syndrome vestibulaire de type destructif et non irritatif, donc ne vous prenez pas trop la tête avec cette nuance si la notion était déjà claire pour vous.

Un nystagmus pendulaire est un nystagmus dont les deux secousses sont de même vitesse et de même durée.

L'ataxie vestibulaire est aggravée par la fermeture des yeux (car les yeux participent à l'équilibre avec la proprioception, les fonctions cérébelleuses et le système vestibulaire). De même, l'ataxie proprioceptive est aggravée par la fermeture des yeux (les yeux améliorant la représentation du corps dans l'espace). En revanche, l'ataxie cérébelleuse n'est pas modifiée par la fermeture des yeux.

La **vidéonystagmoscopie** permet de mettre en évidence un nystagmus (le patient regarde un écran noir pour inhiber la fixation oculaire) sous enregistrement vidéo par une caméra. La **vidéonystagmographie** désigne l'analyse par un logiciel informatique pour quantifier le nystagmus décelé à partir d'une vidéonystagmoscopie.

En cas de vertige positionnel paroxystique bénin (VPPB), l'examen clinique ORL (nystagmus, test de Romberg, etc.) est normal en dehors des crises. Seule la manœuvre de Dix et Hallpike, déclenchant le vertige, est anormale.

Le VPPB peut se déclencher la nuit lors des changements de position.

Dans un contexte de VPPB, la manœuvre diagnostique s'appelle la manœuvre de Dix et Hallpike tandis que les manœuvres thérapeutiques s'appellent la manœuvre de Sémont-Toupet et la manœuvre d'Epley. Il est tellement facile de s'emmêler dans les noms que les rédacteurs de dossiers raffolent de ce piège.

La névrite vestibulaire est caractérisée par la présence **d'un seul vertige** qui diminue progressivement en quelques jours/semaines.

La névrite **vestibulaire** ne touche que le contingent **vestibulaire** du nerf VIII, d'où l'absence de signes auditifs dans cette pathologie.

Une hospitalisation est de mise en cas de névrite vestibulaire, de façon à pouvoir administrer les médicaments par voie intraveineuse (les vomissements empêchant toute prise orale) et parce que, bien souvent, les vertiges sont trop importants à la phase aiguë pour envisager un retour à domicile.

En cas de tableau clinique de type névrite vestibulaire, il est nécessaire de réaliser une imagerie cérébrale à distance pour éliminer une poussée inflammatoire d'une tumeur, à l'origine de symptômes similaires à ceux d'une névrite vestibulaire.

Le syndrome de Wallenberg induit un syndrome vestibulaire **central** et non périphérique.

Le neurinome de l'acoustique induit un syndrome vestibulaire **périphérique** alors qu'il s'agit d'une lésion « **centrale** ».

Item 108 Troubles du sommeil de l'enfant et de l'adulte

Voir partie 19 – Neurologie

Item 115 Évaluation clinique et fonctionnelle d'un handicap sensoriel : la surdité

L'implantation cochléaire est réservée aux surdités neurosensorielles bilatérales profondes pour lesquelles un appareillage conventionnel ne suffit pas/plus à garantir une audition correcte (notamment lorsqu'elle induit des troubles du développement du langage oral chez l'enfant).

Item 118 Principales techniques de rééducation et de réadaptation en ORL. Savoir prescrire la massokinésithérapie et l'orthophonie

Voir partie 11 – Médecine physique et de réadaptation

Item 127 Déficit neurosensoriel chez le sujet âgé : surdité et vertige

La presbyacousie est une surdité de perception **endocochléaire** (pas rétrocochléaire).

La presbyacousie est le plus souvent isolée mais elle peut parfois s'accompagner d'acouphènes et de troubles de l'équilibre.

La presbyacousie engendre une surdité de perception bilatérale. En cas d'asymétrie clinique ou audiométrique, il faut rechercher un schwannome de l'acoustique.

Dans la presbyacousie, la prothèse amplificatrice augmente l'intensité du son mais ne permet pas une meilleure compréhension des mots, d'où l'efficacité modérée de ce type d'appareillage (pour rappel, il existe un trouble de la compréhension dans la presbyacousie du fait de la baisse d'activité des cellules ciliées externes, ce qui diminue la discrimination fréquentielle).

Item 145 Infections nasosinusiennes de l'enfant et de l'adulte

Attention de ne pas évoquer une sinusite aiguë chez l'enfant tant que le sinus correspondant ne s'est pas encore développé. L'ethmoïde se développe durant le premier trimestre du développement fœtal, tandis que les sinus maxillaires, frontaux et sphénoïdaux se développent respectivement à partir des âges de 3, 5 et 10 ans.

On dit qu'une sinusite est « bloquée » lorsque la douleur devient rapidement insupportable et insomniante, malgré le traitement médical. Le drainage du sinus ne se fait plus correctement dans ce contexte. Une ponction du sinus et l'emploi de corticoïdes soulagent habituellement cette douleur.

En cas d'éthmoïdite avec des signes de gravité, on réalise une imagerie à la recherche d'un abcès. Si un abcès est présent, on élargit le spectre de l'antibiothérapie (céphalosporine de troisième génération + métronidazole plutôt qu'amoxicilline-acide clavulanique, par exemple) et on réalise un drainage chirurgical de l'abcès.

Ne pas confondre la polypose nasosinusienne (à l'origine d'une obstruction nasale **bilatérale** et d'une fluctuation de l'odorat, voire d'une anosmie) et le syndrome de Widal se caractérisant justement par une polypose nasosinusienne associée à un asthme ainsi qu'à une intolérance à l'aspirine, aux anti-inflammatoires non stéroïdiens et aux sulfites (qu'on retrouve essentiellement dans le champagne, la bière et le vin).

Le scanner (non injecté) réalisé pour explorer une polypose nasosinusienne doit être réalisé à distance d'une poussée inflammatoire, car l'on pourrait surestimer les lésions en interprétant l'inflammation nasosinusienne comme étant des polypes.

La récupération de l'odorat n'est pas systématique après le traitement d'une polypose nasosinusienne.

L'aspergillose maxillaire peut induire une sinusite chronique (survenant essentiellement après un geste dentaire, induisant un corps étranger maxillaire autour duquel l'*Aspergillus* vient se greffer), des sinusites aiguës à répétition ou encore une cacosmie.

Item 146 Angines de l'adulte et de l'enfant et rhinopharyngites de l'enfant

Les végétations adénoïdes peuvent repousser après une adénoïdectomie (on ne réalise pas l'exérèse totale de la substance).

Les vasoconstricteurs nasaux sont contre-indiqués avant l'âge de 15 ans. En outre, ils peuvent provoquer des accidents vasculaires ischémiques, raison pour laquelle ils sont de moins en moins prescrits.

Une angine ne donne classiquement pas de dyspnée ni de dysphonie.

Lorsque l'on vous demande les signes à rechercher en cas d'angine, pensez à rechercher les signes entrant dans le cadre de la mononucléose infectieuse, qui est une cause d'angine (par exemple, la palpation abdominale pour rechercher une splénomégalie).

La mononucléose infectieuse peut donner tous les types de présentation d'angine (érythémateuse, érythématopultacée, pseudomembraneuse, voire ulcéreuse).

Il n'y a pas besoin de prescrire d'examens complémentaires (du type NFS, CRP, etc.) devant une angine simple. *N.B. Le seul examen complémentaire pouvant être nécessaire dans certains cas est le test de diagnostic rapide à la recherche d'une angine à streptocoque du groupe A.*

Un des effets indésirables de la ponction de phlegmon périamygdalien est la perforation carotidienne (puisqu'elle chemine très près, latéralement, des amygdales).

Item 147 Otites infectieuses de l'adulte et de l'enfant

Une question classique des ECNi est de savoir différencier un tympan droit d'un tympan gauche à l'otoscopie. Pour cela, sachez qu'en partant du centre du tympan, le manche du marteau est toujours orienté en haut et en avant, tandis que le triangle lumineux est orienté en bas et en avant. *N.B. Il est difficile de distinguer un tympan droit d'un tympan gauche en cas d'otite moyenne aiguë collectée, car ceux-ci peuvent ne plus être visibles (voir infra).*

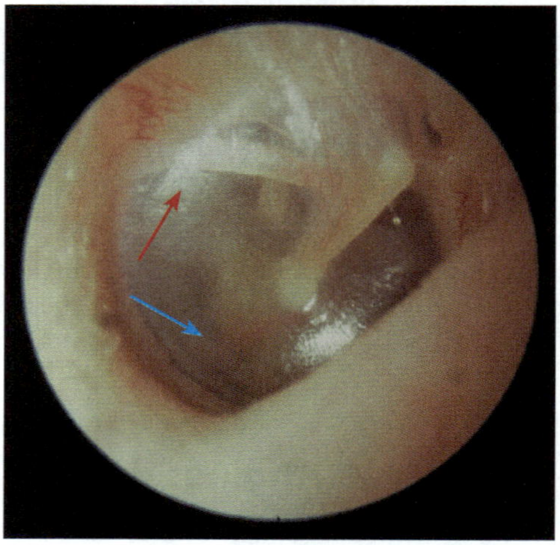

Figure 2. Image otoscopique d'un tympan droit normal.
Ici, la flèche rouge désigne l'orientation du marteau, tandis que la flèche bleue désigne l'orientation du triangle lumineux.
L'avant du visage est donc sur le côté droit de l'image il s'agit d'un tympan droit (d'aspect normal par ailleurs).

L'umbo désigne l'extrémité du marteau visible à travers le tympan en otoscopie.

Le déclenchement d'une douleur au niveau du conduit auditif externe lors de la mobilisation du pavillon de l'oreille est quasi-pathognomonique de l'otite externe. La mastication déclenche aussi classiquement des douleurs en cas d'otite externe.

Il n'y a pas de fièvre dans l'otite externe non compliquée.

L'otite externe maligne est une otite externe compliquée d'ostéite, mais cela n'a rien à voir avec un processus malin au sens cancéreux du terme.

Une perforation tympanique accidentelle (par exemple, un traumatisme causé par un coton-tige) se referme spontanément en quelques semaines. Il est interdit d'introduire de l'eau dans l'oreille dans les deux premières semaines suivant la perforation, le temps que le tympan cicatrise.

Il existe de nombreuses causes d'otalgie réflexe, notamment en cas d'atteinte des paires crâniennes ou autre contingent nerveux :
- nerf trijumeau (V) : atteinte dentaire, de la cavité buccale ou de l'articulation temporo-mandibulaire ;
- nerf facial (VII) : zona ou tumeur ;
- nerf glossopharyngien (IX) : atteinte de la cavité buccale, de l'oropharynx (dont le reflux gastro-œsophagien notamment) ou du rhinopharynx ;
- nerf vague (X) : atteinte du larynx, du pharynx ou de l'œsophage ;
- système sympathique cervical : adénopathie, atteinte des glandes cervicales ou du rachis cervical.

→ Garder ces grandes lignes en tête vous permettra de ne pas évoquer d'otite infectieuse pour tout patient qui présente une otalgie.

Il est possible de prescrire des gouttes auriculaires (bien que celles-ci ne traversent pas le tympan) à visée antalgique et décongestionnante en cas d'otite congestive. *Attention, l'antibiothérapie n'est pas indiquée dans ce contexte.*

Le triangle lumineux, de même que le marteau, peut être moins visible, voire disparaître à l'otoscopie en présence d'une otite moyenne aiguë collectée. Il devient alors difficile de savoir s'il s'agit d'un tympan gauche ou droit.

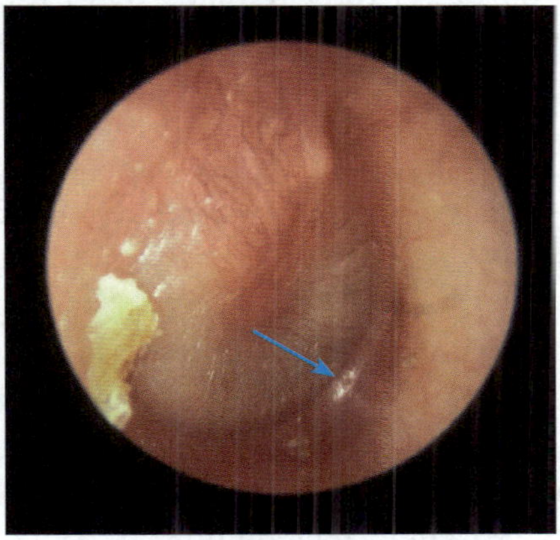

Figure 3. Otite moyenne aiguë collectée.
(notez que le triangle lumineux a pratiquement disparu – flèche bleue)

On ne retrouve pas d'adénopathie en cas d'otite moyenne aiguë collectée.

L'antibiothérapie s'impose en cas d'otite moyenne aiguë compliquant une maladie générale (rougeole, varicelle, scarlatine, etc.), et ce, quel que soit l'âge. En effet, il existe un risque important de destruction tympanique séquellaire dans ce contexte.

En cas d'otite moyenne aiguë collectée en échec thérapeutique sous amoxicilline, il faut d'abord introduire de l'amoxicilline-acide clavulanique puis, effectuer une paracentèse dans le but d'obtenir une documentation bactériologique en cas d'échec persistant sous ce deuxième traitement antibiotique. Si le premier antibiotique introduit était l'amoxicilline-acide clavulanique d'emblée, on réalisera la paracentèse en cas d'échec de ce traitement, sans tenter une deuxième ligne d'antibiothérapie.

Lorsqu'une otite moyenne aiguë collectée se perfore, la paracentèse devient inutile (puisque l'abcès s'est drainé spontanément). En revanche, il est envisageable de prélever l'otorrhée purulente pour obtenir un antibiogramme.

La mastoïdite se caractérise par une tuméfaction rétroauriculaire décollant le pavillon, mais **respectant le sillon rétroauriculaire.**

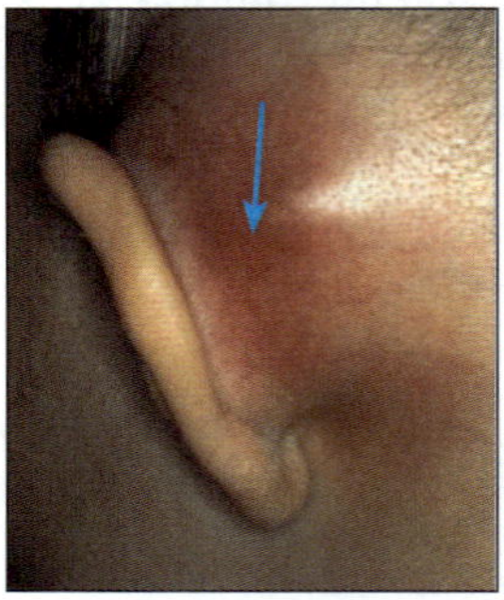

Figure 4. Mastoïdite chez un enfant, avec respect du sillon rétroauriculaire (flèche bleue).

En cas de mastoïdite, on peut observer à l'otoscopie la chute de la paroi postérieure du conduit auditif externe (qui se retrouve refoulée vers l'avant) et plus rarement de petits granulomes au niveau de la paroi postérosupérieure du tympan (prenant un aspect en « pis de vache »).

Toute mastoïdite impose la réalisation d'un scanner cérébral (et non une IRM cérébrale), non pas pour confirmer le diagnostic (qui est clinique) mais pour rechercher des complications méningo-encéphaliques.

On opère une mastoïdite (mastoïdectomie = fraisage de l'os) que si celle-ci est compliquée.

Toute otite moyenne aiguë doit être de nouveau contrôlée à 4 et à 6 semaines car 10 % à 20 % d'entre elles évolueront vers une otite séromuqueuse. Sachez que l'antibiothérapie introduite pour une otite moyenne aiguë diminue le risque de complications aiguës mais ne diminue pas le risque de chronicisation en otite séromuqueuse.

À l'otoscopie, une otite séromuqueuse peut aussi bien présenter un tympan bombant que rétracté.

L'otite séromuqueuse peut parfois causer des vertiges.

Il est rare qu'une otite séromuqueuse soit à l'origine de troubles du langage, mais c'est tout de même une des premières étiologies à évoquer devant un des troubles de langage d'un enfant.

Les tympans sont immobiles à la manœuvre de Valsalva en cas d'otite séromuqueuse. Ce phénomène équivaut au caractère plat du tympanogramme (type B), du fait de la présence d'un épanchement rétrotympanique.

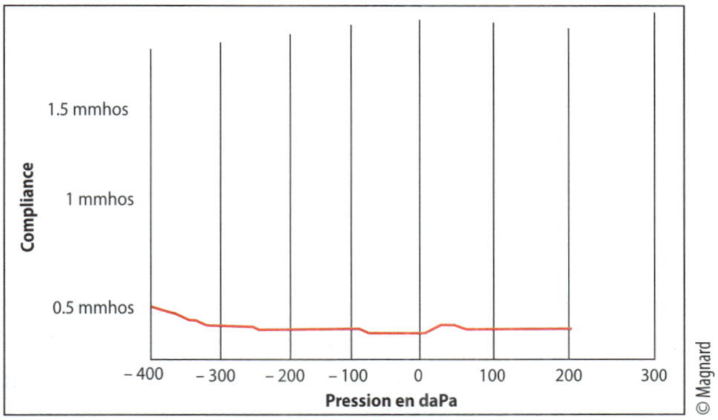

Figure 5. Tympanogramme plat type B

Devant une otite séromuqueuse unilatérale, il faut réaliser une fibroscopie nasopharyngée à la recherche d'une tumeur du cavum (et ce, à tout âge), une division vélaire ou vélopalatine ou encore une hypertrophie adénoïdienne.

En dossier progressif, un énoncé présentant un patient ayant une otite séromuqueuse unilatérale aura de grandes chances d'aboutir à un cancer du cavum (et d'autant plus, si le patient est asiatique ou maghrébin).

Le risque de cholestéatome est plus important si la poche de rétraction est **marginale** (c'est-à-dire touchant le cadre tympanique en périphérie), car l'épithélium du conduit auditif externe est en contact direct avec l'oreille moyenne, augmentant le risque de greffe épithéliale.

Le diagnostic de cholestéatome repose uniquement sur l'otoscopie. L'imagerie (scanner ou IRM), bien qu'objectivant également le cholestéatome (hyperdensité/intensité de la caisse associée à une lyse des parois de la caisse ou de la chaîne ossiculaire), n'est pas réalisée à visée diagnostique mais pour apprécier son extension et d'éventuelles complications.

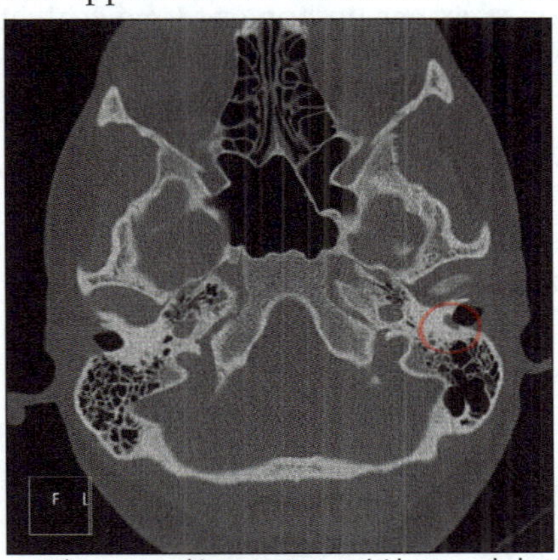

Figure 6. Coupe axiale scanographique mettant en évidence un cholestéatome gauche. (hyperdensité de la caisse du tympan), la chaîne ossiculaire n'étant pas visible sur cette coupe

L'imagerie cérébrale et l'otoscopie sont indispensables au bilan préthérapeutique d'une chirurgie de cholestéatome.

On parle d'« effet columellaire » lorsqu'il existe une continuité entre le tympan et l'oreille interne. On rétablit cet effet lorsqu'on réalise une ossiculoplastie dans un contexte de chirurgie de cholestéatome, par exemple.

Le cholestéatome est bénin et ne se transforme jamais en cancer. Toutefois, comme il a tendance à récidiver souvent, il fait l'objet de chirurgies répétées.

Le cholestéatome et l'otite moyenne aiguë partagent des complications communes : une paralysie faciale périphérique, une labyrinthite, un abcès cérébral, une méningite, une thrombophlébite du sinus latéral (et pas du sinus caverneux !), une ostéite du temporal. L'otite moyenne aiguë peut également se compliquer de mastoïdite aiguë et d'otite séro-muqueuse.

Une labyrinthite n'est pas douloureuse.

La labyrinthite correspond à l'inflammation de **tout le labyrinthe**, engendrant des symptômes auditifs et vertigineux.

Item 199 Dyspnée aiguë et chronique : dyspnée laryngée

La dyspnée laryngée entraîne classiquement une bradypnée inspiratoire plutôt qu'une polypnée.

La laryngomalacie ne nécessite pas de traitement, le plus souvent, puisque le larynx se rigidifie spontanément à l'âge de 6 mois, les symptômes disparaissant avec. Toutefois, on le traite par chirurgie en cas de mauvaise tolérance ou de retard staturopondéral.

La mesure de la saturation n'est pas un bon critère d'évaluation d'une dyspnée haute, mais est plutôt le reflet de l'oxygénation des voies aériennes distales (dyspnée expiratoire). Ainsi, une décompensation brutale sur une dyspnée laryngée peut très bien survenir avec une saturation peu perturbée.

Une dyspnée haute imputable à une intubation orotrachéale peut survenir dans les jours ou semaines qui suivent l'intubation.

Si l'on observe une adénopathie sur une coupe axiale de scanner sur laquelle se trouve aussi la mandibule inférieure, alors il s'agit d'une adénopathie de l'aire ganglionnaire I ou II. D'une façon générale, n'hésitez pas à visualiser les structures anatomiques adjacentes pour vous repérer et savoir où se trouve le niveau de coupe.

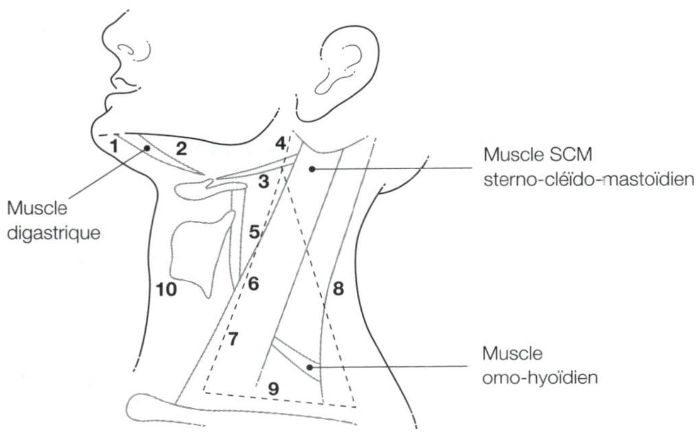

1. sous-mental (groupe Ia)
2. sous-maxiliaire (groupe Ib)
3. sous-digastrique (groupe IIa)
4. rétromandibulaire (groupe IIb)
5. jugulo-carotidien (groupe III)
6. sus-omo hyoïdien (groupe III)
7. sous-omo hyoïdien (groupe IV)
8. spinal } (groupe V)
9. sus-claviculaire } (groupe V)
10. prélaryngotrachéal (groupe VI)

Figure 7. Aires ganglionnaires cervicales.

Une métastase ganglionnaire est dure, sphérique ou ronde et à contours réguliers (elle est différente d'un cancer primitif qui est de forme aléatoire et souvent à contours irréguliers).

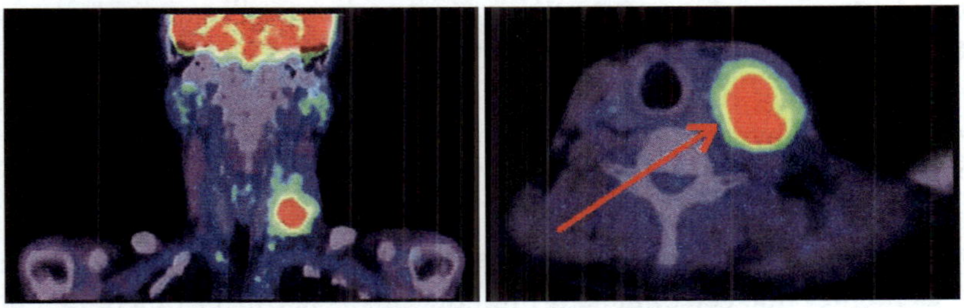

Figure 8. Tomographie par émission de positons (TEP-scanner) sur laquelle on visualise une métastase ganglionnaire jugulaire d'un patient atteint d'un cancer de la langue traité.

Le kyste amygdaloïde est une tuméfaction superficielle du muscle sterno-cléïdo-mastoïdien et constitue un diagnostic différentiel d'adénopathie. Celui-ci n'a donc rien à voir avec les amygdales, mais possède juste une forme semblable.

Le kyste du tractus thyréoglosse, séquelle embryologique, est un kyste de la taille d'une noisette en regard de l'os hyoïde, sur la ligne médiane de la face antérieure du cou. Celui-ci est asymptomatique sauf lorsqu'il s'infecte (le traitement, dans ce cas, repose sur quelques jours d'antibiothérapie puis, sur la chirurgie). Il s'agit d'un diagnostic différentiel d'adénopathie.

L'adénopathie de tuberculose est typiquement volumineuse, polylobée et avec une localisation spinale (dans la nuque) le plus souvent. Celle-ci fistulise parfois sur la peau lorsqu'elle se chronicise.

Item 270 Dysphagie

Le diverticule de Zenker entraîne typiquement une toux nocturne de décubitus, avec risque d'inhalation des particules alimentaires.

Après la réalisation d'un transit œsogastroduodénal (pour explorer un diverticule de Zenker, par exemple), on réalise une radiographie pulmonaire pour détecter une éventuelle fausse route de baryte dans les poumons.

Une dysphagie peut provenir d'un cancer sus-glottique mais pas d'un cancer glottique ni sous-glottique.

Item 295 Tumeurs de la cavité buccale, nasosinusiennes et du cavum, et des voies aérodigestives supérieures

En cas de suspicion de cancer ORL avec la présence d'une ou plusieurs adénopathies, je vous invite à n'évoquer que des cancers lymphophiles.

Un cancer de l'amygdale (qui appartient à la classe des cancers de l'oropharynx) peut quand même survenir après une amygdalectomie, sur la muqueuse amygdalienne séquellaire.

Les types de papillomavirus humain (HPV) qui sont à l'origine du cancer de l'oropharynx sont les mêmes que ceux qui sont impliqués dans le cancer du col de l'utérus (HPV 16 et 18 essentiellement). Sachez que le papillomavirus induit préférentiellement le cancer de la base de la langue.

Au niveau du larynx, le tabac favorise les cancers de l'étage glottique, sus-glottique et sous-glottique ; l'alcool ne favorise que les cancers de l'étage sus-glottique et sous-glottique mais pas de l'étage glottique.

Un cancer du larynx provoquant l'immobilité d'une corde vocale est classé au minimum T3.

Les tumeurs du plan glottique entraînent exceptionnellement des adénopathies.

La panendoscopie des voies aérodigestives supérieures est toujours réalisée sous anesthésie générale.

La panendoscopie des voies aérodigestives supérieures a pour effets indésirables principaux la perforation œsophagienne (car elle est réalisée avec un tube rigide contrairement à l'exploration de la filière respiratoire) et les traumatismes dentaires (lors de l'introduction et des mouvements du matériel à travers la bouche).

Il n'y a pas besoin de réaliser une panendoscopie des voies aéro-digestives supérieures dans le bilan d'extension d'un cancer du cavum ou d'un cancer de l'éthmoïde, car il n'est ni induit par l'alcool ni le tabac.

Dans le bilan d'extension des cancers ORL, retenez que l'on réalisera un scanner et une IRM en cas de cancer se situant au-dessus de l'os hyoïde, alors qu'un scanner seul suffit en cas de cancer situé en dessous de l'os hyoïde.

Lors d'une tomographie par émission de positons (TEP-scanner), il existe une fixation physiologique du cerveau, du cœur, des reins ainsi que de la vessie.

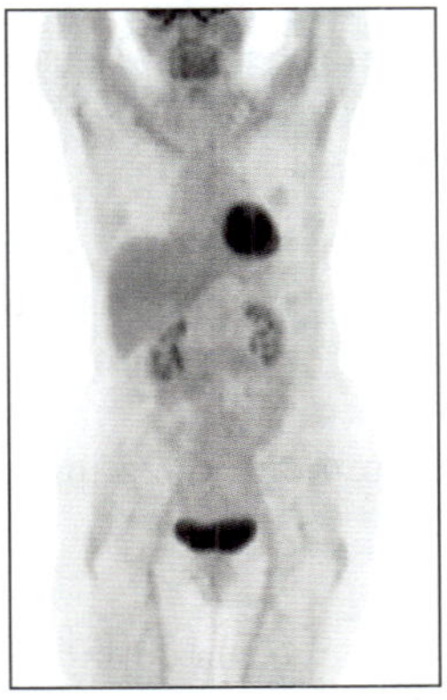

Figure 9. TEP-scanner normal avec fixation physiologique (en noir) du cerveau, du cœur, des reins et de la vessie.

Le curage ganglionnaire dans un contexte de cancer ORL **latéralisé** est réalisé uniquement du côté **homolatéral**.

Ne pas oublier la consultation chez le dentiste et le panoramique dentaire dans le bilan préthérapeutique de radiothérapie pour un cancer ORL.

Dans un dossier progressif d'ORL dans lequel le patient suit un traitement par radiothérapie, je vous invite à soupçonner la radiothérapie comme cause de toute pathologie que le patient présentera dans la suite du dossier. En effet, les effets indésirables de cette thérapeutique étant nombreux, il est facile, dans un dossier progressif, d'y présenter une de ses complications pour clôturer le dossier. On distingue les complications précoces des complications tardives :

- **précoces** : une radiomucite et radiodermite, une dysgueusie, une hyposialie (parfois définitive), une hypothyroïdie, une larygite, etc. ;
- **tardives** : des complications dentaires (carie, fracture de dentine, abrasion, coloration noire, nécrose), une ostéoradionécrose par thrombose vasculaire (la mise en place de gouttières dentaires fluorées quelques minutes par jour, et ce, à vie, permet de la prévenir), une fibrose buccale et cervicale (notamment la myosite rétractile limitant l'ouverture buccale), etc.

Item 330 Orientation diagnostique et conduite à tenir devant un traumatisme cranio-facial : fracture du rocher

Une fracture du rocher compliquée d'une brèche ostéoméningée peut engendrer une otoliquorrhée et/ou une rhinoliquorrhée (communication entre les deux orifices *via* la trompe d'Eustache) qui correspondent à une extériorisation du liquide céphalorachidien par les oreilles et le nez respectivement. Ces signes sont à surveiller dans un contexte de traumatisme cranio-facial.

La surdité de perception est fluctuante en cas de fistule périlymphatique, tandis qu'elle est constante en cas de commotion labyrinthique.

En cas de fracture longitudinale du rocher, une paralysie faciale peut s'installer de façon immédiate (en cas de section ou de déchirure partielle du nerf facial, imposant un traitement chirurgical) ou bien de façon retardée (en cas de formation d'œdème sur la contusion, se traitant par corticoïdes). En revanche, en cas de fracture transversale du rocher, la paralysie faciale s'installe immédiatement et traduit la fracture du canal de Fallope du nerf facial.

En cas de fracture transversale du rocher, la cophose ne récupère pas, tandis que le vertige peut récupérer (par compensation des autres composants de l'équilibre).

Item 354 Détresse respiratoire aiguë du nourrisson, de l'enfant et de l'adulte. Corps étranger des voies aériennes supérieures et autres corps étrangers ORL

Le blocage d'un corps étranger dans les voies aériennes provoque des signes de tirage dans les régions anatomiques sous-jacentes à l'obstacle (par exemple, en cas d'obstacle laryngé, on observera un tirage intercostal et sous-épigastrique).

Le syndrome de pénétration, témoignant de l'inhalation d'un corps étranger, est caractérisé par des signes cliniques intenses paroxystiques (cyanose, suffocation, détresse respiratoire) **de résolution rapide**. Une toux peut toutefois persister plusieurs heures.

En cas de syndrome de pénétration, un appel au SAMU est nécessaire car la situation peut s'aggraver rapidement.

En cas d'inhalation d'un corps étranger, on ne réalise une manœuvre de Heimlich qu'en cas de troubles de la conscience (précédant l'arrêt cardio-respiratoire) ou de signes d'asphyxie, et non en cas de détresse respiratoire simple.

Les gestes thérapeutiques à réaliser en préhospitalier en présence d'une asphyxie aiguë sur inhalation d'un corps étranger sont les suivants : le retrait du corps étranger au doigt ou à la pince de Magill, la manœuvre de Heimlich, l'intubation visant à repousser le corps étranger vers une bronche souche (ne pas le laisser au niveau de la trachée ni de la carène), la trachéotomie de sauvetage en cas de corps étranger haut situé (stratégie de dernière intention).

Il n'y a pas lieu de réaliser un gaz du sang en cas d'inhalation de corps étranger sans détresse respiratoire.

L'inhalation d'un corps étranger peut se compliquer d'un pneumothorax (par brèche de bronche souche), d'une atélectasie ou encore d'un piégeage d'air simple, voire d'un emphysème compressif.

La rhinite unilatérale n'existe pas. En cas de rhinorrhée unilatérale, il s'agit d'un corps étranger logé dans les fosses nasales ou bien d'un cancer. Une rhinoscopie, voire une nasofibroscopie s'imposent dans ce contexte. D'autre part, il vaut mieux éviter le lavage des fosses nasales car s'il s'agit d'un corps étranger, celui-ci risque d'être repoussé plus loin dans la filière respiratoire induisant un risque d'asphyxie.

La présence d'un corps étranger nasal peut induire une cacosmie. Par ailleurs, il peut se calcifier s'il reste longtemps piégé (hyperdensité au scanner).

La pile est le corps étranger le plus dangereux des voies aériennes supérieures car elle induit un risque de nécrose et de médiastinite. Son retrait est donc une urgence absolue.

Partie 25

ORTHOPÉDIE

L'orthopédie est une petite matière bien souvent bâclée par les étudiants. Mais attention, elle tombe très régulièrement (tous les ans ces dernières années) aux ECNi ! Cela en fait donc une matière sélectionnante. Ne la laissez pas de côté.

Pour être performant en orthopédie, il faut avoir de bonnes bases en anatomie fonctionnelle. Par exemple, connaître les sites anatomiques où s'insère un muscle permet de savoir comment le tester, et quelles limitations fonctionnelles peuvent résulter d'un déficit de ce muscle. Je vous conseille ainsi d'avoir une bonne représentation de l'anatomie de l'appareil locomoteur dans l'espace afin de mieux comprendre les répercussions cliniques de telle ou telle pathologie. Cela facilite grandement l'apprentissage de cette spécialité, et avec du bon sens, vous retrouverez plus facilement les propositions justes.

D'autre part, un des points difficiles en orthopédie est l'omniprésence de la radiologie. Sachez avoir le réflexe de constamment chercher les imageries correspondant aux pathologies que vous apprenez. D'une façon générale, lorsque vous interprétez une imagerie, regardez **toute l'imagerie**. Parfois, dans la précipitation, on peut passer à côté de lésions évidentes si on ne les cherche pas. Cela ne pardonne pas en QCM (ni dans la vraie vie) ! En outre, on retrouve sur certains clichés de petits indices pouvant aider à cocher la bonne réponse aux QCM (exemple : « *weight* » écrit en petit dans le coin en haut à droite d'une radiographie de genou, vous permet de savoir qu'il s'agit d'un cliché en charge). Par expérience, les imageries aux ECNi vont rarement chercher très loin, donc restez simples et toujours cohérents vis-à-vis du contexte clinique face à une interprétation radiologique.

Enfin, l'orthopédie est une spécialité qui contient peu d'items et certains d'entre eux tombent plus souvent que d'autres (les fractures fréquentes de l'adulte ou encore les lésions ligamentaires tombent souvent, tandis que les tumeurs osseuses tombent peu). Il est important de prioriser son apprentissage (sans faire d'impasse) et d'être incollable sur ces gros items appréciés des PU-PH.

Item 52 Boiterie chez l'enfant

Voir partie 26 – Pédiatrie

Item 90 Déficit moteur et/ou sensitif des membres

Les douleurs d'un syndrome du canal carpien sont initialement matinales, puis elles deviennent nocturnes avec l'évolution de la maladie.

Dans un contexte de syndrome du canal carpien, il existe des faux négatifs pour les tests de Tinel et de Phalen. La normalité de ces tests n'exclut donc pas la maladie.

Lorsque l'on suspecte un syndrome du canal carpien, on réalisera une radiographie du poignet en cas d'antécédent de traumatisme ou de fracture de cette région anatomique, à la recherche d'une cause locale du syndrome. De même, on pourra réaliser une échographie à la recherche d'une tumeur osseuse en cas de syndrome du canal carpien chez un sujet jeune sans cause évidente ou bien en cas de forme atypique (exemple : forme unilatérale gauche chez un patient droitier).

Dans un contexte de suspicion de syndrome du canal carpien, l'électroneuromyogramme n'est pas indispensable si le contexte clinique est très évocateur. On ne fera appel à cet examen qu'en cas de doute diagnostique, en bilan préopératoire (lorsqu'il existe un signe de gravité) ainsi que lorsqu'une cause professionnelle est évoquée.

On n'injecte pas les corticoïdes dans l'os pour traiter le syndrome du canal carpien, mais dans le tendon et sa gaine, pour soigner une ténosynovite à l'origine du syndrome.

La manœuvre du chandelier (ou manœuvre de Roos) vise à révéler un syndrome du défilé cervico-thoraco-brachial. Elle consiste à ouvrir et fermer les poings de façon alternative et répétée, ceci les bras en abduction avec les coudes fléchis à 90 °.

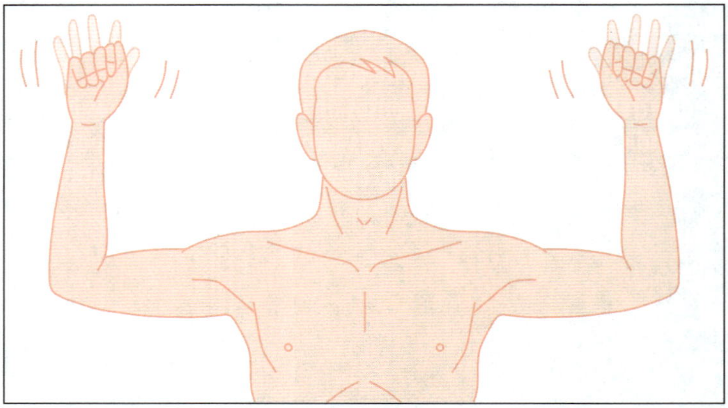

Figure 1 • Manœuvre de Roos

La personne souffrant du syndrome de Parsonage-Turner ne récupère pas toujours complètement. Une amyotrophie séquellaire peut en effet persister.

La méralgie paresthésique correspond à une atteinte du nerf fémoro-cutané latéral de la cuisse.

Item 118 Principales techniques de rééducation et de réadaptation

Il est important pour le kinésithérapeute d'éduquer les patients possédant des prothèses de hanche à éviter certains mouvements pourvoyeurs de luxation de prothèse (ne pas réaliser de flexion + adduction + rotation externe, ne pas croiser les jambes, ne pas dépasser 90 ° de flexion de hanche).

Item 153 Ostéites, arthrites de l'adulte et de l'enfant

Voir partie 15 – Maladies infectieuses

Item 304 Tumeurs des os primitives et secondaires

L'ostéome ostéoïde engendre des douleurs **à prédominance nocturne** et répond aux traitements anti-inflammatoires non stéroïdiens car c'est une tumeur inflammatoire active. *Ainsi, dans un dossier progressif de tumeur osseuse, la notion de douleurs nocturnes dans l'énoncé doit directement vous faire penser à l'ostéome ostéoïde.*

En cas de suspicion de tumeur maligne osseuse, vous devez réaliser un bilan clinico-radiologique. Si à l'issue du bilan, le doute persiste quant à la nature de la tumeur, il est recommandé de réaliser une biopsie chirurgicale pour examen anatomopathologique et une culture bactériologique avant d'envisager une prise en charge adaptée aux résultats. Attention, la biopsie chirurgicale doit être réalisée après imagerie et après avis de la réunion de concertation pluridisciplinaire. Cette biopsie doit être réalisée en semi-urgence dans ce contexte (c'est-à-dire dans la semaine).

Il n'y a pas de risque de chondrosarcome sur la voûte du crâne et sur quelques os de la face car ceux-ci ont une ossification fibreuse et non cartilagineuse.

Le traitement du chondrosarcome est exclusivement chirurgical puisque cette tumeur n'est pas chimiosensible.

Une fracture vertébrale génère une déformation en cyphose lorsque la perte de hauteur est plus importante à l'avant du corps vertébral qu'à l'arrière.

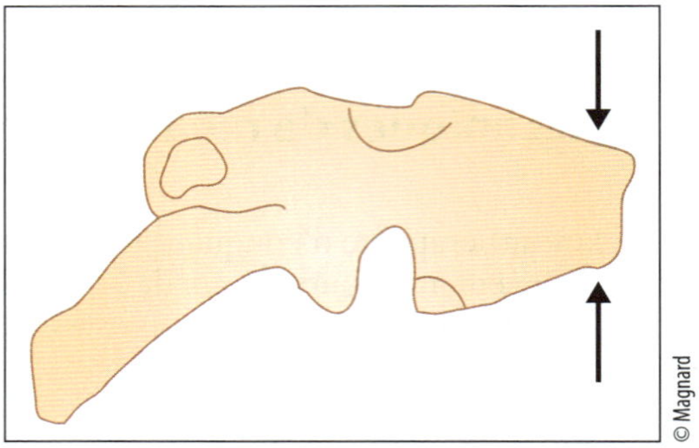

Figure 2 • Fracture vertébrale avec perte de hauteur prédominant sur l'avant du corps.

En coupe axiale scannographique, il n'est pas possible d'apprécier le « tassement » (à proprement parler) d'un corps vertébral. *Toutefois, si le corps vertébral vous paraît fracturé en coupe axiale mais que vous n'avez pas de coupe sagittale, je vous invite à cocher « tassement vertébral » qui sous-entend fracture vertébrale au sens large du terme.*

Une vertèbre fracturée en hypersignal T2 à l'IRM est une vertèbre œdématiée. Cela suggère donc une fracture récente.

En cas de brûlure chez un enfant, on ne peut pas utiliser « la règle des neuf de Wallace » pour évaluer la surface corporelle atteinte. Il faut, dans ce contexte, utiliser la table de Lund et Browder ou bien la règle de la paume de main (une paume de main équivaut à 1 % de la surface corporelle).

Les zones les plus à risque de conséquences néfastes en cas de brûlure sont :
- le visage (risque d'obstruction des voies aériennes supérieures du fait de l'œdème et un pronostic fonctionnel engagé) ;
- les membres (potentiel « effet garot » en cas de rétraction des tissus brûlés, exposant au risque d'ichémie) ;
- les plis de flexions (risque de limitation des mobilités articulaires en cas de rétraction tissulaire) ;
- la région périnéale et péri-orificielle (risque infectieux).

Dans un contexte de brûlure, le pourcentage de surface corporelle atteinte pèse plus lourd dans la balance pronostique que le degré de brûlure (une brûlure est considérée comme grave dès qu'elle atteint plus de 15 % de la surface corporelle).

Dans un contexte de brûlure, il n'est pas systématiquement recommandé d'introduire une antibioprophylaxie.

En cas de syndrome des loges, les pouls sont encore perçus car la pression artérielle reste toujours supérieure à la pression des loges musculaires (sauf si le mécanisme ayant mené au syndrome des loges est une ischémie). En revanche, les veines peuvent se retrouver comprimées, provoquant une stase veineuse et participant ainsi à l'augmentation de la pression des loges musculaires et ainsi de suite.

Dans un contexte de syndrome des loges, la disparition de la douleur n'est pas un signe rassurant, c'est un signe de gravité (cela traduit la nécrose des tissus).

Un syndrome des loges non traité peut évoluer en syndrome de Volkmann (rétraction des longs fléchisseurs des doigts, aboutissant à une main en forme de griffe).

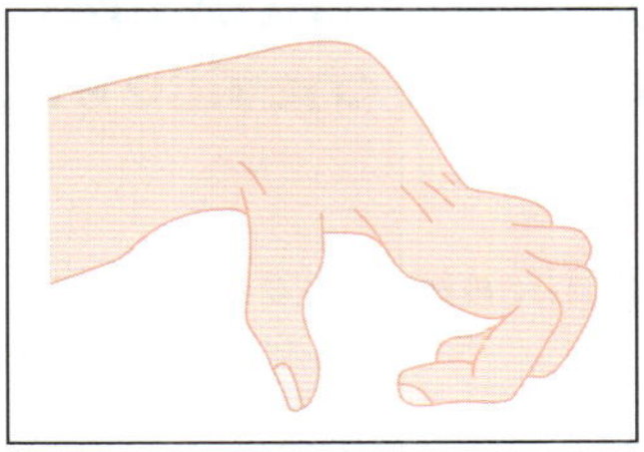

Figure 3 • Syndrome de Volkmann.

En cas de plaie ouverte profonde, il faut réaliser une radiographie en urgence afin de rechercher une fracture, un corps étranger ou encore des signes d'infection. En outre, dans ce contexte, on ne prescrira pas d'IRM avant de s'être assuré de l'absence de corps étranger métallique. *Ainsi, dans un dossier d'accident de la voie publique où l'on vous propose de faire une IRM pour s'assurer de l'absence d'hématome intraparenchymateux par exemple, préférez le scanner !*

Item 344 Infection aiguë des parties molles (abcès, panaris, phlegmon des gaines)

Contrairement au panaris, il n'y a pas de phase de collection lors de la constitution d'un phlegmon puisque, par définition, un phlegmon n'est pas collecté.

La phase inflammatoire du panaris est aussi appelée phase phlegmasique. Attention, cela ne fait pas du panaris un phlegmon pour autant (pour rappel, les différentes phases de la constitution d'un phlegmon sont : la phase d'inoculation puis la phase inflammatoire et enfin, la phase de collection). Toutefois, un panaris peut très bien se compliquer d'un phlegmon de la gaine des fléchisseurs.

Un phlegmon des fléchisseurs est une infection **de la gaine synoviale** (le traitement est la synoviectomie) des tendons des **muscles fléchisseurs**. Il n'existe pas de phlegmon des extenseurs puisque ces tendons n'ont pas de gaine synoviale. Ainsi, n'évoquez pas un phlegmon en cas d'aspect inflammatoire du dos de la main (évoquez plutôt un abcès, une cellulite, etc.). Par ailleurs, on notera que **l'extension passive** (augmentant la pression dans la gaine synoviale des fléchisseurs) et **la flexion active contre résistance** (mettant en tension les tendons fléchisseurs) aggravent la douleur.

Un phlegmon de la gaine des fléchisseurs peut entraîner une adénopathie épitrochléenne.

En cas de phlegmon de la gaine des fléchisseurs, le crochet irréductible (position antalgique en flexion) est un signe de gravité. La résolution spontanée du crochet n'est pas rassurante non plus puisqu'elle évoque la rupture tendineuse.

Le traitement antibiotique est rarement nécessaire en cas de panaris, tandis qu'il est systématique en cas de phlegmon de la gaine des fléchisseurs.

Item 357 Lésions périarticulaires et ligamentaires du genou, de la cheville et de l'épaule

Lésions périarticulaires et ligamentaires du genou

En cas de rupture du ligament croisé antérieur (LCA) du genou, il résulte une instabilité, à risque d'entorse, d'arthrose ou de lésions méniscales secondaires du genou. Cela pose l'indication opératoire. Une lésion méniscale peut aussi provoquer une sensation d'instabilité mais il s'agit seulement d'une **sensation** expliquée par la présence de propriocepteurs au niveau des ménisques.

Les causes de **flessum de genou** sont les suivantes :
- une luxation méniscale en anse de sceau ;
- une hémarthrose dans un contexte de rupture des ligaments croisés ;
- une fracture ostéochondrale avec un morceau de cartilage gênant la mobilité articulaire.

Attention : ne pas prendre pour un flessum de genou un pseudoblocage en flexion lié à la contraction musculaire réactionnelle à la douleur.

En cas de rupture du LCA, on constate un arrêt mou retardé lors du test du tiroir antérieur à 20 ° de flexion (test de Lachman). Cela équivaut à dire qu'il existe une laxité dans le plan sagittal. À noter qu'une laxité dans le plan frontal est présente en cas d'atteinte des ligaments collatéraux médial et latéral.

Le test du tiroir antérieur à 20 ° de flexion (ou test de Lachman) teste uniquement le LCA, tandis que le test du tiroir à 90 ° de flexion teste le LCA **et** le ligament croisé postérieur (LCP).

Les professions qui impliquent que l'on reste à genoux très souvent (par exemple, plombier) sont à risque de pathologies méniscales.

Il ne faut pas confondre le kyste poplité (qui fait suite à une lésion méniscale chronique, à de l'arthrose, à une polyarthrite rhumatoïde, en bref à une atteinte chronique du genou) et le kyste méniscal (qui traduit une rupture horizontale méniscale).

Dans un contexte de pathologie méniscale, la méniscectomie doit être économique pour limiter les risques de gonarthrose secondaire (plus la perte méniscale est importante, plus ce risque augmente).

Le ligament patellaire s'appelle aussi « tendon rotulien », bien que ce soit un ligament.

Une luxation de la patella est systématiquement associée à une hémarthrose, du fait de la rupture constante de l'aileron patellaire.

Devant une suspicion de pentade ou une luxation, il faut réaliser une artériographie ou un angioscanner en urgence afin d'éliminer une lésion de l'artère poplitée.

En cas de lésions méniscales **et** ligamentaires, le traitement des lésions ligamentaires prime.

Lésions périarticulaires et ligamentaires de la cheville

La douleur d'une entorse de cheville n'est pas corrélée à sa gravité. C'est un critère trop subjectif et interdépendant et c'est pour cette raison que la douleur est rarement un signe de gravité en médecine d'une façon générale.

Au cours du traumatisme d'une entorse externe de cheville, les lésions ligamentaires apparaissent progressivement dans l'ordre suivant : le ligament talofibulaire antérieur puis, le ligament calcanéo-fibulaire et enfin, le ligament talofibulaire postérieur. Ainsi, dès que l'un est touché, le précédent l'est également (« qui peut le plus peut le moins » pourrait-on dire). Ainsi, en cas d'entorse de cheville, le ligament talofibulaire antérieur est toujours touché.

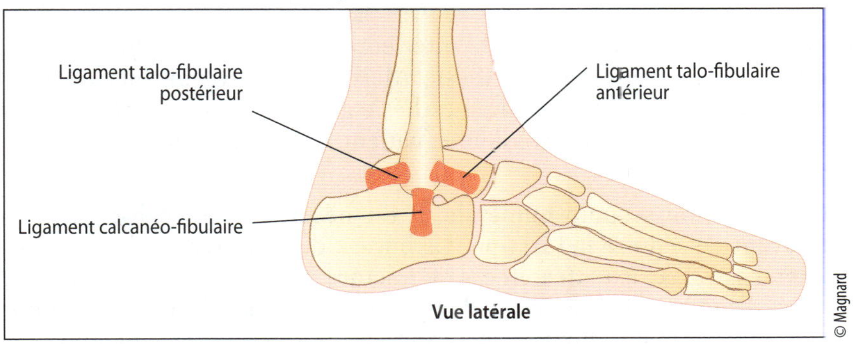

Figure 4 • Lésions ligamentaires de la cheville.

Une entorse externe de cheville peut s'accompagner d'une fracture-avulsion de la **base** (et non de la tête) du 5ᵉ métatarsien. En effet, le tendon du court fibulaire s'y insérant, le varus équin met en tension la base de cet os *via* le raccourcissement du tendon.

Dans un contexte d'entorse de cheville, il ne faut pas confondre les signes motivant la réalisation d'une radiographie à la recherche d'une fracture associée (critères d'Ottawa : impossibilité de faire quatre pas, douleur à la palpation des malléoles, etc.) et les critères de gravité (hématome en œuf de pigeon, impression de déchirure, etc.).

En cas de traumatisme de la cheville, il est rare d'avoir une fracture de la malléole associée à une rupture du ligament collatéral du même côté. Souvent, cela ne casse qu'à un seul endroit par côté.

En cas de déficit en L5, il existe un risque d'entorse de cheville. En effet, cette racine est à l'origine de l'innervation des muscles permettant l'éversion et donc la stabilité du pied en phase d'appui. Ainsi, en cas de défaut d'éversion, le pied aura une tendance accrue à l'inversion, mouvement à risque d'entorse.

En cas de radiographie de la cheville réalisée dans un contexte de traumatisme de cheville, il est important de pouvoir visualiser toute la fibula (jusqu'à l'articulation tibio-fémorale) afin de rechercher une fracture du col fibulaire associée (= fracture de Maisonneuve).

En cas de fracture de la cheville associée à une luxation talocrurale, la réduction doit être réalisée en urgence (sur le lieu de l'accident si possible) du fait du risque de souffrance cutanée. Elle se fait *via* une manœuvre externe appelée la « manœuvre du tire-botte ». On immobilise ensuite la cheville.

Lésions périarticulaires et ligamentaires de l'épaule

Le muscle deltoïde de l'épaule n'appartient pas à la coiffe des rotateurs.

Il y a peu de déformations visibles en cas de luxation scapulo-humérale **postérieure**, contrairement aux luxations scapulo-humérales antérieures (déformations à type de coup de hache latéral, de comblement du sillon delto-pectoral, de saillie de l'acromion, etc.).

En cas de luxation scapulo-humérale antérieure, on réalisera, le plus souvent, une réduction par manœuvres externes sans anesthésie. Mais dans les cas suivants, on aura recours à une réduction sous sédation voire sous anesthésie générale courte : échec de la réduction sans anesthésie, luxation intracoracoïdienne, patient âgé ostéopénique, patient hyperalgique.

En cas de luxation scapulo-humérale, il est nécessaire de réaliser une radiographie de l'épaule avant de réduire la luxation. Le but est de s'assurer qu'il n'y a pas de fracture du col huméral associée. En effet, en cas de fracture, le risque d'une réduction par manœuvre externe est d'aggraver la fracture et d'engendrer des complications vasculonerveuses. C'est pourquoi, on fera une réduction chirurgicale (ou « réduction sanglante ») en cas de fracture associée à la luxation. Il ne faut pas oublier de réaliser une radiographie de l'épaule après la réduction, pour s'assurer de l'efficacité du geste (c'est une règle médico-légale).

Tableau récapitulatif permettant de ne pas confondre **l'omarthrose centrée** et **l'omarthrose excentrée** :

Omarthrose	Centrée	Excentrée
Cause	Âge	Pathologie de la coiffe des rotateurs
Signes radiologiques	• Signes classiques d'arthrose* • Tête humérale en place dans la glène • Pas de pincement sous-acromial • Cintre scapulo-huméral respecté	• Signes classiques d'arthrose* • Tête humérale ascensionnée, pas complètement en place dans la glène • Pincement sous-acromial • Cintre scapulo-huméral non respecté
Prothèse utilisée	**Prothèse anatomique** 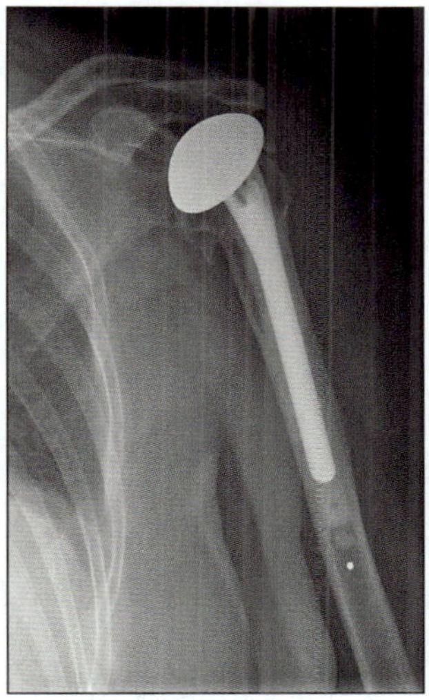 *Ici, seule la tête humérale est remplacée par la prothèse.*	**Prothèse inversée** 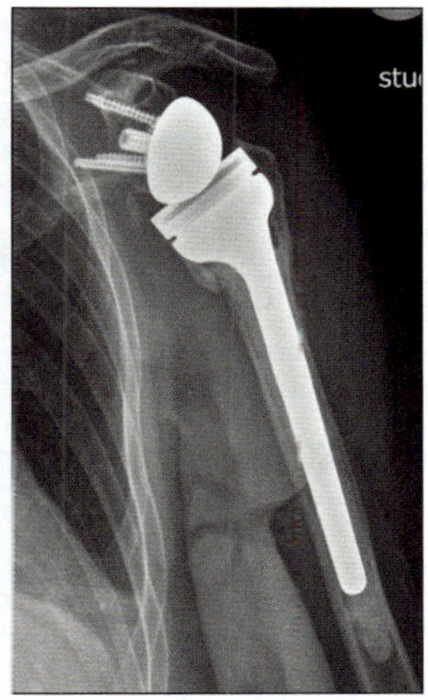 *Ici, on remplace la tête humérale et la glène. En outre, on inverse les positions : c'est l'élément prothétique scapulaire qui s'enchâsse dans l'élément prothétique huméral.*

** Pincement articulaire, ostéophytes, géodes, ostéocondensation.*

Item 358 Prothèses et ostéosynthèses

Voici les risques principaux liés aux différents matériaux prothétiques :

- **plastique (polyéthylène)** : le principal problème est l'usure qui peut induire de l'arthrose et la présence de corps étrangers à l'origine de granulomes. Attention, ce matériau est radiotransparent !
- **métal** : cela permet un bon glissement de la prothèse et peu d'usure mais elle peut provoquer le passage d'ions dans le sang (plutôt chez le sujet âgé) à l'origine d'une métallose ;
- **céramique** : ce matériau est peu sujet à l'usure mais il existe un risque de rupture de prothèse.

L'ostéosynthèse **à foyer fermé** réduit le risque infectieux de l'intervention.

En cas de suspicion d'infection de prothèse dans le mois suivant sa pose, la ponction articulaire et l'imagerie ne sont pas recommandées si le diagnostic est évident. Un traitement chirurgical en urgence s'impose alors et les prélèvements peropératoires confirmeront le diagnostic. S'il existe un doute sur le diagnostic d'infection prothétique, on réalisera une ponction articulaire **profonde** (et plus ou moins une radiographie si l'on a un doute sur une complication mécanique) puis une chirurgie en urgence si l'analyse microbiologique confirme l'infection. Il faut bien sûr introduire une antibiothérapie d'emblée adaptée à l'antibiogramme si la situation clinique le permet.

Les facteurs de risques d'infection sur prothèse (il s'agit d'une source fréquente de questions en dossiers progressifs) sont les suivants : le diabète, l'obésité, la polyarthrite rhumatoïde, la cirrhose, le score ASA, le tabagisme actif, la présence d'un hématome postopératoire, le temps opératoire élevé, le délai entre la fracture et l'intervention chirurgicale, l'anticoagulation au long cours, le traitement par corticoïdes, la présence d'un autre foyer infectieux, l'âge > 65 ans.

Un déscellement de tige prothétique fémorale entraîne plutôt une douleur de type **mécanique**.

Item 359 Fractures fréquentes de l'adulte et du sujet âgé

Fractures de l'extrémité proximale (supérieure) du fémur chez l'adulte

Une « coxalgie » ne désigne pas une simple douleur de hanche (bien que cela signifie étymologiquement « douleur de hanche » sans préjuger de sa cause), mais la coxite d'origine tuberculeuse (pour des raisons historiques). Attention à ce terme qui pourrait être un piège en QCM.

La classification de Garden et le calcul de l'angle alpha (déplacement angulaire de la tête fémorale par rapport à l'axe du col, de profil) servent à évaluer le risque d'ostéonécrose aseptique de la tête fémorale (plus l'on monte en grade, plus le risque est important). Quant à elle, la classification de Pauwels estime la stabilité de la fracture et donc, le risque de pseudarthrose (plus l'on monte en grade, plus le risque est important).

« L'ostéonécrose aseptique de la tête fémorale » et « l'ostéonécrose avasculaire de la tête fémorale » sont des synonymes.

Voici les principaux facteurs de risque d'ostéonécrose aseptique de la tête fémorale : fracture du col fémoral Garden III et IV, corticothérapie, alcool, surpoids, dyslipidémie, hyperuricémie, diabète, drépanocytose, radiothérapie locale, VIH, lupus, grossesse.

La mobilité articulaire est conservée en cas d'ostéonécrose aseptique de la tête fémorale. Le symptôme principal est la douleur.

Lors d'une fracture cervicale Garden I ou II ou lors d'une fracture trochantérienne non déplacée, la déformation caractéristique de la fracture de l'extrémité supérieure du fémur (raccourcissement, rotation latérale et adduction du membre lésé) ainsi que l'impotence fonctionnelle peuvent manquer. Ainsi, si l'on vous propose une photographie montrant cette déformation caractéristique *(voir iconographie ci-dessous)*, il faut évoquer une fracture cervicale **Garden III ou IV** (équivalent à un déplacement) ainsi qu'une fracture trochantérienne **déplacée**.

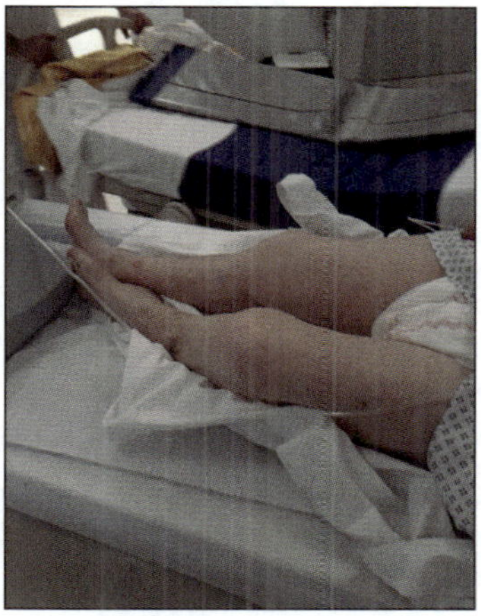

Figure 5 • Fracture pertrochantérienne gauche déplacée (service des urgences de l'hôpital d'Agen)

Les fractures cervicales sont intracapsulaires, tandis que les fractures trochantériennes (dont font partie les fractures basicervicales, attention !) sont extracapsulaires.

Attention à ne pas prendre les plis cutanés pour des traits de fractures. Avec le stress, on peut facilement se faire piéger. Pour ne pas se tromper, il suffit de prolonger le supposé trait de fracture autant que possible : si celui-ci se poursuit en dehors de l'os, il s'agit d'un pli cutané. Sur l'image ci-dessous, les flèches rouges montrent un pli cutané, tandis que la flèche blanche montre le (discret) trait de fracture.

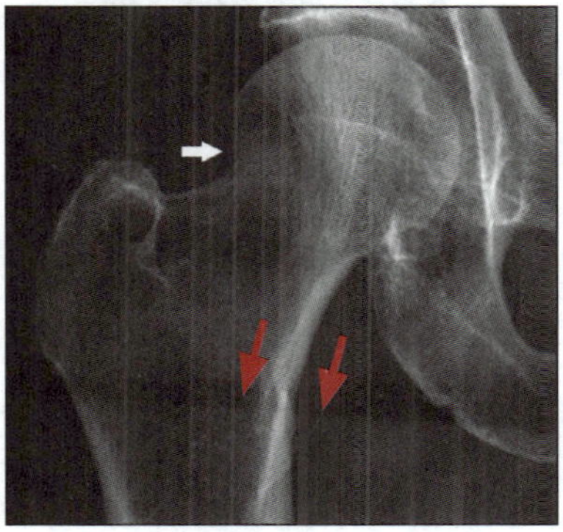

Figure 6 • Traits de fracture.

« Prothèse cervicocéphalique de hanche », « prothèse partielle de hanche » et « prothèse intermédiaire de hanche » sont des synonymes. Il s'agit du remplacement prothétique de la tête fémorale mais pas du cotyle. Une prothèse totale de hanche remplace la tête fémorale **et** le cotyle.

Une prothèse intermédiaire de hanche peut engendrer une cotyloïdite. Or, ce n'est pas le cas pour une prothèse totale de hanche puisque le cotyle est prothétique.

Les éléments à prendre en compte avant de choisir le type de chirurgie d'une fracture de l'extrémité supérieure du fémur (ostéosynthèse, prothèse totale de hanche, prothèse intermédiaire de hanche) sont : le déplacement de la fracture (score de Garden en cas de fracture cervicale), l'âge, l'autonomie (score de Parker) et la présence ou non d'une coxopathie préexistante (arthrose ++). On a tendance à proposer une prothèse **intermédiaire** aux patients âgés et non autonomes (score de Parker > 6) car l'on considère qu'ils mourront avant que leur cotyle natif ait le temps de s'user Par ailleurs, on ne propose jamais de prothèse intermédiaire en cas de coxarthrose (toujours une prothèse totale).

La pose d'une prothèse est une urgence différée (opération dans les 24 h à 48 h). En cas d'ostéosynthèse, il s'agit d'une urgence (opération dans les 6 h, de façon à préserver la vascularisation céphalique au maximum).

On peut vous demander quelle technique chirurgicale a été employée sur un simple cliché radiologique. Les différents matériaux d'ostéosynthèse utilisés dans la fracture de hanche sont les suivants :

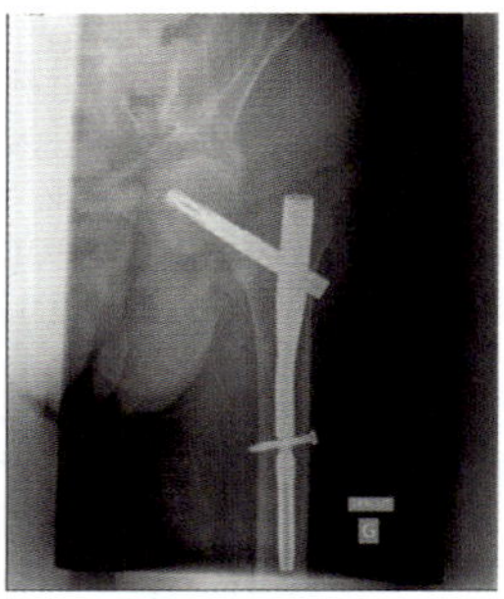

Figure 7 • Clou gamma (service de radiologie de l'hôpital d'Agen, merci à Virgile Mouza).

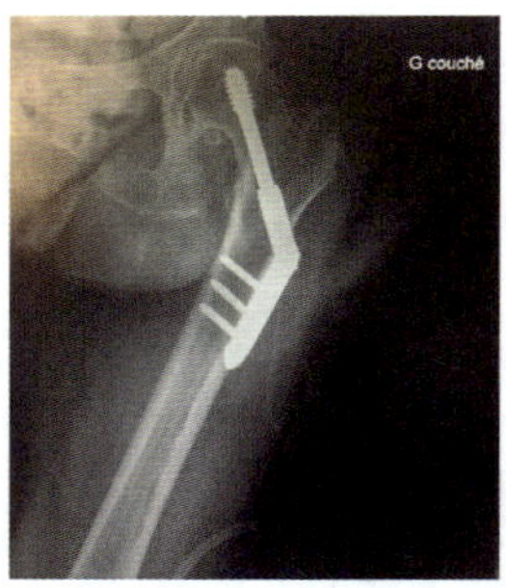

Figure 8 • Plaque vissée (service de radiologie du centre hospitalier de La Rochelle, merci à Thomas Boissinot).

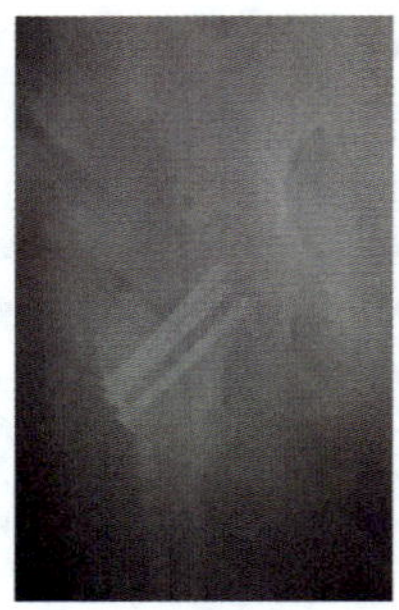

Figure 9 • Vis seules (service de radiologie de l'hôpital d'Agen, merci à Alice Gay).

Voici les différentes techniques chirurgicales employées en fonction du type de fracture (ceci est à la limite du programme des ECNi) :

- **Fractures cervicales Garden I et II** : vis seules (pas de risque de nécrose de la tête fémorale car vaisseaux intacts, donc pas besoin de prothèse) ;
- **Fractures cervicales Garden III et IV** : arthroplastie intermédiaire ou totale (car potentielle atteinte vasculaire, donc risque de nécrose de la tête fémorale) ;
- **Fractures pertrochantériennes** : plaque vissée ou clou gamma.

Après le traitement chirurgical d'une fracture de l'extrémité supérieure du fémur chez un sujet âgé, il est important d'envisager une remise en charge et une déambulation précoces, afin d'éviter les complications de décubitus et la perte d'autonomie qui peuvent s'avérer fatales chez une personne âgée. Il faut se détacher de l'image de la personne âgée fragile qui doit rester alitée au maximum pour récupérer de l'opération.

La canne se porte du **côté opposé à la lésion (côté jambe saine)** de façon à rééquilibrer le centre de gravité lors de l'appui monopodal sur la jambe pathologique.

Fractures de l'extrémité distale (inférieure) du radius chez l'adulte

En cas de fracture de l'extrémité inférieure du radius, la styloïde ulnaire fait classiquement saillie au bord médial du poignet **même lorsqu'elle n'est pas fracturée**.

En cas de fracture de l'extrémité inférieure du radius, la présence d'une fracture de la styloïde ulnaire associée a peu d'importance pronostique. C'est surtout la surface radiocarpienne atteinte qui a un impact sur le pronostic.

La fracture de Pouteau-Colles est **extra**-articulaire.

En cas de pose de plâtre sur fracture, on immobilise l'articulation sus et sous-jacente. Par exemple, pour une fracture du scaphoïde, on immobilisera l'articulation radiocarpienne et l'articulation scaphotrapézienne, mais pas plus !

Item 360 Fractures de l'enfant

Voir partie 26 – Pédiatrie

Item 361 Surveillance d'un malade sous plâtre, diagnostiquer une complication

Le retard de consolidation correspond à une absence de consolidation jusqu'à 6 mois après la fracture, tandis qu'une pseudarthrose est la non-consolidation au-delà de 6 mois après la fracture. Un retard de consolidation peut se résoudre spontanément, alors qu'on entreprend un traitement spécifique en cas de pseudarthrose.

Il n'est pas évident de juger de la consolidation d'une fracture lorsque l'on n'a pas l'habitude. Pourtant, on vous interroge dessus aux ECNi. Sachez **qu'une bonne consolidation osseuse n'implique pas forcément la disparition totale du trait de fracture dans les premiers mois**. Par exemple, si on réalise une radiographie de contrôle à 6 mois d'une fracture, on pourra parfois dissocier le trait de fracture mais celui-ci aura régressé par rapport à la radiographie initiale. En bref, si vous jugez que le trait de fracture est moins évident, que l'axe entre les deux fragements osseux est respecté, qu'il n'y a pas d'hypertrophie ni d'atrophie osseuse et, qu'il n'y a pas d'appositions périostées, alors vous pouvez cocher que la consolidation est normale.

Une thrombose veineuse profonde suivant une chirurgie orthopédique concerne **surtout le membre opéré**.

Partie 26

PÉDIATRIE

Spécialité incontournable des ECNi, la pédiatrie est la matière la plus grosse du concours. Pour autant, la quantité d'informations à connaître n'est pas si importante en regard de la taille du référentiel. Les pathologies touchant l'enfant ne sont pas tout à fait les mêmes que celles atteignant le sujet adulte, mais la physiologie de chaque organe ne diffère pas et il existe beaucoup de similitudes entre la pathologie adulte et pédiatrique. Toutefois, attention de ne pas tomber dans le piège en comparant la prise en charge d'une même pathologie chez un adulte et chez un enfant. Tentez d'appréhender la pédiatrie comme une matière à part entière. Si vous prenez l'enfant comme un adulte réduit, vous risquez de vous embrouiller tant sur le plan diagnostique que thérapeutique.

Dans les dossiers progressifs de pédiatrie, les rédacteurs glissent souvent des pièges renvoyant à l'âge de l'enfant : on vous proposera de cocher des éléments/situations ne pouvant être compatibles avec l'âge de l'enfant présenté dans le dossier (par exemple, évoquer des céphalées chez un enfant ne parlant pas encore et ne pouvant donc pas exprimer de signes fonctionnels). Je vous conseille donc de noter l'âge de l'enfant sur une feuille de brouillon au début du dossier progressif, et de vous référer à cet âge avant de cocher la moindre proposition.

Étant donné le nombre important d'items dans cette spécialité, il me paraît compliqué d'émettre des spéculations quant aux items ayant le plus de probabilités de faire partie des ECNi. Tout dépend de la sous-spécialité pédiatrique du rédacteur choisi pour chaque édition des ECNi. Je vous suggère donc d'éviter à tout prix l'impasse en pédiatrie, ce qui pourrait vous pénaliser si un ou plusieurs items non révisés étaient à l'honneur le jour du concours.

CROISSANCE ET DÉVELOPPEMENT

Item 44 Dépistage des anomalies orthopédiques, des troubles visuels et auditifs

L'examen médical obligatoire du 8e jour de vie permet de dépister d'éventuelles anomalies congénitales (ce dépistage n'a pas lieu qu'à la naissance). Pour rappel : 20 examens médicaux sont obligatoires entre 0 et 6 ans, parmi lesquels, 3 aboutissent à la rédaction d'un certificat de santé devant être déclaré à la caisse primaire d'assurance maladie (au 8e jour, au 9e mois et au 24e mois).

La présentation par le siège est un facteur de risque de luxation congénitale de hanche, **peu importe le mode d'accouchement**.

En cas de suspicion de luxation congénitale de hanche, il faut rechercher des indices confortant cette hypothèse diagnostique : une asymétrie de position (un bébé sur le dos doit avoir une position symétrique des jambes), un raccourcissement de la cuisse (inégalité de la longueur des membres inférieurs), une limitation de l'abduction, une instabilité de hanche ainsi qu'un pli cutané unilatéral asymétrique.

Lors de l'examen de la hanche d'un enfant, en cas de suspicion de luxation, il faut rechercher une instabilité de hanche lors de sa mobilisation :
- si la tête fémorale est sortie du cotyle : il s'agit d'une hanche luxée ;
- si la tête fémorale peut sortir du cotyle en partie, la hanche est subluxable ;
- si la tête fémorale peut sortir du cotyle en totalité, la hanche est luxable (le plus souvent).

La présence d'un ressaut lors de la mobilisation de hanche est un signe pathognomonique de luxation congénitale de hanche (attention, le ressaut est différent du craquement). En cas de dysplasie cotyloïdienne, on réalise une manœuvre de piston plutôt qu'une recherche de ressaut lors de la mobilisation de la hanche. Enfin, s'il existe une hanche luxée irréductible, on ne constate pas de ressaut ; le diagnostic clinique repose alors sur l'inégalité de longueur et l'asymétrie des membres essentiellement.

En cas de suspicion de luxation congénitale de hanche **avant l'âge de 4 mois**, on ne réalise pas une radiographie de hanche (car l'ossification n'a pas encore eu lieu) mais une échographie ostéoarticulaire de hanche. Après 4 mois, on privilégiera la radiographie.

Une luxation de hanche non traitée chez l'enfant peut induire une boiterie associée à une douleur chronique, ceci exposant au risque de coxarthrose précoce.

Item 47 Puberté normale et pathologique

Parmi les causes de puberté précoce centrale figurent le gliome des voies optiques (même à distance de l'hypophyse), l'hydrocéphalie, la méningite ou l'encéphalite, le traumatisme crânien ainsi que la neurofibromatose de type 1 et la sclérose tubéreuse de Bourneville. Attention, le cranio-pharyngiome induit plutôt un retard pubertaire *via* un panhypopituitarisme.

En cas d'hypertrophie prématurée des seins pour l'âge, il faut réaliser une échographie utérine :

- en cas de col et de corps utérin de petite taille, il s'agit d'une prémature thélarche (variante de la normale) ;
- en cas de col et de corps utérin de grande taille, développés, il s'agit d'une puberté précoce.

Item 51 Retard de croissance staturopondérale

Il est important d'avoir des repères de poids en fonction de l'âge, pour s'orienter vers un retard pondéral (ou une obésité) en dossier progressif. Voici les poids moyens qui peuvent vous servir de repères :

- à 4 mois → 7 kg ;
- à 9 mois → 9 kg ;
- à 1 an → 10 kg ;
- après 1 an → + 2 kg/an.

Ainsi, dans tout énoncé de pédiatrie, je vous invite à évaluer la normalité ou non du poids en fonction de l'âge ; cela pourrait vous aider pour la suite du dossier progressif, notamment en matière d'orientation diagnostique (existe-t-il un retentissement staturopondéral de la pathologie présentée ?).

90 % des retards de croissance intra-utérins rattrapent leur retard dans les deux premières années de vie.

Une cassure de la courbe de poids n'est pas toujours associée à une perte de poids. Il est possible qu'un enfant présente une cassure de la courbe pondérale alors qu'il prend du poids (ce serait le cas en cas de prise insuffisante de poids, *voir exemple ci-contre)*. Il est important de bien reporter les valeurs de poids et de taille sur les courbes, c'est le seul moyen de détecter une cassure de celle(s)-ci.

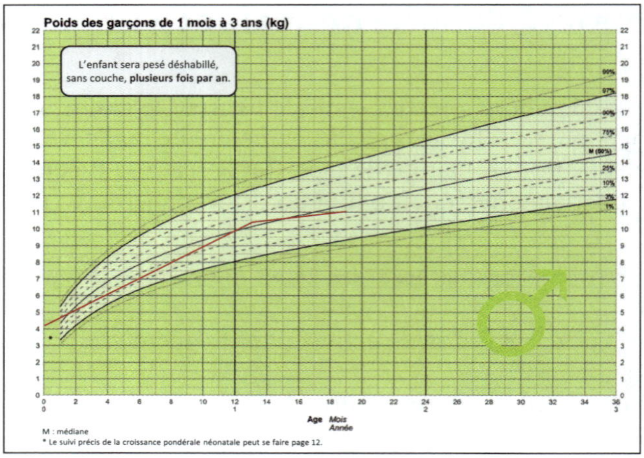

Figure 1. Courbe pondérale
Cassure de la courbe pondérale à 14 mois, avec une prise de poids de 500 g environ entre 14 et 19 mois.

Les infections ORL à répétition peuvent conduire à une cassure de la courbe de croissance avec un retard pondéral précédant le retard statural, du fait d'une diminution de la prise alimentaire.

Les dysplasies osseuses peuvent être à l'origine d'un retard statural, mais pas d'un retard d'âge osseux.

La maladie cœliaque peut engendrer une cassure de la courbe de croissance staturale du fait de la malabsorption intestinale (liée à l'atrophie villositaire de l'intestin grêle) ainsi que de la réaction inflammatoire limitant la maturation ostéoblastique (c'est d'ailleurs pour cette raison qu'il s'agit aussi d'une cause d'ostéopathie fragilisante).

L'irradiation cérébrale peut engendrer une insuffisance en hormone de croissance, à l'origine d'un retard statural.

L'évaluation de l'âge osseux n'est pas réservée à l'enfant de 10 à 13 ans. Il peut être fait à n'importe quel âge en cas de retard de croissance constaté à un âge plus jeune.

Les indications de traitement pédiatrique par hormones de croissance sont les suivantes : des enfants nés petits par rapport à l'âge gestationnel (PAG) sans rattrapage statural (traitement donné à partir de l'âge de 4 ans), un syndrome de Turner, un syndrome de Prader-Willi, une insuffisance rénale chronique, un déficit en gène SHOX (maladie osseuse constitutionnelle).

Item 53 Développement psychomoteur du nourrisson et de l'enfant

Des troubles de l'attachement peuvent induire une régression psychomotrice et un refus d'alimentation chez l'enfant.

CHIRURGIE ORTHOPÉDIQUE

Item 52 Boiterie de l'enfant

Je vous conseille de bien connaître les étiologies de boiterie de l'enfant à évoquer en fonction de l'âge, car elles peuvent faire l'objet de questions pièges aux ECNi :

- **avant l'âge de 3 ans** : luxation congénitale de hanche et fracture sous-périostée de jambe ;
- **entre 3 et 8 ans :** synovite aiguë transitoire ou ostéochondrite de hanche ;
- **après 10 ans :** épiphysiolyse fémorale supérieure, ostéochondrite du genou, apophysite de croissance ;
- **à tout âge :** infection ostéoarticulaire, pathologie neuromusculaire, inégalité de longueur des membres inférieurs congénitale, rhumatismes et tumeurs osseuses.

En cas de synovite aiguë transitoire de hanche, la douleur peut être très intense comme absente.

En cas de synovite aiguë transitoire de hanche, il n'y a pas de fièvre ni d'altération de l'état général ni de syndrome inflammatoire biologique.

En cas de suspicion de synovite aiguë transitoire de hanche, il faut commencer par réaliser une radiographie du bassin de profil et de face (= incidence de Lauestein ou incidence de la grenouille). Puis, si la radiographie est normale, il faut réaliser une échographie de hanche à la recherche d'un épanchement articulaire (sa présence conforte l'hypothèse diagnostique de synovite aiguë transitoire sans la confirmer formellement).

Il n'existe pas d'entorse de cheville avant l'âge de 6 mois.

Item 153 Infections ostéoarticulaires de l'enfant

Un traumatisme **(même fermé)** en regard d'une articulation peut favoriser la survenue d'une arthrite septique (microentrée de bactérie, contexte vasculaire local, etc.).

L'ostéomyélite de l'enfant a pour zones de prédilection (dans 70 % des cas) la métaphyse distale du fémur et la métaphyse proximale du tibia car ce sont les zones les plus fertiles sur le plan vasculaire (pour rappel, il s'agit d'une infection hématogène).

À la phase initiale d'une infection ostéoarticulaire chez le nourrisson, la fièvre peut être modérée ou absente. Ainsi, il faut évoquer une ostéomyélite devant une boiterie apyrétique d'évolution récente chez le nourrisson.

Le refus de la position assise de la part d'un enfant évoque une spondylodiscite ou tout autre atteinte rachidienne douloureuse.

Les infections ostéoarticulaires à *Kingella kingae* (qui touchent l'enfant de moins de 4 ans) induisent peu de chocs septiques. Le choc septique est plutôt consécutif à une infection ostéoarticulaire à *Staphylocoque aureus* ou au streptocoque du groupe A.

En cas d'ostéomyélite diaphysaire, le périoste retient le pus pendant un certain temps (provoquant la formation d'un abcès sous-périosté) avant de céder, conduisant à la formation d'un décollement périosté.

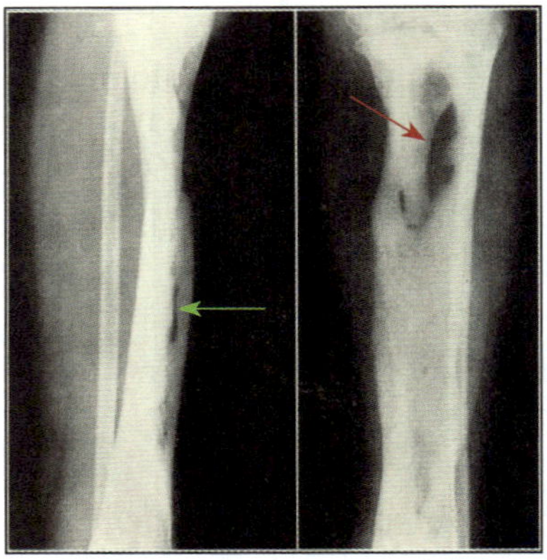

Figure 2. Radiographies mettant en évidence une ostéomyélite tibiale (flèche rouge) avec un décollement périosté (flèche verte).

L'arthrite septique expose aux complications suivantes : une fracture osseuse pathologique, une ostéomyélite chronique, des troubles de la croissance (en cas de lésion infectieuse du cartilage de croissance avec une ossification secondaire), un séquestre osseux (parcelle osseuse déconnectée du réseau vasculaire, amenée à nécroser, imposant le traitement chirurgical car les antibiotiques ne pénètrent pas dans la zone avasculaire), une désaxation osseuse.

Item 360 Fractures chez l'enfant : particularités épidémiologiques, diagnostiques et thérapeutiques

Un décollement épiphysaire est un équivalent de fracture chez l'enfant.

La fracture en motte de beurre est typiquement **métaphysaire**, la fracture en bois vert est typiquement **diaphysaire** et la fracture en cheveu d'ange peut être localisée sur toutes les parties de l'os.

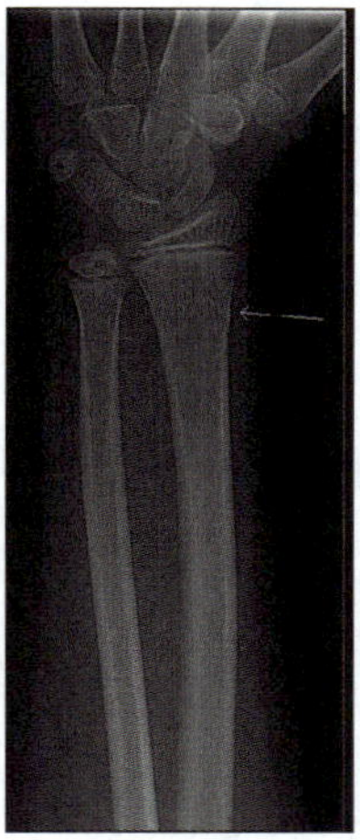

Figure 3. Fracture en motte de beurre du radius.

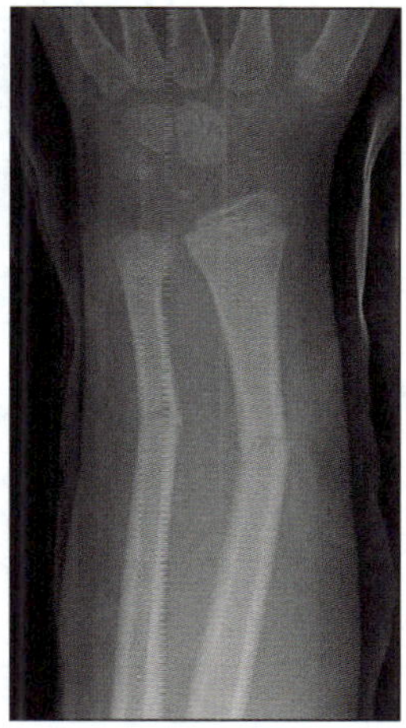

Figure 4. Fracture en bois vert du radius et de l'ulna.

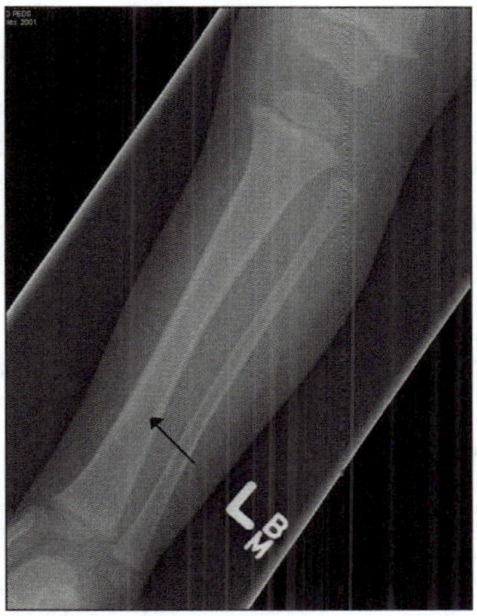

Figure 5. Fracture en cheveu d'ange du tibia.

Si la physe est atteinte lors d'une fracture osseuse chez un enfant, il existe un risque d'épiphysiodèse (fusion du cartilage de conjugaison, entraînant l'arrêt de la croissance de l'os) pouvant provoquer des troubles axiaux pendant la croissance.

La classification de Salter et Harris a pour vocation principale d'évaluer le pronostic de la fracture. Elle n'influence pas tellement le type de traitement, qui dépend essentiellement du déplacement de la fracture. *N.B. Il est difficile sur une radiographie de différencier un stade I d'un stade V donc ces deux stades sont peu tombables en dossiers.*

En cas de fracture du coude supracondylienne déplacée chez l'enfant, on réalise une réduction car le risque de cal vicieux est très important dans cette localisation.

ENFANT VULNÉRABLE GÉNÉTIQUE

Item 43 Problème posé par les maladies génétiques, à propos

Il est utile de connaître la signification des symboles composant un arbre généalogique, certaines questions s'y référant sont présentes dans les dossiers progressifs *(voir figure ci-dessous)*.

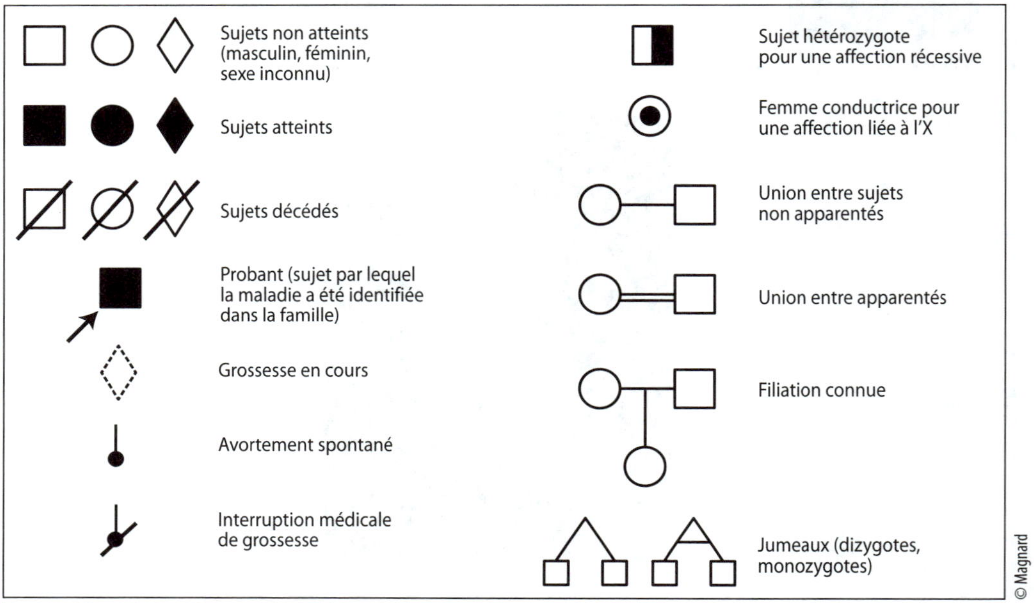

Figure 6. Légende d'un arbre généalogique.

Item 55 Maltraitance et enfants en danger

Le(s) frère(s) et sœur(s) d'un enfant maltraité doi(ven)t avoir un bilan de maltraitance s'il(s) est(sont) âgé(s) de moins de 2 ans.

Les symptômes du syndrome du bébé secoué surviennent sans intervalle libre après le traumatisme. À noter, il existe un risque dans ce contexte de constitution d'un hématome sous-dural, mais il n'existe pas d'hématome extradural chez le nourrisson.

En cas de strabisme dans un contexte de maltraitance, il faut évoquer la possibilité d'une atteinte du nerf abducens liée à l'hypertension intracrânienne (causée par un saignement intracrânien).

Lors d'un signalement pour maltraitance, vous ne devez pas interpréter la situation et suggérer la responsabilité d'un individu, il faut rester factuel. Par exemple, il ne faut pas dire « la nourrice pourrait être la responsable de ces lésions ». Ceci est d'ailleurs valable pour tout certificat médical initial pour coups et blessures, d'une façon générale.

Item 134 Douleur chez l'enfant : évaluation et traitements antalgiques

Entre l'âge de 4 et 6 ans, l'enfant peut autoévaluer sa douleur, mais le clinicien doit toujours y associer une hétéroévaluation afin de comparer et de voir si cela concorde avec l'autoévaluation de l'enfant.

L'usage excessif de MEOPA peut provoquer une méthémoglobinémie.

L'utilisation de solution orale sucrée à visée analgésique (par exemple, G30 %) n'est plus envisageable après l'âge de 6 mois.

GASTRO-ENTÉROLOGIE NUTRITION CHIRURGIE ABDOMINOPELVIENNE

Item 45 Alimentation et besoin nutritionnels du nourrisson et de l'enfant

La formule permettant de retrouver la quantité de lait quotidienne à donner à l'enfant, à répartir en 5-6 prises quotidiennes, est la suivante :
- Quantité de lait (mL) = (poids (g)/10) + 250 mL.

Il ne faut pas donner de lait de vache de supermarché classique à un enfant de moins de 1 an, celui-ci étant trop gras, trop protéiné, et ne contenant pas assez de fer, d'acides gras essentiels ni de vitamine D pour un enfant de cet âge.

On absorbe mieux le fer héminique provenant de la viande que des légumes.

L'OMS recommande l'allaitement maternel jusqu'à l'âge de 2 ans (sans que cela empêche le début de la diversification à l'âge de 4 à 6 mois).

Item 251 Obésité de l'enfant

Il faut éviter les régimes hypocaloriques chez les enfants qui pourraient avoir une conséquence sur leur croissance et leur développement. Le plus important dans le traitement de l'obésité de l'enfant est la négativation de la balance énergétique (réduire les quantités énergétiques ingérées **tout en restant dans les apports recommandés pour l'âge** et augmenter l'activité physique).

L'obésité chez l'enfant expose au risque d'épiphysiolyse de hanche et de *genu valgum*.

L'obésité peut être à l'origine d'une puberté avancée chez la fille, mais pas chez le garçon.

La vitesse de croissance staturale est souvent accélérée en cas d'obésité commune. En revanche, ce n'est pas le cas en cas d'obésité d'origine endocrinienne (hypothyroïdie, hypercorticisme, tumeur hypothalamohypophysaire de type cranio-pharyngiome).

Item 267 Douleurs abdominales et lombaires aiguës chez l'enfant

La localisation des douleurs abdominales spontanées décrites par un enfant avant l'âge de 8 à 10 ans a peu de valeur diagnostique. En revanche, la douleur abdominale localisée par le médecin est localisatrice. Par exemple, lors d'une appendicite aiguë typique, l'enfant pourrait décrire une douleur en région périombilicale, mais la palpation abdominale sera douloureuse en fosse iliaque droite.

La cholécystite biliaire cholestérolique n'existe pas chez l'enfant. En revanche, la cholécystite pigmentaire sur hémolyse chronique ou l'hydrocholécyste dans un contexte de maladie de Kawasaki sont possibles chez l'enfant.

Item 268 Reflux gastro-œsophagien chez le nourrisson et chez l'enfant. Hernie hiatale

Chez l'enfant, on n'administre pas d'érythromycine intraveineuse dans le but de réaliser une vidange gastrique avant une endoscopie œsogastroduodénale, car cela favorise les troubles du rythme ventriculaire.

Le lait antirégurgitation n'est pas indiqué en cas de reflux gastro-œsophagien chez un enfant allaité totalement au sein ; il n'est indiqué qu'en cas de prise de lait infantile. Il en est de même pour l'épaississement du lait.

En cas de reflux gastro-œsophagien, la mise en position proclive du berceau et l'arrêt du tabagisme passif n'ont pas prouvé leur efficacité sur les symptômes de cette pathologie. Je vous invite à ne pas les cocher.

Il faut évoquer une allergie aux protéines de lait de vache en cas de reflux gastro-œsophagien résistant au traitement.

Item 271 Vomissements du nourrisson et de l'enfant

En cas de vomissements chez un enfant, il est nécessaire de palper les bourses (à la recherche d'une torsion de testicule ou d'une hernie inguino-scrotale étranglée) ainsi que les orifices herniaires (recherche d'une hernie étranglée).

Il est nécessaire de savoir distinguer les signes de déshydratation extracellulaire des signes de déshydratation intracellulaire, car il s'agit d'une question récurrente dans les dossiers progressifs :

Déshydratation extracellulaire	Déshydratation intracellulaire
• Pli cutané (> 10 % de perte de poids) • Hypotonie des globes oculaires • Oligurie (urines concentrées) • Tachycardie • Hypotension artérielle	• Sécheresse des muqueuses • Absence de larmes lors des pleurs • Perte de poids • Sensation de soif • Fièvre • Confusion, agitation, troubles de la conscience/coma

La sténose du pylore provoque des vomissements **à distance des repas**.

La gastroentérite virale (adénovirus, norovirus, entérovirus, rotavirus, etc.) est de **transmission manuportée** et non aéroportée.

Le métoclopramide (traitement antiémétique) est contre-indiqué chez l'enfant.

Item 280 Constipation chez l'enfant

Parmi les critères de constipation ROME IV, figure la notion de « selles volumineuses pouvant boucher les toilettes ». Ceci n'est à évoquer que chez l'enfant et non pas chez le nourrisson puisqu'il n'utilise pas encore les toilettes.

Attention, selon les critères de constipation ROME IV, on peut être constipé en allant tous les jours à la selle (en cas de selles trop dures/trop volumineuses).

Le diagnostic de maladie de Hirschsprung repose sur le lavement opaque qui montre une disparité de calibre avec une stagnation du produit de contraste en zones sus-jacentes dilatées *(voir figure ci-dessous)*. Par ailleurs, la manométrie rectale est utile pour éliminer le diagnostic en cas d'existence d'un réflexe rectoanal inhibiteur typique (en revanche, si celui-ci est absent, cela ne pose pas le diagnostic, mais cela ne permet pas de l'éliminer non plus).

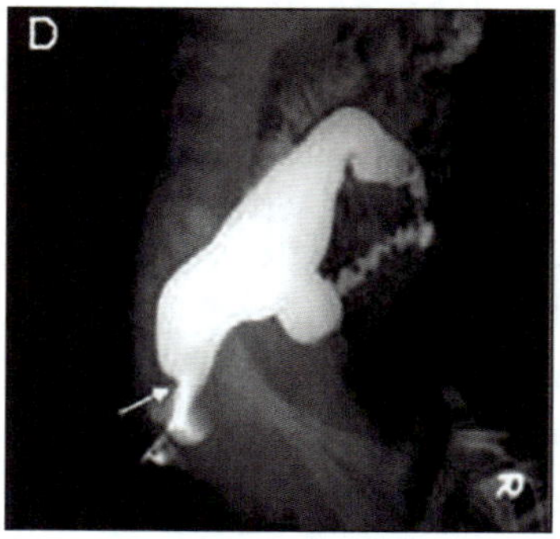

Figure 7. Lavement évocateur de maladie de Hirschsprung.
N. B. : *Ayez bien cette iconographie en tête, elle vous permettra de le reconnaître d'un coup d'œil en dossier progressif.*

En cas de retard diagnostique et thérapeutique d'une maladie de Hirschsprung, il existe un risque d'entérocolite puis, de perforation intestinale.

Item 282 Diarrhée chronique chez l'enfant

« L'intolérance » aux protéines de lait de vache n'existe pas, on parle toujours « d'allergie » aux protéines de lait de vache.

L'allergie aux protéines de lait de vache peut se prolonger à l'adolescence mais ne débute pas à l'adolescence (elle débute plutôt chez le nourrisson).

Le lait hypoallergénique peut tout de même provoquer une réaction allergique aux protéines de lait de vache.

Les formules lactées à base de soja sont contre-indiquées avant l'âge de 6 mois (donc il est interdit de les prendre avant cet âge même en cas d'allergie aux protéines de lait de vache).

La trisomie 21 et le syndrome de Turner sont statistiquement associés à la maladie cœliaque.

La maladie cœliaque peut être responsable d'hippocratisme digital.

La maladie cœliaque peut être à l'origine d'une anémie normocytaire (par mécanisme mixte : anémie microcytaire par carence martiale liée à la malabsorption de fer **et** anémie macrocytaire par carence en vitamine B12 liée à la malabsorption de cette vitamine).

Le dosage des anticorps antitransglutaminases ne doit être réalisé que chez un enfant qui consomme du gluten (les anticorps se négativent après quelques mois de régime sans gluten).

Chez l'enfant, on peut se passer de la biopsie intestinale pour poser le diagnostic de maladie cœliaque si les trois conditions suivantes sont réunies :

- un taux d'IgA antitransglutaminase 10 fois supérieur à la normale ;
- le dosage d'IgA antiendomysium positif ;
- la présence d'un groupe HLA-DQ2 **ou** DQ8.

Dans les autres cas, on réalise la biopsie intestinale. Chez l'adulte, cette dernière est indispensable pour poser le diagnostic de maladie cœliaque.

Les céréales à base de gluten, à proscrire en cas de maladie cœliaque, sont les suivants : orge, blé, seigle, épeautre et avoine. Il s'agit d'une question classique des ECNi, où l'on vous propose une multitude de céréales, attention à bien les connaître.

Le retard pondéral lié à la maladie cœliaque se rattrape après 6 à 12 mois de régime sans gluten.

La maladie de Whipple n'existe pas chez l'enfant.

On ne peut parler d'encoprésie qu'après l'âge de contrôle sphinctérien (à l'âge de 4 ans en moyenne).

Item 349 Syndrome occlusif de l'enfant

En cas de syndrome occlusif après 3 ans, il faut systématiquement évoquer l'appendicite aiguë avec un iléus réflexe associé comme cause, du fait de sa fréquence.

Chez l'enfant, le fécalome peut être une cause de constipation mais pas de syndrome occlusif (il n'est jamais totalement obstructif).

Le diagnostic d'invagination intestinale aiguë repose avant tout sur l'échographie et non pas sur le lavement, qui est principalement un geste thérapeutique (même s'il peut aussi aider au diagnostic en cas de doute à l'échographie).

La réduction par lavement rétrograde est impossible en cas d'invagination intestinale aiguë de localisation iléo-iléale, mais elle est possible en cas d'invagination de localisation iléo-caecale ou transvalvulaire.

Item 351 Appendicite de l'enfant

En cas de suspicion d'appendicite aiguë, il faut recherche un psoïtis (flexion douloureuse irréductible de la cuisse sur le bassin), qui peut être présent à tout âge.

L'appendicite aiguë peut induire une langue saburrale.

L'image échographique « en cocarde » n'est pas réservée à l'appendicite aiguë. Elle qualifie aussi la sténose du pylore, l'invagination intestinale aiguë ainsi que l'entérocolite ulcéronécrosante.

Item 352 Péritonite aiguë chez l'enfant

Après une chirurgie abdominale, en général, les complications suivantes sont souvent présentes dans les dossiers progressifs : abcès sous-phrénique (l'enfant a le hoquet) et abcès du Douglas (l'enfant a une dysurie, voire une rétention aiguë d'urines).

HÉMATOLOGIE CANCÉROLOGIE

Item 209 Anémie chez l'enfant

La carence martiale est la première cause d'anémie chez l'enfant.

Chez un enfant qui n'est pas né en France, il faut garder dans un coin de sa tête les pathologies normalement dépistées par le test de Guthrie (drépanocytose +++, mucoviscidose, hypothyroïdie congénitale, phénylcétonurie, hyperplasie congénitale des surrénales), qui pourraient survenir dans la suite du dossier progressif.

Les crises vaso-occlusives de l'enfant drépanocytaire prédominent aux extrémités car les capillaires y sont les plus petits, piégeant plus facilement les hématies en faucille.

En cas de drépanocytose, il faut également rechercher un déficit en G6-PD qui y est statistiquement associé.

Item 211 Purpura chez l'adulte et l'enfant

Il est indispensable de savoir différencier un purpura thrombopénique d'un purpura vasculaire ; en voici les principales différences :

Purpura thrombopénique	Purpura vasculaire
Caractère maculeux	Caractère infiltré
Pas de prédominance déclive	Prédominance déclive
Atteinte muqueuse possible	Jamais d'atteinte muqueuse
Ecchymoses possibles	Lésions polymorphes
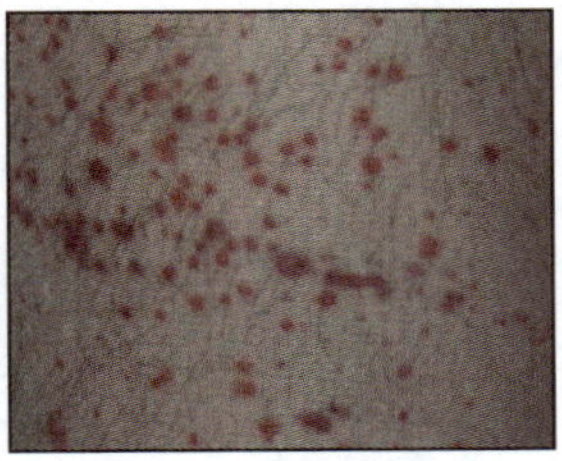 Figure 8. Purpura thrombopénique.	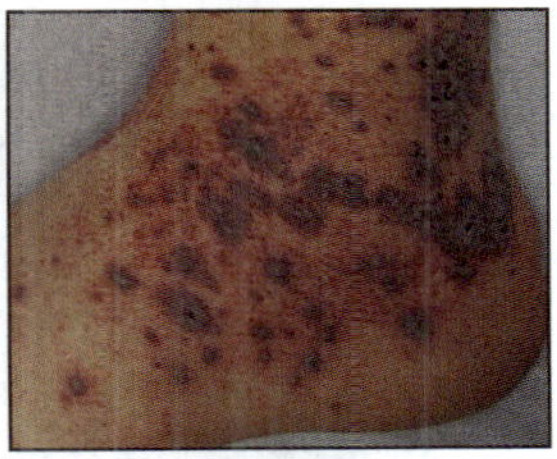 Figure 9. Purpura vasculaire.

En dossier progressif, pour vous faire diagnostiquer un purpura vasculaire, on vous montre, le plus souvent, une photographie de jambes. Ainsi, le purpura sur les jambes doit vous faire évoquer un purpura vasculaire du fait de l'atteinte déclive (ne prenez pas cette règle de façon absolue, mais cette astuce peut vous aider).

La fièvre est rare en cas de purpura rhumatoïde.

Le purpura rhumatoïde est une pathologie de l'enfant et de l'adolescent, pas du nourrisson.

Après des cris ou des pleurs intenses ou bien après des efforts de vomissements ou de toux importants, un purpura pétéchial du visage, d'apparition mécanique peut survenir.

Item 294 Cancer de l'enfant : particularités épidémiologiques, diagnostiques et thérapeutiques

Le taux de guérison à la suite d'un cancer chez l'enfant est de 80 %.

La leucémie aiguë est le cancer le plus fréquent de l'enfant (30 % des cas).

La première cause de mortalité entre 1 et 15 ans est la mort accidentelle, pas le cancer.

En cas de masse abdominale palpable chez l'enfant, suspecte de cancer, on réalise en première intention une échographie abdominale. D'une façon générale, en gastro-entérologie, on privilégie l'échographie abdominale au scanner abdominal chez l'enfant, d'une part, car les enfants sont souvent très échogènes et d'autre part, pour éviter l'irradiation du scanner à cet âge. C'est le cas en cas de suspicion d'appendicite, par exemple.
N. B. : *Lorsqu'un scanner ou une IRM doit être réalisé sur un enfant agité, il est possible d'administrer une petite sédation pour limiter les mouvements et garantir la qualité de l'image.*

Le lymphome intestinal est plus souvent révélé par une invagination intestinale aiguë que par la palpation d'une masse abdominale.

Le neuroblastome peut se développer à partir des surrénales et envahir le rein. Attention, dans ce cas, au diagnostic différentiel avec le néphroblastome.

Le neuroblastome peut se calcifier, contrairement au néphroblastome.

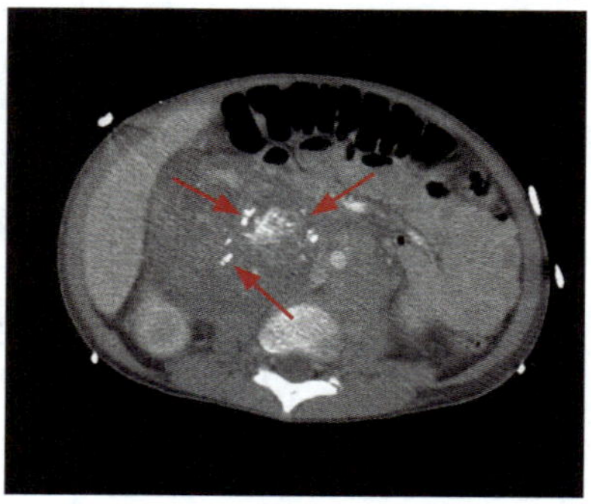

Figure 10. Calcifications (hyperdensités) au sein d'un neuroblastome (flèches rouges).

Il existe des métastases osseuses dans le diagnostic de neuroblastome dans 75 % des cas. D'ailleurs, le syndrome de Hutchinson caractérise les métastases orbitaires du neuroblastome, à l'origine d'un hématome périorbitaire bilatéral.

En cas de forme typique de néphroblastome avant l'âge de 6 ans, on peut introduire une chimiothérapie sans preuve anatomopathologique (pas besoin de biopsie).

L'irradiation cranio-spinale peut induire une neutropénie à court terme du fait de l'irradiation de la moelle osseuse.

La radiothérapie peut provoquer des troubles cognitifs si elle cible l'encéphale, ainsi que la fusion prématurée des cartilages de croissance si elle cible l'os.

La conservation de sperme peut être réalisée chez le petit garçon à partir de l'âge de 12 ans (période prépubère).

INFECTIOLOGIE

Item 143 Vaccinations

Chez l'enfant prématuré, les vaccinations se font aux mêmes âges que chez l'enfant né à terme. Par exemple, on administre à 2 mois de vie, et non à 2 mois d'âge corrigé, la première dose de vaccin hexavalent.

Le vaccin obligatoire contre le méningocoque concerne **le méningocoque C** et non le méningocoque B.

Item 144 Fièvre aiguë chez l'enfant

Tout enfant fébrile de moins de 6 mois doit avoir une ponction lombaire pour l'examen du liquide céphalorachidien (et ce, même si une pyélonéphrite est diagnostiquée par exemple, car la barrière hématoméningée est perméable à cet âge). Après 6 mois, on ne réalise une ponction lombaire qu'en cas de suspicion de méningite.

Item 145 Infections nasosinusiennes de l'enfant

L'imperforation d'un canal lacrymal est fréquente chez le nourrisson. Celle-ci provoque un larmoiement unilatéral ainsi que des infections oculaires à staphylocoques.

Une infection virale nasosinusienne peut induire des apnées centrales.

Item 146 Angine et rhinopharyngite de l'enfant

Le phlegmon périamygdalien, complication de l'angine bactérienne aiguë, peut induire un trismus mais pas un torticolis. Ce sont les adénites rétropharyngées et rétrostyliennes, autres complications de la rhinopharyngite ou de l'angine, qui peuvent provoquer un torticolis.

Il n'y a pas lieu de réaliser un test de diagnostic rapide pour le streptocoque du groupe A en cas d'angine chez un enfant de moins de 3 ans car leur origine est toujours virale à cet âge. Chez l'enfant de plus de 3 ans, on réalise systématiquement un test de diagnostic rapide en cas d'angine car le score de Mac Isaac n'est pas validé chez l'enfant.

L'angine à streptocoque impose une éviction scolaire. Attention à ne pas évoquer d'éviction scolaire avant que l'enfant ait l'âge d'aller à l'école, soit 3 ans !

Item 147 Otites infectieuses chez l'enfant

En cas d'otite unilatérale associée à une conjonctivite purulente unilatérale, il faut évoquer une infection à *Haemophilus influenzae* ; en cas d'otite bilatérale associée à une conjonctivite non purulente bilatérale, il faut évoquer une infection virale.

Item 148 Méningites, méningoencéphalites chez l'adulte et l'enfant

Le purpura fulminans est le plus souvent la conséquence d'une méningite à méningocoque. Toutefois, il peut aussi être la conséquence d'une méningite à un autre germe (par exemple, le pneumocoque) ou bien, à une infection à un méningocoque d'un autre site que les méninges.

Il n'existe jamais de raideur méningée en cas de méningite chez le nouveau-né.

Après une méningite bactérienne, il est nécessaire de réaliser un suivi audiométrique **trimestriel** pendant un an *(N.B. Le 1er examen auditif doit se faire à 15 jours de la méningite, avec la réalisation d'un scanner ou d'une IRM labyrinthique en cas d'anomalie, pour rechercher une ossification cochléaire).*

Item 152 Infections cutanéomuqueuses et des phanères, bactériennes et mycosiques de l'enfant

Le molluscum contagiosum est la surinfection cutanée à un virus de la famille des poxvirus, le molluscum contagiosum virus (MCV), survenant le plus souvent en cas de dermatite atopique. Cette affection est contagieuse (par contact direct et par manuportage).

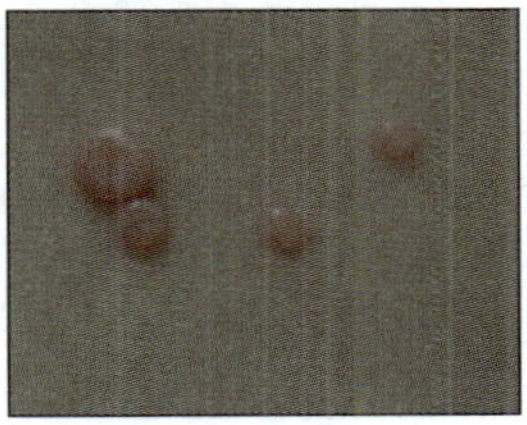

Figure 11. Molluscum contagiosum.

Item 157 Infections urinaires de l'enfant

En cas de suspicion d'infection urinaire avant l'âge d'un mois, on réalise un examen cytobactériologique des urines d'emblée car la bandelette urinaire est peu sensible à cet âge-là. Après l'âge d'un mois, le dépistage d'infection urinaire repose d'abord sur la bandelette urinaire avant de réaliser un examen cytobactériologique des urines.

Une pyélonéphrite aiguë peut entraîner des selles molles (non glairo-sanglantes).

Item 159 Coqueluche

La coqueluche est rare chez l'enfant de plus de 2 ans car le plus souvent la vaccination protège contre cette infection. Les cas de coqueluche apparaissent donc en principe avant l'âge de 2 ans ou bien à l'âge adulte lors de la perte de la protection vaccinale.

Un nourrisson atteint de coqueluche peut présenter des quintes asphyxiques/syncopales mais présente rarement « le chant du coq » (= inspiration très ample et rauque entre deux salves de toux).

L'auscultation pulmonaire est normale en cas de coqueluche.

La PCR coqueluche (lorsque les symptômes datent de moins de 3 semaines) se fait sur les sécrétions nasopharyngées, **pas dans le sang**.

Toute suspicion de coqueluche chez un nourrisson de moins de 3 mois impose l'hospitalisation.

On introduit un traitement de la coqueluche par antibiothérapie (azithromycine ou clarithromycine) que si les symptômes ont débuté depuis moins de 3 semaines. En effet, ce traitement a davantage vocation à limiter la transmission à la collectivité qu'à réduire les symptômes.

Item 160 Exanthèmes fébriles de l'enfant

Il existe des exanthèmes scarlatiniformes d'origine virale.

Le diagnostic de la rougeole est clinique. Toutefois, il est nécessaire de réaliser une PCR dans les sécrétions (salive, nez, gorge, sang ou urines) pour documenter l'infection et pouvoir réaliser la déclaration obligatoire.

En cas de mégalérythème épidémique à parvovirus B19, l'état général de l'enfant est conservé.

L'autre nom de l'exanthème subit est la « roséole infantile » (infection à HHV6 ou HHV7). En cas d'exanthème subit, la fièvre et l'éruption cutanée ne sont pas concomitantes : il y a d'abord la fièvre **puis** l'exanthème alors que la fièvre a déjà disparu.

La maladie de Kawasaki peut engendrer une desquamation cutanée des extrémités et/ou du siège mais pas du tronc.

Les lésions cutanées de varicelle peuvent toucher tout le corps même le cuir chevelu.

Item 283 Diarrhée aiguë et déshydratation chez le nourrisson et l'enfant

La fontanelle postérieure se ferme à l'âge de 1 à 2 mois, tandis que la fontanelle antérieure se ferme entre 8 et 18 mois. Attention à l'âge dans l'énoncé lorsque l'on vous propose des items en rapport avec une palpation de fontanelle, notamment en cas de recherche de déshydratation chez un nourrisson (sur un tableau de diarrhées aiguës, par exemple). De même, il est inutile de réaliser une échographie transfontanellaire une fois que les fontanelles sont fermées.

En cas de vomissements empêchant la prise de soluté de réhydratation orale (SRO), il faut essayer de le donner par petites portions (1 cuillère de 5 mL par minute par exemple), et non attendre que les vomissements passent (risque important de déshydratation si pas de réhydratation orale). En outre, l'administration de SRO atténue les nausées par diminution de la production de cétones de jeûne.

Il ne faut pas que les parents aromatisent le soluté de réhydratation orale, même si l'enfant n'aime pas le goût, car cela risquerait d'en changer l'osmolarité et d'induire des troubles hydroélectrolytiques.

MÉDECINE DE L'ADOLESCENCE

Item 66 Troubles du comportement de l'adolescent

La première cause non organique à éliminer devant un trouble du comportement chez l'enfant et l'adolescent est la maltraitance.

NÉPHROLOGIE

Item 256 Protéinurie et syndrome néphrotique de l'enfant

Attention de ne pas confondre les seuils de protéinurie entrant dans la définition du syndrome néphrotique chez l'enfant et chez l'adulte :
- chez l'enfant : protéinurie > 50 mg/kg/24 heures ou rapport protéinurie/créatininurie > 200 mg/mmol ;
- chez l'adulte : protéinurie > 3 g/24 heures.

Il existe peu de risque d'insuffisance rénale chronique sur un syndrome néphrotique cortico-dépendant (celui-ci est de bon pronostic car il est corticosensible). En revanche, le risque d'insuffisance rénale chronique est important en cas de syndrome néphrotique cortico-résistant.

Une infection streptococcique (par exemple, une angine) peut déclencher un syndrome néphrotique chez l'enfant. L'enchaînement de ces deux pathologies est classique en dossier progressif. Attention, le syndrome néphrotique est différent du syndrome néphritique de glomérulonéphrite aiguë post-infectieuse.

Un tableau d'anasarque dans un contexte de syndrome néphrotique peut provoquer une pancréatite aiguë œdémateuse.

Une douleur abdominale dans un contexte de syndrome néphrotique peut être notamment une ascite douloureuse, une complication infectieuse (par exemple, une péritonite aiguë) ou bien une thrombose des artères mésentériques.

Item 261 Insuffisance rénale chronique chez l'enfant

Le syndrome hémolytique et urémique (SHU) est la première cause d'insuffisance rénale aiguë chez l'enfant de 1 à 3 ans. Au passage, sachez qu'il est nécessaire de réaliser une déclaration (obligatoire) en cas de SHU post-diarrhéique avant l'âge de 15 ans.

NÉONATALOGIE

Item 29 Prématurité et retard de croissance intra-utérin : facteurs de risque et prévention

En cas de sang dans les selles chez un nouveau-né prématuré, il est plus judicieux d'évoquer une entérocolite ulcéro-nécrosante qu'une invagination intestinale aiguë.

Item 31 Évaluation et soins du nouveau-né à terme

Un score d'APGAR bas à une minute de vie témoigne d'une mauvaise vitalité et d'une mauvaise adaptation du corps à la vie extérieure et ce, même si le score d'APGAR devient normal à 5 minutes.

En cas de retard de résorption du liquide pulmonaire, la détresse respiratoire est **transitoire** (celle-ci survient immédiatement à la naissance mais s'améliore progressivement en quelques heures).

Le pneumothorax spontané de l'enfant à la naissance est possible et peut provoquer une détresse respiratoire.

L'atrésie de l'œsophage se dépiste lors de la première tétée du nouveau-né : on suspecte le diagnostic s'il tousse en tétant. Dans ce cas, on introduira une sonde œsophagienne.

En cas d'atrésie duodénale (souvent rencontrée dans un contexte de trisomie 21), on retrouve une image en « double bulle » (à l'abdomen sans préparation, voire en prénatal *via* l'échographie).

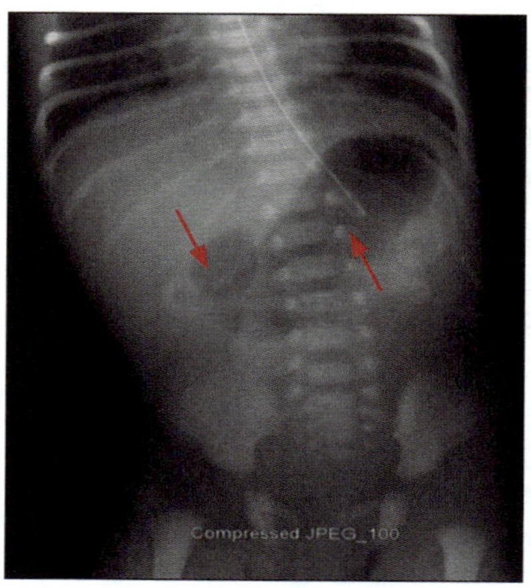

Figure 12. Image en « double-bulle » (les deux bulles sont indiquées par des flèches rouges).

Une infection materno-fœtale peut devenir symptomatique dès 2 heures après la naissance.

La prématurité est un facteur de risque d'infection néonatale bactérienne précoce (INBP).

Il faut instiller des gouttes de collyre antibiotique à un nouveau-né de parents présentant des facteurs de risque d'infections sexuellement transmissibles.

En cas de méningite infectieuse **néonatale**, il faut évoquer les germes classiques d'infection materno-fœtale (streptocoque B et *Escherichia coli* essentiellement) et non pas le méningocoque, ni le pneumocoque ni *Hæmophilus influenzæ*.

Si un jumeau est traité pour une INBP, son jumeau doit recevoir le même traitement anti-infectieux. Attention Collège 8e Ed. p. 533 : Ce n'est plus vrai !!!

En cas de tableau de chorio-amniotite, le nouveau-né doit recevoir le même traitement antibiotique que sa maman. Idem que ci dessus !!!

La présence de leucorrhées/métrorragies chez une petite fille nouveau-née est physiologique, il faut rassurer les parents.

Chez le nouveau-né/nourrisson, il existe un débord hépatique physiologique de 1 à 3 cm qui disparaît dans l'enfance.

Item 275 Ictère

En cas d'ictère chez un nouveau-né, la présence d'une bosse sérosanguine, d'ecchymoses ou d'hématomes oriente vers un ictère néonatal pathologique.

En cas d'ictère néonatal, il ne faut pas évoquer la drépanocytose puisque l'hémoglobine fœtale est encore présente en majorité pendant cette période jusqu'à diminuer progressivement avant de disparaître totalement à l'âge d'un an environ.

L'ictère nucléaire peut induire une encéphalopathie hyperbilirubinémique (hypertonie extrapyramidale, léthargie), une atteinte motrice (dystonie, retard psychomoteur), une atteinte sensorielle (vue et audition) mais pas de crise d'épilepsie. cf p. 538 Collège 8e Ed !!

NEUROLOGIE

Item 98 Céphalées

En cas d'hypertension intracrânienne, il faut maintenir la tête et le cou dans l'axe du corps pour faciliter le drainage de la veine jugulaire.

Item 103 Épilepsie de l'enfant

Un hématome sous-dural chez un enfant (à la suite d'un traumatisme ou d'une maltraitance par exemple) peut induire une épilepsie séquellaire.

Le diagnostic des syndromes épileptiques idiopathiques ne nécessite pas d'imagerie cérébrale, leur diagnostic ne reposant que sur des arguments cliniques et sur l'électroencéphalogramme ; cela concerne : l'épilepsie-absence (épilepsie généralisée idiopathique), l'épilepsie myoclonique juvénile (épilepsie généralisée idiopathique) et l'épilepsie à pointes centrotemporales ou épilepsie à paroxysmes rolandiques (épilepsie focale idiopathique).

Le syndrome de West ne touche que le nourrisson avant l'âge d'1 an.

On réalise l'électroencéphalogramme à visée diagnostique à plus de 48 heures de la prise de traitement antiépileptique si possible pour ne pas masquer des signes d'épilepsie.

L'épilepsie-absence est de bon pronostic sur le plan neurodéveloppemental.

La prise d'un traitement antiépileptique chez un enfant n'est pas anodine puisqu'il peut perturber l'apprentissage.

Item 341 Convulsions chez le nourrisson et chez l'enfant

En cas de convulsions sans fièvre, il faut toujours évoquer la présence d'un hématome sous-dural (pouvant apparaître notamment dans un contexte de maltraitance).

Le syndrome hémolytique et urémique peut engendrer des convulsions, qu'il y ait de la fièvre ou non.

PNEUMOLOGIE CARDIOLOGIE

Item 108 Troubles du sommeil de l'enfant

L'agitation pendant le sommeil avec la présence de sueurs, la parasomnie, la position anormale lors du sommeil (par exemple, la tête en hyperextension), les vomissements diurnes, l'anorexie au petit-déjeuner, la respiration buccale, les troubles de la croissance (signe tardif) sont des signes de syndrome d'apnées obstructives du sommeil de l'enfant.

Item 151 Infections bronchopulmonaires communautaires de l'adulte et de l'enfant

Attention Reco 2019-HAS (Bronchiolite)

On peut retrouver une **pleuropneumopathie** à la radiographie de thorax même en l'absence de matité à la percussion thoracique. Pour savoir si l'épanchement est cloisonné, on peut réaliser une échographie ou bien une radiographie de thorax en position couchée. La pleuropneumopathie impose l'hospitalisation.

En cas de staphylococcie pleuropulmonaire (infection pulmonaire à *Staphylococcus aureus* avec volontiers la présence d'images bulleuses à la radiographie de thorax), il est fréquemment associé une atteinte digestive avec des diarrhées ou bien, un météorisme abdominal (chez le jeune nourrisson ++) entrant dans le cadre d'un syndrome « pseudo-occlusif ».

Une pneumopathie franche lobaire aiguë, lorsqu'elle est associée à un herpès nasolabial chez un enfant, est probablement due à un pneumocoque.

Les enfants vaccinés ne font pas de pneumonie à *Hæmophilus influenzæ* (car le vaccin les protège de l'*Hæmophilus influenzæ* **de type B**, communément à l'origine des pneumonies). En revanche, le vaccin ne les protège pas des infections ORL (otite ++) à cette bactérie, puisque ce sont les *Hæmophilus influenzæ* **non typables** qui en sont responsables.

Les pneumonies à mycoplasme ne touchent pas les enfants de moins de 3 ans.

Attention de ne pas évoquer une bronchiolite aiguë chez l'enfant de plus de 2 ans, c'est une pathologie du nourrisson.

Je vous conseille de bien connaître les critères de gravité d'une bronchiolite aiguë, imposant une hospitalisation ; les critères les moins intuitifs sont : l'âge < 6 semaines (attention, le seuil est de 6 mois pour une pneumopathie infectieuse), les antécédents de bronchiolites sévères, la fièvre élevée, l'**intensité** des signes de lutte respiratoire et non leur simple présence, la prise alimentaire < 50 % du volume habituel.

Un épisode unique de bronchiolite aiguë peut être responsable d'une distension thoracique à la radiographie de thorax. En dehors de cela, la radiographie est normale. On réalise tout de même cette radiographie thoracique à la recherche d'un diagnostic différentiel (une cardiomégalie évocatrice de cardiopathie essentiellement).

Il faut mettre en place un isolement gouttelettes en cas de bronchiolite aiguë.

En cas de bronchiolite aiguë, il est préconisé de réaliser un fractionnement de la prise alimentaire systématiquement, même en l'absence de troubles digestifs.

Item 155 Tuberculose de l'enfant

Contrairement à l'adulte chez lequel la réalisation d'une intradermoréaction (IDR) est inutile en cas de suspicion de tuberculose maladie, chez l'enfant, elle est utile pour poser le diagnostic de tuberculose maladie. En effet, bien souvent l'enfant atteint de tuberculose maladie est peu bacillifère (rendant l'examen microbiologique peu fréquemment positif, ce qui explique d'ailleurs que l'enfant soit souvent moins contagieux que l'adulte). Par conséquent, en cas de prélèvement microbiologique négatif, on pose le diagnostic sur un faisceau d'arguments : notion de contage, symptômes compatibles, anomalies radiologiques, intradermoréaction et/ou test de détection de l'interféron gamma positif, efficacité du traitement, etc. Vous pouvez ainsi cocher toutes les réponses allant dans ce sens en dossier progressif.

Chez l'enfant, la tuberculose se présente souvent avec des adénopathies nécrotiques et compressives, car le système immunitaire est très réactif à ces âges. Par ailleurs, on ne retrouve pas de caverne chez le nourrisson et le petit enfant, car elle traduit la réactivation d'une tuberculose latente attrapée il y a plusieurs années (les cavernes se retrouvent plutôt chez le grand enfant et l'adulte).

La prescription d'éthambutol n'est pas systématique chez l'enfant, elle est réservée dans les cas suivants : les formes bacillifères, la suspicion de bacille de Koch résistant à l'isoniazide, la tuberculose disséminée.

La prescription de corticoïdes pendant les deux premières semaines est réservée aux cas suivants : la diminution du calibre bronchique de plus de 50 %, la localisation méningée, la localisation péricardique.

La tuberculose ne contre-indique pas l'allaitement maternel (que ce soit la mère ou l'enfant qui soit atteint).

Item 184 Hypersensibilité et allergies respiratoires chez l'enfant. Asthme, rhinite

Les pleurs et le rire peuvent déclencher une crise d'asthme.

Certaines caractéristiques doivent remettre en cause le diagnostic d'asthme, parmi lesquels figurent : un début des symptômes depuis la naissance sans intervalle libre, des symptômes à type de dyspnée/sifflements **prolongés** (plus de 2 à 3 semaines), l'absence d'événement déclenchant (par exemple, une infection virale), un retentissement staturopondéral de la pathologie, la présence d'un stridor, des symptômes extrarespiratoires (des troubles du transit, des infections ORL, un hippocratisme digital, etc.), l'échec du traitement de l'asthme, des anomalies à la radiographie du thorax, etc.

En cas de distension thoracique importante avec toux (asthme, mucoviscidose, polypnée importante, etc.), on peut retrouver un pneumomédiastin (attention, cela peut être une fine lame aérique très discrète) à la radiographie de thorax.

En cas de crise d'asthme sévère/asthme aigu grave, ne cochez pas la réalisation du débit expiratoire de pointe, car l'enfant n'aura pas la réserve pulmonaire pour le faire (et on se doute, dans ce contexte, que le débit expiratoire de pointe sera inférieur à 50 % de la norme).

La prise de bronchodilatateurs à longue durée d'action est contre-indiquée chez l'enfant avant l'âge de 4 ans.

Item 200 Toux chez l'enfant

Il faut éviter la prescription de traitements antitussifs chez l'enfant qui n'ont pas réellement prouvé leur efficacité.

Item 203 Opacités et masses intrathoraciques chez l'enfant

Le thymus est une masse molle qui ne comprime pas les organes de voisinage.

Il n'y a pas de signe de surcharge veineuse digestive (hépatomégalie, circulation veineuse collatérale, etc.) en cas de syndrome cave **supérieur** ; ce serait en présence d'une compression de la veine cave **inférieure** qu'on pourrait observer ces signes.

Item 236 Souffle cardiaque chez l'enfant

Les cardiopathies cyanogènes à connaître aux ECNi sont la tétralogie de Fallot et la transposition des gros vaisseaux. Les autres cardiopathies au programme entraînent une insuffisance cardiaque sans cyanose.

Une coarctation de l'aorte non opérée peut entraîner une érosion des arcs postérieurs costaux.

Une communication interventriculaire (CIV) de petite taille peut se fermer spontanément.

Il n'est pas rare de découvrir une communication interauriculaire (CIA) à l'âge adulte.

La rubéole congénitale est un facteur de risque de persistance du canal artériel.

Un souffle fonctionnel est **peu intense** mais un souffle **peu intense** signe, dans le cadre d'une pathologie cardiaque congénitale, l'**importance** d'une communication anormale entre deux cavités (un souffle intense signant une petite communication).

Item 354 Détresse respiratoire aiguë du nourrisson et de l'enfant

L'épiglottite aiguë donne la voix éteinte, pas la voix rauque.

La présence d'une laryngite aiguë est possible en cas de rougeole ; il faut donc en rechercher les signes (par exemple, le signe de Köplick) devant ce tableau.

En cas de distension thoracique unilatérale chez un enfant, il faut évoquer un piégeage d'air caractéristique d'une obstruction bronchique (par une adénopathie compressive de tuberculose, par une tumeur ou encore par un corps étranger inhalé).

Il ne faut pas évoquer une inhalation de corps étranger avant l'âge de 6 mois car un enfant ne sait pas encore porter un objet à sa bouche à cet âge.

URGENCES RÉANIMATION

Item 31 Évaluation et soins du nouveau-né à terme

En cas d'absence de mouvements respiratoires efficaces à la naissance, il est nécessaire de mettre en place une réanimation avec, dans l'ordre :
- une aspiration rhinopharyngée ;
- une stimulation (par exemple, un frottement du dos) ;
- une ventilation en pression positive (sauf en cas d'inhalation de méconium ou de hernie diaphragmatique, qui nécessiteront une intubation orotrachéale d'emblée) puis, une intubation si ce n'est pas suffisant ;
- un massage cardiaque en cas de bradycardie persistante malgré une ventilation efficace, plus ou moins l'administration d'adrénaline.

Item 328 État de choc

En cas d'état de choc chez un enfant, la pression artérielle est longtemps maintenue dans les normes (contrairement à l'adulte). Il faut davantage se fier à la tachycardie pour évaluer la gravité d'un potentiel état de choc chez l'enfant.

Le pouls carotidien filant est un indice évocateur d'un (début d') état de choc.

L'abord veineux est souvent difficile sur un enfant en état de choc ; il faut envisager d'utiliser une voix intraosseuse en cas de voie intraveineuse impossible à obtenir.

En cas de choc anaphylactique, on administre des bronchodilatateurs de courte durée d'action s'il y a des signes de bronchospasme (dyspnée avec sifflements expiratoires, sibilants, etc.).

En cas de choc hypovolémique (sur diarrhées aiguës, par exemple), il n'y a pas de raison de ne pas contrôler le choc par un remplissage vasculaire. Si l'introduction de drogues vasopressives est nécessaire, reconsidérez l'étiologie de l'état de choc.

En cas d'état de choc, le remplissage par sérum salé isotonique se fait à raison d'un volume de 20 mL/kg à administrer en 10 à 30 minutes.

Le volume maximal de transfusion de culots de globules rouges est limité à 20 mL/kg chez l'enfant.

En cas de nécessité de transfusion chez un nouveau-né, il faut transfuser des culots de globules rouges irradiés.

Item 340 Malaise grave du nourrisson

On parle de malaise du nourrisson en cas de changement de tonus (hypo- ou hypertonie) **et** de couleur (rougeur, pâleur, aspect bleuté).

La première cause de malaise du nourrisson de moins de 6 mois est la rhinite obstructive car la respiration est exclusivement nasale avant cet âge.

Il ne faut pas évoquer de spasmes du sanglot (= perte de connaissance réversible après cris/pleurs liée à un blocage de la respiration) avant l'âge de 18 mois.

Partie 27

PNEUMOLOGIE

La pneumologie est un grand classique des ECNi, puisqu'elle est présente tous les ans à l'examen. Il s'agit à mon sens d'une spécialité peu discriminante tant cette matière est maîtrisée par tous les étudiants compétitifs. C'est pourquoi il est important de ne pas mettre cette matière de côté, sinon vous risquerez de perdre de nombreuses longueurs sur les autres candidats.

Une des difficultés de la pneumologie est de savoir trancher entre les différents diagnostics différentiels. Il est important de catégoriser les caractéristiques des pathologies (signes cliniques, anomalies ou non à la radiographie de thorax, anomalies ou non aux EFR, etc.) et de connaître les éléments divergents entre elles (exemple : les EFR peuvent être normales en cas d'asthme, mais ne le sont jamais en cas de bronchopneumopathie obstructive). Les rédacteurs de dossiers progressifs n'hésitent pas à installer de la confusion en vous amenant à douter entre les différents diagnostics. Sachez dans ces cas-là vous en remettre à votre cours tout en gardant confiance lorsque vous évoquez un diagnostic.

D'autre part, cette spécialité exige une bonne maîtrise de l'imagerie (radiographie de thorax et scanner thoracique essentiellement), car vous pouvez être sûrs d'avoir au moins une de ces iconographies à interpréter le jour du concours. On n'exigera pas de vous de maîtriser la micro-sémiologie radiologique, mais il existe tout de même un bon nombre de pathologies à savoir reconnaître sur une imagerie pneumologique, raison pour laquelle il faut s'entraîner à interpréter ces iconographies. Nous allons en voir quelques-unes ensemble.

Item 73 Addiction au tabac

Le test de Fagerström, qui permet de dépister et de quantifier la dépendance au tabac, est un classique de l'ECNi : je vous conseille donc d'en connaître les items. Sachez notamment que les deux questions les plus importantes sont **le nombre de cigarettes par jour** ainsi que **le délai entre le réveil et la première cigarette de la journée**. Voici les 6 questions du test :

- **1.** Le matin, combien de temps après être réveillé(e), fumez-vous votre première cigarette ?
- **2.** Trouvez-vous qu'il est difficile de vous abstenir de fumer dans les endroits où c'est interdit (ex : cinéma, bibliothèque) ?
- **3.** À quelle cigarette renonceriez-vous le plus difficilement ?
- **4.** Combien de cigarettes fumez-vous par jour, en moyenne ?
- **5.** Fumez-vous à intervalles plus rapprochés durant les premières heures de la matinée que durant le reste de la journée ?
- **6.** Fumez-vous lorsque vous êtes malade au point de devoir rester au lit presque toute la journée ?

Item 108 Troubles du sommeil de l'adulte

Il faut éviter la prise d'alcool et de somnifères chez un patient souffrant d'un syndrome d'apnées du sommeil (SAS) ou d'un syndrome obésité-hypoventilation (SOH). En effet, ces substances accentuent les phases de désaturation nocturne et aggravent la sensation de sédation résiduelle quotidienne.

En cas de suspicion de syndrome d'apnées hypopnées obstructives du sommeil (SAOS), l'association de signes cliniques compatibles et d'une polygraphie anormale suffisent à poser le diagnostic. On ne réalisera une polysomnographie que si le doute persiste après la polygraphie ou s'il existe une suspicion de SAOS associé à un trouble non respiratoire du sommeil (par exemple, trouble neurologique).

Le syndrome de SAOS et le syndrome d'apnées centrales du sommeil (SACS) entraînent un aspect en peigne de la courbe d'oxymétrie sans inflexion de la ligne de base (**figure 1**), tandis que l'hypoventilation alvéolaire (accentuée en sommeil paradoxal) se manifeste à l'oxymétrie par des désaturations profondes et soutenues (**figure 2**).

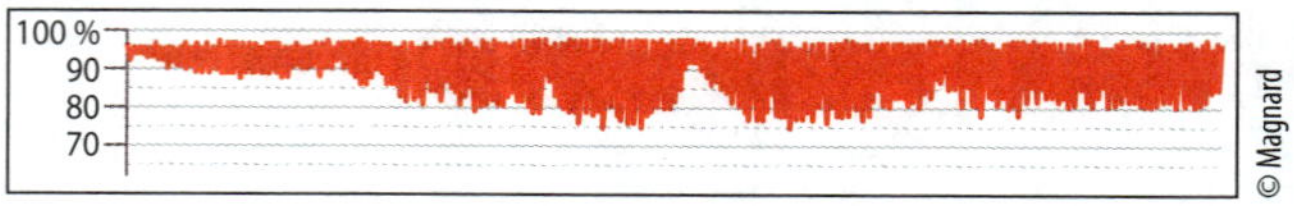

Figure 1 • SAOS et SACS.

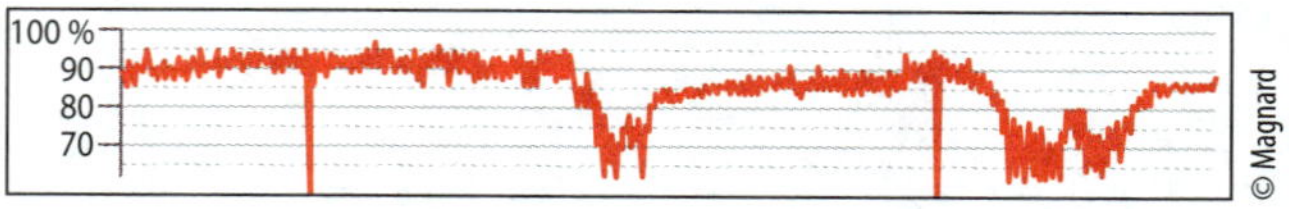

Figure 2 • Hypoventilation alvéolaire.

La radiographie thoracique d'un patient atteint de SAOS est normale.

Le diagnostic de syndrome obésité hypoventilation nécessite **les 3 critères suivants** :
- $PaCO_2$ > 45 mmHg à l'état de veille et à distance d'une décompensation ;
- IMC > 30 kg/m² ;
- absence d'une autre cause d'hypoventilation alvéolaire chronique : maladie neuromusculaire, atteinte de la paroi thoracique, bronchopneumopathie obstructive chronique, etc.

Le remboursement à 65 % de l'appareil de pression positive continue (PPC) par la Sécurité sociale est conditionné par la présence d'un indice apnées-hypopnées initial supérieur à 30 par heure.

La turbinectomie n'est pas un traitement du SAOS en lui-même, mais il peut aider à la bonne tolérance de la PPC.

Le SAOS non traité est une contre-indication à la conduite automobile.

Item 151 Infections bronchopulmonaires communautaires de l'adulte et de l'enfant

Voir partie 15 – Maladies infectieuses

Item 155 Tuberculose de l'adulte et de l'enfant

Voir partie 15 – Maladies infectieuses

Item 180 Accidents du travail et maladies professionnelles : définitions et enjeux

L'amiante est responsable **de nombreuses** affections respiratoires. Outre les plus connues (mésothéliome, asbestose), il ne faut pas oublier la fibrose pleurale, la pleurésie bénigne ou encore le cancer bronchique.

Le personnel de chantier naval est exposé à l'amiante.

Les métiers associés à l'asthme professionnel sont : les boulangers-pâtissiers, les métiers de la santé (exposition au latex notamment), les coiffeurs, les peintres au pistolet dans l'industrie automobile, les travailleurs du bois, les métiers de nettoyage. *Cela vous paraît peut-être intuitif mais le doute s'installe vite devant un dossier des ECNi, donc retenez ces métiers. D'autant plus que les maladies professionnelles sont de plus en plus à la mode aux concours.*

De même, voici les secteurs d'activités associées à la BPCO : le secteur minier, le secteur du bâtiment et des travaux publics, le secteur de la fonderie et de la sidérurgie, l'industrie textile et le milieu agricole.

Item 184 Hypersensibilité et allergies respiratoires : asthme, rhinite

L'asthme entraîne une dyspnée variable dans le temps (exemple : course à pied sans dyspnée le lundi, mais avec dyspnée le jeudi), tandis que la BPCO entraîne une dyspnée constante pour un même niveau d'effort. Ainsi, on comprend pourquoi un patient asthmatique peut présenter une spirométrie normale entre les crises et pourquoi le trouble ventilatoire obstructif (TVO) d'un asthmatique peut être réversible. De même, un patient BPCO n'aura jamais des épreuves fonctionnelles respiratoires (EFR) normales.

L'asthme n'entraîne pas spécialement de bronchorrhées (au contraire de la bronchite ou de la BPCO).

L'asthme peut entraîner, à l'auscultation pulmonaire, une diminution des murmures vésiculaires voire un silence auscultatoire.

Si l'on suspecte un asthme professionnel, il est important de réaliser un débit expiratoire de pointe (DEP) en semaine au travail et le week-end à la maison (hors période de travail) : si le DEP au travail est inférieur au DEP à la maison, c'est en faveur d'un asthme professionnel.

La radiographie de thorax est normale dans l'asthme. Cependant, on la réalise lorsque l'on suspecte de l'asthme pour éliminer les diagnostics différentiels.

L'hyperréactivité bronchique à l'EFR (*qui correspond à une diminution du VEMS de plus de 20 % par rapport à sa valeur initiale après une inhalation d'une dose standard d'agoniste cholinergique comme la métacholine ou après une stimulation mécanique comme l'air sec*) n'est pas spécifique de l'asthme : on la retrouve aussi dans l'emphysème et l'insuffisance cardiaque gauche.

Afin de bien contrôler un asthmatique sur le plan thérapeutique, il est nécessaire de traiter/corriger les facteurs favorisants de l'asthme (rhinite +++, allergies, irritants bronchiques, RGO, obésité, etc.)

La pilule œstroprogestative et la grossesse sont des facteurs de risque de décompensation de l'asthme.

Lorsqu'on suspecte un asthme, on introduit un traitement de fond sans attendre les résultats de l'EFR dans les cas suivants :
- les symptômes diurnes sont présents plus de deux fois par mois ;
- ou s'il existe des réveils nocturnes liés aux symptômes plus d'une fois par mois ;
- ou s'il existe des symptômes combinés à au moins un facteur de risque d'exacerbation.

Par quel palier de traitement commencer ?
- si l'asthme est révélé par une dyspnée simple : débuter par un palier 2.
- si l'asthme est révélé par une exacerbation : débuter par un palier 3 puis tenter de passer à un palier 2 si l'asthme est bien contrôlé.

Deux effets indésirables classiques des corticoïdes inhalés : candidose oropharyngée et dysphonie (il est important de bien se rincer la bouche après chaque prise du médicament).

Le contrôle de l'asthme (jugé sur la fréquence des symptômes) est différent de la sévérité de l'asthme (jugée sur le palier de traitement nécessaire à son contrôle).

Lorsque l'on compte le nombre de critères de contrôle de l'asthme, il faut considérer qu'une prise de bronchodilatateurs à courte durée d'action (plus de deux fois par semaine) sous-entend que le patient présente des symptômes liés à l'asthme. Il faut donc compter deux critères de non-contrôle et non un seul *(sauf si le patient précise que cette prise de bronchodilatateurs est à visée préventive avant un effort sportif)* !

Il n'est pas possible de juger de la sévérité sous-jacente de l'asthme d'un patient qui se présente pour un asthme aigu grave : ce seront l'interrogatoire, l'examen clinique et les examens complémentaires **à distance** qui permettront de l'évaluer. En effet, les patients faisant un asthme aigu grave présentent des profils de sévérité hétérogènes.

La réhabilitation respiratoire dans l'asthme est proposée aux asthmatiques sévères non contrôlés malgré un traitement de haut palier. Ceci est différent des patients BPCO, à qui on propose plus facilement un programme de réhabilitation respiratoire s'ils sont symptomatiques, peu importe leur pallier de traitement. *En définitive, cochez la réhabilitation respiratoire assez facilement chez le BPCO, mais uniquement si sévérité importante chez le patient asthmatique.*

Il n'est pas nécessaire de vacciner un patient asthmatique contre le pneumocoque s'il n'est pas insuffisant respiratoire chronique (mais le vaccin contre la grippe est conseillé).

Items 188 et 189 Manifestations respiratoires des connectivites

Voir partie 16 – Médecine interne

Item 199 Dyspnées aiguë et chronique

L'insuffisance cardiaque gauche peut entraîner une dyspnée sifflante, du fait de la réduction du calibre des bronches liée à l'œdème.

Le souffle tubaire signe une pathologie alvéolaire (cela traduit le comblement alvéolaire alors que les voies aériennes de moyen et de gros calibres restent perméables). Cela correspond au bronchogramme aérien que l'on constate sur une radiographie de thorax.

Item 200 Toux chez l'enfant et chez l'adulte

Les inhibiteurs de l'angiotensine II (sartans) sont une cause de toux, même s'ils sont dix fois moins souvent incriminés que les inhibiteurs de l'enzyme de conversion (IEC).

En cas de toux chronique après le traitement d'un cancer bronchique, il faut évoquer comme causes la récidive du cancer ou bien le poumon post-radique (en cas de radiothérapie).

Les bronchectasies par traction n'entraînent pas de symptômes (pas d'hématémèse, pas d'infection, etc.), puisque la paroi bronchique est normale et simplement tractée.

La dilatation des bronches peut induire des râles bulleux ou des crépitants à l'auscultation. Il peut également n'y avoir aucune anomalie auscultatoire en cas de lésions minimes.

En cas de zone localisée de dilatation des bronches à l'origine de nombreuses infections ou d'hémoptysie, on peut en faire l'exérèse (segmentectomie, lobectomie) pour diminuer la survenue de ces complications.

Le syndrome de Kartagener consiste en l'association d'une dilatation des bronches avec bronchorrhée chronique, d'un *situs invertus* ainsi que de sinusites chroniques.

En cas de dilatation des bronches, on peut prescrire des macrolides au long cours **à visée anti-inflammatoire** et non pas à visée anti-infectieuse.

Item 201 Hémoptysie

L'hémoptysie peut avoir pour prodrome une sensation de chaleur rétrosternale, ce qui correspond au sang chaud remontant les voies aériennes supérieures.

Lors d'une hémoptysie, du sang rouge vif évoquera du sang oxygéné d'une artère bronchique (le plus souvent le cas) alors que du sang rouge foncé évoquera du sang désoxygéné d'une artère pulmonaire.

Dans un contexte de tuberculose, voici les causes d'hémoptysie à évoquer : une caverne, une dilatation de bronches, un cancer sur cicatrice, un aspergillome et une broncholithiase. L'adénopathie calcifiée et la miliaire ne sont pas des causes d'hémoptysie.

L'hémoptysie n'est classiquement pas responsable de choc hémorragique.

Le scanner thoracique permet de préciser la localisation du saignement, oriente sur la nature de la lésion qui saigne, établit une cartographie vasculaire en vue d'une embolisation mais ne permet pas de savoir si le saignement est actif ou non (seule la radiologie interventionnelle le permet).

Ne pas faire de scanner thoracique si le patient est en détresse respiratoire du fait de son hémoptysie. Il est important de bien garder en tête le contexte clinique car les PUPH vous pousseront souvent à cocher le scanner alors qu'il y a une contre-indication évidente (*vous retrouverez ce genre de piège dans de nombreuses matières aux ECNi*).

Toute hémoptysie aura une fibroscopie bronchique (à visée étiologique) mais elle ne sera pas à réaliser en urgence le plus souvent. On ne réalisera une fibroscopie en urgence que si l'on a un doute sur l'origine du saignement (par exemple, une dilatation des bronches bilatérales au scanner ou bien un scanner normal).

S'il y a eu un épisode d'hémoptysie qui s'est résolu spontanément, on ne réalise pas d'embolisation dans un but de prévention de rechute mais on pratique une surveillance rapprochée.

La terlipressine est contre-indiquée en cas d'athéromatose (cardiopathie ischémique, HTA sévère, etc.). Il est important de bien noter les antécédents du patient dans un dossier progressif d'hémoptysie car c'est un piège fréquent.

Un effet indésirable classique de la fibroscopie bronchique est l'expectoration de crachats hémoptoïques dans les 24 h.

Il est important de garder en tête qu'une artério-embolisation bronchique est un geste risqué qui peut avoir des conséquences dramatiques : nécrose de l'œsophage en cas d'embolisation de l'artère œsophagienne, ischémie médullaire et ses conséquences neurologiques en cas d'embolisation de l'artère radiculaire antérieure d'Adamkiewicz, signes d'ischémie cérébrale en cas d'embolisation des artères cervicales, etc. *Ces complications vous seront volontiers proposées dans un dossier d'hémoptysie traité par artério-embolisation.*

Item 202 Épanchement pleural

Un épanchement pleural est une opacité **non** systématisée.

Un épanchement pleural dévie le médiastin, donc dévie aussi les bruits du cœur. On parle d'épanchement pleural compressif dans ce cas.

En cas d'épanchement pleural associé à un pneumothorax, il faut évoquer la présence d'un hémopneumothorax. L'autre explication, plus rare, serait l'hydro-pneumothorax. *Il existe des adhérences vasculaires joignant les deux feuillets de la plèvre. En cas de traction importante du feuillet pleural interne du fait de la rétraction pulmonaire lors de la formation du pneumothorax, une rupture de ces adhérences est possible, à l'origine d'une hémorragie entre les deux feuillets de la plèvre, constituant ainsi l'hémopneumothorax.*

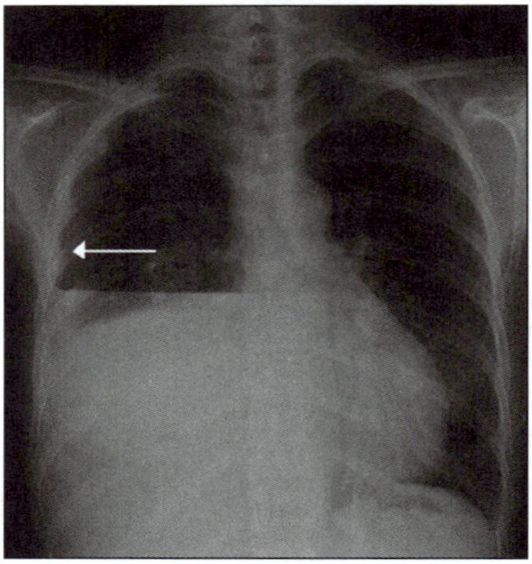

Figure 3 • Hémopneumothorax (flèche = pneumothorax).

Il est important de vérifier l'oscillation d'un drain thoracique visant à drainer un épanchement pleural. Si le drain oscille, c'est qu'il est bien placé dans le thorax puisqu'il suit les mouvements respiratoires du patient : il n'est pas bouché.

Item 203 Opacités et masses intrathoraciques

Sur un scanner thoracique, il est normal de visualiser un reliquat thymique jusqu'à 40 ans, qui se présente sous la forme d'un triangle positionné en avant des vaisseaux médiastinaux.

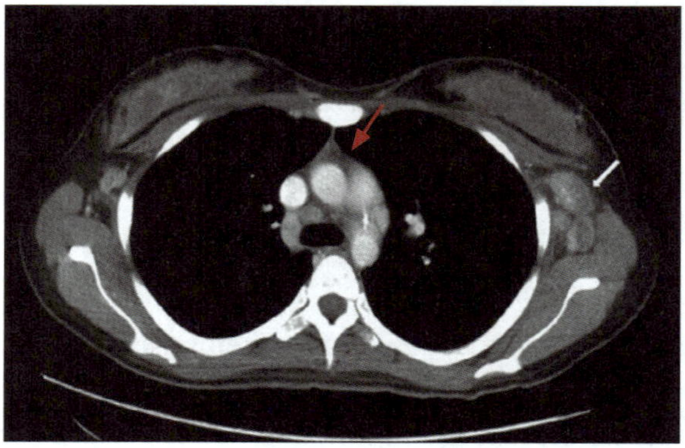

Figure 4 • Flèche rouge : reliquat thymique. Flèche blanche : adénopathie axillaire.

Une adénopathie avec un centre graisseux est physiologique. Un nodule avec un centre graisseux est pathologique mais bénin.

Item 204 Insuffisance respiratoire chronique

Il ne faut pas confondre un effet *shunt* (pneumonie aiguë, œdème aigu pulmonaire, syndrome de détresse respiratoire aiguë, BPCO, asthme aigu grave, etc.) avec un shunt anatomique vrai (foramen ovale perméable ou malformation artérioveineuse pulmonaire). *Attention aux termes employés dans les propositions du dossier progressif.*

Y a-t-il un effet *shunt* au gaz du sang ? Il faut d'abord s'assurer qu'il existe une hypoxémie **et** une hypocapnie. Le piège classique serait de vous proposer un gaz du sang avec une hypoxémie associée à une hypercapnie : il s'agit probablement d'une hypoventilation alvéolaire due à un épuisement respiratoire et non d'un problème de ventilation dû à une atteinte du parenchyme pulmonaire. On parlera d'effet shunt si cette première condition est vérifiée et que la somme $PaO_2 + PaCO_2$ est inférieure à 120 mmHg.

L'oxygénothérapie de longue durée (OLD) n'est remboursée par la Sécurité sociale **qu'à partir de 15 heures d'utilisation quotidienne**, incluant la nuit et les périodes d'activité physique, **mais l'idéal est de l'utiliser 24 h sur 24.**

Item 205 Bronchopneumopathie chronique obstructive chez l'adulte et l'enfant

Le signe de Campbell (descente inspiratoire vers le thorax du cartilage thyroïde provenant de la mise en œuvre exagérée des muscles inspiratoires) indique un syndrome obstructif sévère, tandis que le signe de Hoover (le diamètre de la partie transversale du thorax diminue au lieu d'augmenter lors de l'inspiration profonde) est présent chez les patients BPCO.

L'emphysème pulmonaire de la BPCO entraîne une raréfaction du parenchyme pulmonaire, ce qui diminue le nombre de vaisseaux visibles à la radiographie de thorax avec un aspect de « gros hiles pulmonaires » *(voir la radiographie ci-dessous)* : ne pas évoquer une sarcoïdose ou une autre pathologie avec des adénopathies pulmonaires devant un tel cliché (mais il est de bon ton d'éliminer une hypertension pulmonaire tout de même). *Notez l'aspect en goutte du cœur sur la radiographie de thorax ci-dessous, typique du patient BPCO.*

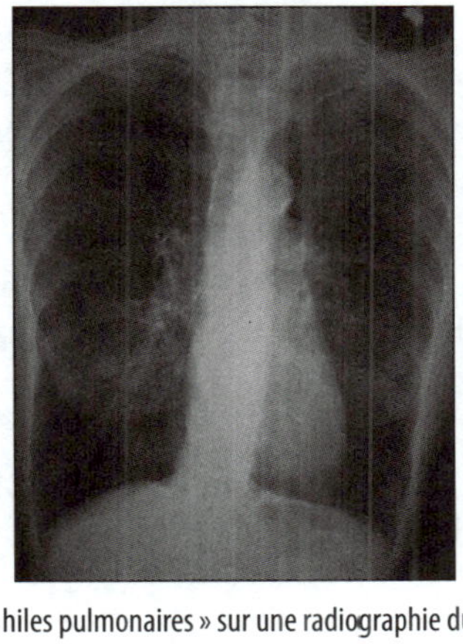

Figure 5 • Aspect de « gros hiles pulmonaires » sur une radiographie du thorax, évocateur de BPCO.

L'emphysème pulmonaire entraîne une diminution de la DLCO aux l'EFR, car la surface d'échange des alvéoles est diminuée (attention, il s'agit d'une destruction de la membrane alvéolointerstitielle et non d'un épaississement comme dans la fibrose).

Le stade GOLD lié aux EFR prend en compte le VEMS post-bronchodilatateurs. De même pour le VEMS de l'indice BODE (facteurs prédictifs de mortalité des patients BPCO).

Les EFR d'un patient BPCO ne seront jamais normales, car une réversibilité complète du trouble ventilatoire obstructif n'est pas possible dans cette pathologie. En revanche, cela est possible dans l'asthme.

La corticothérapie lors d'une exacerbation de BPCO est réservée à un usage hospitalier.

On évitera de prescrire une corticothérapie lors d'une exacerbation de BPCO si la cause est une pneumopathie infectieuse (afin de ne pas aggraver l'infection).

Une saturation à 90 % d'O_2 équivaut à une PaO_2 à 60 mmHg : il s'agit de l'objectif à atteindre chez le patient BPCO. Il est important d'avoir ce repère en tête car on peut vous demander d'évaluer la gravité d'une exacerbation de BPCO sur le chiffre de PaO_2 sans vous donner la saturation.

Lors d'une exacerbation de BPCO à domicile, il est possible d'augmenter l'efficacité des aérosols doseurs pressurisés (de bêta-2-agonistes à courte durée d'action ± anticholinergiques) par l'utilisation d'une chambre d'inhalation.

Un patient BPCO en exacerbation qui voit son pH diminuer sur les gaz du sang successifs malgré un traitement adapté par aérosols est un patient qui s'épuise (il est en hypercapnie du fait de l'hypoventilation) : un traitement par ventilation non invasive s'impose.

Devant un gaz du sang avec une PaO_2 diminuée, on parle d'hypoxémie (diminution de la quantité d'oxygène dans le sang) et non d'hypoxie (diminution de la quantité d'oxygène dans les tissus).

La kinésithérapie respiratoire peut aider le patient BPCO hospitalisé en réanimation dans les 24-48 heures (cela améliore la survie), mais pas en aigu de la crise ! *Attention aux énoncés du type « vous prescrivez en urgence ».*

Il est conseillé de vacciner un patient BPCO contre le pneumocoque et la grippe mais pas contre *Hæmophilus influenzæ* même si cette bactérie peut être à l'origine d'infections pulmonaires.

Le principal critère d'efficacité du traitement de la BPCO est clinique : il s'agit de la dyspnée et non des résultats de l'EFR.

Item 206 Pneumopathies interstitielles diffuses

Il n'y a pas toujours de plaques pleurales au scanner thoracique lors d'une asbestose.

Lors d'une suspicion de pneumopathie d'hypersensibilité, la détection de précipitines sériques (IgG) spécifiquement dirigées contre l'antigène suspecté confirme l'exposition mais ne permet pas à elle seule d'affirmer la maladie. Inversement, l'absence des précipitines n'exclut pas le diagnostic.

Item 207 Sarcoïdose

Les adénopathies pulmonaires de sarcoïdose ne compriment pas les bronches et n'entraînent par conséquent pas d'atélectasie.

L'anergie tuberculinique constatée dans la tuberculose n'augmente pas le risque de développer cette pathologie.

Item 222 Hypertension artérielle pulmonaire de l'enfant et de l'adulte

L'hypertension pulmonaire peut entraîner des lipothymies/syncopes à l'effort.

La pression artérielle pulmonaire occluse (PAPO) est le reflet de la pression capillaire pulmonaire (PCP) et donc, de la pression auriculaire gauche. *Considérez ces trois termes comme équivalents dans les dossiers progressifs.*

Aux EFR, la diffusion libre du CO (DLCO) est abaissée en cas d'HTAP puisque l'atteinte de la vascularisation artérielle pulmonaire limite cette diffusion.

Item 224 Thrombose veineuse profonde et embolie pulmonaire

Dans l'énoncé, si un patient revient d'un voyage à l'étranger : il faut garder le diagnostic d'embolie pulmonaire dans un coin de sa tête à cause du voyage en avion.

Les facteurs de risques cardiovasculaires ne sont pas des facteurs de risque d'embolie pulmonaire (mis à part l'obésité).

Les pathologies les plus à risque de thrombose sont le syndrome des antiphospholipides (SAPL) et le déficit en antithrombine III.

Aux ECNi, considérez que la radiographie de thorax est normale dans l'embolie pulmonaire.

Lorsqu'on suspecte une embolie pulmonaire, on recherche une thrombose veineuse profonde **au-dessus** du genou (sus-poplitée) à l'échographie des membres inférieurs. Cependant, on recherche cliniquement un œdème et une douleur à la palpation du mollet (donc **en dessous** du genou) car ceux-ci peuvent traduire la présence d'une thrombose veineuse profonde **sus-poplitée.**

De la même façon, la présence d'une thrombose veineuse **superficielle** (et non profonde) à l'échographie ne suffit pas à poser le diagnostic d'embolie pulmonaire.

Une thrombose à la veine fémorale **superficielle** est une thrombose veineuse **profonde**.

L'échographie cardiaque n'est réservée qu'au diagnostic de l'embolie pulmonaire **grave**. *S'assurer que le critère de gravité est présent (hypotension ou choc) avant de la cocher.*

Dans un contexte d'embolie pulmonaire, on peut parler de « cœur pulmonaire aigu » si la taille du ventricule droit est supérieure à la taille du ventricule gauche à l'angioscanner thoracique.

Le terme « embolie pulmonaire massive » renvoie à la gravité **clinique** de la situation, et non à l'importance des lésions scanographiques.

Lorsque le taux des D-dimères est supérieur au seuil (taux > 500 µg/L si âge < 50 ans ; taux > âge x 10 si âge > 50 ans), on ne peut pas exclure l'embolie pulmonaire, mais on ne peut pas non plus confirmer le diagnostic. À noter que ce seuil est validé pour l'embolie pulmonaire mais pas pour la thrombose veineuse profonde.

Il n'est pas judicieux de prescrire des D-dimères chez un patient sous anticoagulants : ce traitement peut entraîner un faux négatif.

Lorsqu'on suspecte une embolie pulmonaire chez un patient âgé et/ou insuffisant respiratoire, la scintigraphie pulmonaire perd en valeur diagnostique et l'on privilégiera donc l'angioscanner.

Il est important de savoir interpréter une scintigraphie pulmonaire dans un contexte de suspicion d'embolie pulmonaire. L'idée de la scintigraphie est de comparer la distribution de l'air ainsi que celle du sang dans les poumons. Lors d'une embolie pulmonaire, il n'y a aucun problème de ventilation alors qu'il existe des lacunes de perfusion. C'est ce « mismatch » qui signe le diagnostic d'embolie pulmonaire. On comprend pourquoi il n'est pas judicieux de prescrire cet examen chez un insuffisant respiratoire chronique ou un sujet âgé, qui aura probablement un profil ventilatoire anormal, rendant la recherche du mismatch difficile.

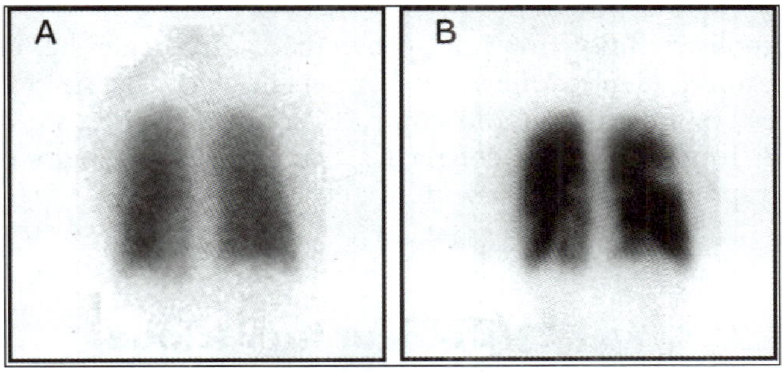

Figure 6 • Scintigraphie pulmonaire.
A : ventilation → aucune lacune
B : perfusion → multiples lacunes } Typique d'embolie pulmonaire
Ici, n'est présentée qu'une seule position pulmonaire, de face, mais bien souvent de nombreux couples d'images ventilation-perfusion sont présentés, en faisant « tourner » le poumon sur 360 ° afin de bien visualiser tout le parenchyme pulmonaire.

D'une façon générale, lorsque vous interprétez un scanner thoracique, je vous conseille de ne vous concentrer que sur les éléments de la fenêtre présentée. Par exemple, ne cochez pas un diagnostic d'un élément présent en fenêtre parenchymateuse lorsque l'on vous propose un scanner en fenêtre médiastinale (et inversement), vous risquez de tomber dans un piège grossier.

Lorsqu'on suspecte une embolie pulmonaire avec une forte probabilité prétest :
- une scintigraphie pulmonaire normale élimine le diagnostic ;
- un angioscanner pulmonaire normal n'élimine pas le diagnostic : on réalisera une échographie veineuse des membres inférieurs ou une scintigraphie pulmonaire pour éliminer formellement le diagnostic.

Quand débuter le traitement anticoagulant ?
- si la probabilité prétest est non forte : on traite après la confirmation diagnostique ;
- si la probabilité post-test est forte : on traite dès la suspicion diagnostique, avant le résultat des examens complémentaires.

Si vous voyez un taux d'INR dans l'énoncé alors que le patient est sous anticoagulants oraux directs (AOD) : c'est un piège, il ne faut pas considérer l'INR puisqu'il n'est pas recommandé pour la surveillance des AOD (N. B. : *les AOD augmentent parfois légèrement l'INR*).

En cas d'embolie pulmonaire survenue dans un contexte de cancer, l'anticoagulation au décours doit durer pendant toute la durée du traitement du cancer ainsi que jusqu'à 6 mois après la rémission du cancer minimum.

Les AVK sont prothrombogènes les premiers jours d'utilisation (car ils font d'abord diminuer les protéines C et S avant de faire diminuer les facteurs de coagulation), d'où le chevauchement initial pendant 5 jours avec le traitement par héparine.

Lors d'une récidive d'embolie pulmonaire sous traitement anticoagulant adapté, on place un filtre cave tout en maintenant le traitement par anticoagulants !

Lors d'une embolie pulmonaire non provoquée, on recherche un cancer **cliniquement** (interrogatoire, adénopathies, toucher rectal, etc.) : on ne prescrit pas d'examens complémentaires systématiques (coloscopie, TEP-scanner, etc.) s'il n'existe pas de point d'appel clinique. Toutefois, il faut cocher les examens de dépistages classiques de cancers (PSA, mammographie, frottis cervico-utérin, etc.).

Item 228 Douleur thoracique

Voir partie 2 – Cardiologie

Item 306 Tumeurs du poumon, primitives et secondaires

Un cancer du poumon peut être responsable de bronchorrhées.

Dans un contexte de cancer bronchopulmonaire, il n'est pas rare de voir des adénopathies dans la loge de Baréty (ou espace prétrachéal droit). Il s'agit d'une zone anatomique située dans le médiastin moyen, délimitée par : l'artère subclavière droite en haut, la crosse de la veine azygos en bas, le tronc veineux brachiocéphalique droit et la veine cave supérieure en avant, la trachée en arrière et la crosse de l'aorte en dedans. À noter que l'on peut également retrouver des adénopathies dans cette loge en cas de sarcoïdose.

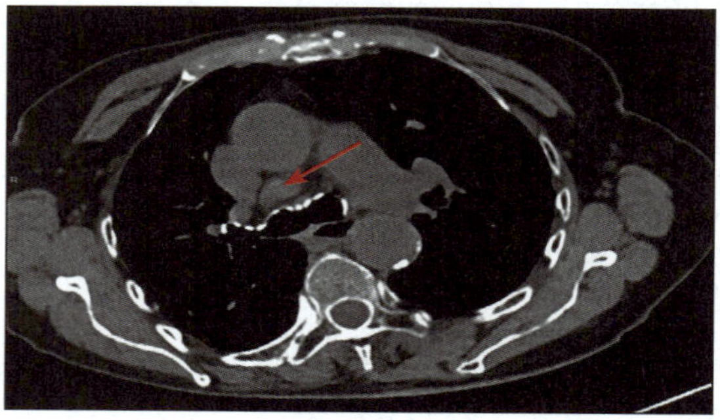

Figure 7 • Coupe axiale d'un scanner thoracique avec présence d'une adénopathie dans la loge de Baréty (flèche rouge) (service de radiologie de l'hôpital d'Agen - merci à Virgile Mouza).

Avant d'envisager une chirurgie pulmonaire dans un contexte de cancer bronchopulmonaire, on réalise des épreuves fonctionnelles respiratoires (rappel : la chirurgie est contre-indiquée si le VEMS prédit en post-opératoire est < 1 L ou < 30 % de la valeur théorique). On complètera ce bilan par une scintigraphie de ventilation/perfusion et/ou par une épreuve d'effort en cas d'anomalie aux EFR. Toutefois, si le patient présente une insuffisance respiratoire chronique ou bien un antécédent d'embolie pulmonaire, on prescrira souvent ces deux derniers examens d'emblée.

Dans le bilan d'extension d'un cancer bronchopulmonaire, il est inutile de réaliser un TEP-TDM si on a déjà découvert des métastases lors du scanner thoraco-abdominal ou de l'IRM cérébrale si le nodule est non résécable (exemple : nodule accolé à l'aorte) ou si le patient présente une contre-indication à la chirurgie. En effet, le TEP-TDM est justement fait pour s'assurer de l'absence de métastases qui contre-indiqueraient la chirurgie curative.

Item 333 Œdème de Quincke et anaphylaxie

Voir partie 1 – Réanimation

Item 354 Détresse respiratoire aiguë du nourrisson, de l'enfant et de l'adulte

Attention à ne pas confondre **détresse** respiratoire aiguë (diagnostic clinique) et **insuffisance** respiratoire aiguë (diagnostic fondé sur un gaz du sang).

Lors d'une détresse respiratoire, l'agitation est un signe de gravité puisqu'elle témoigne du retentissement neurologique de l'hypoxie/hypercapnie.

L'hypercrinie (sueurs, hypersialorrhée, encombrement bronchique) est un signe d'hypercapnie.

Une dyspnée expiratoire sifflante est un mode de présentation de l'inhalation de corps étrangers. Il s'agit donc d'un des diagnostics différentiels de l'asthme notamment.

Item 356 Pneumothorax

Il y a une rupture de blebs (il s'agit d'une bulle sous-pleurale emphysémateuse) lors d'un pneumothorax spontané primaire. « Le bleb est au parenchyme pulmonaire, ce que le diverticule est au côlon ».

L'effort à glotte fermée n'est pas un facteur favorisant : il s'agit d'une fausse croyance.

Pour rechercher un pneumothorax sur une radiographie de thorax, je vous conseille de rechercher une absence de vaisseaux en périphérie du poumon plutôt que la ligne bordante pleurale, qui n'est pas toujours présente et qui est parfois difficile à voir. Veillez à toujours rechercher minutieusement un pneumothorax sur la radiographie lorsqu'on vous le propose en QCM, car il est parfois discret. *Attention à ne pas prendre le bord interne de la scapula (flèches orange sur la radiographie ci-dessous) pour une ligne bordante de pneumothorax.*

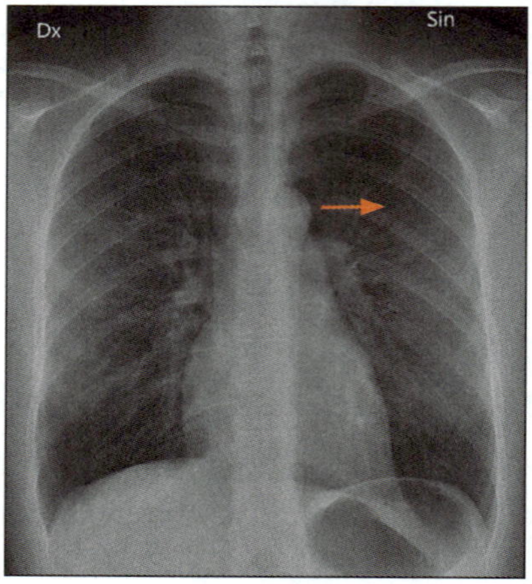

Figure 8 • Recherche d'un pneumothorax.

La déviation médiastinale est un signe de gravité du pneumothorax. On parle alors de pneumothorax compressif.

Attention à ne pas confondre la tamponnade gazeuse (pneumothorax compressif dont la pression est suffisamment importante pour empêcher le retour veineux et désamorcer la pompe cardiaque) et la tamponnade cardiaque (épanchement péricardique compressif).

La seule situation où une pleurodèse est indiquée en urgence est l'hémothorax non contrôlé. Elle est alors réalisée à visée hémostatique en accolant les feuillets pleuraux. Dans les autres situations, la pleurodèse se fait à distance de l'événement aigu.

Un antécédent de pneumothorax contre-indique la plongée sous-marine à vie car le risque de récidive lié au barotraumatisme est important.

Partie 28

PSYCHIATRIE – ADDICTOLOGIE

La psychiatrie est peut-être la matière la plus singulière des ECNi, dans laquelle le côté somatique est en grande partie mis de côté (sauf en addictologie et en thérapeutique). Cette matière a sa place tous les ans en dossier progressif aux ECNi.

La sémiologie est reine dans cette spécialité puisqu'aucun examen complémentaire ne permet de poser un diagnostic psychiatrique (les examens sont seulement préthérapeutiques ou bien ils permettent d'écarter les diagnostics différentiels somatiques). Je vous suggère donc, avant de vous intéresser aux détails de chaque pathologie, de passer du temps à connaître et comprendre les termes sémiologiques puis, d'appréhender les grands cadres pathologiques (troubles anxieux, troubles psychotiques, troubles de l'humeur, etc.) et les pathologies les composant.

Par ailleurs, la thérapeutique est une des difficultés de la matière. Il existe de nombreux médicaments pour chaque trouble psychiatrique, et l'équilibre thérapeutique est souvent difficile à atteindre. Je pense qu'une bonne maîtrise de l'item 72 (difficile, certes) est nécessaire pour pouvoir réussir un dossier de psychiatrie. Commencer par cet item est pertinent à mon sens (après la maîtrise de la sémiologie psychiatrique et des grands cadres pathologiques), car il vous permettra d'avoir une vision thérapeutique globale avant d'entrer dans le détail de chaque pathologie, et vous comprendrez davantage la raison motivant la mise en place de telle ou telle thérapeutique. Attention aux contre-indications thérapeutiques, très nombreuses en psychiatrie et sources de nombreux pièges en dossiers progressifs.

L'addictologie me semble moins tombable que la psychiatrie à proprement parler. Si celle-ci devait être mise à l'honneur aux ECNi, je pense que ce serait un dossier progressif traitant de l'addiction à l'alcool ou au tabac (voire au cannabis). Connaître les grandes lignes des autres addictions me semble nécessaire mais entrer dans le détail paraît peu rentable.

PSYCHIATRIE

Item 11 Soins psychiatriques sans consentement

L'admission en soins psychiatriques en péril imminent ne s'envisage qu'en cas de péril imminent pour la santé de la personne (par exemple, des idées suicidaires) **et** qu'il est impossible d'obtenir une demande de la part d'un tiers. N'évoquez pas ce type d'hospitalisation si un tiers est présent.

La décision de soins psychiatriques à la demande d'un représentant de l'État (SPDRE) est prise par le préfet, et non pas par le procureur de la République.

Lorsque l'on considère qu'un patient ne peut pas donner son consentement de manière « fiable » (un patient schizophrène en phase de délire aigu ou bien un patient bipolaire en crise maniaque, par exemple), on ne propose pas une hospitalisation classique **et ce, même si le patient dit qu'il est d'accord pour être hospitalisé**. On fait, dans ce cas, une demande de soins psychiatriques sur demande d'un tiers.

En cas de nécessité d'hospitaliser sous contrainte un détenu, on fait une demande de soins psychiatriques à la demande d'un représentant de l'État (SPDRE) en unité hospitalière spécialement aménagée.

L'indication à des SPDRE n'empêche pas les soins psychiatriques à la demande d'un tiers (SPDT).

Après une hospitalisation sous contraintes en psychiatrie, on prévoit un programme de soins (équivalent à des soins ambulatoires sous contrainte) dans les cas suivants : si le patient n'a pas encore reconnu son trouble, si le patient présente un fond de symptômes persistant, s'il nécessite encore des soins rapprochés, etc.

Lorsqu'un patient mineur exige des soins sous contraintes, les deux seules procédures possibles sont : la demande de SPDRE et l'ordonnance de placement provisoire (les autres procédures étant réservées aux patients majeurs).

Item 53 Développement psychomoteur du nourrisson et de l'enfant, troubles de l'apprentissage

Devant un(des) trouble(s) neurodéveloppementaux – troubles de la communication, des coordinations motrices, des apprentissages, etc. – il faut réaliser un bilan psychométrique pour évaluer le niveau intellectuel de base de l'enfant. Ce n'est que si le quotient intellectuel est normal que l'on pourra conclure à un(des) trouble(s) neurodéveloppemental(taux) isolé(s). En effet, un handicap intellectuel est souvent à l'origine d'autres troubles développementaux.

Le trouble déficit de l'attention avec ou sans hyperactivité (TDAH) et les troubles du spectre autistique font partie des troubles neurodéveloppementaux.

Item 56 Sexualité normale et ses troubles

Ne confondez pas le syndrome de Kleine-Levin (hypersexualité, hyperphagie, troubles cognitifs et hypersomnie) et le syndrome de Klüver-Bucy (hypersexualité, hyperphagie, troubles cognitifs de type agnosie/apathie et hyperoralité).

Item 57 Sujets en situation de précarité

La précarité (difficulté à remplir ses obligations et à jouir de ses droits) est différente de la pauvreté (aspect purement monétaire défini par un taux de revenus d'un individu inférieur à 814 euros par mois).

Le score EPICES (évaluation de la précarité et des inégalités de santé dans les centres d'examens de santé) est un score individuel d'évaluation du niveau de précarité.

Item 60 Organisation de l'offre de soins en psychiatrie, de l'enfant à la personne âgée

L'accès aux soins psychiatriques pour les assurés de 16 à 25 ans est remboursé même sans passer par le parcours de soins coordonné *via* le médecin traitant.

Item 61 Trouble schizophrénique de l'adolescent et de l'adulte

La schizophrénie apparaît souvent de façon brutale ; elle est caractérisée par une rupture avec l'état antérieur.

Attention de bien distinguer l'automatisme mental du syndrome d'influence. **L'automatisme mental** consiste en des hallucinations intrapsychiques avec vol et devinement de la pensée par autrui, commentaires des pensées et des actes, échos de la pensée. **Le syndrome d'influence** est le sentiment d'être dirigé, d'avoir sa volonté dominée et sa personnalité modifiée à distance, souvent par le biais d'hallucinations intrapsychiques (des « voix ») qui commandent ou donnent des ordres. La première notion revêt un caractère plutôt passif du phénomène sans modification du comportement du patient tandis que la seconde témoigne d'un phénomène actif où le patient ne se sent plus maître de ses actes.

L'hallucination cénesthésique repose sur une idée de transformation du corps (mouvements type évidemment, éclatement, etc.). Par exemple, l'impression qu'il y a un bout de métal dans la tête n'est pas une hallucination cénesthésique (pas de notion de mouvement). En revanche, l'impression que le corps est en train d'exploser en mille morceaux en est une. Ne confondez pas ce phénomène avec la synesthésie, qui consiste en l'association de deux sens (par exemple, un enfant autiste qui associe la vision d'une couleur à une odeur).

Chez un patient schizophrénique, l'exacerbation des symptômes positifs et dissociatifs est plutôt brutale, tandis que l'exacerbation des symptômes négatifs est plutôt lente et progressive (attention au diagnostic différentiel avec l'épisode dépressif – un des éléments permettant de distinguer les deux est la présence d'une anosognosie dans la schizophrénie, absente dans la dépression).

L'augmentation du temps de latence de réponses chez le patient schizophrène est davantage due à l'envahissement hallucinatoire de l'esprit qu'au ralentissement psychomoteur.

L'échopraxie et l'écholalie présentes en cas de syndrome catatonique sont involontaires.

Un enfant schizophrène a souvent des troubles des apprentissages et un retard de développement.

La prise de cannabis peut aggraver une schizophrénie ou bien favoriser son apparition lorsque le terrain génétique la prédisposait déjà à apparaître. Elle peut également induire une résistance thérapeutique de la pathologie.

Il n'est pas nécessaire de refaire une IRM cérébrale ni un électroencéphalogramme à chaque recrudescence dissociative et délirante de schizophrénie. Ces examens ne sont nécessaires qu'au premier épisode de délire aigu.

En cas d'épisode dépressif caractérisé surajouté à une schizophrénie, on ajoute un inhibiteur de la recapture de la sérotonine au traitement antipsychotique de fond.

Il faut arrêter le traitement antipsychotique en cas de catatonie (risque d'aggravation). Le traitement repose sur les benzodiazépines plus ou moins associées à l'électroconvulsivothérapie.

Le syndrome d'hypertension intracrânienne est une contre-indication à l'électroconvulsivothérapie.

On n'envisage la thérapie cognitivo-comportementale chez le patient schizophrène qu'en dehors des crises aiguës, lorsque la pathologie est compensée.

Item 62 Trouble bipolaire de l'adulte et de l'adolescent

Le traitement par corticoïdes et le traitement par isoniazide peuvent induire des tableaux cliniques d'allure maniaque.

En cas d'épisode maniaque, les rires ne sont, en général, pas « immotivés » (il existe une cause à ces rires, aussi surprenante soit-elle) et sont la conséquence de l'expansion de l'humeur et de l'hypersyntonie.

Le ludisme, dans un contexte d'épisode maniaque, se traduit par la volonté du patient d'être joueur, de faire des blagues, de taquiner le personnel.

Un épisode maniaque peut causer une irritabilité.

La diffluence, que l'on peut rencontrer en cas d'épisodes maniaques notamment, est caractérisée par l'enchaînement des idées sans lien logique, sans ligne directrice.

Lorsqu'un patient agité semble présenter un épisode d'allure maniaque, explorez d'abord la cause de l'agitation (rechercher une prise de toxique, une atteinte somatique, etc.) qui peut être à l'origine de symptômes pseudomaniaques avant de poser le diagnostic d'épisode maniaque.

Attention de ne pas cocher en excès la présence d'un « délire » en cas d'épisode maniaque. Il s'agit souvent d'actions surprenantes et exagérées par rapport au contexte, sans qu'il y ait pour autant de délire à proprement parler (bien que cela arrive de temps en temps). Pensez à la sémiologie du délire pour trancher (thème, mécanisme, systématisation, adhésion, retentissement émotionnel et comportemental).

En cas de trouble bipolaire chez une femme en âge de procréer, le traitement par valproate de sodium est contre-indiqué (piège ultraclassique, valable également en cas d'épilepsie chez une femme en âge de procréer).

Le traitement thymorégulateur doit être pris à vie chez un patient bipolaire.

Item 63 Trouble délirant persistant

Ne pas confondre délire paranoïaque et délire paranoïde :

	Délire paranoïde	Délire paranoïaque
Thème(s)	Multiples	Unique (jalousie, préjudice, complot, érotomanie, etc.)
Mécanisme(s)	Multiples	Unique (interprétatif ou intuitif)
Systématisation	Non systématisé (illogique, désorganisé)	Systématisé (organisé, cohérent ; on pourrait presque y croire)
Exemple	« Mon chat est un espion et est équipé des dernières technologies pour monter un plan pour m'éliminer »	« Mon voisin claque volontairement les portes de son appartement la nuit pour m'empêcher de dormir »

Le trouble délirant persistant est le plus souvent composé de délires paranoïaques, tandis que pour la schizophrénie, il s'agit plutôt de délires paranoïdes.

Dans le trouble délirant persistant, il n'existe pas de symptômes négatifs ni de symptômes de désorganisation. Cela permet de faire la différence avec un trouble schizophrénique.

Item 64 Trouble dépressif, trouble anxieux généralisé, trouble panique, trouble phobique, trouble obsessionnel compulsif, état de stress post-traumatique, trouble de l'adaptation, trouble de la personnalité

Trouble dépressif de l'adolescent et de l'adulte

Ne confondez pas l'athymie (absence d'humeur, non présente en cas de trouble dépressif mais que l'on peut retrouver en cas de syndrome frontal notamment) et la dysthymie (qui caractérise un trouble de l'humeur au sens général du terme, présent au cours du trouble dépressif comme au cours d'un épisode maniaque).

Les symptômes de l'épisode dépressif caractérisé sont classiquement plus importants en début de journée.

L'hypersomnie (temps de sommeil augmenté) est à distinguer de la clinophilie (symptôme que l'on retrouve en cas d'épisode dépressif caractérisé, qui consiste à rester couché au lit sans pour autant avoir envie/besoin de dormir davantage).

L'altération du contenu de la pensée, aussi appelée distorsion cognitive, consiste en une mauvaise perception/interprétation de la réalité (par exemple, le sentiment d'être un fardeau pour tout le monde au cours de l'épisode dépressif caractérisé ou bien encore, le sentiment pour un patient que sa pathologie psychiatrique est incurable).

L'apragmatisme consiste en l'arrêt des activités par défaut de planification. L'aboulie consiste en l'incapacité à réaliser les actes pourtant planifiés associée à une difficulté à prendre des décisions.

L'épisode dépressif caractérisé de l'enfant se manifeste souvent par une irritabilité (y penser devant une agressivité inhabituelle).

Le syndrome de Cotard ou syndrome de négation d'organes, que l'on rencontre en cas de trouble dépressif ou de trouble schizophrénique, est caractérisé par l'association d'idées délirantes de négation d'organes, de négation du temps (immortalité du type « je vais vivre jusqu'à l'éternité avec cette tristesse ») ou de négation du monde (rien n'existe plus).

Le dosage des toxiques urinaires (cannabis, cocaïne, opiacés, amphétamines) est indiqué en cas de premier épisode dépressif caractérisé, afin d'éliminer les diagnostics différentiels d'intoxication.

L'épisode dépressif caractérisé mélancolique (sévère) impose l'hospitalisation.

Le traitement de l'épisode dépressif caractérisé de l'enfant consiste, en première intention, en une psychothérapie. Le traitement par inhibiteur de la recapture de la sérotonine est un traitement de seconde intention, contrairement à l'adulte.

Le traitement médicamenteux de l'épisode dépressif caractérisé chez l'adulte n'est pas indiqué en cas d'épisode léger (uniquement en cas d'épisode modéré à sévère). En revanche, les thérapies cognitivo-comportementales sont toujours indiquées et ce, quelle que soit la sévérité de la dépression.

En cas d'épisodes dépressifs caractérisés ne répondant pas à un premier traitement antidépresseur, on peut adopter les stratégies thérapeutiques suivantes :

- une augmentation de la posologie de l'antidépresseur ;
- un changement de traitement antidépresseur ;
- la combinaison de deux traitements antidépresseurs ;
- des stratégies de potentialisation (sels de lithium, hormones thyroïdiennes, antipsychotiques de seconde génération) ;
- des stratégies non médicamenteuses.

50 % des épisodes dépressifs caractérisés sont uniques.

Le sexe féminin, l'âge de début précoce, les antécédents familiaux d'épisodes dépressifs caractérisés, un grand nombre d'épisodes antérieurs et la sévérité du premier épisode font partie des facteurs de mauvais pronostic de l'épisode dépressif caractérisé.

Trouble anxieux généralisé

Il est préférable d'éviter l'usage d'anxiolytiques au long cours en cas de trouble anxieux généralisé. Ce type de traitement est à utiliser pendant quelques jours ou semaines au moment des périodes où l'anxiété est maximale (ce trouble est chronique mais fluctuant, avec des périodes d'aggravation).

En cas de symptômes anxieux chez un sujet âgé, on préfère l'usage de benzodiazépines que d'antihistaminiques dont les effets anticholinergiques sont particulièrement à risque de complications.

Trouble panique

Au début d'un trouble panique, les attaques de panique surviennent sans facteur déclenchant, de façon imprévisible. Il s'y installe alors une anxiété anticipatoire (critère diagnostique obligatoire). L'agoraphobie (peur de la « place publique », des endroits sans secours accessibles, des endroits pourvoyeurs d'attaque de panique) est souvent associée à ce trouble mais ne l'est pas toujours (l'agoraphobie peut aussi exister sans trouble panique). Enfin, lorsque le trouble évolue depuis longtemps, les crises deviennent classiquement prévisibles avec des facteurs déclenchants.

Trouble phobique

La phobie spécifique (ou phobie simple) est la phobie d'une situation particulière (par exemple : la peur de se retrouver face à un serpent), tandis que la phobie sociale peut s'exprimer dans plusieurs situations (par exemple : parler en public, interpeller un inconnu dans la rue, etc.).

Un sujet atteint de phobie n'a pas forcément conscience du caractère irrationnel de sa peur.

Le traitement le plus efficace de la phobie sociale est la thérapie cognitivo-comportementale (TCC) de groupe.

Trouble obsessionnel compulsif

Le trouble obsessionnel compulsif induit des compulsions (= réactions réfléchies), et non des impulsions (= réactions non réfléchies).

Les différentes lignes thérapeutiques du trouble obsessionnel compulsif sont les suivantes :
- la prescription d'un premier inhibiteur sélectif de la recapture de la sérotonine (ISRS) ;
- le changement d'ISRS (essayer un deuxième, voire un troisième traitement de cette classe en monothérapie) ;
- la prescription de clomipramine (à la place de l'ISRS) ;
- la potentialisation de ce traitement par des antipsychotiques (l'ajouter à la clomipramine) ;
- la stimulation cérébrale profonde.

État de stress post-traumatique

En cas de symptômes psychiatriques après un épisode traumatique similaires aux symptômes de l'état de stress post-traumatique (syndrome de répétition, syndrome d'évitement, hyperactivation neurovégétative, altérations négatives des cognitions et de l'humeur) mais évoluant depuis plus de trois jours et moins d'un mois, on parle de **trouble stress aigu**. Puis, lorsque l'évolution de ces symptômes persiste au-delà d'un mois, on parle de **trouble stress post-traumatique**. Il est fréquent en psychiatrie que le nom de la pathologie change en fonction du délai d'évolution, bien qu'il s'agisse des mêmes symptômes.

Il faut éviter d'utiliser des benzodiazépines en cas d'état de stress post-traumatique (et ce, quel que soit son stade). En cas d'anxiété ou d'insomnie, on privilégie l'usage d'antipsychotiques de seconde génération ou d'antihistaminiques comme traitement symptomatique.

Attention de ne pas prescrire les thérapeutiques non pharmacologiques propres au trouble stress post-traumatique (thérapie d'exposition prolongée, *eye movement desensitization and reprocessing* (EMDR), recours à des groupes de paires, etc.) lorsque le patient se trouve encore dans la phase du trouble stress aigu (c'est-à-dire que les symptômes évoluent depuis moins d'un mois).

Trouble de l'adaptation

Le trouble de l'adaptation est consécutif à un événement stressant pour le patient. Cette sensation de stress est subjective et dépend du vécu du patient. Ainsi, ne jugez pas l'élément déclenchant en vous disant « cet évènement (par exemple : un déménagement) n'est pas suffisamment stressant pour provoquer un trouble de l'adaptation » car cela dépend du patient.

Les diagnostics de trouble de l'adaptation avec humeur dépressive et d'épisode dépressif caractérisé sont exclusifs (ces deux diagnostics ne peuvent pas coexister). Pour vous aider à distinguer les deux, sachez que les symptômes sont fluctuants dans le trouble de l'adaptation et constants dans l'épisode dépressif caractérisé.

Trouble de la personnalité

Distinguez bien le tempérament (qui est inné et invariable) et le caractère (qui est acquis et variable au cours de la vie en fonction des expériences vécues par un individu).

On ne pose pas de diagnostic de trouble de la personnalité avant l'âge de 18 ans. Par exemple, un enfant présentant des symptômes évocateurs de trouble oppositionnel avec provocation (TOP) ne présente pas un trouble de la personnalité antisociale (du moins pas encore), même si les symptômes s'en rapprochent.

Le « théâtralisme » en QCM fait référence au trouble de la personnalité histrionique. Je vous invite à ne le cocher que dans cette circonstance (ne le cochez pas pour un schizophrène qui sourit, par exemple).

Item 65 Troubles envahissants du développement

L'attention conjointe, qui caractérise le fait de regarder ou d'avoir l'attention portée sur la même chose qu'autrui et de se rendre compte qu'autrui a également l'attention portée sur cette chose, est souvent absente dans les troubles du spectre autistique (TSA).

Le diagnostic de TSA repose essentiellement sur des entretiens semi-structurés avec les parents (par exemple : ADI-R *[autism diagnostic interview-revised version]*) ainsi que sur l'observation semi-structurée de la symptomatologie de l'enfant (par exemple au moyen de l'ADOS *[autism diagnostic observation scale]*).

Les TSA sont plutôt d'apparition progressive.

Item 66 Troubles du comportement de l'adolescent

La séquence classique d'évolution au cours de la vie est la suivante : trouble oppositionnel avec provocation puis trouble des conduites puis trouble de la personnalité antisociale.

Les symptômes de cette séquence évoquée ci-dessus ont tendance à diminuer avec l'âge ; les symptômes du trouble déficit de l'attention avec ou sans hyperactivité (TDAH) ne diminuent pas particulièrement avec l'âge mais se modifient (diminution de l'hyperactivité tandis que les impulsions et l'inattention persistent).

Le facteur de risque principal de TDAH est la prématurité.

L'échelle de Conners évalue la symptomatologie d'un sujet atteint de TDAH.

Item 67 Troubles psychiques de la grossesse et du post-partum

La grossesse et le post-partum sont propices à l'exacerbation des troubles psychiatriques préexistants (ceci est encore plus vrai pour la période de post-partum que pendant la grossesse).

Le post-partum blues (ou *baby-blues*) n'est pas pathologique. En revanche, il constitue un facteur de risque de trouble psychiatrique s'il est trop long ou trop sévère.

Un trouble psychotique bref durant la période de grossesse/post-partum aboutit le plus souvent à un trouble psychotique chronique au décours (un trouble bipolaire dans la majorité des cas).

La phobie d'impulsion et la phobie d'infanticide ne sont pas un facteur de risque de passage à l'acte hétéroagressif (cette pensée étant critiquée par les patientes, celles-ci ne passent pas à l'acte en réalité).

Item 68 Troubles psychiques du sujet âgé

L'âge en soi n'est pas un facteur de risque de dépression bien que quelques facteurs de risque de dépression se développent préférentiellement chez les sujets âgé (pathologies non psychiatriques, perte d'autonomie, événements de vie stressants tels qu'un décès ou un changement de lieu de vie, par exemple).

La présentation du trouble bipolaire du sujet âgé est similaire à celle du sujet jeune.

La schizophrénie de début tardif (après 40 ans) et très tardif (après 60 ans) prédomine chez les femmes et comprend davantage d'hallucinations et d'idées délirantes de persécutions et moins de symptômes négatifs et de désorganisation. On l'appelait historiquement, en France, la psychose hallucinatoire chronique.

Item 69 Troubles des conduites alimentaires chez l'adolescent et l'adulte

L'anorexie mentale est de moins bon pronostic chez l'homme.

En cas d'anorexie mentale, l'âge de début précoce est de meilleur pronostic.

L'anorexie mentale induit le plus souvent une inhibition de la sexualité mais parfois elle se trouve désinhibée.

L'anorexie mentale est souvent associée au trouble obsessionnel compulsif ainsi qu'au trouble de la personnalité état-limite (ou borderline).

La dysmorphophobie ne se limite pas à la peur de prendre du poids, mais comprend la notion plus globale de mauvaise perception de l'apparence de son corps.

L'anorexie peut induire les troubles cutanéomuqueux suivants : hypertrichose, lanugo, altération des phanères, acrocyanose et œdèmes carentiels.

L'impédancemétrie (mesure le pourcentage de masse grasse) fait partie des examens complémentaires à réaliser dans le bilan d'anorexie.

Je vous conseille de connaître (ou au moins d'en avoir un ordre d'idées) les indications d'hospitalisation en cas d'anorexie mentale qui ne sont pas toutes intuitives (par exemple, perte de poids ≥ 20 % en 3 mois, incapacité à contrôler les comportements compensatoires, ASAT ou ALAT supérieures à 10 fois la normale, leucopénie, épuisement de l'entourage, etc.).

Item 70 Troubles somatoformes à tous les âges

Dans un contexte de troubles somatoformes, il faut limiter les examens complémentaires qui renforcent le trouble.

Item 71 Différents types de techniques psychothérapeutiques

Les thérapies d'inspiration analytique sont contre-indiquées en cas de troubles psychotiques sévères ou décompensés (par exemple, la schizophrénie décompensée).

Il faut éviter la psychanalyse en cas d'anxiété (risque d'augmentation de l'anxiété).

Item 72 Prescription et surveillance des psychotropes

Aucun bilan préthérapeutique n'est nécessaire pour l'introduction d'inhibiteur sélectif de la recapture de la sérotonine (ISRS).

Les benzodiazépines n'allongent pas le QT à l'électrocardiogramme.

Il faut éviter la prescription des benzodiazépines quand ceux-ci ne sont pas nécessaires car ils ont tendance à masquer les signes psychiatriques, rendant le diagnostic plus difficile à poser.

Dans le traitement de l'anxiété ou de l'insomnie, il faut éviter d'associer deux anxiolytiques (ne pas associer un antihistaminique et une benzodiazépine, par exemple).

Le zolpidem se prescrit sur ordonnance sécurisée mais pas le zopiclone.

La clozapine n'existe pas en forme retard car le risque de neutropénie **prolongée** serait trop important.

Le syndrome malin des neuroleptiques peut survenir après n'importe quelle durée de traitement par neuroleptiques (il peut survenir chez un patient prenant des neuroleptiques depuis 2 semaines comme depuis 20 ans).

En cas de suspicion de syndrome malin des neuroleptiques, on prélève un bilan infectiologique (CRP, hémocultures, etc.), l'infection étant un des principaux diagnostics différentiels. On n'introduira une antibiothérapie probabiliste qu'en cas d'arguments pour une infection.

Les antipsychotiques d'action prolongée ne sont jamais prescrits en première intention ; la forme *per os* d'action immédiate doit avoir été essayée au préalable.

Le syndrome malin des neuroleptiques est une contre-indication à vie à l'usage des antipsychotiques d'action retardée/prolongée.

Item 108 Troubles du sommeil de l'enfant et de l'adulte

Voir partie 19 – Neurologie

Item 135 Douleur en santé mentale

Les douleurs sont classiquement peu exprimées par les individus atteints de schizophrénie. Parfois, celles-ci sont exprimées de façon inhabituelle ou bizarre.

L'enfant autiste peut exprimer sa douleur d'une façon atypique : comportements à type de retrait, d'agressivité et de mutilations. Il existe souvent un retard diagnostique du processus douloureux dans ce contexte.

La douleur est souvent sous-estimée chez les patients dépendants aux opiacés, alors qu'il existe une hypersensibilité douloureuse chez ces patients, non corrigée par les produits de substitution.

Item 141 Deuil normal et pathologique

Un deuil très mal vécu (avec un épisode dépressif caractérisé, par exemple) n'est pas un deuil complexe persistant si les symptômes durent depuis moins de 12 mois suivant le décès.

Chez l'enfant, les symptômes du deuil apparaissent souvent plus tard que chez l'adulte (réaction initiale modérée puis apparition des symptômes réactionnels).

Chez le sujet âgé, le deuil est souvent plus long et plus à risque d'épisodes dépressifs caractérisés et de suicide.

Item 346 Agitation et délire aigus

Agitation

En cas d'agitation aiguë, on propose toujours au patient la prise d'un sédatif par voie orale avant d'envisager la voie injectable.

On ne réalise pas de contention physique sans administrer de traitement sédatif (ce n'est pas éthique).

Lorsqu'il existe une désorientation spatiotemporelle, une confusion ou encore des troubles de la vigilance, on s'oriente davantage vers une cause somatique qu'une cause psychiatrique. Gardez-le bien en tête car cela vous permettra de vous orienter lorsque vous hésiterez entre ces deux cadres étiologiques.

La loxapine est contre-indiquée avant l'âge de 15 ans ; on ne peut donc pas l'utiliser en cas d'agitation d'un enfant.

Délire aigu

Le traitement d'un délire aigu repose sur les antipsychotiques à visée sédative (souvent préféré dans le contexte de délire) ou bien sur le traitement anxiosédatif par benzodiazépine à demi-vie courte (lorazépam, oxazépam, etc.).

Item 347 Crise d'angoisse aiguë et attaque de panique

Une attaque de panique peut causer des paresthésies. Elle peut, par ailleurs, induire un sentiment de déréalisation (sensation de monde irréel, à différencier du délire) et de dépersonnalisation (sensation de ne pas être réel, de ne pas être soi-même).

L'attaque de panique peut exister de façon isolée, sans trouble panique.

Item 348 Risque et conduite suicidaires chez l'enfant, l'adolescent et l'adulte : identification et prise en charge

Attention de ne pas confondre les termes « tentative de suicide » (essai non abouti) et « suicide » (essai ayant abouti au décès). Ceci est source d'étourderie lorsque l'on vous demande, par exemple, la cause de suicide la plus fréquente (qui est la pendaison et non l'intoxication médicamenteuse volontaire qui est la cause de tentative de suicide la plus fréquente).

Le suicide est la première cause de mortalité chez les 25-34 ans et la seconde, chez les 15-24 ans.

Un suicide ne traduit pas toujours une volonté de décès (par exemple, un patient délirant qui saute dans une rivière en pensant qu'il s'agit d'une piscine remplie de chocolat).

Tout trouble psychiatrique augmente globalement le risque de suicide. Je vous invite donc à tous les cocher, si l'on vous pose la question.

Le comportement ordalique est défini par le besoin de jouer, de défier les règles de la société ainsi que la mort, de prendre des risques (quelques exemples : l'usage massif d'alcool ou de drogues ; marcher debout sur une rambarde de balcon ; marcher sur les rails du métro ; avoir des rapports sexuels à risque, etc.). Il faut se méfier de ce genre de comportements en particulier quand ils sont associés à des idées suicidaires.

En cas d'idées suicidaires avec anxiété et/ou agitation ou bien, en cas de prise en charge aiguë d'une tentative de suicide sans critique (et ce, même sans agitation ni anxiété), il est nécessaire d'administrer un traitement sédatif et/ou anxiolytique pour limiter le passage à l'acte en phase aiguë.

Dans un contexte d'intoxication médicamenteuse volontaire, la priorité reste l'hospitalisation en réanimation en cas de signes de gravité (le monitoring est souvent nécessaire dans ce contexte). La prise en charge psychiatrique sera envisagée dans un second temps. Ne perdez pas cela de vue même dans un dossier progressif de psychiatrie où l'on vous propose une hospitalisation en psychiatrie.

Le lithium (indiqué en cas de trouble bipolaire) et la clozapine (indiqué en cas de schizophrénie) ont une action antisuicidaire.

Tableau récapitulatif

En psychiatrie, il existe des critères DSM-5 précis permettant de définir les pathologies. Ces critères comprennent, bien souvent, des durées qui font l'objet de questions et de pièges aux ECNi. Je vous propose donc un tableau récapitulatif des différentes données à connaître.

Trouble	Diagnostic	Traitement
Agitation	Aigu	/
Délire aigu	< 1 mois	/
Attaque de panique (= crise d'angoisse aiguë)	Aigu	/
Crise suicidaire	Aigu	/
Déni de grossesse	• Après 22 SA (déni partiel) • Jusqu'à l'accouchement (déni complet)	/
Baby-blues (= post-partum blues) – non pathologique	• Début de J2 à J5 post-accouchement (pic à J3) • Dure pendant 1 à 10 jours (EDC si > 15 jour)	Pas de traitement médicamenteux
EDC post-partum	• Débute dans l'année à suivre (pic à 3-6 semaines du post-partum, début plutôt progressif) • Dure plus de 15 jours	Voir EDC
Épisode maniaque post-partum	Débute dans les semaines après l'accouchement (voire au troisième trimestre de grossesse, début plutôt brutal)	Voir « trouble bipolaire »
Épisode psychotique bref du post-partum	Débute dans le mois post-accouchement (pic à J10), début plutôt brutal	Voir « épisode psychotique bref »
Deuil pathologique	Symptômes tous les jours pendant > 12 mois (6 mois pour les enfants)	

Trouble	Diagnostic	Traitement
Trouble psychotique bref (ou bouffée délirante aiguë)	< 1 mois	/
Trouble schizophréniforme	1 à 6 mois	/
Schizophrénie **Trouble schizoaffectif**	> 6 mois	• Traitement antipsychotique : – après le premier épisode : pendant au moins 2 ans après rémission totale – après le second épisode ou rechute, pendant au moins 5 ans après rémission totale • Suivi : pendant au moins 1 à 2 ans après l'arrêt du traitement
Trouble délirant persistant	> 1 mois	/
Trouble dépressif	• EDC : > 15 jours • Trouble dépressif récurrent : au moins 2 EDC séparés d'une période asymptomatique d'au moins 2 mois consécutifs • Trouble dépressif persistant (= ancien trouble dysthymique) : humeur dépressive presque toute la journée, pendant la majorité des jours, pendant au moins 2 ans (1 an pour les adolescents) • Trouble dépressif résistant : résistance à au moins 2 antidépresseurs à dose efficace (au moins 6 semaines chacun)	• Traitement antidépresseur : – après le premier épisode : pendant au moins 6 mois après la rémission – après le second épisode ou plus : pendant au moins 2 ans après la rémission (pareil pour la psychothérapie) • Efficacité : au moins 2 semaines de traitement avant de pouvoir évaluer l'efficacité de celui-ci
Trouble bipolaire	• Épisode maniaque : > 1 semaine ou toute autre durée si hospitalisation ou caractéristiques psychotiques • Épisode hypomaniaque : > 4 jours et absence des critères de l'épisode maniaque et absence d'altération de la vie courante, des activités sociales et professionnelles	• Traitement thymorégulateur : au long cours (pas inférieur à 2 ans, à vie si possible) • Efficacité : au moins 2 semaines de traitement avant de pouvoir évaluer l'efficacité de celui-ci
Trouble anxieux généralisé	> 6 mois	• Traitement : ISRS pendant 6 à 12 mois • Efficacité : au moins 2 à 4 semaines de traitement avant de pouvoir évaluer l'efficacité de celui-ci
Trouble panique	• Anxiété anticipatoire > 1 mois et ne survenant pas exclusivement lors de situations sociales redoutées (part imprévisible des crises, au moins au début) • Agoraphobie : durée minimale > 6 mois, souvent associée à un trouble panique mais pas indispensable au diagnostic du trouble panique	Idem que pour le trouble anxieux généralisé
Trouble phobique	> 6 mois	ISRS possible sur plusieurs mois si phobie sociable (TCC sinon…)
TOC	Au moins 1 heure/jour	• ISRS (posologies élevées) à dose maximale pendant au moins 1-2 ans puis trouver dose minimale efficace • Efficacité : au moins 3 mois de traitement avant de pouvoir évaluer l'efficacité de celui-ci
Post-traumatique	• TSA : durée < 1 mois • TSPT : durée > 1 mois • TPST à expression retardée : début à plus de 6 mois du traumatisme	ISRS possibles dans TPST si symptômes sévères ou chroniques, résistant à la psychothérapie

Trouble	Diagnostic	Traitement
Trouble de l'adaptation	Apparaît dans les 3 mois suivant le(s) facteur(s) de stress Disparaît dans les 6 mois après l'arrêt du(des) facteur(s) de stress	Psychothérapies, anxiolytiques, etc. (pas d'antidépresseur)
Troubles de la personnalité	Traits de personnalité pendant > 1 an, après l'âge de 18 ans	/
Trouble somatisation	• Touche au moins 3 domaines corporels, débute avant 30 ans et évolue depuis plusieurs années • Si tableaux moins complets : – trouble somatoforme non spécifié si < 6 mois – trouble somatoforme indifférencié si > 6 mois	Psychothérapies, traitements symptomatiques, antidépresseurs ⟹ pas de durée particulière
Hypochondrie	> 6 mois	/
Trouble douloureux	Aigu : < 6 mois Chronique : > 6 mois	/
Troubles sexuels (désir, orgasme, érection, éjaculation, douleurs, etc.)	> 6 mois	
Insomnie chronique	> 3 fois/semaine pendant > 3 mois	
TDAH/TOP/TC	> 6 mois	Psychothérapies, psychostimulants (de courte durée, symptomatiques)
Troubles des conduites alimentaires	• Anorexie mentale type restrictive ou type accès hyperphagiques/purgatifs : symptômes au cours des 3 derniers mois • Boulimie et accès hyperphagiques (= hyperphagie boulimique) : épisode d'hyperphagies au moins 1 fois/semaine pendant 3 mois • Maladie de Pica et mérycisme : > 1 mois	• Traitement par psychothérapies poursuivi pendant au moins 1 an après la rémission pour l'anorexie mentale. Les ISRS sont réservées au traitement des éventuelles comorbidités • Psychothérapies et possible ISRS dans la boulimie (pas de durée particulière mais posologies élevées) • Psychothérapies (peu efficaces) et prise en charge nutritionnelle pour l'hyperphagie boulimique
Addiction au tabac	/	• Varénicline : pendant 12 semaines, voire deuxième cure de 12 semaines si arrêt du tabac au cours de la première cure • Bupropion : pendant 7 à 9 semaines • Suivi après arrêt pendant 6 mois

Légende : EDC = épisode dépressif caractérisé ; ISRS = inhibiteur de la recapture de la sérotonine ; SA = semaine d'aménorrhée ; TCC = thérapie cognitivo-comportementale ; TSA : trouble stress aigu ; TSPT : trouble stress post-traumatique ; / : pas de durée particulière
Précision : lorsqu'une durée est indiquée isolément, cela caractérise la durée minimale d'évolution des symptômes avant de pouvoir poser le diagnostic (par exemple : « > 1 mois » → on ne pose le diagnostic que si les symptômes évoluent depuis plus d'un mois »

ADDICTOLOGIE

Item 73 Addiction au tabac

Le début précoce d'usage du tabac, comme de toute autre substance addictive, augmente le risque de dépendance.

Item 74 Addiction à l'alcool

L'affabulation, symptôme faisant partie du syndrome de Korsakoff, affectant souvent les alcooliques chroniques, consiste en une transformation de la vérité ou une invention complète d'un récit, présenté comme véridique.

Le traitement par naltrexone et nalméfène est contre-indiqué en cas de prise concomitante d'opiacés (traitement antalgique ou usage d'opiacés illicites).

Item 75 Addiction aux médicaments psychotropes (benzodiazépines et apparentés)

Les benzodiazépines peuvent engendrer une ataxie exposant au risque de chute.

La confusion et les hallucinations sont assez spécifiques du syndrome de sevrage en benzodiazépines.

Le sevrage en benzodiazépines est particulièrement long (il dure plusieurs semaines, voire plusieurs mois).

Item 76 Addiction au cannabis, cocaïne, amphétamines, opiacés, drogues de synthèse

L'intoxication chronique au cannabis cause une indifférence affective.

Le syndrome de sevrage en cannabis commence une semaine environ après l'arrêt des prises (car la demi-vie du tétrahydrocannabinol est longue). Ce syndrome dure environ deux semaines.

Le sevrage en cannabis induit une irritabilité/agressivité plutôt qu'un ralentissement psychomoteur (l'effet du sevrage est généralement opposé à l'effet de la substance).

Le signe le plus spécifique d'un sevrage en cannabis, qui doit attirer votre attention en dossier progressif, est la douleur abdominale.

La consommation de cannabis augmente le risque de cancer du poumon, son action étant synergique avec celle du tabac.

Le cannabis est un facteur favorisant indépendant de bronchite chronique.

Le cannabis étant très vite métabolisé en tétrahydrocannabinol, et cette molécule ne restant que très peu de temps dans le plasma, il est préférable de réaliser un dosage urinaire du cannabis plutôt que plasmatique lorsqu'on recherche la prise de cette substance.

Le tétrahydrocannabinol se fixe longtemps dans le cerveau après une consommation de cannabis. Ainsi, en cas de stress cérébral, un relargage de cannabis peut avoir lieu, positivant bien à distance de la prise le dosage urinaire de cannabis.

Les nausées et vomissements caractérisent le syndrome de sevrage en opiacés mais ne sont pas présents dans le syndrome de sevrage en cannabis.

La méthadone a un petit effet psychostimulant, tandis que la buprénorphine n'en a pas. Le risque de tolérance et de dépendance est donc plus important pour la méthadone.

La prescription de méthadone, réalisée en centre spécialisé, débute sous forme de sirop avant de pouvoir passer à la méthadone sous forme de gélule.

Évitez l'usage des benzodiazépines lors d'une intoxication aiguë au cannabis et préférez les antihistaminiques comme traitement anxiolytique.

Il existe un risque de transmission de l'hépatite C en cas d'usage de cocaïne par voie nasale (*via* le partage de paille, par exemple).

La cocaïne a une action vasoconstrictrice (elle peut donc induire de l'hypertension artérielle, un accident vasculaire cérébral ischémique, un syndrome coronarien aigu, etc.).

L'usage de cocaïne et d'amphétamines peut provoquer des délires paranoïaques.

Item 77 Addictions comportementales

Les objectifs de traitement des addictions comportementales consistent en un retour durable à une pratique contrôlée du jeu, voire un arrêt total de tout comportement de jeu. Il est important de laisser le patient décider de l'objectif thérapeutique (cela favorise l'observance).

Il est possible de s'inscrire sur une liste nationale des interdits de jeu, interdisant l'individu inscrit de jouer dans les salles de casino, au sein des cercles de jeux et sur les sites internet de jeux français.

Item 78 Dopage

Tout médecin constatant un cas de dopage doit en faire le signalement auprès d'une antenne médicale de prévention contre le dopage (AMPD). En cas de manquement à cette règle, le médecin s'expose à des sanctions disciplinaires.

Partie 29

RHUMATOLOGIE

La rhumatologie n'est pas une matière faisant systématiquement l'objet d'un dossier progressif aux ECNi. Pour autant, cette spécialité peut être discriminante lorsqu'elle tombe.

La première difficulté en rhumatologie est la partie diagnostique. Je vous invite à bien connaître la systématisation et les principales caractéristiques des atteintes articulaires (articulations les plus fréquemment touchées, caractère symétrique ou non de l'atteinte, douleur mécanique ou inflammatoire, cinétique d'évolution, etc.). Cette première étape vous permettra de faire facilement le tri lors de la lecture de l'énoncé.

Ensuite, vient l'étape d'interprétation des radiographies (lorsqu'elles sont indiquées) qui n'est pas toujours évidente. Vous devez savoir, pour chaque pathologie, si elle construit et/ou détruit l'articulation. Encore une fois, ne perdez pas de vue la topographie des atteintes de chaque pathologie : il y a peu de chances qu'on vous propose une localisation insolite d'atteinte articulaire le jour du concours. Enfin, laissez place à votre bon sens si vous hésitez encore et que le tableau n'est pas typiquement superposable à l'une des pathologies du programme.

L'aspect thérapeutique est également source de difficultés. En rhumatologie, il existe souvent de nombreuses lignes de traitement, rendant difficile l'apprentissage et l'application en dossiers progressifs. Je vous invite à bien connaître les recommandations, sans non plus apprendre toutes les lignes de traitement (n'apprenez pas les 8 lignes de traitement des recommandations qui sont souvent affaires de spécialiste, mais simplement les 3 ou 4 premières lignes). En outre, la gestion des traitements (effets indésirables, contre-indications, suspension lors d'une infection intercurrente, etc.) est une source fréquente de questions en dossiers progressifs de rhumatologie : je vous conseille d'avoir des connaissances solides dans ce domaine.

Pour les pathologies se rapportant plutôt à la spécialité de médecine interne (par exemple, lupus érythémateux disséminé), seul l'aspect rhumatologique de ces maladies sera traité ici. Vous trouverez le reste des pièges sur ces pathologies dans le chapitre médecine interne.

Item 91 Compression médullaire non traumatique et syndrome de la queue de cheval

On parle de canal lombaire **étroit** lorsqu'il s'agit d'une malformation congénitale (qui peut être asymptomatique), tandis qu'on parle de canal lombaire **rétréci** lorsqu'il est acquis et symptomatique.

Le rétrécissement du canal rachidien existe en région lombaire et cervicale mais pas en région dorsale.

Le canal lombaire rétréci peut induire des neuropathies périphériques mais pas de syndrome pyramidal lorsque la sténose se situe sous L3 (il n'y a plus de moelle épinière à comprimer dans cette zone). De même, une hernie discale sous L3 ne peut pas provoquer de syndrome pyramidal.

L'arthrose articulaire postérieure provoque une hypertrophie des ligaments jaunes vertébraux, à l'origine d'un rétrécissement du canal rachidien. Il s'agit de la cause la plus fréquente. Celle-ci se développe surtout en cas d'hyperlordose ou d'obésité. Ceci est visible en coupe axiale d'IRM.

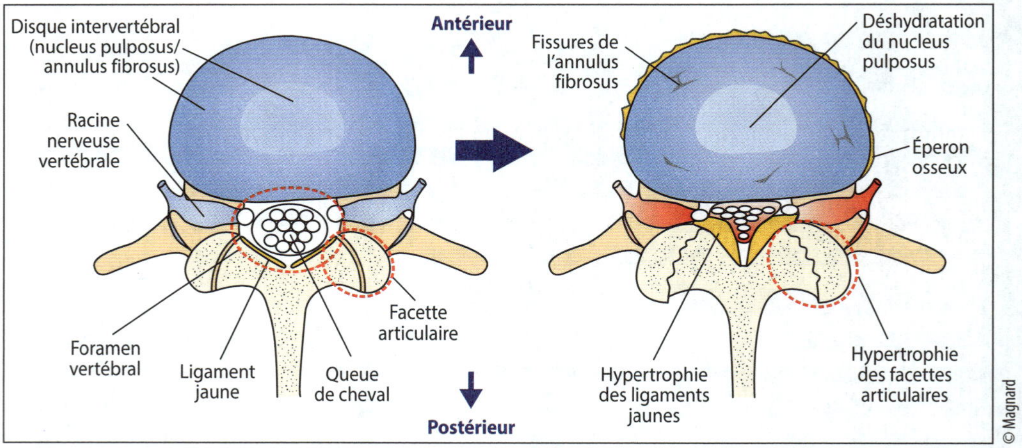

Figure 1. Rétrécissement du canal rachidien sur hypertrophie des ligaments jaunes vertébraux.

En cas de métastase osseuse rachidienne comprimant la moelle épinière, le traitement consiste en une chirurgie de décompression **et** une radiothérapie locale, souvent associée aux corticoïdes.

Item 92 Rachialgie

Le diagnostic différentiel principal d'une lombalgie aiguë commune est la colique néphrétique. Il ne faut pas hésiter à réaliser une bandelette urinaire en cas de doute.

Un trouble de la statique du rachis se voit en position debout et non couchée : il est impossible de le diagnostiquer sur un scanner ou une IRM, qui sont réalisés en position couchée.

La classification de Modic, qui caractérise les pathologies discales mécaniques, se fonde sur l'anomalie de signaux IRM des **corps vertébraux** (pas des disques) sus- et sous-jacents :
- Modic 1 = inflammation : hypo-T1 et hyper-T2 ;
- Modic 2 = graisse : hyper-T1 et hyper-T2 ;
- Modic 3 = fibrose : hypo-T1 et hypo-T2.

Les différents stades correspondent à l'évolution dans le temps des corps vertébraux.

On parle de « discopathie dégénérative » en cas de perte de hauteur du disque et de son hydratation centrale (signal IRM hypo-T2).

Item 93 Radiculalgie et syndrome canalaire

Il est important de connaître les drapeaux rouges faisant évoquer une lombosciatique symptomatique (et non commune), motivant la réalisation d'imageries précoces : individu jeune (âge < 20 ans) ou âgé (> 65 ans), antécédent d'infection, antécédent de tumeur, fièvre, signes neurologiques déficitaires, tableau clinique atypique, douleur qui persiste ou s'aggrave. En dehors de ces contextes, il n'est pas nécessaire de réaliser d'imagerie devant un tableau clinique de lombosciatique typique.

La positivité du signe de Lasègue est en faveur d'une lombosciatique commune par hernie discale.

L'abolition des réflexes des membres inférieurs (rotulien ou achilléen) ne préjuge pas du caractère commun ou symptomatique de la lombosciatique.

Une lombosciatique est classiquement soulagée à l'antéflexion du rachis.

Les signes de gravité posant l'indication opératoire urgente d'une lombosciatique sont la lombosciatique paralysante (déficit moteur ≤ 3/5), le syndrome de la queue de cheval (hypo- ou anesthésie en selle du côté symptomatique et troubles sphinctériens) ainsi que la sciatique hyperalgique (non soulagée par un antalgique de pallier 3 ni par l'infiltration de corticoïdes). *Attention, les troubles sensitifs (par exemple, anesthésie d'un territoire radiculaire autre que le territoire périnéal) ne constituent pas une indication à la chirurgie.* Les critères d'opération programmée ne sont pas à connaître, il s'agit d'une affaire de spécialistes.

Le traitement de la lombosciatique est le mouvement et non le repos strict. Toutefois, on peut prescrire un arrêt de travail de quelques jours en cas de métier sollicitant le rachis.

Le questionnaire DN4 est un questionnaire visant **à poser le diagnostic** de douleur neuropathique, et non un questionnaire visant à évaluer l'intensité de la douleur neuropathique. Le diagnostic est posé en cas de score ≥ 4. Je vous invite à jeter un œil au questionnaire, car il est possible d'être interrogé sur les composantes de celui-ci (démangeaisons, sensation de froid douloureux, brûlures, etc.).

L'hématome du psoas peut être à l'origine d'une cruralgie L3 ou L4 (car le nerf crural passe dans le muscle psoas). Attention aux diagnostics différentiels.

On parle d'épidurite en cas d'hypersignal IRM de la ligne vertébrale postérieure.

Le spondylolisthesis est caractérisé par le déplacement de la vertèbre **sus-jacente** par rapport à la sous-jacente (contrairement au déplacement des fractures des extrémités). On parle d'anté- ou de rétrolisthésis selon le sens du déplacement.

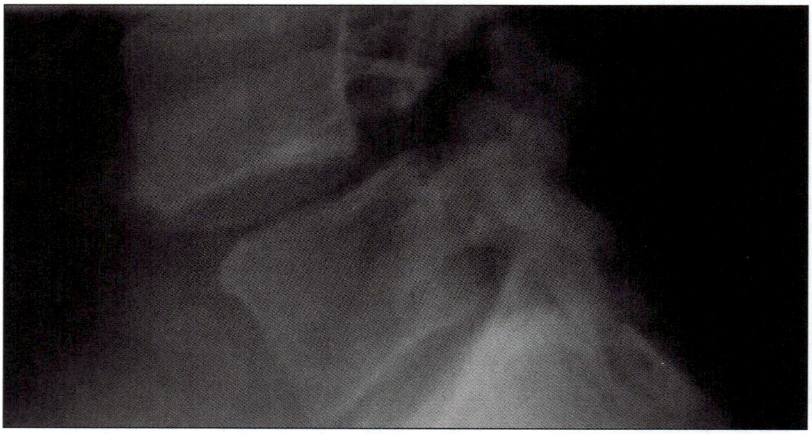

Figure 2. Le spondylolisthesis.
Ici, il existe un antélisthésis (car déplacement antérieur de L4 par rapport à L5)

La douleur d'un syndrome du canal carpien peut irradier à l'avant-bras, en faisant un diagnostic différentiel de la névralgie cervicobrachiale.

Item 114 Psoriasis

En cas de rhumatisme psoriasique, il faut rechercher un syndrome métabolique, comorbidité fréquemment associée.

Une dactylite est une arthrite du doigt (tripolaire le plus souvent) associée à une ténosynovite des fléchisseurs.

Dans 75 % des cas, l'atteinte cutanée précède l'atteinte rhumatologique du psoriasis. En cas de psoriasis du scalp, des plis inguinaux, du sillon interfessier ou encore des ongles, le risque de développer un rhumatisme psoriasique augmente.

Item 118 Principales techniques de rééducation et de réadaptation

Voir partie 11 – Médecine physique et de réadaptation - Handicap

Item 124 Ostéopathies fragilisantes

Une perte de taille supérieure à 4 cm n'est pas due au vieillissement physiologique. Il faut suspecter un ou plusieurs tassements vertébraux. Une radiographie du rachis semble judicieuse dans ce contexte.

Attention de bien différencier une fracture traumatique (fracture consécutive à un accident de voiture, une chute à vélo, etc.) d'une fracture non traumatique (fracture à la suite d'une chute dans sa salle de bain, un traumatisme mineur, etc.).

Il n'y a jamais de fracture ostéoporotique au-dessus de T4. Il n'y a jamais de fracture ostéoporotique rachidienne comprimant la moelle épinière (car il n'y a jamais de recul du mur postérieur). Au passage, ne confondez pas « mur postérieur de la vertèbre » (partie postérieure du corps vertébral) et « arc postérieur de la vertèbre » (pédicule + épineuse).

La spondylarthrite et la polyarthrite rhumatoïde sont des facteurs de risque d'ostéoporose du fait de l'inflammation chronique. À noter d'ailleurs que cette inflammation chronique représente également un facteur de risque cardiovasculaire.

L'ostéodensitométrie est un examen très faiblement irradiant, bien moins qu'une radiographie ou qu'un scanner.

Lors de l'interprétation d'une ostéodensitométrie :
- **de la ménopause à 65 ans**, on se fie à la densité minérale osseuse du rachis ;
- **après 65 ans**, on se fie plutôt à la densité minérale osseuse des hanches (car l'arthrose au rachis, fréquente à ces âges-ci, peut faussement augmenter la densité minérale osseuse).

Attention, on ne peut pas non plus se fier à la densité minérale osseuse en cas de fracture osseuse ou de matériel prothétique (risque de surestimation) : il faut regarder la densité osseuse d'une autre vertèbre ou de l'autre hanche en cas de fracture.

Sur une ostéodensitométrie, le T/Z-score se rapporte à la densité minérale osseuse **moyenne** (et non maximale) selon l'âge et le sexe.

Le FRAX® prend en compte, pour son calcul, la densité minérale osseuse. Une ostéodensitométrie est donc indispensable avant de calculer le FRAX®.

L'ostéoporose est un diagnostic d'exclusion : il s'agit de la présence de fracture(s) osseuse(s) sans traumatisme majeur due(s) à une fragilité osseuse qui n'est ni liée à une cause particulière évidente au vu du contexte (par exemple, fracture sur métastase osseuse, sur myélome, sur maladie cœliaque, etc.), ni évoquée à partir d'une anomalie du bilan biologique (par exemple, perturbation du bilan calcémique) qui est normal en cas d'ostéoporose. Il ne faut donc pas conclure à une fracture ostéoporotique devant le simple aspect hypertransparent de l'os si un bilan biologique n'a pas été réalisé. En revanche, il n'est pas indispensable d'avoir le résultat de l'ostéodensitométrie pour poser le diagnostic d'ostéoporose.

- En cas de deuxième fracture sur un traumatisme mineur alors qu'un premier épisode de fracture avait été attribué à de l'ostéoporose, il faut refaire le bilan biologique pour être sûr de ne pas négliger une autre cause non présente la première fois.

Ne pas confondre ostéoporose et ostéomalacie :

- **l'ostéoporose est la diminution de la quantité d'os mais avec une minéralisation normale ;**
- **l'ostéomalacie est la diminution de la minéralisation osseuse sans diminution de la quantité d'os.**

Le diagnostic d'ostéomalacie repose sur l'association hypocalcémie + hypovitaminose D (plus ou moins associée à des fractures/fissures osseuses). En cas d'hypovitaminose D isolée, il s'agit d'une carence simple en vitamine D et non d'une ostéomalacie.

Les bisphosphonates se prennent avec une eau du robinet classique, et non avec une eau riche en calcium. Il est également conseillé de ne pas se coucher dans les 30 min suivant la prise des bisphosphonates pour limiter les risques d'œsophagite (risque de reflux œsophagien du médicament en position couchée) et de les prendre à jeun car la biodisponibilité orale est très faible (< 5 %).

Les bisphosphonates mettent 6 mois à 1 an à agir : on ne peut pas juger de l'efficacité des bisphosphonates avant 6 mois de prise. Ainsi, en cas de nouvelles fractures survenant dans les 6 mois, il faut poursuivre le traitement et ne pas conclure à son échec.

La perfusion **intraveineuse** d'acide zolédronique (qui est classiquement annuelle) peut induire un syndrome pseudo-grippal les jours suivant l'injection, sans gravité. La résolution est spontanée (un simple traitement symptomatique est indiqué). Une perfusion l'année suivante n'est pas contre-indiquée pour autant. Il est important de déclarer cet effet indésirable en pharmacovigilance, comme tout effet indésirable, bien qu'il soit fréquent.
N. B. : *L'injection d'acide zolédronique est mensuelle (et non pas annuelle comme dans l'ostéopathie fragilisante) dans le traitement de l'hypercalcémie.*

Le dénosumab n'est qu'un traitement **de seconde intention** de l'ostéoporose postménopausique sévère (qu'en cas d'échec ou de contre-indications aux bisphosphonates). Il est également indiqué en prévention secondaire de l'ostéoporose induite par le traitement hormono-ablatif du cancer de la prostate.

Les bisphosphonates et le dénosumab peuvent induire des fractures atypiques (par exemple, fracture de la diaphyse fémorale sur un traumatisme minime, avec trait de fracture perpendiculaire).

Le raloxifène est contre-indiqué en cas d'antécédent ou de facteurs de risque thromboembolique.

Item 125 Arthrose

La méniscectomie expose à l'arthrose fémoro-tibiale à long terme (du côté de l'exérèse du ménisque).

L'arthrose secondaire de hanche concerne l'arthrose développée après une fracture, une infection, une ostéonécrose de la tête fémorale ou une pathologie congénitale de hanche.

Une douleur d'origine coxofémorale peut irradier la face antérieure de la cuisse (parfois jusqu'au genou), voire dans la fesse, mais n'irradie pas la face postérieure de la cuisse. Il faut plutôt évoquer une radiculalgie S1 ou bien une douleur de spondylarthrite dans ce contexte.

La présence d'une calcification sous-cutanée autour de la rhizarthrose est fréquente.

Le développement de l'arthrose digitale est en grande partie dû au patrimoine génétique. L'obésité et le syndrome métabolique augmentent, par ailleurs, le risque de développer cette pathologie.

En cas d'arthrose digitale, on peut retrouver des nodules d'Heberden aux articulations interphalangiennes **distales**, et des nodules de Bouchard aux articulations interphalangiennes **proximales**.

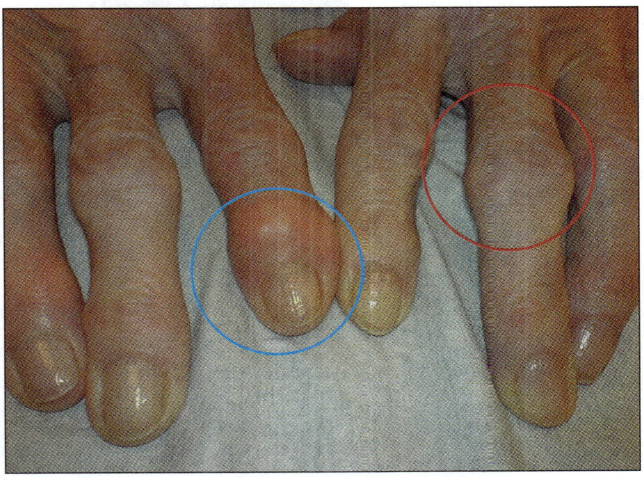

Figure 3. Les nodules de l'arthrose digitale.
En bleu : nodule d'Heberden, en rouge : nodule de Bouchard

L'arthrose digitale peut induire des ostéophytes « en ailes de mouette ».

En radiographie, une géode ne présente pas de rupture corticale (il s'agit d'une logette aqueuse située au sein de l'os) contrairement à l'érosion osseuse.

Il n'y a pas d'érosion marginale dans l'arthrose ; celle-ci caractérise plutôt les rhumatismes inflammatoires.

En cas de suspicion de rupture de kyste poplité, il faut réaliser une échographie du genou **et** de la jambe pour éliminer une thrombose veineuse profonde (diagnostic différentiel principal).

En cas de suspicion de gonarthrose, il faut réaliser une radiographie du genou « en schuss » (de face, en charge, à 30 ° de flexion, cliché en postéroantérieur) afin de voir le compartiment postérieur, qui est le compartiment le plus précocement atteint. Ainsi, il révèle parfois un pincement de l'interligne articulaire non visible sur un cliché en extension de genou. Si le cliché « en schuss » est normal, il est inutile d'aller rechercher des signes d'arthrose sur les autres clichés.
Attention, le cliché « en schuss » est inutile en cas de rhumatisme inflammatoire, puisque tous les compartiments de l'articulation sont touchés en cas d'arthrite.

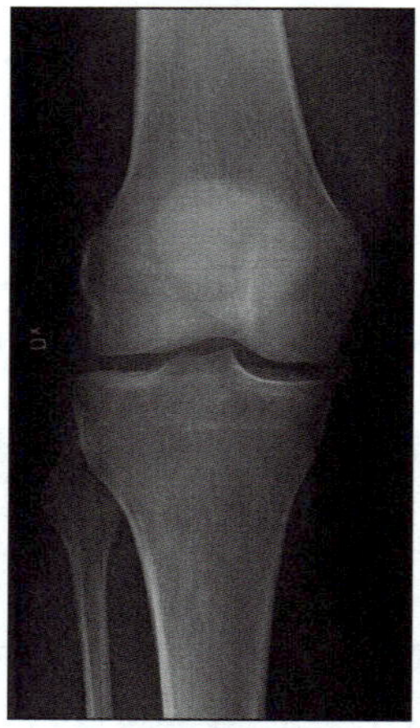

Figure 4. Genou « en schuss ».
Ce cliché représente un genou « en schuss » puisque les épines tibiales sont bien visibles

En cas de gonarthrose, il est possible de poser une attelle de genou qui sera portée pendant les activités et la marche, mais pas la nuit. Alors qu'en cas de rhizarthrose, il est possible de porter une attelle de pouce la nuit mais pas la journée.

Il faut éviter l'activité physique (même modérée) lors d'une **poussée** d'arthrose.

En cas d'arthrose **sèche (sans épanchement)** – donc plutôt à distance des poussées –, la viscosupplémentation par acide hyaluronique soulage la douleur ; tandis qu'en cas d'arthrose **avec épanchement**, l'infiltration de corticoïdes soulage la douleur.

L'indication opératoire est posée à partir de la clinique et du handicap quotidien (indice fonctionnel de Lequesne pour la gonarthrose et la coxarthrose, par exemple) persistant malgré le traitement médical. Il n'est absolument pas judicieux de fonder l'indication opératoire sur la radiographie car il existe une dissociation radioclinique dans l'arthrose.

Item 153 Infection ostéoarticulaire de l'enfant de l'adulte

Voir partie 15 – Maladies infectieuses

Item 181 Réaction inflammatoire : aspects biologiques et cliniques. Conduite à tenir

Une douleur rendant l'endormissement difficile, tout comme une douleur réveillant en deuxième partie de nuit, est caractéristique d'une douleur inflammatoire.

Item 188 Pathologies auto-immunes

Voir partie 16 – Médecine interne

Item 189 Vascularite systémique

Voir partie 16 – Médecine interne

Item 190 Lupus érythémateux disséminé. Syndrome des antiphospholipides

Il ne faut pas évoquer un lupus sur une atteinte articulaire **asymétrique**.

Les synovites du lupus sont volontiers fluctuantes.

Il n'y a pas d'érosion osseuse dans le lupus.

Item 191 Artérite à cellules géantes

Voir partie 16 – Médecine interne

Item 192 Polyarthrite rhumatoïde

Le tabac ainsi que le terrain génétique (HLA-DR4, antécédent familial) favorisent la survenue de la polyarthrite rhumatoïde.

Le « pouce en Z » se retrouve dans la polyarthrite rhumatoïde et dans la rhizarthrose.

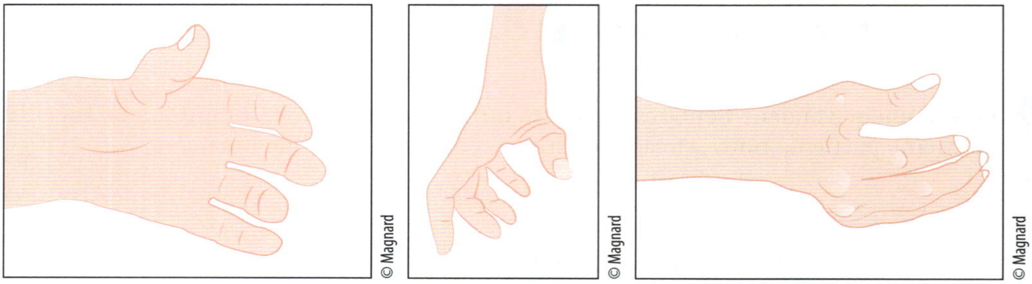

Figure 5. « Pouces en Z » caractéristiques de la rhizarthrose et de la polyarthrite rhumatoïde.

La polyarthrite rhumatoïde est classiquement à l'origine de lésions **symétriques**.

La polyarthrite rhumatoïde ne donne pas d'atteinte articulaire axiale.

La polyarthrite virale et la polyarthrite paranéoplasique sont des diagnostics différentiels de la polyarthrite rhumatoïde, pouvant donner le même tableau clinique en matière d'arthralgies.

L'association d'une polyarthrite à un syndrome sec oriente vers la polyarthrite rhumatoïde car elle est souvent associée au syndrome de Gougerot-Sjögren (cause de syndrome sec).

En cas de suspicion de polyarthrite débutante quand les radiographies sont normales, on peut réaliser une IRM (pour les grosses articulations essentiellement) ou une échographie des articulations douloureuses (pour les articulations des mains et des pieds essentiellement) afin de confirmer l'existence d'une synovite ou d'érosions osseuses débutantes. Notez que l'hypervascularisation au mode doppler de l'échographie signe l'activité de l'arthrite.

L'érosion de la tête des 5e métatarsiens est quasi pathognomonique de la polyarthrite rhumatoïde.

Il n'y a pas d'images de construction osseuse dans la polyarthrite rhumatoïde (contrairement au rhumatisme psoriasique, à l'arthrose, à l'hémochromatose, à la chondrocalcinose articulaire et à la goutte).

La déminéralisation en bandes épiphysaires se voit surtout dans les formes débutantes de polyarthrite rhumatoïde.

Les nodules rhumatoïdes sont radiotransparents.

On parle de diastasis entre les vertèbres cervicales C1 et C2 lorsqu'il existe une distance entre le corps de C1 et le processus odontoïde de C2 supérieur à 3 mm.

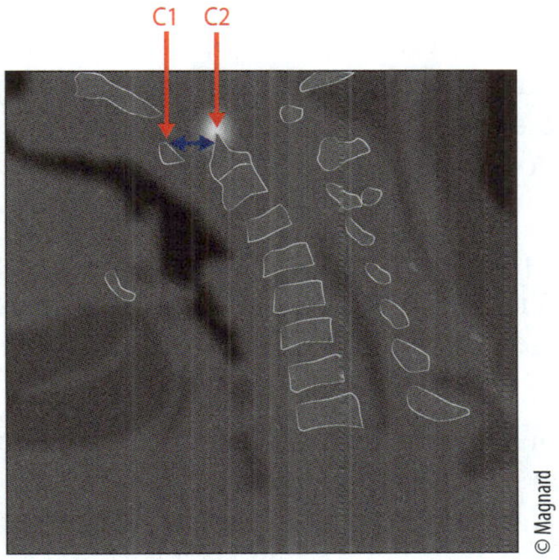

Figure 6.
Flèche rouge = anatomie / Flèche bleue = écart pathologique entre les os

N. B. : *Attention de ne pas confondre l'atlas (C1) et l'axis (C2).*

Même si on a tendance à vouloir toujours ponctionner une articulation gonflée pour éliminer l'arthrite septique et l'arthropathie microcristalline, il n'est pas nécessaire de le faire en cas de **poly**arthrite évoquant typiquement une polyarthrite rhumatoïde.

Le facteur rhumatoïde (non spécifique de la polyarthrite rhumatoïde) est une immunoglobuline de type IgM, le plus souvent dirigé contre une IgG. Il est impliqué dans le développement des cryoglobulinémies de type II.

Le dosage du facteur rhumatoïde et des anticorps anti-CCP est inutile pour le suivi de la polyarthrite rhumatoïde. Il n'est utile que pour le diagnostic (bonne spécificité des anti-CCP) et le pronostic **initiaux** (pronostic défavorable si **taux élevé** de facteur rhumatoïde et si **présence** d'anti-CCP au diagnostic).
N. B : *Une polyarthrite rhumatoïde avec anticorps anti-CCP négatifs au diagnostic ne verra pas ces anticorps se positiver au-delà d'un an d'évolution le plus souvent, d'où l'inutilité de suivre leur taux.*

Le questionnaire HAQ *(Health Assessment Questionnaire)* évalue le handicap fonctionnel et non pas l'activité de la maladie qui elle est plutôt évaluée par l'indice DAS 28 (*Disease Activity Score 28*).

Les infiltrations articulaires de corticoïdes sont possibles s'il persiste quelques articulations (2 à 3 maximum) actives et inflammatoires malgré un traitement général globalement efficace. On n'ira pas infiltrer des corticoïdes s'il existe plus de 3 articulations encore actives : cela remettrait le traitement général en cause.

L'infiltration articulaire de corticoïdes est contre-indiquée en cas d'hypertension artérielle non contrôlée.

Le bilan préthérapeutique du méthotrexate est le suivant : sérologie VHB/VHC, NFS, bilan hépatique, créatininémie, bêta-hCG, radiographie du thorax. Attention, le quantiféron n'en fait pas partie (contrairement au bilan pré-TNFα) car le méthotrexate ne réactive pas la tuberculose. Dans ce genre de questions, il ne faut pas oublier de cocher les examens de dépistage organisé de cancer, adaptés à l'âge du patient. Cette liste est à connaître par cœur tant cette question est fréquente.

En cas d'utilisation de méthotrexate, la contraception est systématique (le médicament étant tératogène). L'arrêt du médicament doit avoir lieu 3 mois avant la procréation chez l'homme (durée de la spermatogénèse), tandis qu'il doit avoir lieu 1 mois avant chez la femme.

En cas de prescription de méthotrexate en rhumatologie, il faut également prescrire de l'acide folique (et non de l'acide folinique). L'acide folinique est coprescrit en hématologie où des doses de traitement plus importantes de méthotrexate sont employées, visant à limiter certains effets indésirables de ce traitement (insuffisance rénale et cytopénie notamment).

En cas de nécessité de traitement par biothérapies, il ne faut pas suspendre le méthotrexate mais **ajouter** ce nouveau traitement au méthotrexate.

Les contre-indications au traitement par anti-TNFα (question particulièrement appréciée des rédacteurs de dossiers progressifs) sont les suivantes : antécédent de cancer de moins de 5 ans (sauf le carcinome basocellulaire), infection active, sclérose en plaques, insuffisance cardiaque sévère et administration de vaccin vivant il y a moins d'un mois. Il est déconseillé de prendre ce traitement pendant la grossesse (il n'est pas tératogène, mais il augmente le risque de développer une infection materno-fœtale). Dans cette dernière situation, le nouveau-né issu de cette grossesse doit recevoir le vaccin contre le BCG **à quelques mois de vie** car il s'agit d'un vaccin vivant.

Le traitement par anti-TNFα favorise les cancers cutanés (sauf le mélanome) et peut être à l'origine d'un psoriasis paradoxal. Un suivi dermatologique est donc nécessaire chez les patients utilisant ce traitement.

En cas d'infection sous anti-TNFα et/ou sous méthotrexate, il faut arrêter ce(s) traitement(s) puis le(s) reprendre une fois l'infection guérie.

La polyarthrite rhumatoïde favorise la survenue de lymphome non hodgkinien (car les lymphocytes B sont surstimulés par les macrophages).

Item 193 Spondylarthrite inflammatoire

La spondylarthrite peut être à l'origine d'une sciatalgie tronquée (= douleur en pleine fesse irradiant parfois en dessous du pli du fessier) mais pas de véritable radiculalgie.

Les patients atteints de spondylarthrite axiale perdent leur lordose lombaire, puis acquièrent une hypercyphose, à l'origine d'une position en antéflexion. Ceci explique pourquoi il est important de suivre la taille de ces individus.

Environ 97 % des sujets possédant le gène HLA-B27 ne développeront jamais de spondylarthrite : ce gène est très fréquent dans la population générale (environ 8 %). C'est pourquoi, il est peu utile au diagnostic de spondylarthrite et n'est utilisé qu'en cas de doute (lorsqu'il est absent, il ne permet pas d'écarter le diagnostic ; lorsqu'il est positif, il conforte un cas clinique douteux mais ne confirme pas la maladie).

Le tabac, dans le cas d'une spondylarthrite, augmente le risque de progression vers l'ankylose, diminue la réponse aux anti-TNFα et augmente le risque d'insuffisance respiratoire chronique (risque de troubles ventilatoires obstructifs surajoutés au syndrome restrictif potentiel propre à la spondylarthrite).

L'IRM est inutile en cas de sacro-iliite visible à la radiographie. Elle n'est utile qu'en cas de radiographies osseuses sans anomalie.

La spondylarthrite peut induire une érosion des angles des corps vertébraux (au niveau des enthèses). Il est possible de déceler précocement une inflammation de ces zones sur une IRM rachidienne *(voir l'IRM ci-dessous, sur laquelle une inflammation des enthèses est présente comme le témoigne l'hypersignal T2)*. Ne pas confondre cela avec les érosions des plateaux vertébraux que l'on rencontre en cas de spondylodiscite infectieuse. Cette inflammation des angles vertébraux sera remplacée à terme par de la graisse : « ce qui régresse regraisse ».

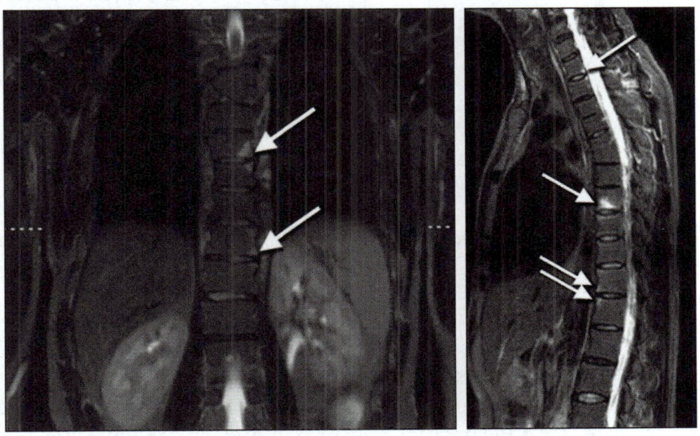

Figure 7. IRM rachidienne mettant en évidence une inflammation des corps vertébraux, dans un contexte de spondylarthrite.

La spondylarthrite peut induire des syndesmophytes (ossification « en pont ») joignant les vertèbres, à l'origine de la classique « colonne bambou » sur une radiographie du rachis **de profil**, ou de l'aspect « en chemin de fer » sur une radiographie du rachis **de face**. Ces syndesmophytes peuvent d'ailleurs être à l'origine de compression médullaires/radiculaires.

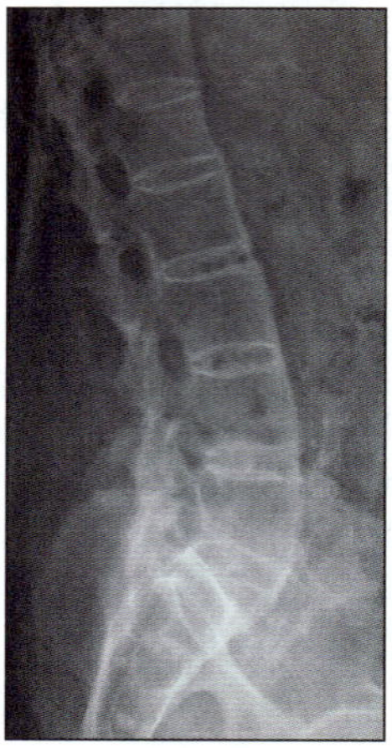

Figure 8. Colonne bambou.

Après un épisode d'arthrite réactionnelle, certains verront une spondylarthrite se développer (surtout les patient HLA-B27), tandis que d'autres n'auront aucune récidive ni évolution vers une spondylarthrite.

Une infection à *Neisseria gonorrhoeae* n'induit pas d'arthrite réactionnelle, alors que cela peut être le cas pour une infection à *Chlamydia trachomatis* ou à *Mycoplasma genitalium*. Au passage, sachez que l'on ne retrouvera aucun germe lors de la ponction articulaire dans un contexte d'arthrite réactionnelle (la physiopathologie est peu connue). Il en est de même pour la conjonctivite associée à l'arthrite réactionnelle. Ainsi, dans un contexte de syndrome de Fiessinger-Leroy-Reiter, le traitement antibiotique a pour seule vocation de traiter l'urétrite infectieuse. Enfin, on traitera l'arthrite réactionnelle par anti-inflammatoires non stéroïdiens.

Le corset n'est pas un traitement de la spondylarthrite, même s'il s'agit d'une atteinte axiale.

Les DMARDs (*Disease-Modyfing Antirheumatic Drugs*) tels que la sulfasalazine, le méthotrexate ou encore le léflunomide sont utiles pour le traitement des **atteintes périphériques**.

Les enthésopathies, qu'elles soient périphériques ou centrales, sont à considérer comme des atteintes axiales d'un point de vue thérapeutique, car un traitement d'atteinte périphérique (par exemple, les DMARDs) n'aura pas d'effet sur celles-ci.

Lorsqu'on introduit un traitement par DMARDs ou par anti-TNFα, on poursuit tout de même conjointement le traitement par anti-inflammatoires non stéroïdiens.

L'efficacité des anti-TNFα ne s'évalue qu'après 3 mois de prise.

En cas de récidive de polyarthrite sous anti-TNFα, il peut s'agir d'une récidive ou bien d'un lupus induit en réaction aux anti-TNFα, d'où l'intérêt de réaliser un dosage de facteurs antinucléaires dans ce contexte.

En cas de spondylarthrite associée à une maladie inflammatoire chronique de l'intestin, il faut éviter la prescription d'anti-inflammatoires non stéroïdiens pour traiter les rhumatismes inflammatoires, puisque ceux-ci risqueraient d'aggraver l'atteinte digestive. Dans ce cas, on privilégiera d'emblée un traitement par biothérapies.

Item 194 Arthropathie microcristalline

Le psoriasis cutané est un facteur favorisant d'hyperuricémie (l'importance du *turn over* cutané augmente la production d'acides nucléiques).

Le tabac n'est pas un facteur de risque de goutte.

N'évoquez pas la goutte sur une atteinte du pied sans atteinte du 1er rayon : cette présentation est tellement rare qu'elle paraît intombable le jour des ECNi. Par ailleurs, lorsqu'un individu présente une crise de goutte au genou, c'est qu'il a déjà souffert d'une crise au 1er rayon du pied, qui a pu passer inaperçue.

La goutte provoque typiquement des géodes dites « en hallebarde » des têtes métacarpiennes/métatarsiennes à la radiographie (atteinte du 1er métatarsien sur la radiographie ci-dessous avec des géodes en hallebarde, des encoches épiphysaires et ostéophytoses marginales).

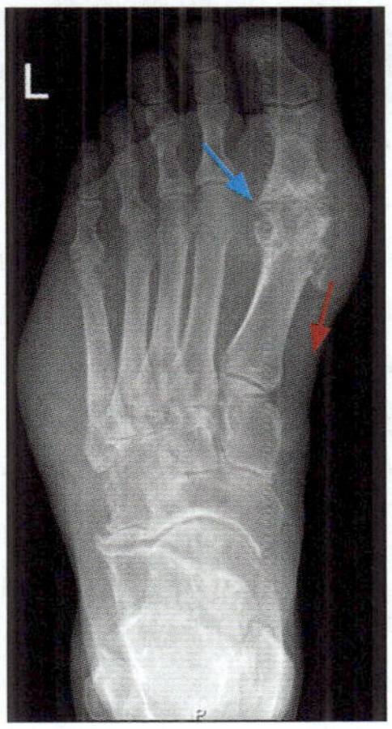

Figure 9. Radiographie mettant en évidence des signes de goutte du 1er rayon du pied gauche.

Un tophus de goutte est radiotransparent. Il est facile de s'en souvenir lorsque l'on sait que les calculs urinaires d'acide urique le sont aussi (le tophus étant composé d'acide urique). L'échographie permet de déceler certains tophi infracliniques (utile au suivi des tophi).

Les tophi de goutte sont non douloureux (sauf s'ils sont accompagnés d'une crise de goutte bien sûr). Ils engendrent une hypertrophie des parties molles.

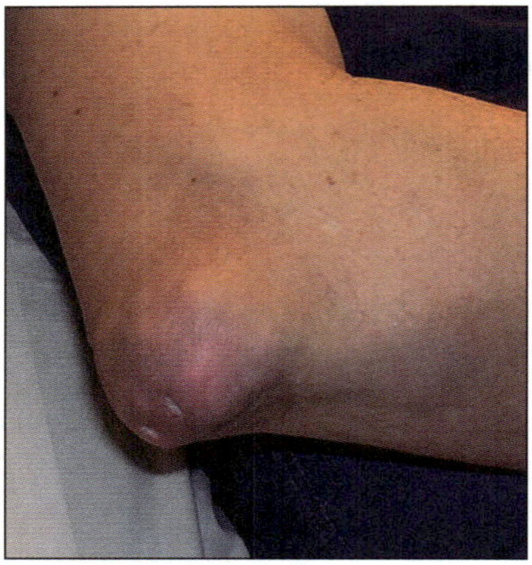

Figure 10. Tophus du coude.

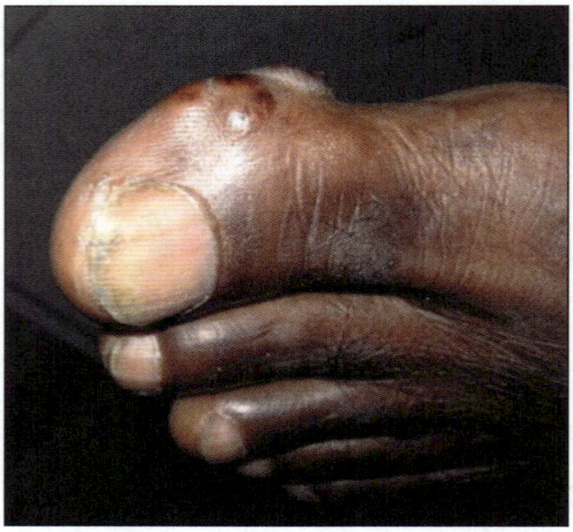

Figure 11. Tophus du 1er rayon du pied.

En l'absence de signe radiographique spécifique de goutte, il est possible de réaliser une échographie articulaire pouvant révéler un aspect « en double contour », évocateur de dépôts uratiques à la surface du cartilage, voire de la présence de tophus goutteux. La chondrocalcinose articulaire prendra la forme, à l'échographie, d'une fine bande hyperéchogène au sein du cartilage ou de points « scintillants » dans les fibrocartilages.

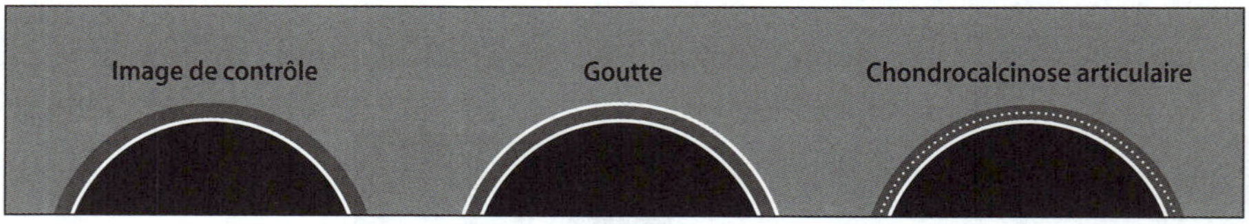

Figure 12. Aspects échographiques des principales arthropathies microcristallines.

En cas de chondrocalcinose articulaire chez un sujet de moins de 60 ans, il faut rechercher les causes suivantes : hyperparathyroïdie primaire, hémochromatose, voire syndrome de Gitelman. Toutefois, l'hyperparathyroïdie primaire doit être cherchée à tout âge. *À noter que la chondrocalcinose articulaire, lorsqu'elle est liée à une hypercalcémie consécutive à une hyperparathyroïdie primaire, n'est pas pour autant une indication à l'exérèse des parathyroïdes.*

En cas de chondrocalcinose d'évolution chronique, le liquide articulaire et la douleur sont de type mécanique, alors qu'ils sont de type inflammatoire en cas de poussées aiguës.

La présence de cristaux intra-articulaires signe l'activité de la chondrocalcinose.

La chondrocalcinose articulaire provoque l'atteinte de l'articulation scapho-trapézienne sans atteinte de l'articulation trapézométacarpienne, alors que la rhizarthrose atteint les deux.

Un patient atteint d'une crise aiguë de rhumatisme apatitique à l'épaule peut se présenter avec une épaule hyperalgique dans l'attitude des traumatisés du membre supérieur. Il n'est pas inutile de savoir y penser devant une épaule hyperalgique sans traumatisme.

Item 195 Syndrome douloureux régional complexe (ex-algodystrophie)

En cas de syndrome douloureux régional complexe (SDRC), la douleur ne correspond pas à un territoire nerveux périphérique car il n'y a pas d'atteinte du système nerveux périphérique.

Il existe de nombreuses causes de SDRC, pas toujours intuitives : fracture/entorse/luxation articulaire, syndrome du canal carpien, rhumatisme inflammatoire, accident vasculaire cérébral, sclérose en plaques, cancer, phlébite, infarctus du myocarde, diabète, dysthyroïdie, iatrogénie (phénobarbital et isoniazide ++), grossesse (atteinte de la hanche), lésion idiopathique, etc.

En cas de suspicion de SDRC, l'imagerie n'est pas indispensable au diagnostic si la présomption clinique est forte (*voir* critères de Budapest). En cas de doute, on pourra réaliser des examens radiologiques (radiographie, scintigraphie osseuse et IRM, qui peuvent parfois être faussement normales).

En cas de SDRC, il n'existe pas de syndrome inflammatoire biologique. Ceci est utile à savoir pour faire la part des choses avec les diagnostics différentiels.

Sur le plan thérapeutique, la vitamine C a prouvé son efficacité en prévention post-traumatique, mais aucun traitement curatif n'a fait la preuve de son efficacité. On prescrit toutefois souvent des thérapeutiques hors-AMM pour tenter de soulager la douleur.

Item 196 Douleur et épanchement articulaire. Arthrite d'évolution récente

Lors d'une ponction articulaire, il est inutile de réaliser une analyse biochimique du liquide recueilli (on ne réalise même pas un dosage des protides).

En cas de suspicion d'arthrite septique, il n'existe pas de contre-indication à la ponction articulaire (même si le patient est sous anticoagulants ou s'il présente des troubles de la coagulation). L'essentiel est d'évacuer le pus afin de diminuer l'inoculum bactérien et de pouvoir documenter le germe en cause. Dans les autres cas, on évite de réaliser la ponction articulaire en cas de troubles de la coagulation, d'une peau lésée (plaie ou éruption cutanée) ou bien tatouée en regard du point de ponction.

En cas d'oligoarthrite, il est préférable de ponctionner l'articulation la plus simple à ponctionner (par exemple, il est plus simple de ponctionner un genou plutôt qu'une cheville).

En cas d'arthrite associée à un épanchement articulaire important, le pincement de l'articulation peut être très minime si l'épanchement est suffisamment abondant pour écarter les berges des deux os se faisant face au sein de l'articulation.

Voici les causes d'hémarthroses non traumatiques : chondrocalcinose articulaire, synovite villonodulaire, surdosage en antivitamine K, hémophilie.

Item 198 Biothérapies et thérapies ciblées

Voir partie 16 – Médecine interne

Item 207 Sarcoïdose

L'atteinte articulaire de la sarcoïdose est le plus souvent une oligo- ou polyarthrite **fébrile.**

L'atteinte articulaire de la sarcoïdose est classiquement symétrique. La biarthrite de cheville est quasiment constante ; cette atteinte doit rapidement vous faire évoquer une sarcoïdose.

Item 215 Pathologie du fer chez l'adulte et l'enfant

Le pincement des 2e et 3e articulations métacarpophalangiennes est particulièrement évocateur d'hémochromatoses.

Item 266 Hypercalcémie

Voir partie 18 – Néphrologie

Item 304 Tumeurs des os primitives et secondaires

En cas de tumeur osseuse, la douleur peut être inflammatoire (liée à l'extension de la tumeur) ou mécanique/mixte (en cas de complication à type de fractures/fissures).

Devant l'apparition de douleurs inflammatoires dans un contexte d'ostéochondrome, il faut évoquer sa dégénérescence sarcomateuse (chondrosarcome).

La tumeur à cellules géantes est particulièrement agressive puisqu'elle peut aboutir à la destruction de l'épiphyse, à l'envahissement des parties molles, voire à des métastases pulmonaires. Pour autant, cette tumeur reste bénigne.

Item 317 Myélome multiple des os

Les douleurs osseuses de myélome sont souvent d'apparition brutale, rarement nocturnes et plutôt exacerbées par les mouvements et le port de charges lourdes. Il ne s'agit donc pas de douleurs inflammatoires mais plutôt mécaniques.

20 % des myélomes multiples ne présentent aucune lésion aux radiographies osseuses standard. Ainsi, il ne faut pas éliminer une atteinte osseuse en cas de radiographies normales.

Item 326 Prescription et surveillance des classes de médicaments les plus courantes chez l'adulte et chez l'enfant : anti-inflammatoires stéroïdiens et non stéroïdiens

Une corticothérapie courte n'impose pas de sevrage progressif.

Dans un contexte de suspicion d'ostéonécrose aseptique de la tête fémorale, on ne réalisera une IRM de la hanche que si la radiographie est normale (stade I de la classification d'Arlet et Ficat) mais que la suspicion est forte. Ainsi, ne cochez pas l'IRM si la radiographie présente des anomalies.

Après une infiltration de corticoïdes, il est nécessaire de mettre en décharge l'articulation pendant 24 heures afin de renforcer l'effet local en diminuant le passage systémique du produit. Attention, il ne faut pas réaliser plus de 4 infiltrations de corticoïdes par an dans la même articulation. Il est important de savoir que plus on répète les infiltrations, moins celles-ci seront efficaces.

Les effets indésirables gastriques des anti-inflammatoires non stéroïdiens ont lieu quelle que soit la voie d'administration ; il ne s'agit pas d'une toxicité par contact direct.

Item 357 Lésions périarticulaires et ligamentaires du genou, de la cheville et de l'épaule

On réalise des infiltrations de corticoïdes en cas de tendinopathie chronique mais pas en cas de tendinopathie aiguë, pour laquelle on préfèrera un traitement anti-inflammatoire par voie orale.

En cas de tendinopathie, l'étirement passif est douloureux (et non pas la mobilisation passive, qui elle est indolore).

Une bursopathie fébrile nécessite une ponction afin d'éliminer une bursite infectieuse.

Il n'existe pas de choc rotulien dans la bursite prérotulienne.

En cas de mobilisation passive douloureuse de l'épaule, il s'agit d'une capsulite rétractile ou bien d'une omarthrose. Ainsi, il est inutile de tester la coiffe des rotateurs par la mobilisation active. En effet, cette mobilisation sera douloureuse sans qu'il s'agisse pour autant d'une pathologie de la coiffe des rotateurs.

Partie 30

SOINS PALLIATIFS – DOULEUR

Les soins palliatifs représentent une spécialité délicate et loin d'être intuitive tant qu'on n'a pas été confronté à des patients relevant de ce type de soins. Un dossier progressif de soins palliatifs n'est pas à exclure, donc je vous conseille de vous attarder sur cette partie et, si possible, de réaliser quelques dossiers progressifs en complément.

Le domaine de la douleur est le plus souvent la source de questions isolées ou de questions ponctuant un dossier d'une autre spécialité. À mon sens, seules les bases de cette spécialité sont suffisantes pour s'en sortir le jour du concours (principales thérapeutiques antalgiques et ses indications/contre-indications/effets indésirables, principales échelles de la douleur ainsi que quelques notions en thérapeutiques non médicamenteuses).

SOINS PALLIATIFS

Item 136 Soins palliatifs pluridisciplinaires chez un malade en phase palliative ou terminale d'une maladie grave, chronique ou létale (1). Principaux repères cliniques. Modalités d'organisation des équipes, en établissement de santé et en ambulatoire

On parle de soins palliatifs uniquement lorsqu'un traitement à visée curative n'est pas envisagé. On parle de soins de support lorsqu'un traitement à visée curative est mis en place.

L'âge n'est jamais un critère décisionnel en soins palliatifs.

On n'introduit pas de nutrition parentérale en cas d'indice de performance status ⩾ 3 ou d'espérance de vie ≤ 3 mois.

On n'introduit pas de chimiothérapie en cas de dénutrition sévère ni de performans status ⩾ 3.

En cas de syndrome occlusif en soins palliatifs, les corticoïdes peuvent aider à lever un peu l'obstruction ; si malgré cela, celle-ci persiste pendant 3 à 4 jours, on peut ajouter au traitement des antisécrétoires intestinaux types analogues de la somatostatine. Attention de ne pas administrer de métoclopramide pour le traitement des nausées dans un contexte de syndrome occlusif car il s'agit d'un prokinétique intestinal, risquant de majorer l'occlusion. On peut également mettre en place une sonde nasogastrique en cas de distension abdominale importante ou de vomissements. En revanche, on peut maintenir une alimentation *per os* « plaisir » en phase palliative.

En cas de sensation de soif chez un patient en phase terminale de soins palliatifs, on ne réalise pas de réhydratation intraveineuse/sous-cutanée, mais on réalise des soins de bouche pour diminuer la sensation de soif.

En cas de sensation de faim chez un patient en phase terminale de soins palliatifs, on autorise « l'alimentation plaisir » mais on ne pose pas de sonde nasogastrique d'alimentation, ni de sonde de gastrostomie.

En soins palliatifs, on a tendance à répéter les dosages d'albuminémie car il s'agit d'un facteur pronostique important.

Item 137 Soins palliatifs pluridisciplinaires chez un malade en phase palliative ou terminale d'une maladie grave, chronique ou létale (2). Accompagnement de la personne malade et de son entourage. Principaux repères éthiques

Une procédure collégiale (= concertation entre le médecin responsable, l'équipe de soins, et l'avis motivé d'au moins un médecin extérieur) s'impose dans trois situations : la limitation et l'arrêt des thérapeutiques actives (LATA), la demande de sédation et enfin, le refus des directives anticipées (par exemple, dans la situation où un patient a déclaré des directives anticipées qui semblent déraisonnables aux yeux des médecins). Cette procédure peut donc être demandée par un médecin, le patient lui-même ou son entourage.

En soins palliatifs, on parle de « double effet » lorsqu'une thérapeutique présente des bénéfices mais aussi des inconvénients pouvant notamment accélérer la survenue du décès (par exemple, la morphine soulage la dyspnée mais aggrave une hypercapnie pouvant avancer le moment du décès). On introduit ce traitement en cas de souffrance réfractaire, sans alternative thérapeutique.

Item 138 Soins palliatifs pluridisciplinaires chez un malade en phase palliative ou terminale d'une maladie grave, chronique ou létale (3). La sédation pour détresse en phase terminale et dans des situations spécifiques et complexes en fin de vie. Réponse à la demande d'euthanasie ou de suicide assisté

Il n'est pas utile de mesurer les constantes d'un patient en phase palliative terminale. En effet, on privilégie le confort, jugé sur la clinique.

L'utilisation d'une voie veineuse périphérique n'est pas contre-indiquée en phase palliative terminale.

En cas de dyspnée en phase terminale, on peut tenter d'introduire une oxygénothérapie si on juge qu'elle améliore la dyspnée (ceci n'est pas systématique). Si cela ne suffit pas, on administre de la morphine (en cas de polypnée) et une benzodiazépine, souvent du midazolam (si la dyspnée reste importante malgré la morphine et que l'anxiété est présente). On peut également prescrire de la scopolamine et diminuer l'hydratation s'il existe un encombrement bronchique. Dans certains cas, lorsqu'il existe une dyspnée sans polypnée avec anxiété, on introduit une benzodiazépine mais pas de morphine. N. B. : *La morphine a diverses actions améliorant le confort en cas de dyspnée : la dépression respiratoire (limite la polypnée et donc l'*épuisement respiratoire), *l'amélioration de la tolérance à l'hypoxie, la diminution de la toux.*

DOULEUR

Item 131 Bases neurophysiologiques, mécanismes physiopathologiques d'une douleur aiguë et d'une douleur chronique

Les fibres nerveuses conduisant la douleur sont les fibres Aδ (A delta) qui sont de petit calibre et myélinisées à conduction rapide, et C qui sont amyéliniques à conduction lente.

L'hyperpathie est la persistance dans le temps d'une sensation de douleur, pour des stimuli répétés classiquement non douloureux.

On parle de douleur chronique lorsqu'elle évolue depuis plus de 3 mois.

L'échelle ALGOPLUS est une échelle d'hétéro-évaluation de la douleur chez le sujet non communicant.

Le sevrage d'un traitement antalgique concerne plutôt les médicaments à libération immédiate, tandis que l'accoutumance concerne plutôt les traitements à libération prolongée.

Item 132 Thérapeutiques antalgiques, médicamenteuses et non médicamenteuses

Les anti-inflammatoires non stéroïdiens (AINS) sont des antalgiques de pallier 1.

Le néfopam est un traitement antalgique de pallier 2 **non** opioïde.

Le néfopam n'est pas contre-indiqué en cas d'adénome prostatique **opéré**.

La codéine est contre-indiquée chez l'enfant de moins de 12 ans, chez la femme allaitante, ainsi qu'après une amygdalectomie ou une adénoïdectomie.

L'effet antalgique et les effets indésirables de la codéine **diminuent** chez un métaboliseur **lent** (en effet, c'est la métabolisation du précurseur qui aboutit à la substance active antalgique).

On privilégie la morphine par voie orale autant que possible (on utilise la voie veineuse en cas de vomissements, troubles de la déglutition, troubles de la conscience, chirurgie imminente, etc.).

Dans un contexte d'usage de morphine orale à visée antalgique, si un patient a besoin de la prise de plus de six interdoses (à libération immédiate) par jour, c'est que la dose de fond (à libération prolongée) n'est pas suffisante.

Les principaux signes d'imprégnation morphinique sont les suivantes : myoclonies, disparition de l'angoisse/agitation préexistante, myosis non serré (attention, le myosis serré dit « en tête d'épingle », la somnolence et l'hypoventilation sont des signes de surdosage et non d'imprégnation).

La morphine peut abaisser le seuil épileptogène chez les patients épileptiques.

En cas d'administration de morphine chez un insuffisant rénal, certains métabolites tels que la morphine-6-glucuronide peuvent s'accumuler jusqu'à atteindre des seuils toxiques (il convient d'espacer davantage les doses dans ce contexte).

Les effets indésirables sont plus importants en cas de prise de morphine par voie intraveineuse comparé à la voie orale. Par ailleurs, les effets indésirables sont plus importants pour un patient n'ayant jamais eu d'administration de morphine par le passé.

La durée d'une ordonnance de morphine est de :
- au maximum 28 jours en cas de forme orale (mais la délivrance se fait par salves de 7 jours) ;
- au maximum 7 jours en cas de forme intraveineuse.

On n'administre pas de morphine en débit continu en cas de douleurs non liées à un cancer.

L'hydromorphone et le fentanyl par voie transmuqueuse sont réservés aux **douleurs liées à un cancer**. En revanche, l'oxycodone, la buprénorphine transdermique, le fentanyl transdermique, la morphine et la nalbuphine peuvent être utilisés en cas **de douleurs liées à un cancer ou non.**

Le patch de fentanyl transdermique se conserve 72 heures, tandis que le patch transmuqueux (buccal, sublingual, gingival, etc.) de fentanyl se conserve 1 à 2 heures.

Le patch de fentanyl transmuqueux est réservé aux patients avec des **douleurs liées à un cancer** et qui ont déjà un traitement antalgique par opioïdes avec une dose équivalente à 60 mg de morphine par jour, depuis plus d'une semaine. Son usage nécessite une titration jusqu'à contrôle de la douleur (il n'existe pas d'équivalence de dose connue avec les autres opioïdes). N. B. : *Le fentanyl ne s'utilise que lorsque la douleur est stable.*

Voilà les principaux repères d'équianalgésie et de rotation morphinique :
- 60 mg de morphine orale = 30 mg de morphine sous-cutanée (SC) = 20 mg de morphine intraveineuse (IV) ;
- = 30 mg d'oxycodone orale = 20 mg d'oxycodone SC ou IV ;
- = 25 µg/heure/72 heures de patch de fentanyl ;
- = 8 mg d'hydromorphone.

Les inhibiteurs sélectifs de la recapture de la sérotonine (ISRS) n'ont pas d'action sur les douleurs neuropathiques, contrairement aux inhibiteurs de la recapture de la sérotonine et de la noradrénaline (ISRSNA) et aux antidépresseurs tricycliques qui en ont une.

En cas de douleur neurogène **localisée** (par exemple, le zona), on peut utiliser un patch de lidocaïne.

Partie 31

UROLOGIE

L'urologie est une petite matière aux ECNi, tant par sa taille que sa fréquence. En outre, les dossiers progressifs suivent souvent la même trame, laissant en principe peu de surprises.

La physiopathologie de cette matière reste assez basique puisqu'il s'agit de « tuyauterie ». Une fois celle-ci maîtrisée, vous n'aurez aucun mal à comprendre les items et il ne vous restera plus qu'à compléter votre apprentissage par le « par cœur ». Ainsi, je ne pense pas que l'urologie soit une des matières les plus discriminantes du concours.

Le pilier de cette matière est la cancérologie. Il est facile de construire un dossier progressif se rapportant principalement à l'un des cancers, en y ajoutant quelques questions faisant appel aux items plus petits et anecdotiques de l'urologie. Vous aurez donc compris qu'une bonne maîtrise de la cancérologie est indispensable pour réussir dans cette spécialité.

Malgré tout, d'autres items restent importants et peuvent faire l'objet d'un dossier progressif à eux seuls (essentiellement la lithiase urinaire et l'hypertrophie bénigne de prostate).

Item 35 Contraception

Avant la réalisation d'une vasectomie, le patient peut réaliser la cryoconservation du sperme auprès d'un centre d'études et de conservation des œufs et du sperme (CECOS). Après l'intervention, une autre contraception doit être mise en place pendant 12 semaines.

Item 37 Stérilité du couple : conduite de la première consultation

Les capacités des spermatozoïdes peuvent varier selon le contexte (stress, fièvre, etc.), d'où la nécessité de réaliser deux spermogrammes à 3 mois d'intervalle (durée de la spermatogénèse) pour affirmer la présence d'une anomalie constante du sperme.

Les normes du spermogramme et du test de migration survie sont les mêmes.

Item 42 Tuméfaction pelvienne chez la femme

En cas d'obstruction urétérale liée à une compression par une masse pelvienne, il est préférable de réaliser une néphrostomie percutanée pour drainer les urines. En cas d'échec de cette technique, on tente de placer une sonde double J (ceci est évidemment aussi valable chez l'homme).

Ne vous emmêlez pas avec les différents types de prolapsus :
- prolapsus de l'étage antérieur = bombement de la paroi antérieure du vagin = colpocèle antérieure = cystocèle ;
- prolapsus de l'étage moyen = descente du col utérin, voire éversion complète de l'utérus = hystérocèle ;
- prolapsus de l'étage postérieur = bombement de la paroi postérieure du vagin = colpocèle postérieure qui peut contenir le rectum (rectocèle), le cul-de-sac de Douglas (élytrocèle) ou l'intestin grêle (entérocèle).

Les pessaires sont une alternative thérapeutique palliative pour les patientes atteintes de prolapsus et étant inopérables ou ne souhaitant pas avoir de chirurgie.

Item 48 Pathologie génito-scrotale chez le garçon et chez l'homme

Les adhérences préputiales sont physiologiques chez le petit garçon tandis que le phimosis est pathologique (sténose fibreuse de l'orifice préputial). Lorsqu'il s'agit d'adhérences gênant le décalottage, on peut tenter de libérer les adhérences sous dermocorticoïdes (attention de ne pas forcer car cela risque de saigner et d'induire davantage d'adhérences, exposant au risque de phimosis). Lorsqu'il s'agit d'un phimosis irréductible, le traitement chirurgical s'impose.

En cas de torsion testiculaire, la détorsion manuelle peut faire gagner du temps mais cela n'exempte pas de chirurgie.

En cas d'orchidectomie en urgence pour une torsion testiculaire, on ne pose la prothèse testiculaire de remplacement que dans un second temps (trop de risque infectieux en cas de pose en urgence).

Une cryptorchidie est une ectopie testiculaire mais l'ectopie testiculaire n'est pas forcément une cryptorchidie (on parle de cryptorchidie uniquement en cas de testicule non descendu dans la bourse, mais se trouvant sur le bon trajet de migration).

Voici quelques indications de mode d'apparition de la douleur dans les différentes pathologies génitoscrotales :

- la torsion testiculaire : douleur commençant brutalement en coup de tonnerre, devenant rapidement intolérable en quelques minutes/heures ;
- l'orchiépididymite : douleur d'apparition progressive mais augmentant rapidement en quelques jours ;
- le cancer testiculaire ou la varicocèle : douleur d'apparition progressive, sur plusieurs jours/semaines.

Item 120 Andropause

Les contre-indications absolues au traitement de l'andropause sont le cancer de la prostate, le cancer du sein et les antécédents de délinquance sexuelle ; les contre-indications relatives sont la polyglobulie, l'hématocrite > 55 %, le risque de thrombose, le risque de rétention aiguë d'urine sur un adénome de prostate symptomatique et le syndrome d'apnée du sommeil.

Item 121 Troubles de la miction et incontinence urinaire de l'adulte et du sujet âgé

L'incontinence urinaire fonctionnelle est une incontinence urinaire liée à un déficit cognitif ou physique empêchant d'aller aux toilettes, alors que l'appareil urinaire ne présente aucune anomalie.

L'incontinence urinaire par urgenturie est plus handicapante que l'incontinence urinaire d'effort, car elle est imprévisible.

L'utilisation de tampons périodiques peut diminuer les symptômes d'incontinence urinaire d'effort (car le dispositif permet de soutenir l'urètre).

Un bilan urodynamique est nécessaire avant toute chirurgie d'incontinence urinaire d'effort (ceci est médico-légal).

Si le chirurgien serre trop la bandelette sous-urétrale au moment de la pose, une dysurie et/ou une pollakiurie (hyperactivité vésicale pour lutter contre l'obstacle) peuvent survenir en postopératoire. De même, en cas d'érosion de la muqueuse urétrale et/ou vésicale au moment de la pose de bandelettes, des urgenturies peuvent survenir en postopératoire.

Il n'existe pas de médicament pour augmenter les contractions vésicales. Le seul traitement possible en cas d'hypotonie vésicale est le sondage à demeure.

Item 122 Trouble de l'érection

Une dysfonction érectile avec une persistance d'une éjaculation à verge molle est en faveur d'une cause organique et non psychogène.

Les causes les plus fréquentes de dysfonction érectile sont le diabète (et les comorbidités cardiovasculaires d'une façon générale) et la dépression.

Item 123 Hypertrophie bénigne de la prostate

Il n'existe pas de corrélation parfaite entre le volume prostatique et les symptômes du bas appareil urinaire.

La pollakiurie (qu'elle soit diurne ou nocturne) est un symptôme de la phase de remplissage mais la polyurie n'en est pas un.

En cas de fuites urinaires par regorgement dans un contexte d'hypertrophie bénigne de la prostate (HBP), le patient peut avoir une fausse impression d'être moins gêné pour uriner. Attention, il existe alors un risque de développer une vessie claquée.

Le résidu post-mictionnel est considéré comme pathologique lorsqu'il est supérieur à 100 mL.

Chez le sujet âgé, un résidu post-mictionnel important peut être lié à l'HBP mais aussi à une hypotonie détrusorienne sans obstacle (un bilan urodynamique est indiqué en cas de doute entre les deux).

Les diverticules vésicaux, potentielles conséquences d'HBP, peuvent s'infecter ou bien favoriser le développement de calculs.

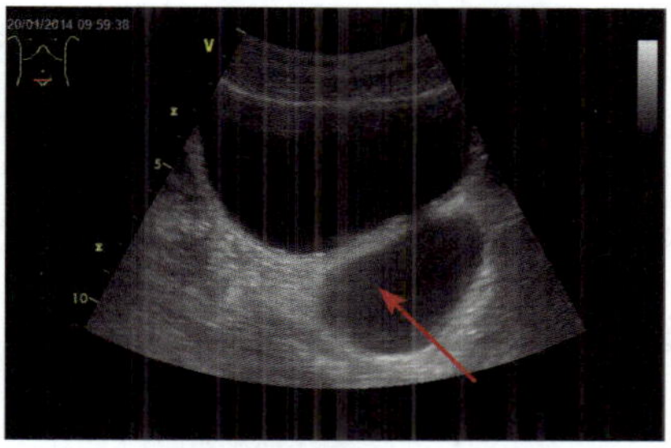

Figure 1. Volumineux diverticule vésical (flèche rouge) visible à l'échographie.

Une hématurie survenant à quelques jours d'une résection transurétrale de prostate est classique et non inquiétante, cela correspond à la chute d'escarres (ceci est aussi valable après une résection transurétrale de vessie).

En cas de récidive de dysurie à quelques mois/années d'une chirurgie pour HBP, il s'agit vraisemblablement d'une sténose urétrale liée au geste réalisé, plutôt qu'une récidive d'HBP (ceci est à évoquer à partir de 5 à 10 ans postopératoires).

Item 157 Infections urinaires de l'enfant et de l'adulte

Voir partie 15 – Maladies infectieuses

Item 158 Infections sexuellement transmissibles (IST) : gonococcies, chlamydioses, syphilis, papillomavirus humain (HPV), trichomonose

Voir partie 15 – Maladies infectieuses

Item 197 Transplantation d'organes

Lors de la transplantation rénale, les anastomoses artérielle et veineuse sont réalisées sur les vaisseaux iliaques externes tandis que la réimplantation urétérale se fait le plus souvent au niveau de la vessie avec la réalisation d'un montage antireflux.

Les complications chirurgicales précoces à redouter après une transplantation rénale sont les thromboses vasculaires, les fistules urinaires, les lymphocèles ainsi que les hémorragies.

Item 257 Hématurie

L'hématurie néphrologique peut être de couleur rouge ou noirâtre, l'hématurie urologique est de couleur rouge.

Il n'y a pas de corrélation entre l'abondance de l'hématurie et sa gravité.

L'hématurie est confirmée par l'examen cytobactériologique des urines et non par la cytologie urinaire.

L'hypertrophie bénigne de prostate peut provoquer une hématurie, qui peut être caillotante (il s'agit d'un diagnostic étiologique d'exclusion).

L'« hématurie *a vacuo* » est une hématurie résultant du saignement de la muqueuse urothéliale lors d'un sondage évacuateur d'une rétention aiguë d'urine trop rapide. L'évacuation des urines en plusieurs fois (clampage de la sonde à intervalles réguliers) prévient cette hématurie. Notez que cette hématurie peut être caillotante.

Item 262 Lithiase urinaire

Le caractère hyperalgique d'une colique néphrétique ne dépend pas de l'intensité de la douleur initiale mais correspond à une douleur non soulagée par un traitement antalgique à base d'anti-inflammatoires non stéroïdiens et de morphine par voie intraveineuse.

Le couple abdomen sans préparation (ASP) + échographie qui remplace le scanner abdominopelvien sans injection n'est réalisable qu'en cas de colique néphrétique simple. Lorsque celle-ci est compliquée, le scanner s'impose.

Une lithiase du bas appareil urinaire traduit une mauvaise vidange vésicale (hypertrophie bénigne de prostate, paraplégie, etc.) ou bien un corps étranger intravésical.

En cas de douleur de colique néphrétique cédant spontanément, il faut suspecter une rupture de la voie urinaire entraînant la formation d'un urinome à drainer en urgence.

En cas de pyélonéphrite compliquant une colique néphrétique ou tout autre obstacle sur les voies urinaires, il faut éviter l'administration d'anti-inflammatoires non stéroïdiens pour le contrôle de la douleur (risque de majorer l'infection).

En cas de colique néphrétique compliquée **avec urines purulentes**, la sonde urétérale externe est à préférer à la sonde JJ (au moins durant les 48 premières heures).

La lithotritie extracorporelle n'est pas indiquée pour un calcul radiotransparent, puisque ce procédé thérapeutique nécessite un repérage radiographique. Par ailleurs, la grossesse, les troubles de l'hémostase (spontanés ou iatrogènes par anticoagulants/antiagrégants plaquettaires) du fait du risque d'hématome, les calcifications et les anévrismes aortiques/rénaux, l'infection urinaire non traitée et l'obstruction d'aval sont les contre-indications de la lithotritie extracorporelle.

En cas de colique néphrétique simple avec un calcul de taille < 7 mm, on laisse la possibilité d'expulsion spontanée avant d'envisager une intervention instrumentale. Pour cela, on invite les patients à bien s'hydrater et à réaliser des activités sportives avec des « vibrations » (corde à sauter, course à pied, vibrothérapie, etc.), et on introduit parfois un traitement par alphabloquant.

Le type de calcul le plus fréquent est le calcul à base d'oxalate de calcium monohydraté. Ce calcul est la conséquence d'une hyperoxaliurie et non d'une hypercalciurie.

Item 307 Tumeurs de la prostate

Un nodule prostatique n'est pas douloureux au toucher rectal.

La majorité des cancers prostatiques (adénocarcinome ++) se développe dans la zone périphérique de la prostate et non dans la zone de transition comme l'adénome prostatique (retrouvé dans l'hypertrophie bénigne de prostate).

Le cancer de la prostate peut engendrer des adénopathies rétropéritonéales.

Il est nécessaire de réaliser une préparation rectale la veille de la réalisation de biopsies prostatiques avec une échographie endorectale.

La survenue d'une prostatite aiguë suivant la réalisation de biopsies prostatiques impose l'hospitalisation.

Les effets indésirables de la radiothérapie pelvienne sont la dysfonction érectile (complication la plus fréquente), la sténose de l'urètre, la cystite et rectite radiques. L'incontinence urinaire ne fait pas partie de cette liste.

Après une prostatectomie peut survenir une incontinence urinaire d'effort par insuffisance sphinctérienne, une dysurie par sténose de l'anastomose vésico-urétrale, une dysfonction érectile ainsi qu'une anéjaculation (complication constante).

La visualisation de graisse (hypodensité) à l'imagerie au sein d'une tumeur rénale est pathognomonique d'angiomyolipome. L'imagerie suffit dans ce cas à poser le diagnostic.

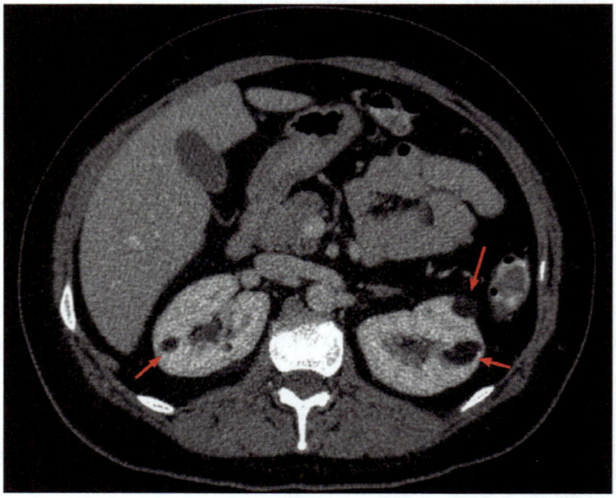

Figure 2. Angiomyolipomes rénaux bilatéraux (flèches rouges) sur une coupe axiale scanographique, d'aspect hypodense ne se réhaussant pas après une injection de produit de contraste.

Le tabagisme, l'obésité et l'hypertension artérielle sont des facteurs de risque de tumeur du rein mais le diabète n'en est pas un.

La présence d'une varicocèle (signe de compression de la veine spermatique gauche *via* un thrombus de la veine rénale gauche, voire de la veine cave) peut évoquer une tumeur rénale **gauche**.

Le syndrome de Stauffer est un syndrome paranéoplasique de cancer du rein caractérisé par la présence d'une hépatomégalie et d'une cholestase anictérique en l'absence de métastases hépatiques décelables.

En cas d'hypercalcémie dans un contexte de cancer du rein, il est nécessaire de réaliser une scintigraphie osseuse ainsi qu'un dosage plasmatique de PTH-rp afin de déterminer la cause : métastases osseuses ou syndrome paranéoplasique (avec sécrétion de PTH-rp).

En cas de tumeur du rein située en son centre, la néphrectomie partielle est techniquement impossible et ce, même en cas de tumeur de petite taille.

Item 310 Tumeurs du testicule

Les « tumeurs germinales non séminomateuses » peuvent contenir du séminome, mais elles doivent contenir au moins un contingent non séminomateux pour s'appeler comme tel ; elles sont donc composées d'un sous-type histologique unique ou d'une mosaïque de contingents (dont une portion séminomateuse possible donc) parmi lesquels : le carcinome embryonnaire, le choriocarcinome (tumeur trophoblastique), la tumeur du sac vitellin, le tératome. À l'inverse, les « tumeurs germinales séminomateuses » sont toujours constituées d'un contingent séminomateux unique.

Le signe de Chevassu (conservation du sillon épididymotesticulaire) signe l'origine testiculaire d'une masse intrascrotable palpable.

Bien qu'il s'agisse d'une zone anatomique très proche du testicule, il n'existe pas d'adénopathie iliaque dans le cancer testiculaire car le drainage est réalisé *via* la veine rénale et la veine cave inférieure et non *via* les vaisseaux iliaques.
N. B. : *La chaîne ganglionnaire lombo-aortique (rétropéritonéale) est le site métastatique principal du cancer testiculaire.*

La biopsie percutanée est contre-indiquée en cas de tumeur du testicule (on réalise une orchidectomie totale, voire partielle dans certains cas pour obtenir la preuve anatomopathologique du cancer).

L'abord chirurgical de l'orchidectomie en cas de suspicion de tumeur du testicule a lieu par voie inguinale, alors qu'il a lieu par voie scrotale en cas de torsion testiculaire.

Item 311 Tumeurs vésicales

La recherche de cellules cancéreuses par cytologie urinaire présente une bonne valeur prédictive positive et une bonne spécificité. En revanche, sa négativité n'élimine pas un cancer de la vessie.

En cas d'insuffisance rénale contre-indiquant la réalisation d'un scanner thoraco-abdomino-pelvien injecté avec temps tardif urinaire, on réalisera une uro-IRM.

La fibroscopie vésicale n'est pas systématique si une masse des voies urinaires a été mise en évidence par l'uroscanner.

Le but de la deuxième réalisation d'une résection transurétrale de vessie (RTUV) [aussi appelée « RTUV second look »] dans un délai de 4 à 6 semaines après la première, est de finaliser la résection d'une tumeur visualisée lors de la première RTUV ou bien de s'assurer que le muscle n'est pas atteint (tumeur affleurant le muscle ou bien muscle non visualisé lors de la première RTUV).

Les tumeurs vésicales n'infiltrant pas le muscle (TVNIM) ne se compliquent pas d'urétérohydronéphrose et ce, même en cas de tumeur localisée au méat urinaire. Ainsi, l'urétérohydronéphrose, dans ce contexte, est quasi pathognomonique de tumeur vésicale infiltrant le muscle (TVIM).

On évite de réaliser une instillation de BCG en cas de lésion vésicale (par exemple, un sondage urinaire traumatique), car cela expose à un risque de BCGite. Par exemple, on attendra 6 semaines après la RTUV pour réaliser ces instillations, pour s'assurer de la bonne cicatrisation vésicale.

Le but de la chimiothérapie néo-adjuvante avant une chirurgie de TVIM est de traiter d'éventuelles micrométastases non visibles à l'imagerie et de réduire la taille de la tumeur.

L'entérocystoplastie permet la continence urinaire (contrairement à la stomie) car le sphincter urétral est conservé.

Item 329 Prise en charge immédiate préhospitalière et à l'arrivée à l'hôpital, évaluations des complications du brûlé et du polytraumatisé

Le sondage urinaire est contre-indiqué en cas de traumatisme de l'urètre, notamment en cas de polytraumatisme (avec une fracture du bassin +/- urétrorragies).

En cas de rein « muet » au scanner abdomino-pelvien injecté (c'est-à-dire que le produit de contraste ne parvient pas au rein) dans un contexte de polytraumatisme, il faut évoquer une rupture/plaie de l'artère rénale ou bien une dissection de l'artère rénale.

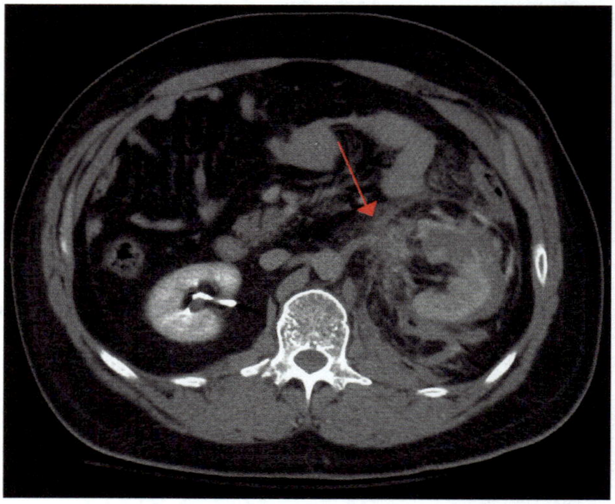

Figure 3. Lésion de l'artère rénale gauche (flèche rouge) avec mauvaise prise de contraste du rein gauche.

Item 342 Rétention aiguë d'urine

Ne confondez pas rétention aiguë d'urine (obstacle vésical empêchant la vidange d'une vessie pleine) et l'anurie (aucune production d'urines du fait d'une insuffisance rénale aiguë).

Il peut exister des fuites urinaires en cas de rétention aiguë d'urines (lorsque la pression intravésicale est plus importante que la pression du sphincter urétral).

Il n'y a pas besoin de drainer les urines en cas de prostatite aiguë avec dysurie mais sans rétention aiguë d'urines.

En cas de rétention aiguë d'urines sur hématurie caillotante avec impossibilité de poser une sonde urinaire dans des conditions classiques, il faut alors poser la sonde urinaire sous contrôle fibroscopique ou bien au bloc opératoire. En tout cas, il ne faut pas poser de cathéter sus-pubien, qui est contre-indiqué dans ce contexte (risque de dissémination d'un potentiel cancer de vessie à l'origine de l'hématurie).

Un drainage des urines après une rétention aiguë impose une hospitalisation, car il existe un risque de syndrome de levée d'obstacle.

Item 343 Insuffisance rénale aiguë – anurie

Voir partie 18 – Néphrologie

Table des items

PEFC PEFC/30-32-821

Achevé d'imprimer en août 2020 par Wilco aux Pays-Bas
Dépôt légal : septembre 2020
N° éditeur MAGSI20191191